CLÍNICA DO HABITAR
RESIDÊNCIA TERAPÊUTICA CASA

Editora Appris Ltda.
1.ª Edição - Copyright© 2025 dos autores
Direitos de Edição Reservados à Editora Appris Ltda.

Nenhuma parte desta obra poderá ser utilizada indevidamente, sem estar de acordo com a Lei nº 9.610/98. Se incorreções forem encontradas, serão de exclusiva responsabilidade de seus organizadores. Foi realizado o Depósito Legal na Fundação Biblioteca Nacional, de acordo com as Leis nos 10.994, de 14/12/2004, e 12.192, de 14/01/2010.

Catalogação na Fonte
Elaborado por: Josefina A. S. Guedes
Bibliotecária CRB 9/870

A659c 2025	Araújo, Fábio Rodrigues de Clínica do Habitar: residência terapêutica casa / Fábio Rodrigues de Araújo. – 1. ed. – Curitiba: Appris, 2025. 445 p. ; 23 cm. – (Saúde mental). Inclui bibliografia. ISBN 978-65-250-7518-1 1. Acompanhamento terapêutico. 2. Saúde mental. 4. Psiquiatria. 4. Hospitalidade. 5. Residência terapêutica. 6. Psicologia. 7. Clínica. I. Título. II. Série. CDD – 362.16

Livro de acordo com a normalização técnica da ABNT

Appris editorial

Editora e Livraria Appris Ltda.
Av. Manoel Ribas, 2265 – Mercês
Curitiba/PR – CEP: 80810-002
Tel. (41) 3156 - 4731
www.editoraappris.com.br

Printed in Brazil
Impresso no Brasil

Fábio Araújo

CLÍNICA DO HABITAR
RESIDÊNCIA TERAPÊUTICA CASA

Appris
editora

Curitiba, PR
2025

FICHA TÉCNICA

EDITORIAL	Augusto Coelho
	Sara C. de Andrade Coelho

COMITÊ EDITORIAL E CONSULTORIAS

- Ana El Achkar (Universo/RJ)
- Andréa Barbosa Gouveia (UFPR)
- Antonio Evangelista de Souza Netto (PUC-SP)
- Belinda Cunha (UFPB)
- Délton Winter de Carvalho (FMP)
- Edson da Silva (UFVJM)
- Eliete Correia dos Santos (UEPB)
- Erineu Foerste (Ufes)
- Fabiano Santos (UERJ-IESP)
- Francinete Fernandes de Sousa (UEPB)
- Francisco Carlos Duarte (PUCPR)
- Francisco de Assis (Fiam-Faam-SP-Brasil)
- Gláucia Figueiredo (UNIPAMPA/ UDELAR)
- Jacques de Lima Ferreira (UNOESC)
- Jean Carlos Gonçalves (UFPR)
- José Wálter Nunes (UnB)
- Junia de Vilhena (PUC-RIO)
- Lucas Mesquita (UNILA)
- Márcia Gonçalves (Unitau)
- Maria Margarida de Andrade (Umack)
- Marilda A. Behrens (PUCPR)
- Marília Andrade Torales Campos (UFPR)
- Marli C. de Andrade
- Patrícia L. Torres (PUCPR)
- Paula Costa Mosca Macedo (UNIFESP)
- Ramon Blanco (UNILA)
- Roberta Ecleide Kelly (NEPE)
- Roque Ismael da Costa Güllich (UFFS)
- Sergio Gomes (UFRJ)
- Tiago Gagliano Pinto Alberto (PUCPR)
- Toni Reis (UP)
- Valdomiro de Oliveira (UFPR)

SUPERVISORA EDITORIAL	Renata C. Lopes
PRODUÇÃO EDITORIAL	Maria Eduarda Pereira Paiz
REVISÃO	José Bernardo
DIAGRAMAÇÃO	Andrezza Libel
ILUSTRAÇÃO E CAPA	André Mantelli
REVISÃO DE PROVA	Lavinia Albuquerque

COMITÊ CIENTÍFICO DA COLEÇÃO SAÚDE MENTAL

DIREÇÃO CIENTÍFICA	Roberta Ecleide Kelly (NEPE)
CONSULTORES	Alessandra Moreno Maestrelli (Território Lacaniano Riopretense)
	Ana Luiza Gonçalves dos Santos (UNIRIO)
	Antônio Cesar Frasseto (UNESP, São José do Rio Preto)
	Felipe Lessa (LASAMEC - FSP/USP)
	Gustavo Henrique Dionísio (UNESP, Assis - SP)
	Heloísa Marcon (APPOA, RS)
	Leandro de Lajonquière (USP, SP/ Université Paris Ouest, FR)
	Marcelo Amorim Checchia (IIEPAE)
	Maria Luiza Andreozzi (PUC-SP)
	Michele Kamers (Hospital Santa Catarina, Blumenau)
	Norida Teotônio de Castro (Unifenas, Minas Gerais)
	Márcio Fernandes (Unicentro-PR-Brasil)
	Maria Aparecida Baccega (ESPM-SP-Brasil)
	Fauston Negreiros (UFPI)

Dedico este livro às memórias de Marcelo Gonçalves e Mário Travassos.

AGRADECIMENTOS

A todos que habitaram e habitam a caſa, sem vocês nada disso seria possível.

A Marcelo Gonçalves de Castro Mendes, eterno morador da caſa, por toda a sua loucura. Se me fosse concedido ao menos um desejo absurdo, gostaria que houvesse uma vida após a morte só para vê-lo habitando, com o seu andar, o céu ou o inferno... Não sei qual lhe seria mais conveniente nem qual seria mais divertido...

Ao Ronie Guimarães e à Suzie Santos, pela longa parceria na coordenação e supervisão da caſa.

Novamente a Suzie Santos, por ter embarcado comigo na realização deste livro; na coragem clínica que as aventuras da caſa exigem; e, sobretudo, nas realizações de nossos amores, fantasias e tesões; enfim, por ter embarcado comigo nesse *em*-caſamento que é a vida.

A Renan, Aion, João e Téo, pelas constantes inspirações.

A Eduardo Passos, pelo seu modo especial de orientar-acompanhar sempre atento ao rigor, sem que este seja ocasião de abafamento da criação e da liberdade de pensamento.

Ao grupo de orientação, especialmente a André Rossi, Pedro Almeida e Fabrício Martins, parceiros de tantas trocas e viagens.

A Analice Palombini, pela contribuição atenta e carinhosa e pela parceria nos caminhos do AT.

A Danichi, pelos importantes toques e pela constante parceria a distância com a caſa.

A Auterives, pelo exercício implacável do pensamento.

Essa linha frenética de variação, em fita, em espiral, em zigue-zague, em S, libera uma potência de vida que o homem corrigia, que os organismos encerravam, e que a matéria exprime agora como o traço, o fluxo ou o impulso que a atravessa. Se tudo é vivo, não é porque tudo é orgânico e organizado, mas, ao contrário, porque o organismo é um desvio da vida. Em suma, uma intensa vida germinal inorgânica, uma poderosa vida sem órgãos, um Corpo tanto mais vivo quanto é sem órgãos, tudo que passa entre os organismos...

(Deleuze e Guattari)

PREFÁCIO

Habitar e acompanhar: a clínica, a caſa, o contágio

Em maio de 1961, Michel Foucault publicou a *História da loucura na Idade Clássica*. Da recusa como tese de doutorado na Suécia às sucessivas negativas editoriais, não foram poucos os obstáculos para que *Folie et déraison* se tornasse um clássico com efeitos filosóficos e políticos decisivos na relação entre a sociedade e a loucura. Em sua levada barroca, há um sem-número de fragmentos luminosos: a descrição dos leprosários, a nau dos insensatos, o louco como um prisioneiro das passagens. Porém, se há um deslumbramento óbvio com a textualidade circular e aveludada, o que as navalhas da primeira arqueologia foucaultiana do presente colocam em questão é aquilo que pode ser chamado de experiência moderna da loucura – ou a tripla imbricação, necessariamente enodada, entre a doença mental, o hospício e a psiquiatria.

Diferentemente do que ocorreu no Renascimento, no período que, em sua temporalização peculiar, Foucault chamou de Idade Clássica, a loucura tornou-se enunciação interditada e aprisionada. Na grande internação do final do século XVII, foi fechada no hospital geral junto à blasfêmia, a bruxaria, a alquimia e a libertinagem. Foi apenas no século XIX que a psiquiatria retira a loucura do confinamento disforme do hospital geral, fazendo-lhe desviar da exclusão jurídico-moral e passar para o domínio da ciência médica – sob cuidados especializados, em uma instituição especializada, com um diagnóstico especializado, silenciada e excluída, outro avesso do mesmo que a sociedade burguesa sonhava para si.

Na *Nouvelle revue française*, Maurice Blanchot assim definiu a *História da loucura* foucaultiana: "Neste rico livro, insistente por suas necessárias repetições, quase insensato, e sendo esse livro uma tese de doutorado, assistimos com prazer a este choque entre a universidade e a desrazão". Talvez não seja exagero dizer que *Clínica do Habitar: Residência Terapêutica* caſa, também uma tese de doutorado, do psicólogo, mestre e doutor em Psicologia Fábio Araújo, coloca-se nesse mesmo *phyllum* teórico-político. Afinal, tanto lá quanto cá, trata-se de explicitar o disparate e o absurdo da fronteira radical entre o mesmo e o outro, entre o humano e o menos humano, entre a razão e a desrazão, disparate, absurdo e fronteira que nos apresentam problemas dos quais, mais de dois séculos depois, ainda não nos desvencilhamos.

Trata-se, aqui, de desimplicar a trama de micropoderes historicamente estabelecidos nesta relação e conectar-se ao rol de ensaios que, especialmente a partir da metade do século XX, confrontaram o modelo concentracionário e hospitalocêntrico da relação entre sociedade e loucura. François Tosquelles e Saint Alban, Felix Guattari e La Borde, David Cooper e a Antipsiquiatria britânica, Franco Basaglia e a Psiquiatria democrática, a Reforma Psiquiátrica brasileira, cada qual a seu modo, são apenas alguns exemplos de uma trilha inequívoca de tentativas de dinamização heterogenética e ativação de um plano de produção de formas de existência que resistem e desviam da violência da equalização e da serialização que modernamente enclausuram a loucura.

Este livro, irmão temporão de *Um passeio ESQUIZO pelo acompanhamento terapêutico: dos especialismos à política da amizade*, lançado por Fábio em 2005[1], se interessa por contar, muito peculiarmente, a trama, os desafios e as alegrias de um conjunto de residências terapêuticas que, feitas e desfeitas desde 1999, se esforçam e se esforçaram cotidianamente na desimplicação entre doença mental, hospício e psiquiatria e, ao mesmo tempo e mais radicalmente, no desvio do modelo neurótico e burguês de habitação. O inusitado nome desse conjunto aberto é ca Sa – a efetivação e o testemunho dessa tentativa.

Fazer a ca Sa, logicamente, não é fácil. Da reação da vizinhança aos trâmites legais, do cansaço à morte, da ruína à construção, uma miríade de empecilhos se coloca sazonalmente. Todavia, aprendemos aqui que a pedra de toque da experiência é a ética – um modo de ser e de habitar o mundo, um modo de ser e de desafiar o mundo, um modo de ser e de criar o mundo fora da ordem: *a*lo(u)car, des*a*lo(u)car, trans*a*lo(u)car o mundo. Assim entram em jogo, imanentes e laterais, sem distinção de grau, elaborações conceituais, pressupostos arquitetônicos, condições subjetivas, pactos institucionais, estéticas de convivência – no limite, o plano comum da vida em que mesmo e outro perdem intencionalmente as referências.

---

[1] O livro *Um passeio ESQUIZO pelo acompanhamento terapêutico: dos especialismos à política da amizade* está sendo reeditado pela Editora Appris em uma versão revisada e atualizada em paralelo com o atual. Ver ARAUJO, 2005/2025.

O livro, como registro dessa trajetória bifurcada, multiforme e errante, narra os traços e as marcas peculiares da tarefa, que, desde sempre inflexionada pela prática do acompanhamento terapêutico, agora se define como uma clínica do habitar. Assim, feito como um testemunho da alegria filosofante de Fábio e repleto de enxertos práticos, *Clínica do habitar, residência terapêutica* caSa demonstra que habitar e acompanhar, conceitual e politicamente, são ações distantes da moral, da medicalização e do poder. Assim, habitar e acompanhar tornam-se ações paradigmáticas da clínica, de qualquer clínica que se habite, porque se preocupam com a demolição da violência moderna – aquela que trancafia, julga e silencia toda a diferença. Habitar e acompanhar, aqui, são índices da mais radical hospitalidade: um modo outro de relação com o outro, um outro modo de relação com o mesmo, um modo em que outro e mesmo já não são mais o mesmo. Não nos cabe aqui citar os muitos trechos exemplares: que cada qual possa encontrar os seus preferidos – didáticos, fortes, paradoxais. O que nos cabe, isso sim, diante da radicalidade hospitaleira da experiência que aqui se lê, é a expectativa de que uma brisa quente possa soprar por entre as páginas e instigar contágios para aberturas vitais tão belas e tão desafiadoras quanto o conjunto aberto, impessoal e resistente cujo nome é caSa.

Danichi Hausen Mizoguchi
Docente do Programa de Pós-Graduação em Psicologia da Universidade Federal Fluminense (PPGPSI/UFF)

SUMÁRIO

ADVERTÊNCIAS..19

residências terapêuticas 21

caſa 24

narrativas 29

percorrer habitando..30

caſa em deriva 32

    ENXERTO INCIDENTAL: Deriva, psicogeografia e psicotopologia da vida cotidiana ... 34

caſa-conceito 36

caſa-*fundação*, caſa-*sem-fundo*, caſa-*nonsense*........................39

caoſ..41

ſda caſa ou o ſ da caſa...42

    ENXERTO INCIDENTAL: caſa *de pororó* 45

como se chama o nome da caſa?...47

    ENXERTO INCIDENTAL: o ſp ſicótico *e seu traçar*......................48

caſa-lisa e casaſ-estriadas...49

nômade e sedentário...56

caſa-virtual e casaſ-atuais 59

casa & rua: o *conectivo &* 60

outro mundo...63

psicologia do sacerdote 65

hospitalidades 67

HOSPITALIDADES: ÉTICA E EPIFANIA DO OUTRO (LÉVINAS) 69

    ENXERTO INCIDENTAL: vamos tomar um sorvete? 74

residência terapêutica como dobra do acompanhamento terapêutico 79

campo do AT 82

acompanhamento terapêutico como clínica menor 86

atração para Fora ou agorafilia ou forafilia..............................88

sair ou o intolerável ou claustrofobia 90

    ENXERTO INCIDENTAL: Gabriel e a entrada em três tempos..............93

questão casa 97

devanear a caſa 101

topoanálise...103

robinſon 105

caſa-sem-Outrem 110

caSa barroca ... 112
desdobrar a casinha – *sintomatologia barroca* ... 118
isso que habita ... 125
khôra ... 131
espaçamento ... 133
ENXERTO INCIDENTAL: a arte de percorrer e habitar khôra ... 134
folies ... 135
arquitetura da arquitetura ... 147
geometria da exclusão ... 148
ENXERTO INCIDENTAL: do outro lado do espelho ... 151
nau dos insensatos ... 155
arquiteturas da vigilância e do controle ... 162
a casa burguesa ... 165
a casa íntima ... 168
a casa neurótica ... 173
Fora da casinha – *sintomatologias do corpo-espaço* ... 178
Dentro da casinha – *sintomatologia das situações extremas* ... 182
HOSPITALIDADES: ENFIM O OUTRO, A ESPERADA CHEGADA DAQUILO QUE NÃO SE ESPERA ... 186
*ENXERTO INCIDENTAL: a dialética Mesmo/*outro *ou uma genealogia do diferente* ... 192
devir-Nietzsche ... 197
ao amigo Foucault ... 199
pontos de subjetivação ... 202
linhas de poder & plano do saber ... 205
ENXERTO INCIDENTAL: nome não ... 211
a grande ficção de Foucault ... 212
sair da casinha – *sintomatologia do Fora* ... 214
entre a residência e o terapêutico, genealogia dos paradoxos ... 219
analisador: dormir na residência terapêutica ... 223
HOSPITALIDADES: EM-CASA, O SPATIUM RECEPTIVO ... 223
serviços residenciais terapêuticos e psiquiatria democrática italiana ... 230
serviços residenciais terapêuticos na reforma psiquiátrica brasileira ... 234
caSa na guerra ... 245
caSa Kingsley Hall ... 251
ENXERTO INCIDENTAL: o que dizem as paredes de um prédio ... 254
sair da casinha – *sintomatologia transcendental* ... 269
caSa na borda ... 279
ENXERTO INCIDENTAL: os enxertos de transferência ... 293

caſa Deligny 298

ENXERTO INCIDENTAL: o oco de Jessé 311

caſa República e o *at morador* 315

paradoxos entre trabalhar e morar – habitar a caſa 318

HOSPITALIDADES: PORNOLOGIA E AS LEIS DA HOSPITALIDADE
(KLOSSOWSKI) 327

ENXERTO INCIDENTAL: mutualidade 337

caſa-caſal, sair de casa e os *sem casa* 349

ENXERTO INCIDENTAL: pandemia, p ſicóticos em-ca ſa 351

vida nua, uma vida 355

HOSPITALIDADES: A APORIA (IN)CONDICIONAL (KANT E DERRIDA) 381

caſa dos pequenos hábitos 394

hábito, habitar, habitat... 402

RECENSEAMENTO 412

REFERÊNCIAS 425

ADVERTÊNCIAS

NEOLOGISMOS: há, ao longo do livro, alguns neologismos que se justificam no próprio conteúdo das temáticas. Porém, há necessidade de advertir a propósito da série específica composta por *alo*(u)car, des*alo*(u)car, re*alo*(u)car e trans*alo*(u)car. É que esses neologismos encerram neles mesmos complexas e intratáveis ambiguidades, verdadeiros *double bind* – quiçá paradoxos, se for concedido a eles um pouco de boa vontade... Tome-se, por exemplo, *alo*(u)car para que se entenda os desenvolvimentos desses neologismos: parte-se do verbo transitivo direto "locar", que tem os seguintes significados:

> locar – conceder a outrem, por certo tempo, uso e fruição de (algo); alugar, arrendar; determinar o local de; localizar, situar.

A esse verbo acrescenta-se o prefixo (a-), gerando o verbo transitivo direto "alocar", que tem os seguintes significados:

> alocar – colocar (alguém ou algo) em um ponto determinado de uma sequência de lugares.

Ocorre que o prefixo (a-) pode puxar para dois lados, conferindo sentidos contrários. Por um lado, exprime as noções de afastamento, privação, negação; entretanto, por outro lado, exprime as noções de adjunção, aproximação, passagem a um estado, mudança. Por isso, o prefixo (a-) aparece em itálico, afirmando um sentido e/ou o outro. Seguindo o seu desenvolvimento tem-se, com isso, a forma *a*locar, que expressa a ambiguidade de *dar/tirar lugar*.

A essa forma sobrepõe-se o verbo transitivo direto e pronominal "aloucar", que tem os seguintes significados:

> aloucar – tornar(-se) louco; amalucar(-se); assombrar(-se)

Acrescenta-se, assim, o (u) ao neologismo que, desta feita, surge como *alo*(u)car. Todavia, a própria palavra loucura pode ter sentido negativo ou positivo, dependendo do seu uso. Ocorre que à primeira ambiguidade soma-se essa outra, relativa à loucura, expressando a dupla ambiguidade de *dar/tirar lugar para a loucura* (positiva e/ou negativa). Assim, à ambiguidade do prefixo (a-), que *dá/tira lugar,* se sobrepõe a ambiguidade do próprio sentido da palavra loucura, podendo esse neologismo expressar também *enlouquecer/desenlouquecer*.

Quanto à derivação do neologismo des*alo*(u)car, acrescenta-se ainda outros sentidos advindos do substantivo "deslocamento":

> deslocamento – mudança (de algo ou alguém) de um lugar para outro; transferência (de indivíduo ou grupo de indivíduos) de posto ou função; e, principalmente, a operatória inconsciente descrita por Freud do deslocamento e posteriormente entendida por Lacan como metonímica.

Quanto a realo(u)car e transalo(u)car, há apenas uma variação dos prefixos, em que (re-) designa repetição, ação repetida ou retroativa; reforço; e (trans-) designa além de, para além de, em troca de, ao través, para trás, através. Os quatro verbos podem ainda ser substantivados pelo sufixo (-mento), ou então adjetivado gerando alo(u)camento/alo(u)cado, desalo(u)camento/desalo(u)cado, realo(u)camento/realo(u)cado, transalo(u)camento/transalo(u)cado.

Resta que, no livro, esses neologismos têm um certo efeito de curto-circuitagem do próprio pensamento...

SIGLAS:

AT → Acompanhamento Terapêutico

at → acompanhante terapêutico

CAPS → Centro de Atenção Psicossocial

RT → Residência Terapêutica

SRTs → Serviços Residenciais Terapêuticos

TRADUÇÕES: para maior comodidade do leitor, todos os textos originalmente disponíveis apenas em línguas estrangeiras foram traduzidos, sendo a responsabilidade das traduções atribuída ao autor.

SISTEMA DE REMETENTES: há no livro um sistema de remetentes que podem – e somente podem – lançar o leitor de um item para outro(s), conforme surjam alusões a temas trabalhados especificamente em outro item. São como túneis subterrâneos ou aéreos, indicados por notas de rodapé, e na versão digital do livro são links que levam diretamente para os referidos itens. Cabe ao leitor descobrir o modo que melhor lhe convém para percorrer o livro. É que há uma certa aposta no enlouquecimento do próprio texto, de modo que os itens funcionam por disjunções inclusivas. A rigor, o livro pode ser lido aos pedaços, eliminando a necessidade de lê-lo segundo a sequência proposta pelo índice ou mesmo de lê-lo por inteiro...

residências terapêuticas

O que chamarei aqui de habitação clínica é uma Residência Terapêutica (RT) que, por sua vez, é, antes de qualquer coisa, uma casa, entretanto, uma casa que é um dispositivo político e clínico. É minha impressão que entre os profissionais da saúde mental, a evidência tende mais para o político do que para o clínico, ou o clínico se expressa por meio do político. Talvez isso se explique por ter sido um dispositivo amplamente implementado, no Brasil, como política de Estado. A RT se apresenta, então, em uma primeira visada, como política de Estado, dentro da estratégia de desinstitucionalização da loucura, mais especificamente como tática de desospitalização, de inserção no território e de desmonte dos grandes manicômios. Hoje, depois de muito caminhar nesse sentido, é jargão falar a respeito daqueles que ainda se encontram em situação de longa permanência nos manicômios remanescentes e que estão esperando por uma RT, que são usuários de *desins*, abreviatura para desinstitucionalização, de modo que RT se tornou quase sinônimo de desinstitucionalização. Todavia, desinstitucionalização é, muitas vezes, tomada como mera desospitalização.

No sentido de afirmar e avançar ainda mais as dimensões políticas e clínicas do dispositivo, creio ser necessário voltar o olhar sobre a RT para além da desospitalização. Uma RT não deve estar referida somente ao manicômio, como um de seus serviços substitutivos. Ela deve estar referida, também e sobretudo, a uma certa arquitetura da vida cotidiana da cidade e aos seus modos de habitá-la. Nesse sentido, quando falo de RT como dispositivo político e clínico, é porque a tomo como ponto catalisador de análise. É minha intenção que, por meio da RT, entrem em análise a arquitetura específica da casa, assim como os modos de habitá-la; que entre também em análise a própria clínica que passa a ter o habitar como o seu paradigma; que entre em análise ainda a posição da casa em relação à rua, à cidade, ao planeta; e, sobretudo, que entre em análise a posição da loucura e da doença mental em relação aos regimes de habitação, que são regimes de vida, de convivência e de sociabilidade.

Para além da desospitalização e do manicômio, a RT pode ser tomada como analisador do modo moderno de se construir e habitar a casa, a cidade, a vida, na medida em que ela se coloca a questão não só política, mas especialmente clínica, de como coabitar com os loucos.

Posso começar delimitando o que torna as habitações clínicas, ou seja, as residências terapêuticas necessárias. Sua causalidade específica é a necessidade de lar, de moradia, de casa, de residência, de habitação como intervenção clínica.

Uma RT é um dispositivo político destinado a alguém que precisa necessariamente de uma casa como forma de intervenção clínica.

Casa, aqui, quer dizer, para começo de conversa, simplesmente a coisa casa, o edifício – essa coisa que dobra e desdobra o espaço através de uma arquitetura concreta, mais ou menos fixa, mais ou menos móvel, que se localiza em um endereço determinado. Esse lugar é um ponto do cosmos que condensa um planeta, um hemisfério, um continente, um país, uma região, uma cidade, um bairro, uma rua... Obviamente, alguém que necessita de uma casa já habita algum outro lugar no espaço, seja ele qual for – uma outra casa, a rua, um manicômio etc. – do qual necessita ser deslocado no sentido de produção de uma nova saúde. Assim sendo, quando se trata de RT, a questão da casa se mistura com a questão da loucura, ou seja, é em função de sua condição existencial de louco – ou *alo*(u)cado –, que ele precisa de uma habitação que seja clínica. Isso leva à questão dos motivos pelos quais alguém precisa desse tipo de intervenção clínica: ser deslocado – des*alo*cado, quiçá des*alo*(u)cado – do local onde já habita para ser realocado – re*alo*cado, quiçá re*alo*(u)cado – em uma habitação terapêutica, uma RT.

Situo esses motivos em um atritamento violento com um determinado modelo de casa e com certas formas de habitá-la que se tornou hegemônico ao longo da história. Esse modelo de casa, que qualifico como burguesa e neurótica, é uma casa que sofreu, entre outras transformações, uma especialização dos ambientes, uma privatização dos espaços, uma intimização da vida, uma higienização das práticas, uma proliferação de mobiliários e utensílios, tornando-se, em última instância, inabitável para um grande número de pessoas. Nem todos cabem dentro dessa casa, pois ela se encontra na esteira de produção de um tipo de homem, apto para sociabilidade burguesa. Aqueles que não cabiam – portanto, aqueles *descabidos* e *sem cabimento* – passaram a ser entendidos e vistos como doentes mentais na justa medida em que se tornaram disfuncionais nessas novas configurações. Estou me referindo ao advento da Modernidade, que, por meio da arquitetura e do urbanismo, trouxe uma nova racionalidade para as casas e as cidades e que, a partir da psiquiatria, trouxe uma nova racionalidade para a loucura, assim como, por intermédio do manicômio, introduziu um novo lugar para aqueles que não compartilhavam dessa nova racionalidade. É inevitável que seja a mesma racionalidade que tenha construído a nova casa burguesa emergente, onde o louco não cabe mais, ao mesmo tempo que tenha construído o manicômio como o novo lugar destinado para aquele que acabava de se tornar *sem nenhum cabimento*.

A habitação clínica, inserida nas lutas antimanicomiais e de reformas psiquiátricas, parece responder às questões que estão no cerne do atritamento entre a loucura e a casa burguesa. No caso de pessoas que, devido a tal exasperação, foram aprisionadas em um regime manicomial e que por lá permaneceram por longos períodos, tem-se ainda um agravamento: a diminuição forçada de potência de habitar qualquer outro lugar que não seja tais instituições e suas lógicas. Muitas vezes, as pessoas saem dos manicômios, mas os manicômios não saem delas, cabendo à clínica do habitar atuar na restituição progressiva da potência de construir, sustentar e expandir novas formas de habitar. Nesse sentido, faço a seguinte afirmação:

> *Uma RT – leia-se, habitação clínica – destina-se àqueles que, por meio das suas existências, colocam em questão o modelo burguês/ neurótico de habitação, e que, por isso, acabam por padecer nesse atritamento, de tal maneira que correm o risco de não mais poderem habitar nenhum lugar no mundo, a não ser os lugares de exclusão e de extermínio, ou quando esse risco já se consolidou e essas pessoas precisam ser retiradas – desalo(u)cadas – desses lugares de exclusão e de extermínio.*

Portanto, na direção da desinstitucionalização da loucura, as residências terapêuticas, enquanto habitações clínicas, têm a missão de se colocar nesse espaço de atritamento de maneira que sejam, ao mesmo tempo, abertas ao social e protegidas de sua violência, com intuito de garantirem um espaço de experimentação e a criação de outros modos de habitar uma casa, uma vizinhança, uma cidade, uma vida... Não há sentido em reproduzir em uma RT o modelo burguês e neurótico de casa e de habitação, uma vez que ele é uma das fontes do próprio padecimento. A RT, enquanto dispositivo clínico e político, carrega em si o potencial de desinstitucionalização do modelo burguês e neurótico de tal modo que a loucura possa ser reinscrita na disposição arquitetônica e funcional de uma casa, assim como no seu mobiliário e nas suas configurações de coabitação. Outros lugares, outras casas, outras loucuras, outras constelações existenciais... transalo(u)camento.

ca ʃa

Meu questionamento acerca do modelo burguês e neurótico de habitação e sua posição na cidade se dá a partir da experiência que nomeio de ca ʃa. Em 1999, junto a alguns amigos que eram também ats, criei a primeira RT, foi o começo da ca ʃa. De lá para cá, acabei por construir, em diversas composições e junto às diversas parcerias, mais nove residências terapêuticas que funcionaram em mais ou menos 14 endereços entre Rio de Janeiro, Ponta Negra e Niterói. Em um certo recorte, é a esse conjunto de residências terapêuticas que me refiro quando escrevo ca ʃa. Falo, então, a princípio, de uma experiência ca ʃa que se refere a muitas residências. É minha intenção que essa palavra "ca ʃa" adquira, ao longo deste escrito, um caráter conceitual.[2] Todavia,

---

[2] Faço aqui a distinção entre ca ʃa e RT por considerar a ca ʃa o meu campo específico de análise, a experiência na qual estou imerso e da qual posso falar com maior propriedade. É dessa região da experiência, desse campo empírico-transcendental, que posso me referir à RT como dispositivo clínico e político. É interessante notar, nesse sentido, que o uso do nome Residência Terapêutica sempre foi algo muito distante da experiência concreta. De modo geral, sempre nos referimos a nós mesmos simplesmente como ca ʃa. Todavia, toda a minha prática veio se constituindo em paralelo com as políticas estatais de criação dos Serviços Residenciais Terapêuticos (SRTs), sem que, no entanto, se cruzassem, ao menos explicitamente, durante uma grande parte da história da ca ʃa. Essas duas linhas paralelas e suas relações serão analisadas como duas linhagens genealógicas mais à frente, especialmente nos itens **entre a residência e o terapêutico, genealogia dos paradoxos**; **analisador: dormir na residência terapêutica.** Um dos sentidos deste livro é criar o plano comum, entendido como clínica do habitar, mediante uma série de experiências de habitação clínica. Assim sendo, concorrem para a criação desse plano comum a ca ʃa e as RTs criadas pelas políticas estatais, assim como outras experiências de habitação clínica. Em linhas gerais, a ca ʃa tem as seguintes dimensões coexistentes: a priori histórico das experiências que estive e estou envolvido; a priori histórico dessas experiências + do dispositivo RT + outras experiências de habitação clínica; transcendental como clínica do habitar.

o sentido e a amplitude, assim como os motivos da própria grafia caϛa, com seu estranho ϛ, ganharão contornos e consistências diferentes conforme os percursos do texto.[3]

Na caϛa, ao longo dos anos, já moraram aproximadamente 150 pessoas e passaram aproximadamente 130 trabalhadores – que nomeio sempre como ats.[4] Profissionais que foram formados habitando a caϛa e apoiados por grupos de estudos, reuniões, processos terapêuticos, supervisões, cineclubes, festas, viagens, debates, rodas de conversas, participação em congressos etc.

Nesses mais de vinte anos dessa experiência, foram muitos os enfrentamentos em torno da questão do modelo burguês e neurótico de habitação. Questões que chegaram de todas as partes, inclusive dos próprios ats que, muitas vezes, carregavam em si mesmos tal modelo e muitas vezes tendem a reproduzi-lo como *o melhor* que têm a oferecer. Questões também relativas aos saberes que naturalizam esse modelo como norma. Tudo isso exige um complexo manejo que vai desde as concepções intimistas do morar e suas respectivas disposições arquitetônicas em uma residência até as questões relativas ao atritamento violento com a vizinhança e a sociedade de modo geral. Na maioria das vezes, uma RT não é bem vinda na vizinhança, ou mesmo na cidade.

Tal qual o louco é sem cabimento na casa burguesa, uma RT pode não ter cabimento em um determinado tecido social.

---

[3] Enumerarei alguns: ϛgrande, não-maiúsculo, *emaiusculado* (maiúsculo emasculado), portanto, fora-incluído como o passeio *ESQUIZO* do p ϛicótico pelo Fora/Dentro da ca ϛa; ϛou ϛ, grande ou pequeno, maior que o maiúsculo, menor que o minúsculo, nem significado, nem significante, portanto fora do registro simbólico; ϛcomo marca a- ϛignificante; ϛcomo signo nominalista e concretista do real; ϛclinamicamente inclinado ou decaído, portanto, desviante, torto, anômalo, aberrante e transalo(u)cado; ϛsinuosamente serpenteante na superfície erótica como o traçado da Letra sobre a pele; ϛelástico como inflexão barroca; ϛerrante como no traçar pré-linguístico do auti ϛta; ϛcomo precursor sombrio que bota em relação singularidades díspares; ϛdo crivo, da fissura, da rachadura, da *spaltung*, da disjunção inclusiva, da diferença; ϛque corre como um rio pelo meio desse meio que é a ca ϛa; ϛque transita entre o transcendental e o empírico; ϛcomo dimensão plural da ca ϛa que, nesse caso, pode aparecer como casa ϛ, conforme esteja-se querendo enfatizar o aspecto numérico... Cabe ressaltar que as curvas desse ϛse insinuarão, ao longo do livro, por outras palavras, tais como ca ϛamento, aca ϛalamento, *em*-ca ϛamento, *em*-ca ϛa, ca ϛal, espo ϛa, ϛpatium, ϛoleira, p ϛicótico, auti ϛta, ϛacro, ϛagrado, con ϛagrado, numino ϛo, aca ϛo, ca ϛo, cao ϛ, casa ϛ, a- ϛignificante, ϛala-de-e ϛtar... Remeto a alguns itens em que o ϛserá explorado: **HOSPITALIDADES: em**-ca ϛa, o ϛpatium receptivo; ca ϛa Deligny; ca ϛa barroca; HOSPITALIDADES: pornologia e as *Leis da Hospitalidade* (Klossowski); ca ϛa-ca ϛal, sair de casa e os *sem casa*; *ENXERTO INCIDENTAL: a arte de percorrer e habitar* khôra; ϛda ca ϛa ou o ϛda ca ϛa e *ENXERTO INCIDENTAL: o ϛp ϛicótico e seu traçar.*

[4] Quando falo de minha experiências, estou me referindo a um conjunto difuso em que concorrem as experiências das pessoas que estão e/ou estiveram vinculadas, de diversas formas, em diversos momentos e em diversas intensidades, à ca ϛa.

Vou ressaltar somente alguns enfrentamentos selecionados a partir da sua dramaticidade, que justificam a necessidade de melhor instrumentalizar-nos. Enfrentamentos que colocaram em xeque a continuidade da própria caSa, quando não a integridade física dos que ali habitavam. Enfrentamentos, por vezes, traumáticos, selecionados justamente por envolver as posições tanto da RT quanto da loucura frente à sociedade, dando a ver as dimensões das necessárias desinstitucionalizações. Escolhi, assim, duas ocasiões distintas – entre outras – que fomos forçados a nos desalo(u)car do imóvel onde morávamos, ocasiões essas em que o *sem cabimento* de uma RT se apresentou de forma mais radical.

Em uma dessas ocasiões fomos forçados a nos desalo(u)car por força de instâncias governamentais de fiscalização que insistiam em desfigurar a experiência ao não reconhecê-la em um imóvel residencial[5]. A problemática girava em torno do fato de haver pessoas trabalhando, no caso, os ats, no local. Somente isso, para tais instâncias de fiscalização, caracterizaria uma atividade comercial e, assim sendo, não poderia ser exercida em imóveis residenciais. Como solução que nos foi apresentada, teríamos que abrir um processo extremamente burocrático de transformação do imóvel em comercial. Só essa mudança, exclusivamente formal, caso se efetivasse, imporia, por exemplo, um novo regime de cobranças das contas de água, luz e gás. Depois dessa etapa, precisaríamos, para obter o alvará de funcionamento, nos enquadrar em alguma categoria já existente de atividade comercial, tais como clínica, hospital, asilo, albergue, hotel, entre outras. Sendo que o enquadramento em qualquer uma dessas categorias traria uma série de exigências sem fim, tais como extintores de incêndio no meio da sala e dos quartos, freezers horizontais para o armazenamento da comida, utilização de touca na cozinha, banheiros masculino/feminino, a presença de certas categorias profissionais responsáveis e assim vai... Durante mais de um ano, se instaurou com tais instâncias um debate que faria até mesmo Kafka perder as estribeiras e gritar que nada disso faz o menor sentido. Impossível para uma lógica que divide os imóveis da cidade entre comercial e residencial encontrar um lugar para uma RT, ou seja, uma residência que é terapêutica justamente pelo fato de ser uma residência. Fizemos de tudo para nos mantermos na categoria residencial e podermos existir simplesmente como uma residência qualquer, mas, apesar de nossos esforços, a pressão só aumentava provocando uma imensa instabilidade e insegurança, sobretudo nos

---

[5]   Todo esse embate se desenrolou no nível municipal, no caso o município do Rio de Janeiro.

moradores que tinham que lidar com fiscais que adentravam a caƨa em uma postura policialesca e ameaçadora. A equipe também se desestabilizava, na medida em que estávamos lidando com saberes e práticas de ordem administrativas e/ou jurídicas que desconhecíamos. Precisávamos consultar advogados, discutir o assunto, tentar ajudar os moradores a entender aquilo que nem nós mesmos entendíamos direito, criando um clima de incertezas a propósito do destino de todos. Enfim, precisávamos nos ocupar com essas questões e, ao mesmo tempo, sustentar o dia a dia já complexo de uma RT. Vendo que de tal embate só sairiam soluções institucionalizantes extremamente duras e desinteressantes, sentindo os efeitos dessas ameaças crescentes, decidimos mover o bando, nos desalo(u)carmos, quiçá nos transalo(u)carmos. Entregamos o imóvel e nos mudamos de bairro, para um outro, também residencial, sustentando o risco de termos o mesmo problema novamente. Simplesmente sumimos do radar de tais instâncias, visto que elas incidiam sobre o imóvel e sua localização geográfica, não acerca da caƨa, que, para todos os efeitos não tinha existência formal. Não lhes interessavam nossas práticas, não se importavam com a dimensão clínica do que acontecia ali e, mesmo que fossem pessoalmente sensíveis às nossas explicações, uma RT *não tinha cabimento* na burocracia existente. Em um imóvel da cidade ou a atividade é comercial ou residencial, e nos caracterizavam como atividade não residencial, o que fazia com que não pudéssemos permanecer em um imóvel definido pela prefeitura como residencial. Cabe ressaltar que tais instâncias de fiscalização não saem batendo de casa em casa conferindo se o imóvel está sendo usado para fins comerciais ou residenciais. Elas dependem de alguma provocação, de uma denúncia e, provavelmente, foi isso o que ocorreu. Alguém da vizinhança, incomodado com a nossa presença, acionou tais instâncias, e, assim, começou a nossa saga por um universo que desconhecíamos...[6]

Entretanto, acredito que não fomos reconhecidos como uma residência por parte das instâncias governamentais por estarmos muito

---

[6] Em uma ocasião anterior já havíamos sido obrigados a sair de um imóvel não por instâncias governamentais e sim por pressão social do próprio condomínio que ameaçava aplicar multas por não suportar a nossa maneira de habitar. Cabe ressaltar que outras experiências de RTs sofrem, em maior ou menor grau, dificuldades semelhantes, como é o caso da República, uma RT no município de São Paulo. Segundo relato: "Fato é que quando reformamos a casa da futura República, ou 'residência nova república' como fala a nossa faxineira, em um bairro residencial da cidade de São Paulo, o fantasma que pairava pela vizinhança é que abriríamos uma clínica de aborto. Parece incrível e quase panfletário insistir que na década de 1990 a loucura, o bizarro, ainda seja avizinhada à ilegalidade. [...] Instalamo-nos, apesar das inúmeras visitas do fiscal, que se acalmou quando o convidamos a tomar um cafezinho, no sentido mais ingênuo do gesto: um cafezinho em casa" (DIAS; BREYTON & GOLDMAN, 1997, p. 146). Remeto ao item **caƨa República e o *at morador***.

distantes do que seria o modelo burguês e neurótico de habitação. Isso se caracterizou especialmente por não termos graus de parentesco uns com os outros e por se exercerem atividades profissionais dentro do imóvel que consistiam unicamente no convívio diário entre os ats e os moradores. Por mais que a RT se assemelhasse, arquitetônica e decorativamente, a uma residência compartilhada – por exemplo, uma república de estudantes – ela se diferia pelo fato de seus habitantes serem loucos e necessitarem de profissionais, os ats, para acompanhá-los nessa empreitada de morar. Acredito que, por um lado, o imaginário social em torno do manicômio não permitia ver outra coisa senão algo próximo a uma instituição e que, por outro lado, o imaginário social em torno da casa burguesa familiar não permitia reconhecer ali uma legítima casa... de família...

Em outra experiência também tivemos que nos des*alo*(u)car do imóvel, porém, tudo foi mais drástico e violento. Foi em 2014, dois meses depois de termos nos mudado para uma residência no bairro Vargem Grande, de onde, por força de uma intolerância mais radical e mais explícita da vizinhança, fomos expulsos. Essa intolerância culminou em ameaças armadas da milícia local. Algumas pessoas da vizinhança acionaram tais forças paragovernamentais pelo simples fato de não quererem por perto aquelas pessoas "que desvalorizam os imóveis da região", por quererem afastar aqueles comportamentos "que seriam aprendidos pelos seus filhos", por não suportarem aquelas maneiras de existir de "vagabundos doentes", por acreditarem que "lugar de maluco é no hospício", por se apavorarem com aquelas caras de "loucos perigosos", por fantasiar indizíveis perversões que "acontecem dentro dessa casa". Todas essas falas ditas para a gente aos gritos em uma reunião por meio da qual tentamos estabelecer um diálogo com as pessoas que estavam incomodadas com a nossa presença. Ao fim dessa reunião tivemos que des*alo*(u)car todos os moradores às pressas, sob a ameaça de vida feita pelos milicianos e sob o sorriso vitorioso dos vizinhos, alguns, no caso, da própria milícia. Somente dias depois pudemos buscar os pertences dos moradores e a mobília da residência...

São essas e outras experiências que me obrigam a pensar a RT como desinstitucionalização em relação ao manicômio, sim, porém não somente. RT como desinstitucionalização também dos lugares da loucura numa sociedade, dos modelos de casas e das formas de habitá-la que excluem a loucura, da separação entre vida e trabalho, da separação entre morar e trabalhar, entre casa e clínica...

narrativas

São muitos os modos como pode ser apresentada uma questão. A forma como algo é narrado definitivamente não se separa do conteúdo narrado. Nas complexas relações entre forma e conteúdo se flagra a graça ou a desgraça – quiçá ambos a um só tempo – daquilo que se narra e/ou daquele que se narra ao narrar algo. Talvez estilo seja uma boa maneira de nomear o modo como tal complexidade de relações ganha expressão. O estilo é a graça, seja por seu sabor, seu humor ou sua benção. É destino de um escrito, de um texto, do resultado final, daquilo que se torna um produto acabado depois de toda escrita, estar submetido às vicissitudes e as artimanhas de seu estilo. É tarefa de quem escreve honrar seus meios e lhe render as devidas homenagens.

Há mais tempo do que posso lembrar – quiçá mesmo antes de ter algum dia tentado – me desertei da busca pela Verdade. Seja como for, a paixão se encontra mais atraída pelas condições de nascimento do verdadeiro, pelos meandros dos seus modos de produção, pelas nuanças através das quais se atingem certos limiares de confiabilidade e de credibilidade, enfim, pelo jogo complexo de poderes e potências que permitem que algo passe ou não passe gerando verdades, desviando destinos, engendrando mundos, criando realidades... Assumo que – sem vergonha e sem culpa, com as dores e alegrias que tal atitude exige – jamais foi desejado que a paixão pelo conhecimento fosse aleijada da paixão pela criação.

Parti então da afirmação de que as políticas de narratividade, na disputa pelos modos de afirmação dos sentidos, geram efeitos de verdadeiro, criando conhecimentos, manejando potências e, com isso, operando realidades concretas. Não há álibis para as narrativas, não há desculpas para os sentidos. As realidades, sejam elas quais forem, estão submetidas, em grande parte, aos jogos de enunciados e enunciações que lhes são concernentes, aos estilos pelos quais elas são gestadas, aos seus modos de existência. A isso, para o bem ou para o mal, sou agradecido, pois, do contrário, a luta e a resistência, a insubordinação afirmativa à realidade dada, a insurreição invisível e cotidiana seriam realmente preocupantes.

Desde que haja democracia, aquela sempre insuficiente, inacabada e ainda por vir; desde que haja democracia – contra ou a favor da própria democracia constituída –, ideologias, líderes e governantes são instituídos ou destituídos, apoiados em múltiplas políticas de narratividade. Que umas sejam toscas e cafonas, que outras sejam ardilosas e contra inteligentes, que ainda outras visem à manutenção de poderes ou à comercialização de qualquer parafernália vendável, mesmo que seja um objeto imaterial; de outra parte, que as políticas de narratividade busquem o comum ou a transformação das profundas desigualdades e injustiças, que se levantem crivando o limite do intolerável, que almejem um mundo cada vez mais democrático e inclusivo; por fim, que tais políticas de narratividade possam estar misturadas ou intrincadas umas nas outras numa complexidade indecidível... Nada disso é surpreendente. Não há do que se ressentir, nada de novo abaixo da lua, a cidade jamais foi parida maieuticamente. Não há inocência, estamos em um campo de batalha e não fugiremos à luta nessa disputa pela realidade, pela criação dos mundos – ainda que busquemos as armas no acolhimento, na alegria, na amizade, no tesão, na leveza, na habitação, na perambulação, na rua, na loucura, no estrangeiro, na arte, na ciência... pontos de contato com aquilo que me é mais caro: a clínica. Palavra múltipla que precisarei disputar ao longo do caminho...

percorrer habitando

Como é de clínica que se trata aqui, convém que o modo de apresentação da questão não se distancie demais dos modos com que a própria clínica me incita. Seria desejável encontrar as relações que melhor convém entre as políticas da clínica e as políticas de narratividade. A clínica – meu fio de Ariadne – aqui se performa por meio da palavra "terapêutico": palavra que indica, articula, cria, impõe um corpo comum à residência e ao acompanhamento. Residência Terapêutica e Acompanhamento Terapêutico[7]. Assim como na clínica, a narrativa não terá como escapar das vicissitudes da loucura, das suas acelerações repentinas e das suas paradas bruscas, dos seus saltos e sobressaltos e de suas repetições obsessivas, de seu *non-sense* e de sua pletora de sentidos... Enfim, que a narratividade possa fazer justiça, ao menos parcial, àqueles com os quais desejo conviver, aqueles aos quais acompanho e com os quais habito vida afora...

A RT, como modo e direção clínica, recomenda habitar, residir, hospedar, pousar, repousar, abrigar, acolher, construir, reformar, cozi-

---

[7] Em 2005 publiquei o livro *Um passeio ESQUIZO pelo acompanhamento terapêutico: dos especialismos à política da amizade* – livro que está sendo reeditado pela Editora Appris em uma versão revisada e atualizada em paralelo com o atual – em que afirmo que o AT era não somente um modo de fazer clínica, mas também o modo como a clínica se faz. Estou, neste livro atual, propondo algo semelhante em relação à RT: a habitação clínica enquanto dispositivo clínico revela a clínica do habitar como dimensão irredutível da própria clínica. Ocorre que há uma articulação entre AT e RT que será desdobrada... Remeto aos itens **residência terapêutica como dobra do acompanhamento terapêutico; ca ṢA República e o *at morador*; paradoxos entre trabalhar e morar – habitar a ca Ṣa; ca Ṣa-ca Ṣal, sair de casa e os *sem casa*.

nhar, varrer, dormir... Enfim, força a fazer da questão uma morada, uma habitação, uma caSa, um lugar – o lugar não garante nada, contudo, é sob o teto no qual habitamos, na privacidade daquilo que nos é próprio, que encontramos a segurança de nos insinuarmos pelas fronteiras da vigília, pelas beiradas do sono, onde é possível, a um só tempo, nos entregarmos e devanearmos todo o onirismo da questão.

O AT, como modo e direção clínica, recomenda acompanhar, percorrer, criar trajetos, mapear, caminhar, flanar, fazer saídas, estar junto a, partir, ir para a rua... Enfim, fazer da questão um passeio que, passeando, tropece nas derivas do próprio ato de passear – não há nenhum lugar a se chegar, todavia, é caminhando que as paisagens se apresentam e que algum lugar ergue-se do impossível.

Entre habitar e percorrer, o indecidível se impõe desde que a questão se insinua. É com o indecidível, que se faz contingência e desejo, na ausência prévia de garantia e de alvo, que afirmarei, sem mais demora, certa narratividade. Irei percorrer a questão habitando-a. Essa narrativa rende homenagem ao acompanhamento e à residência!

Nesse sentido, posso anunciar ao leitor que o livro tem quatro dimensões ou quatro linhas entrecruzadas:

1. Uma tese principal, que transita entre a habitação clínica (RT) e a clínica do habitar, revelando o habitar como paradigma da clínica. Esse trânsito é entendido como o trânsito entre dois planos: plano empírico e plano transcendental. Tal percurso é provido de oscilações, cheio de reversões, pleno de repetições, recomeços, saltos, freadas bruscas, devaneios, reticências...;

2. Porém, há uma segunda série de textos acerca da hospitalidade que vai percorrendo a tese principal em paralelo. Ela vai evoluindo ao longo do livro e está marcada como HOSPITALIDADES. A rigor, essa sequência sobre hospitalidade poderia ser lida em separado e poderia se sustentar sozinha, assim como a tese principal, não obstante, ambas se articulam alimentando uma à outra;

3. Os *ENXERTOS INCIDENTAIS* são textos que aparecem em coluna dupla, a direita, e que correm em paralelo com os textos principais. São realmente pequenos escritos enxertados, independentes uns dos outros, que funcionam como excedentes, desvios, livres associações, ressonâncias, flutuações atentas, derivas, atravessamentos, vizinhanças, curiosidades, bifurcações que foram

emergindo no meio do caminho e, em geral, estão localizados nos momentos do texto em que surgiram. Porém, o sentido mais forte desses ENXERTOS só veio à tona no último a ser escrito, quando o ENXERTO produziu uma dobra sobre si mesmo. Ocasião em que a ideia de enxerto se liga a de um gesto que leva ao reconhecimento do desejo, um *acting out*, uma paixão... Pedaços de maçãs que o texto oferece...[8]

4. As figuras. Essas colocam em série um conjunto de imagens que, por sua vez, se comunicam com a experiência caʃa e, de alguma forma, dão a ver os invisíveis da caʃa.

caʃa em deriva

Em 2014, a caʃa estava alo(u)cada no bairro de Jacarepaguá, no município do Rio de Janeiro. Lá habitavam onze moradores e dois ats, o que chamarei de *at morador*[9]. O tamanho e a disposição do imóvel permitiam com tranquilidade a boa acomodação e o bom convívio de todos. Eram duas edificações independentes em um mesmo terreno, que compartilhavam um bom quintal e uma piscina. Por motivos brevemente discutidos anteriormente[10], a caʃa de Jacarepaguá sofreu a interferência de forças burocráticas do Estado aliada a forças reativas da vizinhança e se viu em um grande impasse. Havia a necessidade de que três moradores saíssem de lá de forma imediata, sob o risco de consequências mais ou menos obscuras, mas certamente nada boas para a caʃa como um todo. Como já ensinou Guattari, quando um grupo se vê diante da possibilidade de sua dissolução, da sua morte, de um caoʃ que se apresenta, pode assumir uma posição de desejo fascista-paranoica. Não foi muito diferente com a gente. Não tínhamos tempo e tínhamos que tomar decisões muito

---

[8] Me refiro ao ***ENXERTO INCIDENTAL: os enxertos de transferência***.

[9] Remeto ao item **caʃa República e o *at morador*.**

[10] Essa fora a segunda intervenção do Estado na caʃa, entretanto, dessa vez, o que entrou em questão foi o número de moradores, não o fato de a caʃa estar em imóvel residencial como foi narrado no item **caʃa**. Porém, dessa vez, respondemos de forma diferente: pedimos que as mães de três dos moradores travassem a negociação. Elas assumiram, diante do Estado, a responsabilidade da criação e do funcionamento da caʃa e nós, o ats, nos apresentamos como parentes distantes e amigos, não como trabalhadores. Elas apresentaram a caʃa como tendo sido criada por elas para os seus filhos. Eram realmente mães muito presentes no dia a dia, que assumiam tarefas dentro da caʃa e discutiam com o restante da equipe o que achavam interessante ou não ser feito. Enfim, trocavam conosco suas leituras e interpretações, do ponto de vista das mães que eram e se prontificaram de imediato a defender a habitação de seus filhos. Foram parcialmente bem-sucedidas. No final das negociações, o que ficou acordado era que três moradores deixariam de morar naquele imóvel imediatamente. Sobre questões que envolvem as relações entre a instituição e o Estado remeto ao final do item **caʃa na borda**. Sobre as questões da não coincidência entre público e estatal, assim como entre privado e particular, remeto ao item **paradoxos entre trabalhar e morar – habitar a caʃa.**

CLÍNICA DO HABITAR: RESIDÊNCIA TERAPÊUTICA CASA

importantes que diziam respeito à vida de todos. Nosso chão havia sido arrancado novamente a um só golpe. Habitávamos agora um terreno insólito, instável, movediço. A caʃa perdia seus fundamentos mais uma vez e se via sob a ameaça de dissolução no caoʃ. Tentávamos administrar a crise entre delírios grupais de ruína, acionados a qualquer momento, e forças criativas que a situação também não parava de mobilizar. Forçados a pensar nas ʃoleiras do impensado, a sentir nas ʃoleiras do insensível, a imaginar nas ʃoleiras do inimaginável, a caʃa começou a se abrir para o que antes não se encontrava no terreno do possível. As expressões do caoʃ forçavam a caʃa a criar outras condições de possibilidade. Assim é um acontecimento, o impossível criando outras condições de possibilidade. Uma grande mudança estava por vir como um futuro que desfunda ou desalo(u)ca todos os fundamentos.

O caminho que se desenhou foi sairmos com três moradores por uma deriva clínica[11]. Acolher a desordem e se colocar em movimento para poder habitá-la, constituir-se no paradoxo de habitar o chão móvel que se desalo(u)ca sob nossos pés. Três moradores não poderiam mais morar, ao menos temporariamente, naquele endereço. O continente relacional entre as pessoas daria os contornos para habitarmos esse período de transalo(u) camento. Para escolher quais seriam os três dos onze moradores que partiriam nessa aventura, usamos dois critérios mais ou menos intuitivos: os que acreditávamos que dariam conta de habitar essa instabilidade e os que acreditávamos que se beneficiariam: dois moradores, Marcos e Rogério, em torno dos 40 anos, ambos com características andarilhas, sendo que Rogério havia passado inclusive por períodos em situação de rua antes de ir morar na caʃa. O terceiro seria Lucas, um rapaz saindo da adolescência, sedento por aventuras, que morava na caʃa há pouco tempo e transbordava por todos os cantos, parecendo não caber nos contornos físicos da própria caʃa[12]. Rapidamente achamos um lugar provisório para servir de apoio e, por uma semana, pousamos na caʃa de uma amiga que havia sido desalugada recentemente. O bairro era Vargem Grande, no Rio de Janeiro, e a caʃa era dentro de um condomínio. Apenas um imóvel vazio que nos serviria de abrigo, sem geladeira, sem fogão, sem camas... A estra-

---

[11] Remeto essa passagem à deriva de Jean Oury que culminou no *encontro* do castelo de La Borde, descrita no item **caʃa na borda**.

[12] Por exemplo, usava as janelas ao invés das portas para passar do quintal ao interior da caʃa e vice-versa, assim como pulava os muros em vez de usar o portão para entrar ou sair do terreno. A epifania da ʃoleira, no seu caso, era tão intensa, que a transgressão própria à epifania levava a ʃoleira a se concretizar nas janelas e nos muros. Lucas aparece em dois outros itens. Remeto aos itens ***ENXERTO INCIDENTAL: vamos tomar um sorvete?***; **caʃa na guerra**.

tégia era usar a caⓈa de Jacarepaguá para guardar e lavar as roupas, assim como para outras necessidades que a situação exigisse. Andávamos pelas ruas, íamos à praia, passávamos horas em shoppings, comíamos pratos feitos nos mais diversos lugares, usufruíamos da estrutura do condomínio, visitávamos conhecidos e à noite nos banhávamos e nos abrigávamos nessa caⓈa provisória, nesse acampamento nômade. Assim, na mais pura deriva que o AT nos permitia, passamos essa semana. O corpo de hábitos que nos constituíam anteriormente foi se desfazendo em favor de um novo corpo engendrado pelos novos hábitos que se contraíam.

Nesse meio tempo, uma nova possibilidade foi se desenhando. Uma outra amiga tinha um terreno muito grande no bairro de Pendotiba, em Niterói. Esse terreno contava com três edificações: uma casa, um estábulo e um galpão abandonado que servia de depósito de toda sorte de objetos em desuso. Esse galpão fazia parte de uma área do terreno onde também tinha uma piscina que havia sido aterrada[13] e uma antiga sauna também abandonada. Era uma área do terreno relativamente independente da casa e do estábulo. A planta baixa do galpão era, em linhas gerais, um grande retângulo onde tinha uma pia de cozinha, um balcão de alvenaria e um banheiro. Havia as duas paredes

ENXERTO INCIDENTAL:
Deriva, psicogeografia e psicotopologia da vida cotidiana

São muitas as experimentações e as práticas de resistência que levam em conta o campo da arquitetura e do urbanismo. Os situacionistas, por exemplo, nos falam de psicogeografia e deriva. A psicogeografia é um conceito que procura estudar os efeitos dos meios geográficos, urbanísticos e arquitetônicos, sejam eles conscientemente planejados ou não. É como uma cartografia que identifica toda uma normatização dos modos de se circular pela cidade.

Já a deriva é para eles um lançar-se no mundo, um impulso à cidade, uma disposição à experimentação, uma abertura ao novo no imediato do urbano. Tal atitude tem ainda uma tonalidade afetiva. Não é lançar-se no mundo de qualquer

---

[13] Rezava a lenda que, ainda sob a posse do antigo proprietário, uma menina havia morrido nessa piscina. Relato isso porque, para além de qualquer crença, essa menina se tornaria uma das estranhas habitantes dessa caⓈa. Uma série de histórias, de aparições espectrais e de afetos testemunham sua presença. Enfim, entre lendas, crenças, histerias, delírios e imaginações, esse fantasma passaria a compor o corpo de habitantes do que viria a se tornar a caⓈa de Pendotiba.

laterais que eram os lados menores do retângulo, já nos lados maiores apenas um tinha parede. Destaco esse fato, pois, contra qualquer senso comum, essa quarta parede jamais foi levantada, de modo que a sala e a cozinha se mantiveram completamente abertas ao quintal. Isso faz com que essa caSa, que seguiu em um processo de construção arquitetônico, não tenha uma porta para ser fechada ou trancada, ela se encontra irremediavelmente aberta para Fora, diluindo as fronteiras entre o exterior e o interior. O galpão era aberto para a imensa piscina aterrada, a essa altura coberta de mato...

Depois de explicar a situação à amiga, combinamos de alugar essa parte do terreno. Feito isso, fizemos um mutirão para desocupar e limpar o espaço que acumulava objetos de toda natureza há mais de trinta anos, assim como toda espécie de insetos. Essa amiga havia comprado o terreno há seis anos e nunca havia mexido nessa parte, só fazendo acumular mais coisas. No dia do mutirão, tiramos em torno de uma centena de aranhas, que insistiram em continuar surgindo durante alguns anos[14]. Quanto à estratégia, nós armaríamos quatro

jeito. Debord falará que a deriva diz respeito "à afirmação de um comportamento lúdico-construtivo".[1] É um modo de lançar-se na cidade, mas um lançar-se que se dá brincando. A deriva é um procedimento de passagem rápida por diversas ambiências desestabilizando-as. Fica impossível não lembrar das estratégias de levante e de resistência urbana nessas passagens rápidas: as velocidades, os efeitos de surpresas, inesperados etc.; mas deriva é também uma técnica de atenção: criar um certo inebriamento, uma atenção difusa e distraída, uma atenção flutuante que advém dos pés que andam pelas ruas. A deriva é, ainda, apenas a palavra que designa, para os situacionistas, essa experimentação pela cidade. Assim, pode-se dizer vamos marcar uma deriva, ou então: aquela deriva que fizemos foi muito boa. Deriva como atitude ou modo de vida, como técnica ou procedimento e como expressão designadora. Mas o que é fazer uma deriva? Como se faz uma deriva? Debord dirá que "uma ou várias pessoas que se dediquem à deriva estão rejeitando, por um período mais ou menos longo, os motivos de se deslocar e agir que costumam ter com seus amigos, no trabalho e no lazer, para entregar-se as solicitações do terreno e das

---

[14]   Sobre as aranhas e o aracneano, remeto ao item **caSa Deligny**.

---

[1]   DEBORD, 1958, p. 87.

barracas de camping dentro do galpão, uma para cada morador e mais uma para um dos ats que estava se tornando, nesse processo, um *at morador*[15]. Ficaríamos em barracas até que levantássemos paredes para que quartos pudessem nascer. Um pedreiro se uniu a nós, e todos se tornaram seus ajudantes no processo de construção do primeiro quarto. Quando este ficou pronto, os três moradores se mudaram para ele. Nesse momento, recebemos a demanda de mais um morador, bastante idoso, e Lucas quis voltar à barraca para abrir espaço para a chegada desse novo morador. Assim se iniciou a construção de um segundo quarto...

ca Sa-conceito

É da natureza de todo conceito ter a sua existência condicionada pelo campo problemático que lhe concerne. Fora do seu campo problemático, fora da questão que lhe provoca a necessidade, o sentido

pessoas que nele venham a encontrar".[2] *Mas rejeitar os motivos de se deslocar e de agir normalmente para que? Para encontrar algo no mundo, algo que a visão cotidiana ofusca, que nossos hábitos e nossos esquemas sensoriais e motores não nos deixam perceber. Por isso a deriva é também uma técnica de fazer ver algo na passagem rápida, algo que não se detém nas grandes formas constituídas do espaço. O que a deriva faz ver é a psicogeografia do espaço: "na perspectiva da deriva, existe um relevo psicogeográfico das cidades, com correntes constantes, pontos fixos e turbilhões que torna muito inóspita a entrada ou a saída de certas zonas".*[3]

Todavia, ao longo da história, há um grande inventário de experiências que buscam no espaço das cidades essa matéria expressiva do próprio espaço e de sua arquitetura urbana. Pode-se, assim, fazer uma genealogia da deriva tal qual proposta por JACQUES:

Outros tipos semelhantes de experiências ou simples reflexões sobre o espaço urbano provocavam ou consideravam a própria experiência estética ou a apreensão afetiva desses espaços. Podemos tentar traçar uma linha de artistas e

---

[15] Essa experiência se constituiu também como a saída desse at da casa dos seus familiares, desejo recalcitrante que não se realizava, por diversos motivos, havia tempo. Enquanto *at morador*, ele teve que enfrentar, amparado pela ca Sa, não só os desafios de se envolver em tarefas às quais não estava acostumado, como cozinhar, lavar roupas, tocar uma obra, entre outras que lhe eram inéditas. Mas teve, sobretudo, que encaminhar sua fobia de aranhas, pois estas insistiam em reivindicar seu habitat... Remeto ao item ca Sa-ca Sal, sair de casa e os *sem casa*.

---

[2] DEBORD, 1958, p. 87.
[3] DEBORD, 1958, p. 87.

de sua existência se esvai, o conceito deixa de funcionar, perde as suas intensidades, resseca, mantendo-se no nível mais baixo da vida. Acontece muitas vezes que um conceito seja arrastado de um campo problemático para outro e que novos ares venham alimentá-lo, conferindo-lhe uma nova vitalidade, transformando-o no próprio ato do seu renascimento, reafirmando-o em outro sentido. Sua existência renovada exige a atualização do conjunto de relações com outros conceitos, de modo que o seu entorno também muda. Outra paisagem conceitual se instaura. Assim sendo, um campo problemático nada mais é que um espaço vital de redistribuição da terra, dos céus e do horizonte. É a vida que coloca os problemas, que força o pensamento a pensar, ou seja, o não-filosófico é a fonte de emanação do pensamento. O respiro pensante do pensamento. O que desejo é um mínimo de experimentação do pensamento, que leve o conceito de Residência Terapêutica, oriundo do campo da saúde mental, até certas *S*oleiras filosóficas, experimentando assim uma deriva transdisciplinar do próprio conceito.

Um conceito só vale pela vida que lhe é dada. Ele tem menos por função guiar a representação e a ação do que catalisar os universos de referência que con-

teóricos que viria desde Baudelaire, da idéia de *flâneur* (em 1863, no texto *Le peintre de la vie moderne*), passando pelos dadaístas com as excursões urbanas por lugares banais, as deambulações aleatórias organizadas Aragon, Breton, Pícabia e Tzara, entre outros, que continuaram com os surrealistas liderados por Breton, pela experiência física da errância no espaço real urbano que foi a base dos manifestos surrealista (e dos livros *Le paysan de Paris* de 1926 de Aragon e *Nadja* de 1928 e *L'amour fou* de 1937, ambos de Breton), que desenvolvem a idéia de *hasard objectif*; depois disso, Walter Benjamim retomou o conceito de *flâneur* de Baudelaire e Aragon, e começou a trabalhar com a idéia de *flânerie*, ou seja, de flanâncias urbanas, a investigação do espaço urbano pelo *flâneur* (principalmente de Paris e de suas passagens cobertas no *Le Livre des passages*). Apesar de o *flâneur* ser para os situacionistas o protótipo do burguês entediado e sem propostas, e das tentativas destes de se distanciarem das, segundo eles, *promenades imbéciles* surrealistas, os situacionistas contribuíram para desenvolver essa mesma idéia ao propor a noção de deriva urbana, da errância voluntariária pelas ruas. Sem dúvida houve uma grande influência dadaísta,

figuram um campo pragmático. [...] A atividade de modelização teórica tem uma função existencial. Por essa razão, não pode ser o privilégio de teóricos. Um direito à teoria e à metamodelização inscrito no frontão de toda instituição que tenha algo a ver com a subjetividade.[16]

No presente livro, o campo problemático se determina pelo dispositivo clínico e político, tomado de forma ampla como habitação clínica e específica como RT, em estrita relação com as casa𝒮 que construí ao longo do tempo, aquilo que chamo ca𝒮a. Experiências clínicas que envolvem a loucura no que concerne ao ato de morar, residir, possuir um lar, ter uma habitação... Enfim, o problema clínico da habitação e do habitar. Dado um grupo de pessoas em que umas são, a princípio, determinadas como loucas e outras são determinadas como suas cuidadoras, como é possível habitar um espaço comum vivido como moradia? Como se vive uma ca𝒮a onde estranhos ca𝒮amentos ou em-ca𝒮amentos aconteçam a partir de uma ética da amizade e da hospitalidade? Como se constrói uma RT com a consistência necessária para que nela seja mantida a fluidez e o frescor da loucura, sua vivacidade, seu transalo(u)camento? Como montar uma casa onde habitar seja habitar com a loucura, mas também

por exemplo da famosa excursão dadaísta – sempre propostas em lugares escolhidos precisamente por sua banalidade e falta de interesse – á igreja Saint-Julien-le-Pauvre em Paris, que ficou conhecida como 1ère Visite e ocorreu na quinta-feira, 14 de Abril de 1921 às 15 horas, quando Breton leu um manifesto para épater les bourgeois [...] Essas idéias se desenvolveram também no meio artístico após os situacionista. Logo em seguida o grupo neodadaísta Fluxos (Maciunas, Patterson, Filliou, Ono etc) também propôs experiências semelhantes; foi a época dos happenings no espaço público. No Brasil os tropicalistas também tiveram algumas idéias semelhantes, principalmente o Delírio Ambulatório de Hélio Oiticica (outros artistas brasileiros já tinha proposto experiência no espaço urbano bem antes, como, por exemplo, Flávio de Carvalho). Dentro do contexto da arte contemporânea, vários artistas trabalharam no espaço público de uma forma crítica ou com um questionamento teórico, e, entre vários outros, podemos citar: Krzysztof, Wodiczko, Daniel Burem, Gordon Matta-Clark ou Dan Graham. **O denominador comum entre esses artistas e suas ações urbanas seria o fato de eles verem a cidade como campo de**

---

[16] GUATTARI, 1990, p. 201-202.

e, sobretudo, habitar a loucura? Tantos são os perigos nessa empreitada! Forças que insistem em transformar uma RT em um minimanicômio reconduzindo a um novo isolamento; forças de normatização em que o isolamento ressurge na intimidade de uma casa neurótica burguesa; forças que especializam as funções isolando os saberes; forças de individualização nas quais uma consciência reina soberana em seu isolamento; porém, e sobretudo, forças que tendem a dissolver qualquer consistência em uma loucura completa, irrespirável, inabitável, suicidária!

Uma RT é uma moradia que não pode ser, por um lado, dura demais, perdendo, com isso, a sua capacidade de delirar as realidades sociopolíticas; por outro lado, não pode ser frouxa demais, perdendo com isso, a capacidade de estabelecer relações mínimas de auto sustentação.

caSa-fundação, caSa-sem-fundo, caSa-nonsense

Em filosofia, o fundamento é sempre um princípio de razão suficiente. Qual razão é suficiente para legitimar o pensamento? Quais são os fundamentos sobre os quais um pensamento se apoia? O que mede, avalia e julga a suficiência

investigações artísticas e novas possibilidades sensitivas; eles acabavam assim mostrando outras maneiras de se analisar e estudar o espaço urbano através de suas obras/experiências.[4]

Mais recentemente o misterioso Hakim Bey, que se autodenomina pós-situacionista, parafraseando Freud, propôs uma psicotopologia da vida cotidiana. Sua busca é por zonas autônomas temporárias, as chamadas TAZ. Inspirado nas Zonas Autônomas Piratas, o autor fala de um espaço, uma zona, que subsiste e que emerge temporariamente, aqui e acolá, furando os mapas que vorazmente esquadrinham, representam e controlam a realidade. Para além ou aquém dos mapas que escalonam o espaço, Bey fala de um mapa em escala 1:1 e evoca a psicotopografia como a ciência alternativa capaz de desenhar tais mapas que são da escala exata da vida cotidiana.

Todas essa práticas, de alguma forma, se comunicam com a própria experiência do AT, trazendo para a clínica toda uma dimensão estética a ser explorada.[5]

---

[4] JACQUES, 2003, p. 34-35.

[5] O Grupo Trilhas, um grupo de ats de Uberlândia, desenvolve todo um trabalho no qual as noções de deriva e de psicogeografia são intensamente explorados. Ver o texto *À deriva pela cidade: espontaneidade e novas cartografias* (DECARLOS, 2015).

da razão é certa imagem do pensamento que o subordina ao mesmo e ao semelhante na representação. Deleuze, em diversos momentos de sua obra, propõe um pensamento sem imagem, isto é, um pensamento cuja legitimidade é extraída da Diferença. Retirar a imagem do pensamento, ou seja, pensar sem imagem, sem representação é levar a razão suficiente para além das fronteiras da razão, encontrando a sua suficiência em lógicas irracionais. Lapoujade, em um belo comentário da obra de Deleuze[17], chamou de *movimentos aberrantes* a diferenciação inerente a um pensamento sem imagem. Ele mostra como Deleuze, levando o princípio da razão suficiente até as últimas consequências, busca o ponto de perversão de tal princípio sem, contudo, abandoná-lo:

> Mas não é a própria exigência do princípio de razão que nos força a remontar para além da racionalidade de que se encontra investido o fundamento – e isso para mergulhar na desrazão? Não é isso o que dizemos desde o início: seguir os movimentos aberrantes para deles extrair as lógicas irracionais? Deleuze não renuncia ao princípio de razão suficiente; muito pelo contrário, segue com uma espécie de zelo perverso suas exigências até o ponto em que ele se inverte. Como o princípio de razão não iria até o inexplicável, o absurdo e o não sentido?[18]

Parodiando Chico Science: *há* Soleiras *nos jardins da razão*!.[19] Acontece que, para além de uma ca Sa que teria seus fundamentos, pode-se dizer que há uma ca Sa-*sem-fundo*, onde a pesquisa pode experimentar fundações, isto é, a ca Sa-*fundação* erigindo seus alicerces a partir daquilo que até então se mantinha como ca Sa-*nonsense*. Pensar para além das fronteiras da razão, incluindo as lógicas irracionais, desarrazoadas e loucas, pressupõe uma espécie de vertigem própria à perda do reconhecimento de si e do mundo. Imaginava-se ter chegado ao fundo do poço, mas eis que o fundo se desfaz em prol de um para além do fundo. Buraco de Alice: sua estranha queda é mais uma suspensão no tempo e no espaço do que uma queda livre[20]. E, se Alice encontra o fundo do poço, é apenas para que esse

---

[17] Ver LAPOUJADE, 2015.

[18] LAPOUJADE, 2015, p. 35.

[19] O verso original é: "*mas há fronteiras nos jardins da razão*", ver SCIENCE & ZUMBI, 1994b.

[20] Assim, da perspectiva da Alice, "ou o poço era muito fundo, ou ela caía muito devagar, porque enquanto caía teve tempo de sobra para olhar à sua volta e imaginar o que iria acontecer em seguida. Primeiro, tentou olhar para baixo e ter uma ideia do que a esperava, mas estava escuro demais para se ver alguma coisa; depois, olhou para as paredes do poço, e reparou que estavam forradas de guarda-louças e estantes de livros; aqui e ali, viu mapas e figuras pendurados em pregos. Ao passar, tirou um pote de uma das prateleiras; o rótulo dizia 'GELEIA DE LARANJA', mas para seu grande desapontamento estava vazio: como não queria soltar o pote por medo de matar alguém, deu um

fundo não pare de ceder em novas quedas que desfundam logicamente os fundamentos lógicos, incluindo o *nonsense*. Justamente essas quedas são as aventuras nas quais Alice se vê envolvida pelo País das Maravilhas[21]. Na viagem para além do fundamento, o retorno não é uma retomada do caminho de ida. Retornamos *outros*, irreconhecíveis, estranhos a nós mesmos. O mundo precisa ser recriado, tudo está diferente. É que, sem o mesmo e o semelhante, as aventuras passam longe das identidades. Nesse sentido, a vertigem do *sem fundo* nada mais é do que uma variação de tonalidade, sendo essa tonalidade a própria alma. Quiçá, por conta disso, encontrar um fundamento seja uma ilusão tão sedutora e reconfortante. É que quando a viagem encontra o fundamento como ponto de apoio e de retorno pode-se, a partir do próprio fundamento, reconstruir a viagem apenas invertendo a direção, seguindo as migalhas deixadas pelo caminho para chegar novamente no ponto em que tudo começou. Voltamos mais seguros de nós e do mundo, protegidos do absurdo e do erro.

caoς

A caςa-*sem-fundo* é como o caoς que, antes de qualquer coisa, caotiza, produz vertigem. Em certas circunstâncias tudo começa a se desfazer, inclusive as próprias circunstâncias iniciais que dispararam os movimentos caotizantes. O caoς é catastrófico não em si mesmo, mas para tudo aquilo que quer se conservar e um tanto mais catastrófico quanto maior é a necessidade de conservação. Porém, o caoς não passa de moléculas viajando em velocidade infinita. Não o limiar da velocidade da luz, que é um limiar do tempo e do espaço ainda relativos a um observador situado em um meio físico. Mas uma velocidade infinita, atingível somente por uma intuição pensante e evanescente em um meio metafísico, trans*a*lo(u) camento. O caoς, se sente, se é afetado por ele, ainda que só possamos dizer que sua insistência não seja do tipo existência ou persistência.

> O que caracteriza o caos, com efeito, é menos a ausência de determinações que a velocidade infinita com a qual elas se

---

jeito de metê-lo num guarda-louças por que passou na queda" (CARROLL, 2002, p. 12). E o comentário de Martin Gardner: "Carroll tinha conhecimento, é claro, de que num estado normal de queda livre Alice não podia nem soltar o pote (ele permaneceria suspenso diante dela) nem recolocá-lo numa prateleira (sua velocidade seria rápida demais). É interessante notar que em seu romance *Sílvia e Bruno*, cap. 8, Carroll descreve a dificuldade de tomar chá numa casa que está caindo, bem como numa que está sendo puxada para baixo numa aceleração ainda maior; antecipou, assim, sob certos aspectos, a famosa 'experiência de pensamento' em que Einstein usou um elevador imaginário em queda para explicar certos aspectos da teoria da relatividade" (GARDNER *In*: CARROLL, 2002, p. 12).
[21] Ver CARROLL, 2002.

esboçam e se apagam: não um movimento de uma a outra mas, ao contrário, a impossibilidade de uma relação entre determinações, já que uma não aparece sem que a outra tenha já desaparecido, e que uma aparece como evanescente quando a outra desaparece como esboço. O caos não é um estado inerte ou estacionário, não é uma mistura ao acaso. O caos caotiza, e desfaz no infinito toda consistência [...] Define-se o caos menos por sua desordem que pela velocidade infinita com a qual se dissipa toda forma que nele se esboça. É um vazio que não é um nada, mas um *virtual*, contendo todas as partículas possíveis e suscitando todas as formas possíveis que surgem para desaparecer logo em seguida, sem consistência nem referência, sem consequência.[22]

Essa virtualidade, esse *sem-fundo*, esse caoʂ se caracteriza por não se situar nem no tempo cronológico nem no espaço físico, por ser livre tanto de sujeito quanto de objeto, pelo contrário, tempo e espaço, sujeito e objeto dependem de algum grau de desaceleração de suas partículas. Se é necessário mergulhar no caoʂ como a vertigem da razão suficiente e se encontrar com lógicas irracionais, é para redistribuir as intensidades, as partículas intensivas em novas condições de possibilidade, condições essas que serão o apoio da realidade. Não mais a vertigem da razão suficiente, mas sim um princípio transcendental que "[...] age como princípio de distribuição, de seleção e de atribuição"[23].

ʂda caʂa ou o ʂda caʂa

De acordo com o problema com que estou lidando, convém chamar de caʂa esse princípio. A caʂa é assim como um plano, um crivo no caoʂ. Se prefiro o nome caʂa com um estranho ʂ grande no meio é por ver na sinuosidade do ʂ o próprio movimento de traçado do plano, o seu registro. O ʂ é um movimento arriscado, é o fio da navalha. Por um lado, o ʂ tende à boa forma, a fechar-se na Gestalt, a se concluir em um *8* que, por sua vez, tende a se deitar ou cair sob a força da gravidade[24]. Tem-se assim o símbolo do infinito (∞) que se fecha na forma de um circuito abrindo o infinito para dimensão simbólica. Porém, por outro lado, o ʂ se expande em um aberrante crescente, escapando, fugindo, em uma *emaiusculação*,

---

[22] DELEUZE & GUATTARI, 1992, p. 59 e 153.

[23] LAPOUJADE, 2015, p. 30.

[24] Uma ressalva: não se deve subestimar os movimentos aberrantes. No instante que precede o fechamento do *8*, um movimento aberrante pode se introduzir, produzindo um curto circuito nas tendências gestálticas, gerando assim o & conectivo, com suas *pontas soltas* & sua *perna antigravitacional...*

em que maiusculizar é, a um só tempo, emascular aquilo que se maiúscula, inclusão do Fora no maiúsculo, fora-inclusão do maiúsculo[25]. Uma rachadura que cresce no *meio* da casa, da caʃa, da caʃa, da caʃa, da caʃa... Bem aí, na parede desse cômodo do *meio*, que é o cômodo comum, o cômodo de estar, isto é, bem no *meio* da parede da sala-de-estar, da ʃala-de-eʃtar, da ʃala-de-eʃtar, da ʃala-de-eʃtar, da ʃala-de-eʃtar... A caʃa *emaiusculada* mantém-se concretamente aberto em uma espécie de movimento aberrante a-ʃignificante. Tal movimento poderia ser também uma expansão para o menor desde que rompesse da mesma forma os limites do minúsculo. Maior que o *éssezão* e menor que o *éssezinho*. Maiúsculo e minúsculo desempenham no plano apenas o papel de limiares que definem uma região de recorrência mais próxima do equilíbrio. A materialidade da abertura no ʃ é o próprio infinito cortado por um traço sinuoso que recusa se fechar, esconjurando o simbólico como semiótica dominante. O ʃ não é mais um significante, muito menos um significado, e sim o traçado do raio de Zeus ou o movimento ondulante da rolha em alto mar[26]. O ʃ é o traço que cruza o branco ao mesmo tempo que estende a página enquanto superfície de escrita. Porém, se caʃa, com seu anômalo ʃ, é um crivo no caoʃ, é um crivo sem que ela mesma seja crivada. As muitas casaʃ – diversas residências terapêuticas – construídas e experimentadas por mim ao longo do tempo se determinam no plano caʃa. É o precursor

---

[25] Derrida, falando da palavra *diferança*, usa o neologismo *emaiusculação* para destituir a existência de uma palavra mestra enquanto o nome dos nomes. "O que nós sabemos, o que nós saberíamos se aqui se tratasse simplesmente de um saber, é que não houve nunca, que não haverá jamais uma palavra única, uma palavra-mestra. É por isso que o pensamento da letra *a* da diferança não é a prescrição primeira nem o anúncio profético de uma nomeação iminente e ainda inaudita. Esta 'palavra' nada tem de querigmático por pouco que possamos perceber a 'emaiusculação'. Pôr em questão o nome do nome" (DERRIDA, 1991, p. 62). Acredito que *emaiusculação*, palavra-mestra e a questão do nome do nome são conceitos que estão em diálogo direto com os conceitos de Forclusão, do Nome do Pai e de significante mestre de Lacan. Para este o Nome-do-Pai designa a função de passagem da natureza a cultura, ou seja, castração (emasculação) como interdição do incesto e consequente entrada na dimensão simbólica. Seria o significante mestre, o Nome dos Nomes, designando a falta, a perda deixada pela castração e, por isso mesmo, amarrando os outros significantes em cadeia. A Foraclusão do Nome do Pai é o mecanismo da estrutura pʃicótica como recusa da castração, ou seja, uma castração da castração, que para o autor, faz desabar a dimensão simbólica do sujeito. Optei por grafar Fora-inclusão por entender a pʃicose, não como uma estrutura e sim como processo, e processo aqui é necessariamente inclusão do/no Fora.

[26] Dessa linha nômade (Worringer) diz: é mecânica, mas de ação-livre e giratória; é inorgânica, mas, no entanto, viva, e tanto mais viva quanto inorgânica. Distingue-se ao mesmo tempo do geométrico e do orgânico. *Eleva à intuição* as relações 'mecânicas'. [...] essa linha frenética de variação, em fita, em espiral, em zigue-zague, em ʃ, libera uma potência de vida que o homem corrigia, que os organismos encerravam, e que a matéria exprime agora como o traço, o fluxo ou o impulso que a atravessa. Se tudo é vivo, não é porque tudo é orgânico e organizado, mas, ao contrário, porque o organismo é um desvio da vida. Em suma, uma intensa vida germinal inorgânica, uma poderosa vida sem órgãos, um Corpo tanto mais vivo quanto é sem órgãos, tudo que passa entre os organismos ('uma vez que os limites naturais da atividade orgânica foram rompidos, não há mais limites...')" (DELEUZE & GUATTARI, 1997b, p. 212).

sombrio[27] das casa S que, ao se atualizarem, se diferenciam e se integram. Lapoujade ajuda a entender essa dimensão da caSa ao lançar a pergunta a propósito do que seria um plano, para em seguida responder:

> Com efeito, o que é um plano? É uma espécie de corte, uma secção do sem-fundo destinada a acolher no plano tudo que dele provém, e não a mergulhar tudo novamente nas profundezas. Ele não se confunde nem com um abismo indiferenciado do qual ainda não sai nada, nem com um mundo diferenciado de onde tudo já saiu, já se distinguiu. Ele reside inteiramente no intervalo entre o indistinto e o distinto, na passagem de um ao outro: é o que *se* distingue. Nem indeterminado, nem determinado, é *a* própria determinação. [...] Essa é justamente a definição do plano: a existência autônoma de uma superfície que exprime o que sobe do fundo, à maneira de um crivo ou de um filtro, onde a determinação se faz.[28]

Não mais cao S, mas ainda não uma casa habitável. Uma caSa, sem parede, teto ou qualquer outra coisa determinada. Um germe de casa, um diagrama, um plano. Uma caSa que, apesar de não existir, insiste enquanto dimensão criadora de diversas casa S. Uma caSa de todos e de ninguém, que não pode ser possuída, comprada, dada ou roubada. A caSa é o plano que recolhe e acolhe do cao S expressões, traçando e selecionando tudo aquilo que, reunido, serão as condições de possibilidade das casa S enquanto estados de coisas ou coisas mesmas. Entre o infundado e o fundado a caSa é a fundação[29]. Entre o indeterminado e o determinado a caSa é a determinação. Assim, pode-se dizer que a caSa é como aquela do poeta-criança, aquela, muito engraçada que não tinha teto, não tinha nada...

---

[27] A propósito do precursor sombrio: "O raio fulgura entre intensidades diferentes, mas é precedido por um *precursor sombrio*, invisível, insensível, que lhe determina, de antemão, o caminho revertido, como no vazio" (DELEUZE, 1988a, p. 199). "O Big-Bang deveria ser substituído pelo Z, que é o Zen, que é o trajeto da mosca. O que significa isso? Para mim, o ziguezague lembra o que dizíamos sobre universais e singularidades. A questão é como relacionar as singularidades díspares ou relacionar os potenciais. Em termos físicos, podemos imaginar um caos, cheio de potenciais, mas como relacioná-los? Não sei mais em que disciplina científica, mas li um termo de que gostei muito e tirei partido em um livro. Ele explicava que, entre dois potenciais, havia um fenômeno que ele definia pela ideia de um precursor sombrio. O precursor era o que relacionava os potenciais diferentes. E uma vez que o trajeto do precursor sombrio estava feito, os dois potenciais ficavam em estado de reação e, entre os dois, fulgurava o evento visível: o raio! Havia o precursor sombrio e o raio. Foi assim que nasceu o mundo. Sempre há um precursor sombrio que ninguém vê e o raio que ilumina. O mundo é isso. Ou o pensamento e a filosofia deveriam ser isso. E o grande Z é isso. A sabedoria do Zen também. O sábio é o precursor sombrio e as pauladas – já que o mestre Zen vive dando pauladas – constituem o raio que ilumina as coisas" (DELEUZE, 1994, sem página).

[28] LAPOUJADE, 2015, p. 37.

[29] Mesmo em construção civil uma casa não tem fundamento e sim fundação, como se mesmo o mais sólido, o mais estático, o mais afundado na terra não se convertesse jamais em fundamento e se mantivesse "levantando" a casa constantemente.

Como visto, a caSa é o plano que corta o caoS distribuindo as intensidades como um espaço direcional ou, o que dá no mesmo, é a fundação que, recolhendo do *sem-fundo* traços expressivos, funda a si mesma enquanto superfície de apoio, registro ou inscrição. Porém, a caSa nada seria se ela não se atualizasse, se não se tornasse uma habitação, se ela não se constituísse como um lugar de moradia. É que o princípio transcendental não se separa de um outro princípio, o empírico. Pode-se dizer que é habitando que os princípios se fazem derivar um do outro, ainda que derivar aqui tenha sentidos diferentes conforme a direção. Derivar o transcendental do empírico ou o empírico do transcendental são operatórias distintas.

Todavia, reencontra-se o verbo que me é tão caro: habitar, agora enquanto verbo de passagem entre os princípios transcendental e empírico, entre a caSa e as casaS. E, nesse sentido, habitar quer dizer muitas coisas: por um lado, é o modo pelo qual da caSa são erguidas as suas paredes, seu teto, suas portas e suas janelas; por outro, é o modo pelo qual as janelas entram em um devir-porta ao mesmo tempo que a porta entra em um devir-parede; por um lado é como a caSa se torna um lar com as simpatias de um *em*-caSa e com as

ENXERTO INCIDENTAL:
caSa *de pororó*

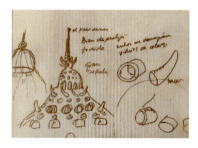

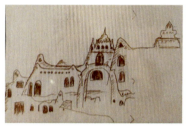

Uma escultura habitável. É assim que Carlos Vilaró define a Casapueblo. "Tratei de modelar uma escultura para viver nela"[1]. Situada na encosta de Punta Ballena, no Uruguai, essa grande escultura, que só "pode se medir através do voo dos pássaros"[2] tem a arquitetura do João de Barro. "Inicialmente sonhei com levantar a Casapueblo com barro da região. É por isso que tem sempre um João de Barro me fazendo companhia"[3]. Vilaró demonstra assim a confiança

[1] VILARÓ, 2006, p. 32.
[2] VILARÓ, s/d.
[3] VILARÓ, 2006, p. 33.

antipatias cerimoniosas de um *não sentir-se em casa*, por outro lado, é o modo como o estrangeiro entra em um devir-marido ao mesmo tempo que este entra em um devir-amante-voyeur, como veremos nas *Leis da hospitalidade*, de Klossowski[30]; por um lado, é o modo como uma vizinhança nasce nas adjacências daquilo que é próprio, por outro lado é o modo como um vizinho entra em um devir-policial-fofoqueiro ao mesmo tempo que o proprietário entra em um devir-morador-de-rua. Enfim, são muitas as formas de habitar, sendo que umas fazem nascer da ca∫a as casa∫ empiricamente vividas, enquanto outras restituem as casa∫ empíricas à dimensão transcendental ca∫a.

É sempre bom lembrar que a problemática aqui montada deriva das experiências reais em que fui levado à criação de algumas residências terapêuticas. Ao longo do tempo houve muitas residências terapêuticas diferentes, em lugares determinados, com dinâmicas determinadas, com moradores e ats determinados. Quando, nessas experiências relativas a cada uma dessas residências terapêuticas, vislumbra-se o plano ca∫a, não é somente uma generalização, mas sim uma pesquisa no sentido de

que os pássaros possuem em relação ao mundo ao construírem seus ninhos. "Se um pássaro com um bico constrói sua própria casa, por que não me animar a fazer a minha com minhas próprias mãos?"[4].

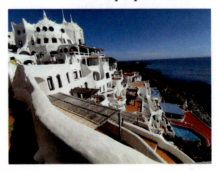

Em 1958, Vilaró começou a construção da Casapueblo com suas próprias mãos. Quarto por quarto, platô por platô, a casa, que hoje é um hotel, um museu e uma galeria de arte, levou mais de trinta anos para chegar ao formato atual. Para cada amigo que ia visitá-lo, o artista construía um novo quarto para recebê-lo, dando a esse quarto o nome do amigo. Nessa casa, que mais se parece um labirinto, nada se repete. "Fui cuidadoso em realizar minha obra em luta aberta contra a linha reta, para tentar torná-la mais humana"[5].

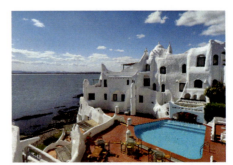

---

[30] Remeto ao item **HOSPITALIDADES: pornologia e as *Leis da Hospitalidade* (Klossowski)**.

entender quais foram as condições de possibilidade que permitiram os nascimentos, as transformações, as mortes e o os renascimentos de cada uma...

como se chama o nome da caʃa?

Se insisto em nomear o plano dessa pesquisa como caʃa, com seu ʃ pʃicótico e serpenteante, é ainda por outro dado da experiência: todas as residências terapêuticas que construí sempre foram nomeadas, no cotidiano, simplesmente como *casa*. Quando se tornava necessário diferenciar uma residência da outra, o que variava – e ainda continua variando, pois tal prática discursiva ainda permanece – era sempre uma atribuição de lugar, geralmente o nome do bairro ou da rua onde se localizava a residência: *casa* do Mundo Novo, *casa* do Rio Comprido, *casa* de Pilares, *casa* da Marechal Serejo, *casa* de Jacarepaguá, *casa* de Vargem Grande, *casa* de Pendotiba, *casa* de São Francisco. Mesmo quando uma residência mudava somente de imóvel, a mesma *casa*, com as mesmas pessoas, incorporava a nova localização e passava a ser diferenciada pelo novo endereço. Outras vezes, uma residência se multiplicou, tornando-se duas. No caso que relatei anteriormente[31], a *casa* de Jacarepaguá continuou existindo mesmo que a saída dos três moradores tenha

Vilaró conta que seu amigo Vinícius de Moraes, a cada vez que ia visitá-lo na Casapueblo, encontrava parte da casa construída e parte ainda por fazer. Uma certa vez recitou esse pequeno verso para as filhas de Vilaró: "Era uma casa muito engraçada, não tinha portas, não tinha nada, era uma casa de pororó[6], era a casa de Vilaró"[7]. Seria essa a inspiração que resultaria em 1980 na música A Casa:

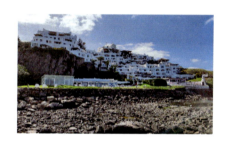

Era uma casa, muita engraçada
Não tinha teto, não tinha nada
Ninguém podia entrar nela não
Porque na casa não tinha chão
Ninguém podia dormir na rede
Porque na casa não tinha parede
Ninguém podia fazer pipi
Porque penico não tinha ali
Mas era feita com muito esmero
Na rua dos bobos, número zero.[8]

---

[31] Remeto ao item **caʃa em deriva**.

[6] Optei por não traduzir pororó, que é pipoca em espanhol, para não perder a rima.

[7] VILARÓ, s/d.

[8] MORAES & BARDOTTI, 1980.

mudado completamente a sua dinâmica e, por outro lado, nasceu a *casa* de Pendotiba. Posteriormente, a *casa* de Jacarepaguá sofreu outro golpe e precisou se reconfigurar. Mais três moradores foram para a *casa* de Pendotiba e, para os outros quatro, nasceu a *casa* de Vargem Grande. Anos depois, a *casa* de Jacarepaguá renasceu como que das cinzas... Essa forma de nomear e diferenciar as residências também tem um fator temporal. Muitas vezes nos referimos às residências como se fossem épocas, na *casa* de Jacarepaguá era assim, na *casa* do Mundo Novo era de tal forma... Eu comecei a morar aqui na *casa* do Rio Comprido, fulano começou a trabalhar na *casa* da Marechal Serejo...

Voltando à RT, enquanto caςa-conceito, tem-se como pretensão poder versar não somente acerca da série de experiências da qual participei direta ou indiretamente, mas quiçá englobar outras residências terapêuticas que desconheço, assim como algumas outras experiências de habitação clínica que surgiram ao longo da história, muitas vezes em outros países e com outros nomes. A caςa, como uma região conceitual, é o plano comum da clínica do habitar, guardando assim uma série de *traços páticos*, com todos os seus *personagens conceituais*. O que desejo é que, entre a caςa e as casaς, a clínica do habitar

Duas casaς, uma sem tetos e sem paredes e outra se insinuando na costa da montanha, uma transcendental a outra empírica. É como se as duas casaς fossem inseparáveis uma da outra por um ς em franca luta contra a linha reta...

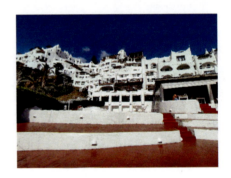

"Uma das maiores diversões era construir caminhos que não levavam a nada"[9].

ENXERTO INCIDENTAL: o ς pςicótico e seu traçar

O ς da caςa é também uma homenagem a dois moradores, Bento e Sérgio. Bento[10], *com seus mil anos de idade de inspirações demonológicas e vampirescas, escreve cadernos e mais cadernos nos quais mistura semióticas significantes com outras semióticas não significantes, criando uma escrita em que, por exemplo, o*

---

[9] VILARÓ, 2006, p. 58.

[10] Bento ressurgirá no item **ENXERTO INCIDENTAL: a arte de percorrer e habitar** khôra.

encontre, por sua vez, consistência no seu nome próprio[32].

ca𝒮a-lisa e casa𝒮-estriadas

Pensemos as dinâmicas de passagem da ca𝒮a às casa𝒮 e vice-versa junto a Deleuze & Guattari, a partir dos modos como os autores conceberam uma série de relações biunívocas. Em 1980, Deleuze & Guattari publicaram *Mil platôs*, o segundo tomo de *Capitalismo e esquizofrenia*. O primeiro tomo, *O Anti-Édipo* havia sido lançado em 1972, fortemente marcado pelos acontecimentos de maio de 68. Tinha a pretensão de ser uma "espécie de Crítica da Razão pura no nível do inconsciente"[33]. Nele, havia um combate a tudo que Édipo representava, combate esse que ia para muito além da psicanálise, apontando para sua formação de compromisso como o que Guattari chamaria poste-

8 pode significar simbolicamente o quantitativo oito em determinados casos, mas, em outros, é um princípio nupcial de ca𝒮amento entre dois ésses, (c)oito ou C8, sendo cada um desses a metade do outro. Um ca𝒮amento divino no qual masculino e feminino ganham, cada um, o valor 4, que aca𝒮alados, tornam-se 8. Porém, o 8 pode ser diabólico e é preciso distingui-los sistematicamente e com rigor – não sem risinhos perversos de canto de boca... No 8 diabólico, os ésses não são metade um do outro, mas sim a inversão do espelhamento. No entanto, um espelhamento que anula as distâncias em uma espécie de igual, agora o (c)oito se dá entre o mesmo sexo... E assim vai por folhas e mais folhas de caderno que, por vezes, confia a alguém como uma sabedoria secreta que ele deseja transmitir numa espécie de conexão de iniciados – seria diabólica ou divina?

Quanto à outra homenagem, é a um antigo morador, falecido há alguns anos – há quem diga que ele finalmente conseguiu se transubstanciar – ou seria transalo(u)car? – em eletricidade e está simplesmente por aí correndo o mundo como uma descarga elétrica... Pois que tantas foram as vezes que ele explicou como toda a realidade era apenas eletricidade... Sérgio só não atendia por seu nome, cada vez que era proferido o seu nome ele reagia enfaticamente:

---

[32] Tomei nome próprio como aquilo que dá nome a um conjunto vivo de intensidades, de signos ou de traços páticos. Assim, sadismo nomeia alguma coisa que aparece na literatura do Marquês de Sade, mas que não tem mais a ver com a pessoa de Sade; o mesmo com *masoquismo* e Sacher-Masoch ou o *presidente Schreber* e Daniel Paul Schreber. Sobre os personagens conceituais ver, além de *O que é a filosofia?* (DELEUZE & GUATTARI, 1992), as brilhantes análises de José Gil sobre os heterônimos de Fernando Pessoa, *Fernando Pessoa ou a metafísica das sensações* (GIL, 1987) e *Diferença e negação na poesia de Fernando Pessoa* (GIL, 2000), assim como o estudo de Fernando Pacheco *Personagens conceituais: filosofia e arte em Deleuze* (PACHECO, 2013).

[33] DELEUZE & GUATTARI, 1995a, p. 8.

riormente de capitalismo mundial integrado[34]. Édipo seria uma forma de metamodelagem da realidade como um todo, uma imagem do pensamento, uma axiomática que iria desde o inconsciente até a cultura. Era necessário fazer a sua crítica no sentido de liberar os modos de produção da realidade de seu jugo. Já Mil Platôs, que tinha "uma ambição pós-kantiana"[35], levaria o pensamento a "terras desconhecidas, virgens de Édipo, que o Anti--Édipo tinha apenas visto de longe sem nelas penetrar"[36]. *Mil platôs é* o grande livro "das multiplicidades por elas mesmas"[37]. Note-se que, *por elas mesmas*, diz respeito a uma passagem do adjetivo ao substantivo. Não mais algo que seria adjetivado como múltiplo, mas sim multiplicidades puras, substantivas. Os mil platôs são percorridos de ponta a ponta por essas multiplicidades. Porém, os autores distinguem duas ordens de multiplicidades imbricadas umas nas outras. Cada capítulo – ou platô – apresenta um tema em que a distinção entre multiplicidades é retomada para, em seguida, melhor mostrar as suas imbricações.

No intuito de entender as relações entre a ca𝕊a e as casa𝕊,

Sérgio? Sérgio não! Não sei dele, acho que foi pela tomada... não aguento! *Esse* não aguento! *era também uma resposta típica para diversos convites e propostas que lhe eram feitas, especialmente quando eram precedidas por seu nome:* Sérgio, o que acha de irmos à praia? *Sua resposta:* Eu não aguento! *Assim as coisas seguiam, com muitos embates entre convites e recusas. Um dia, numa espécie de quebra desse ciclo de propostas e recusas, perguntei-lhe o porquê de ele ficar repetindo toda hora que não aguentava. Sua resposta foi surpreendente:* "Ué, não aguento é Sérgio, 5 ergue 10, eu não aguento!". *Pedi que explicasse melhor e só assim entendi. É que, segundo seu encadeamento* Sérgio↔SergIO↔5 ergue 10↔não aguento. Como cinco poderia erguer dez? *Fascinados, mas percebendo que, em sua explicação, o acento na letra ê sumira, tentei lhe pregar uma peça neurótica apontando para esse furo lógico. Sua resposta? Virou a bunda para mim e disse:* "Está aqui!". *Era realmente um dia bem-humorado...*

Traçados p 𝕊icóticos... Traçar duas vezes em S...[II] *No primeiro traçar p 𝕊icótico, o 𝕊 se espelha como, às vezes, espelham as crianças que estão aprendendo a escrever. Devir--criança do 𝕊. Porém, como espelhos*

---

[34] Ver GUATTARI, 1998.

[35] DELEUZE & GUATTARI, 1995a, p. 8.

[36] DELEUZE & GUATTARI, 1995a, p. 7.

[37] DELEUZE & GUATTARI, 1995a, p. 8.

[II] Sobre as questões entre o traçado e o traçar remeto ao item **ca 𝕊a Deligny**.

destaquei aqui alguns aspectos do último dos platôs a aparecer no livro, aquele que diz respeito diretamente ao problema do espaço: *1440 – O liso e o estriado*. Liso e estriado são espaços de naturezas diferentes, apesar de serem correlativos. Ser de natureza diferente não quer dizer que são dois espaços independentes, separados um do outro. Os autores optam por apresentar modelos que expressam "aspectos variáveis dos dois espaços e de suas relações"[38]. São modelos bastante incomuns, retirados de regiões epistemológicas distantes. Modelo tecnológico que versa sobre vestimenta, costuras e tecidos; modelo musical que versa sobre modos de ocupação de um espaço sonoro; modelo marítimo que versa sobre a história das navegações, sejam elas no mar, no céu, na terra, na estratosfera ou no gelo; modelo matemático que versa sobre as medidas de grandeza ou de distância; modelo físico que versa sobre a homogeneidade; modelo estético que versa sobre os modos de percepção hápticos e ópticos. Multiplicam os modelos citando os modelos lúdico e noológico, porém sem desenvolvê-los. Não é minha intenção desdobrar tais modelos, mas extrair deles aquilo que ajude tanto a pensar as relações entre a caＳa e as casaＳ quanto a preparar o ter-

sobrepostos que recusam o espaçamento entre si, produzem um (c)oito que talvez seja a cópula o acaＳalamento entre Deus e o Diabo, simulacros infinitos um do outro, o duplo...[12]

No segundo traçar pＳicótico, o Ｓ simplesmente transalo(u)ca o nome próprio. O Ｓ↔5 é uma espécie de minoração através do quantitativo, pois seu valor está referido ao maior. Ｓ↔5↔menor. Como resultante, temos a comunicação de não se aguentar o próprio nome...

Deleuze & Guattari, referindo-se a Freud, fazem um elogio ao modo como ele percebe a diferença entre os modos pＳicótico e neurótico de lidar com as multiplicidades. Multiplicidades moleculares e intensivas no funcionamento pＳicótico e multiplicidades molares e extensivas no funcionamento neurótico:

> [...] Freud, por sua vez, iria logo escrever algumas páginas extraordinárias. Páginas eminentemente práticas, no artigo de 1915 sobre "O inconsciente", concernindo à diferença entre neurose e psicose. Freud diz que um histérico ou um obsessivo são pessoas capazes de comparar globalmente uma meia a uma vagina, uma cicatriz à castração etc. Sem dúvida, é ao mesmo tempo que eles apreendem o objeto como global e como perdido. Mas

---

[38] DELEUZE & GUATTARI, 1997b, p. 180.

[12] Sobre o Duplo remeto ao item **HOSPITALIDADES: pornologia e as *Leis da Hospitalidade*** (Klossowski).

reno para a clínica do habitar como paradigma clínico. Quiçá esteja adicionando, de alguma forma, uma espécie de modelo clínico...

O deserto e a cidade[39] aparecem como figuras do liso e do estriado. Isso porque toda cidade teria, a princípio, seus trajetos já traçados, seu funcionamento em rede com outras cidades, seus sistemas de trocas, seus valores simbólicos etc. Uma cidade não seria outra coisa que a constante ordenação dos diversos fluxos: de materiais, de bens, de mercadorias, de pessoas, de dinheiro, de linguagem, de afetos e assim por diante... Ordenar um fluxo equivale a determinar suas grandezas, suas direções, seus sentidos, suas velocidades, seus intervalos de movimento, suas regiões proibidas, sua relação com outros fluxos. Uma mancha criminal se desloca pelo espaço da cidade conforme o fluxo de oferta se conjuga com um fluxo de repressão. Estriar o espaço, ordenar os fluxos é o mesmo que governar e modelar os modos de existência.

apreender eroticamente a pele como uma multiplicidade de poros, de pontinhos, de pequenas cicatrizes ou de buraquinhos, apreender eroticamente a meia como uma multiplicidade de malhas, eis o que não viria à cabeça de um neurótico, enquanto que o psicótico é disto capaz: "acreditamos que a multiplicidade das pequenas cavidades impediria o neurótico de utilizá-las como substitutos dos órgãos genitais femininos". Comparar uma meia a uma vagina, ainda passa, isto é feito todos os dias, mas um puro conjunto de malhas a um campo de vaginas, só mesmo sendo louco: é isto que diz Freud. Há nisto uma descoberta clínica muito importante, que faz toda diferença de estilo entre a neurose e a psicose.[13]

Contudo, o elogio se transforma em crítica na medida em que, para os autores, Freud recua em conceber uma experiência de um inconsciente molecular intensivo que não esteja sobrecodificado por uma instância molar extensiva. É que para Freud, a palavra pura, sem ligação representativa com a coisa, viria cumprir o papel molar de unidade e identidade, perdendo, com isso, a intensidade molecular. Nesse caso, perder-se-ia a intensidade de Sérgio↔5erg10↔não aguento...

[...] Tão logo descobria a maior arte do inconsciente, a arte

---

[39] Não me proponho a explorar exaustivamente a complexidade o conceito de Cidade, suas relações com os Impérios, com o Estado, com a Democracia, com o capitalismo etc., complexidade essa abordada pelos autores no capítulo: "1227 – Tratado de nomadologia: a máquina de guerra" (DELEUZE & GUATTARI, 1997b). Ver também o livro do geógrafo Cláudio Zanotelli, *Geofilosofia e geopolítica em mil platôs* (ZANOTELLI, 2014).

[13] DELEUZE & GUATTARI, 1995a, p. 40.

O deserto, como figura do espaço liso, não comporta estrias. Pode-se ficar andando no deserto em círculos como se seguisse em uma linha reta ou andar em linha reta e não parar de chegar ao mesmo/outro lugar. Isso porque, quando se atinge novamente um ponto do círculo, tudo já mudou, não há referência pela qual possa se medir o movimento. No limite não existem nem círculos, nem retas, somente movimentos em S, somente planos móveis. Um deserto não para de variar com as próprias variações de ventos, é a própria variação dos seus ventos e de seus amontoados ondulantes de partículas. Ventos são intensidades, movimentos que mudam de natureza conforme variam de velocidade.

> Viagem no mesmo lugar, esse é nome de todas as intensidades, mesmo que elas se desenvolvam também em extensão. Pensar é viajar, [...] o que distingue as viagens não é a qualidade objetiva dos lugares, nem a quantidade mensurável do movimento – nem algo que estaria unicamente no espírito – mas o modo de espacialização, a maneira de estar no espaço. Viajar de modo liso ou estriado, assim como pensar... mas sempre as passagens de um a outro, as reviravoltas. [...] viajar de modo liso é todo um devir, e ainda um devir difícil, incerto.

das multiplicidades moleculares, Freud já retornava às unidades molares, e reencontrava seus temas familiares, o pai, o pênis, a vagina, a castração... etc. (Na iminência de descobrir um rizoma, Freud retorna sempre às simples raízes). O procedimento de redução é muito interessante no artigo de 1915: ele diz que o neurótico guia suas comparações ou identificações com base em representações de coisas, enquanto que o psicótico tem somente a representação de palavras (por exemplo a palavra buraco). "É a identidade da expressão verbal e não a similitude dos objetos que ditou a escolha do substituto". Assim, quando não existe unidade da coisa, há pelo menos unidade e identidade da palavra. Pode-se observar que as palavras são tomadas aqui num uso extensivo, quer dizer, funcionam como nomes comuns que asseguram a unificação de um conjunto que elas subsumem. O nome próprio só vem a ser um caso extremo de nome comum, compreendendo nele mesmo sua multiplicidade já domesticada e relacionando-a a um ser ou objeto posto como único. O que é comprometido, tanto do lado das palavras quanto das coisas, é a relação do nome próprio como intensidade com a multiplicidade que ele apreende instantaneamente. Para Freud, quando a coisa explode e perde sua identidade, ainda a palavra

Não se trata de voltar à navegação pré-astronômica, nem aos antigos nômades. É hoje, e nos sentidos os mais diversos, que prossegue o afrontamento entre o liso e estriado, as passagens, alternâncias, e superposições.[40]

Por mais estriado que seja um espaço, acontece de fluxos escaparem ao ordenamento. Estou, enquanto escrevo essas palavras, em-ca𝒮a, no meio de uma cidade sitiada por um vírus mutante, que avança rompendo com as estrias, alisando os espaços e se movimentando por um espaço liso planetário. O vírus se move tão mais rápido quanto mais se mantém em mutação. Novas estrias surgem na tentativa de ordenar o seu fluxo, de desacelerar o seu movimento, domá-lo. Porém, são existências ingovernáveis. A rigor, toda existência guarda algo de ingovernável, que, ainda que pese sobre seus corpos as tentativas de controle e os aparatos de disciplina, desviam-se desse ordenamento dos fluxos e partem em certa deriva. Derivar seria assim um modo de habitar a cidade que não está previamente dado[41]. Embrenhar-se pelas frestas das realidades, estar à margem, lá por onde o estriamento ainda não

aí está para reconduzi-la à identidade ou para inventar-lhe uma. Freud conta com a palavra para restabelecer uma unidade que já não estava nas coisas.[14]

Concluindo, os autores veem nesse processo de redução do inconsciente molecular ao molar, mediante o uso identitário das palavras e do seu fechamento em unidades, as aventuras do significante. "Não se assiste aqui ao nascimento de uma aventura ulterior, a do Significante, a instância despótica sorrateira que se põe no lugar dos nomes próprios a-significantes e que também substitui as multiplicidades pela morna unidade de um objeto declarado perdido?"[15].

Ocorre que, na ca𝒮a, se o inconsciente se estruturasse somente como linguagem[16], o 𝒮ficaria limitado às equações entre o minúsculo e o maiúsculo, com isso, sofreríamos um apagão intensivo das correntes elétricas a-𝒮ignificantes... Nesse sentido, concordo com Gisela Pankow que "o fenômeno de uma linguagem que se esvazia de seu sentido e no qual as palavras não dizem mais aquilo que deveriam dizer está estreitamente ligado [...] ao pro-

---

[40] DELEUZE & GUATTARI, 1997b, p. 189-190.

[41] Remeto ao item **ENXERTO INCIDENTAL: Deriva, psicogeografia e psicotopologia da vida cotidiana.**

---

[14] DELEUZE & GUATTARI, 1995a, p. 40-41.

[15] DELEUZE & GUATTARI, 1995a, p. 40-41.

[16] Nesse sentido ver o texto de *El inconsciente no está estructurado como un lenguaje de Guattari* (GUATTARI, 2013b).

se fez ou já está em vias de se desfazer. Levanta-se, assim, a questão das passagens do liso ao estriado e vice-versa. Quais seriam com efeito as relações entre espaço liso e espaço estriado?

> Mas, justamente, o que nos interessa são as passagens e as combinações, nas operações de estriagem, de alisamento. Como o espaço é constantemente estriado sob coação de forças que nele se exercem; mas também como ele desenvolve outras forças e secreta novos espaços lisos através da estriagem. Mesmo a cidade mais estriada secreta espaços lisos: habitar a cidade como nômade, ou troglodita. Às vezes bastam movimentos, de velocidade ou de lentidão, para recriar um espaço liso.[42]

blema do espaço"[17][18]. *É que as palavras, como a ca Sa, antes de qualquer sentido são habitações vivas. Nessa direção, Pollack & Sivadon, destrinchando o trabalho analítico com processos p Sicóticos, são agudamente sensíveis à clínica do habitar: "Quando as palavras não extraem seu valor da função metafórica, elas o encontram na sua qualidade de elementos materiais para a construção espacial de um conjunto vivo. São as pedras metonímicas de uma 'linguagem-espaço', cujas coordenadas formais devem ser circunscritas e repertoriadas; e, no projeto psicoterapêutico, 'habitadas'".*[19]

> *Habitemos, então, o S, o traçar em S, o processo p Sicótico, o Spatium, a ca Sa, transalo(u)cando sua unidade, sua propriedade e sua identidade...*

Passagens e combinações entre dois espaços. Operações de alisamento e estriagem de um mesmo espaço. O problema do habitar se coloca e, junto com o habitar, surgem personagens que são como modos do habitar: o nômade e o troglodita como modos de habitar o espaço liso, mesmo na mais estriada das cidades. Tomemos, por conseguinte, o nômade como o personagem do espaço liso. Já o personagem do espaço estriado seria o sedentário. Modos então diferentes de habitar, correlativos ao próprio espaço que produzem ao habitar. "[...] pode-se habitar os desertos, as estepes ou os mares de um modo estriado; pode-se habitar de um modo liso inclusive as cidades, ser um nômade nas cidades".[43]

---

[17] PANKOW, 1988, p. 13.

[18] Remeto ao item **fora da casinha** – *sintomatologias do corpo-espaço*.

[42] DELEUZE & GUATTARI, 1997b, p. 214.

[43] DELEUZE & GUATTARI, 1997b, p. 189.

[19] POLLACK & SIVADON, 2013, p. 28.

nômade e sedentário

A diferença entre nômade e sedentário não é a diferença entre movimento e repouso, pois, o nômade pode estar parado, assim como o sedentário andando. A diferença consiste no modo como cada um cruza o espaço determinando-o. Para o sedentário, o espaço é metrificado, assim as distâncias são medidas, os cálculos feitos, o trajeto determinado como o melhor trajeto. Só assim ele se lança no espaço. Ele se desloca entre pontos, o meio do caminho é apenas lugar de passagem com menor importância. Já o nômade não se desloca entre pontos, pois se coloca no espaço de acordo com os movimentos do próprio espaço. Sendo assim, "num espaço-tempo liso ocupa-se sem contar, ao passo que num espaço-tempo estriado conta-se a fim de ocupar. Desse modo, ele torna sensível ou perceptível a diferença entre multiplicidades não métricas e multiplicidades métricas, entre espaços direcionais e espaços dimensionais".[44]

Talvez o sedentário seja como um corredor de atletismo que divide e avalia o maior número de dimensões possíveis: recorta os 100 metros à sua frente em um número x de passadas, tais passadas são recortadas com um tamanho determinado e medidas por impulsões de modo a atingir um mínimo de tempo para um objetivo dado. Já o nômade, quiçá seja como aquele piloto de voo livre, que se lança no espaço, sensível às suas variações, de tal forma que o espaço se confunde com a sua própria ocupação. Ou, então, como o surfista, imerso na variação ondulante do mar, à espreita, lendo os mínimos signos capazes de colocá-lo na posição variável suficiente para que ele possa ser pego em uma onda, que, no caso, nada mais é do que deslizar por um trajeto incerto em um espaço completamente móvel do qual ele não mais se distingue, seu trajeto risca o mar sem que este fique marcado. Bem, o regime perceptivo é totalmente outro. Não é mais um espaço que se vê ao longe: se é tocado por ele. Os sentidos ganham função tátil ou háptica. Um som antes de ser um som é um toque nos tímpanos ou um tremido nos ocos do corpo[45], o sabor antes de ser um sabor é um toque nas papilas. A própria visão é uma variação de temperatura na retina. Isso diz das distâncias, já que os sentidos são orientações móveis em relações diferenciais com outras variações também móveis. Não há referência estática.

---

[44] DELEUZE & GUATTARI, 1997b, p. 183.

[45] Remeto ao item *ENXERTO INCIDENTAL: o oco de Jessé*.

> O espaço liso, háptico e de visão aproximada, caracteriza-se por um primeiro aspecto: a variação contínua de suas orientações, referências e junções; opera gradualmente. Por exemplo, o deserto, a estepe, o gelo ou o mar, espaço local de pura conexão. Contrariamente ao que se costuma dizer, nele não se enxerga de longe, e não se enxerga o deserto de longe, nunca se está "diante" dele, e tampouco se está "dentro" dele (está-se "nele"...). As orientações não possuem constante, mas mudam segundo as vegetações, as ocupações, as precipitações temporárias. As referências não possuem modelo visual capaz de permutá-las entre si e reuni-las numa espécie de inércia, que pudesse ser assinalada por um observador imóvel externo. Ao contrário, estão ligadas a tantos observadores que se pode qualificar de "mônadas", mas que são sobretudo nômades entretendo entre si relações táteis. As junções não implicam qualquer espaço ambiente no qual a multiplicidade estaria imersa, e que proporcionaria uma invariância às distâncias; ao contrário, constituem-se segundo diferenças ordenadas que fazem variar intrinsecamente a divisão de uma mesma distância. [...] os pontos de vista "monadológicos" só podem ser juntados num espaço nômade; o conjunto e as partes dão ao olho que as olha uma função que já não é óptica, mas háptica. É uma animalidade que não se pode ver sem tocá-la com o espírito, sem que o espírito se torne um dedo, inclusive através do olho. [...] O espaço estriado, ao contrário, é definido pelas exigências de uma visão distanciada: constância da orientação, invariância da distância por troca de referenciais de inércia, junção por imersão num meio ambiente, constituição de uma perspectiva central. [...] Ali onde a visão é próxima, o espaço não é visual, ou melhor, o próprio olho tem uma função háptica e não óptica: nenhuma linha separa a terra e o céu, que são da mesma substância; não há horizonte, nem fundo, nem perspectiva, nem limite, nem contorno ou forma, nem centro; não há distância intermediária, ou qualquer distância é intermediária.[46]

Se Deleuze & Guattari invocam o nômade e o sedentário como modos ou usos do habitar, invocarei o louco com o intuito de avançar no problema específico da caŚa. O louco é nosso personagem conceitual[47],

---

[46] DELEUZE & GUATTARI, 1997b, p. 204-205.

[47] Deleuze & Guattari, em *O Que é a Filosofia?*, criaram esse conceito de personagem conceitual. Seriam como os *sujeitos* do pensamento. Não são tipos psicológicos, mas sim catalisadores de uma experiência de pensamento, o Idiota para Descartes, o Capitalista e o Proletário para Marx, Sócrates para Platão, Dionísio ou Crucificado para Nietzsche. "Mas também o Louco, uma espécie de louco, pensador cataléptico ou 'múmia' que descobre, no pensamento, uma impotência para pensar. Ou então um grande maníaco, um delirante, que

aquele que, como o nômade, faz a deriva pelas cidades, produzindo confusão nos fluxos, debreando as suas estriagens. O louco, como personagem conceitual, exige outro personagem para compor as suas andanças pela cidade: o at. O louco e o at, Dom Quixote e Sancho Pança[48], um e *outro*, habitando a cidade, os campos ou os moinhos. Acredito que o problema do habitar se coloca em sua radicalidade quando adentra-se, como ats, uma residência, uma moradia, um lar. E, com mais radicalidade ainda, quando essa é uma RT. No caso, o problema é recolocado, a partir do louco e do seu par conceitual, o *at morador*[49].

Uma RT tem a missão de partir do louco, sem desconsiderar aqueles que juntos compõem esse habitar. Partindo desses personagens, seria realmente muito estranho que uma RT se parecesse com uma moradia neurótica burguesa, aquela que se construiu correlativamente ao aprisionamento do louco nas práticas discursivas da doença mental e nas práticas não discursivas dos manicômios[50]. O habitar louco jamais permitiria essa grande estriagem histórica, neurótica e burguesa da casa, se ele não tivesse sido arrancado do convívio social à força, sobretudo, de extermínio.

Assim sendo, a caＳa seria o espaço liso das casaＳempíricas, estas sim sendo a própria estriagem daquela. Já o par louco-at seria o catalisador das passagens, estranhos atratores[51]. Pode-se entender assim as passagens da caＳa às casaＳcomo uma operatória de estriagem do espaço, assim como as passagens das casaＳà caＳa como uma operatória de alisamento. Pode-se dizer também que a distinção entre essas duas instâncias, caＳa e casaＳ, transcendental e empírico, liso e estriado é apenas de direito, pois, de fato, o

---

procura o que precede o pensamento, um Já-Aí, mas no seio do próprio pensamento... Tem-se frequentemente aproximado a filosofia e a esquizofrenia; mas, num caso, o esquizofrênico é um personagem conceitual que vive intensamente no pensador e o força a pensar, no outro é um tipo psicossocial que reprime o vivo e lhe rouba seu pensamento. E os dois, por vezes, se conjugam, se enlaçam como se, a um acontecimento forte demais, respondesse um estado vivido por demais difícil de suportar" (DELEUZE & GUATTARI, 1992, p. 93-94). José Gil diz que o personagem conceitual surgiu na obra de Deleuze a partir do seu contato com os heterônimos de Fernando Pessoa. "Mas não só Deleuze ilumina Pessoa. Não foi por acaso que Deleuze, em *O que é a filosofia?*, publicado depois, da vaga pessoana ter começado a expandir-se em França, chamou 'heterônimos' às suas 'personagens conceituais'. Poderíamos acrescentar que a estética que apresenta no mesmo livro mostra traços da influência de Pessoa" (GIL, 2000, p. 10). Ver também o livro de Fernando Tôrres Pacheco intitulado *personagens conceituais: Filosofia e arte em Deleuze* (PACHECO, 2013).

[48] Ver a célebre analogia feita por no livro *Ética e técnica no acompanhamento terapêutico: andanças com Dom Quixote e Sancho Pança* (BARRETTO, 1998). O autor vê em Sancho Pança um verdadeiro at de inspirações winnicottianas...

[49] Remeto aos itens caＳa República e o **at morador**; paradoxos entre trabalhar e morar – habitar a caＳa.

[50] Remeto aos itens **a casa burguesa; a casa íntima; a casa neurótica**.

[51] Sobre os atratores estranhos enquanto função clínica ver ARAÚJO, 2005/2025.

que acontece são as misturas e as reversões de um a outro. Regiões estriadas do espaço se alisam concomitantemente a outras partes lisas que se estriam.

> O espaço liso e o espaço estriado [...] não são da mesma natureza. Por vezes podemos marcar uma oposição simples entre os dois tipos de espaço. Outras vezes devemos indicar uma diferença muito mais complexa, que faz com que os termos sucessivos das operações consideradas não coincidam inteiramente. Outras vezes ainda devemos lembrar que os dois espaços só existem de fato graças às misturas entre si: o espaço liso não pára de ser traduzido, transvertido num espaço estriado; o espaço estriado é constantemente revertido, devolvido a um espaço liso. Num caso, organiza-se até o deserto; no outro, o deserto se propaga e cresce; e os dois ao mesmo tempo. Nota-se que as misturas de fato não impedem a distinção de direito, a distinção abstrata entre os dois espaços.[52]

O trecho acima também ajuda a entender que uma distinção entre ca𝒮a e casa𝒮 é uma distinção abstrata, de direito. Assim também é entre transcendental e empírico. De fato, o que temos é um empirismo transcendental, uma inseparabilidade entre a ca𝒮a e as casa𝒮. Porém, é interessante notar que, do liso ao estriado, temos tradução, transversão, trans*alo*(u)camentos... Já do estriado ao liso, temos reversão, devolução, involução. Tudo indica que haja um primado, de direito, do liso sobre o estriado. Sim, já havíamos visto que a ca𝒮a era o engendramento das condições de possibilidade, assim como as casa𝒮 eram as atualizações dessas condições.

ca𝒮a-virtual e casa𝒮-atuais

Gostaria de retomar os três termos que havíamos distinguido: cao𝒮, ca𝒮a e casa𝒮, para fazê-los recair sobre a célebre figura bergsoniana do cone[53]. Toma-se um cone com seu vértice voltado para baixo e a sua abertura voltada para cima. De um lado, expande-se infinitamente o cone em sua abertura, de modo que o diâmetro seja da ordem do infinitamente grande. Do outro lado, comprime-se infinitamente o vértice do cone, de modo que o seu ponto seja da ordem do infinitamente pequeno. Feita essa operação do pensamento, imagina-se secções perpendiculares e sucessivas de cima a baixo, de modo que cada secção, olhada de cima, será um círculo de maior ou menor diâmetro conforme a secção seja feita mais próxima da abertura ou mais próxima do

---

[52] DELEUZE & GUATTARI, 1997b, p. 179-180
[53] Ver BERGSON, 1999.

vértice. Para finalizar a operatória, imagina-se que cada círculo, correspondente a cada secção do cone, contém os mesmos elementos. Porém, cada vez mais apertados, conforme os círculos vão diminuindo na direção do vértice e cada vez mais folgados, conforme os círculos vão na direção da abertura. Teríamos assim o seguinte cenário: no menor círculo pensável, os elementos estão contraídos uns nos outros, de tal feita que sua consistência permite chamar o vértice do cone de *atual* – realidade empírica, ou as casa Ⴚconforme a problemática deste livro; no maior círculo pensável, os mesmos elementos estão descontraídos, de tal feita que suas relações, agora completamente etéreas, permitem chamar a abertura do cone de *virtual* – realidade caótica, cao Ⴚ ou ca Ⴚa-sem-fundo conforme a problemática deste livro; e, entre o vértice e a abertura há um círculo, nem tão grande, nem tão pequeno, com um certo grau de contração, que já não se pode dizer que seja completamente virtual nem completamente atual. É a secção que corresponde ao plano – realidade transcendental, ou a ca Ⴚa segundo a problemática deste livro.

E, agora, cones à parte, depois de termos passado pelas aventuras do liso e do estriado, podemos retornar àquela ca Ⴚa do poeta-criança[54], só para vê-la se atualizando na nossa frente com teto, chão para entrar, paredes para pendurar as redes e dormir, penicos para as necessidades... A rua ganha nome e um número aparece...

– E os bobos?

– Os bobos? Habitamos uns com os outros essa estranhíssima ca Ⴚa!

casa & rua: o *conectivo* &

Roberto Da Matta propôs usar as noções de casa e rua como categorias sociológicas fundamentais para o entendimento da sociedade brasileira. Ele pretendia dar conta, a um só tempo, de duas instâncias da realidade: como a sociedade brasileira pensa e com isso cria seus valores e suas ideias, sua cosmologia e seu sistema de classificação, mas também como a sociedade brasileira vive e faz concretamente, isto é, o seu sistema de ação. Casa e rua seriam categorias sociológicas capazes de abarcar tanto uma razão teórica como uma razão prática.

> Quando então, digo que "casa" e "rua" são categorias sociológicas para os brasileiros estou afirmando que, entre nós, estas palavras não designam simplesmente espaços geográficos ou coisas físicas comensuráveis, mas acima de tudo

---

[54] Remeto ao item *ENXERTO INCIDENTAL:* ca Ⴚa *de pororó.*

> entidades morais, esferas de ação social, províncias éticas
> dotadas de positividade, domínios culturais institucionaliza
> dos e, por causa disso, capazes de despertar emoções,
> reações, leis, orações, músicas e imagens esteticamente
> emolduradas e inspiradas.[55]

Quando usamos, por exemplo, a palavra "casa" podemos estar nos referindo a muitas coisas: uma edificação com características específicas da qual podemos ou não ser os proprietários; onde moramos e, assim, estabelecemos um lar, mesmo que não sejamos o proprietário do imóvel; um lugar que frequentamos tal qual aquele bar ou livraria que se torna uma *segunda casa;* um sentimento de estar à vontade constituindo assim um *em*-ca a[56]; uma sensação de segurança em relação a um exterior; um estabelecimento comercial especializado tal qual *a casa do pão* ou *a casa do agricultor*, assim como entidades organizacionais tal como *casa da França, casa do amigo* ou *casa da árvore*[57]; o corpo como se esse fosse o continente da alma; um sentimento de natalidade ou pertencimento que nos permite designar como casa um bairro, uma região, uma cidade, um Estado, um país, o planeta... Enfim, são muitos os usos que a palavra casa pode ter entre nós. É nesse sentido que ela pode ser entendida como uma categoria de análise.

Poderia elencar também os diversos significados e sentimentos que atribuímos a palavra rua[58], tarefa que não vou empreender para não me distanciar demais do foco que é a relação entre essas duas categorias na antropologia social de Roberto Da Matta. A princípio, acompanhando uma certa leitura estruturalista, a relação entre casa e rua estaria em contraste ou em oposição. Sendo assim,

> [...] o que temos aqui é um espaço moral posto que não
> pode ser definido por meio de uma fita métrica, mas – isso
> sim – por intermédio de contrastes, complementaridades,
> oposições. Nesse sentido, o espaço definido pela casa pode
> aumentar ou diminuir, de acordo com a outra unidade que
> surge como foco de oposição ou de contraste. A *casa* define
> tanto um espaço íntimo e privado de uma pessoa (por exem
> plo: seu quarto de dormir), quanto um espaço máximo e

---

[55] MATTA, 1987, p. 15.

[56] Remeto ao item **HOSPITALIDADES:** *em*-ca a, o $patium receptivo.

[57] Organização não governamental que desenvolve trabalhos de atenção e cuidado com a infância. De 2013 a 2019 cumpri a função de supervisor em tal instituição.

[58] Expressões como *Olho da rua* – perder a casa ou o emprego; *vem pra rua* – sentido político de manifestação, *rua como espaço clínico* – um certo paradigma do AT etc.

> absolutamente público, como ocorre quando nos referimos
> ao Brasil como nossa casa. Tudo, obviamente, depende do
> outro termo que está sendo implícito ou explicitamente
> contrastado. Deste modo, meu quarto (por oposição aos
> outros quartos) é a "minha casa". Já na vizinhança, refiro-me
> à minha casa incluindo na expressão não só a residência
> em si, mas também o seu jardim e o quintal. Mas se estou
> no "centro" da cidade, "minha casa" pode muito bem ser
> o meu bairro, com todas as suas ruas ou jardins.[59]

Cada nível em que o contraste é feito funciona como um plano de segmentação. Porém, o autor encontra nas suas análises a propósito da casa e da rua uma oportunidade de romper com tal dicotomia. Essa oportunidade emerge do próprio campo de sua análise, pois, para o autor, não seria por meio de oposições, e sim de conexões, que se daria o regime de funcionamento da sociedade brasileira. Uma sociedade que ele entende como sendo relacional, dando, assim, ao relacional uma importância maior do que aos termos que, não obstante, entram em relação.

> [...] no Brasil, mais importante do que os elementos em
> oposição, é a sua conexão, a sua relação, os seus elos que
> conjugam os elementos. É minha tese, então, que foram
> poucos os que viram a possibilidade de juntar a família
> com a classe social, a religiosidade popular com a economia
> capitalista, as lealdades aos amigos com a lealdade ideoló
> gica. Descobrir essas conexões é ter que estudar a sociedade
> brasileira de modo aberto, sendo capaz de captá-la em seu
> movimento. E o seu movimento é sempre no sentido da
> relação e da conexão. Daí eu estar me referindo ao Brasil
> [...] como uma *sociedade relacional*. Isto é, um sistema onde
> a conjunção tem razões que os termos que ela relaciona
> podem perfeitamente ignorar. [...] Digo, então, que o segredo
> de uma interpretação correta do Brasil jaz na possibilidade
> de estudar aquilo que está "entre" as coisas. Seria a partir
> dos conectivos e das conjunções que nós poderíamos ver
> melhor as oposições, sem desmanchá-las, minimizá-las ou
> simplesmente tomá-las como irredutíveis. Afirmo [...] que
> o estilo brasileiro se define a partir de um "&", um elo que
> permite balizar duas entidades e que, simultaneamente,
> inventa o seu próprio espaço. Vislumbrando a relação como

---

[59] MATTA, 1987, p. 16-17.

> um valor e como uma positividade, pode-se enxergar muito
> melhor a natureza da própria oposição.[60]

Antes das oposições, complementaridades, contrastes e qualquer outro modo que, porventura, possa se consolidar como formato de uma relação específica entre dois termos, há a relação positiva entendida como conectividade dos diferentes, meio de articulação daquilo que não tem, *a priori*, nenhuma relação necessária.

outro mundo

Ao entender esse caráter conectivo do modo brasileiro de engendrar a realidade, ou seja, o seu estilo – e, diria, também o seu *êthos* – Roberto Da Matta lança mão de um terceiro termo. Além da casa e da rua, teríamos o outro mundo, instância embebida no espaço religioso. Casa e rua agora se uniriam em uma mundanidade que tem o outro mundo como seu correlato.

> Quero me referir ao espaço do "outro mundo" ou do "sobre-natural", que faz com a casa e a rua um elo complementar e terminal. Assim, o mundo que chamamos de "real", ou "este mundo", é feito de casa e rua; mas o universo dos mortos é a esfera do "outro mundo".[61]

Uma atitude de renúncia em relação a este mundo posicionaria uma discursividade advinda de um saber de fora do mundo, tendo como seu sujeito o sacerdote. Este, com a sua atitude renunciatória, funcionaria como uma espécie de síntese neutra na dialética entre a casa e a rua, caso não fôssemos uma sociedade relacional, sociedade do & ou sociedade do conectivo.

> A síntese, caso pudesse realmente existir uma zona neutra, seria proporcionada pela perspectiva do "outro mundo" que simplesmente abre as portas para a renúncia ritualizada deste mundo com seus sofrimentos e suas contradições, lutas, falsidades e injustiças. A grande questão, porém, é que temos um sistema social onde a diferenciação seria inclusiva...[62]

Sento a necessidade de colocar essa questão em análise, no sentido de melhor afirmá-la na atualidade. Roberto Da Matta parece vislumbrar, por meio da sua tese principal, o Brasil como uma sociedade relacional,

---

[60] MATTA, 1987, p. 26-27.

[61] MATTA, 1987, p. 19.

[62] MATTA, 1987, p. 54.

sociedade do &, entretanto, não estou bem certo se ele sustentaria a mesma leitura acerca da nossa sociedade atual, ou seja, passados aproximadamente 40 anos, pois essa leitura data de seus livros publicados a partir de *Carnaval, malandros e heróis* em 1979. Não se pode esquecer que, no começo dos anos 80, vínhamos em um arrefecimento dos anos de chumbo de uma ditadura civil/militar e estávamos vivendo uma época de abertura política e social, marcada pela reforma sanitarista, pelo movimento de retorno dos exilados em função da anistia e pela campanha popular das Diretas Já. Era uma sociedade política e socialmente efervescente em que as esperanças no campo da esquerda se renovavam[63]. Muito diferente do momento atual, em que parece vivermos um refluxo dessa esperança e o retorno das forças repressivas que se mantiveram "dentro do armário" e à espreita de uma oportunidade de ressurgirem. A polarização das forças no momento atual é tão intensa que parece vivermos o sumiço do & conectivo no campo social, isto é, parece estarmos vivendo o império das disjunções exclusivas.

Nesse sentido arrisco dizer que o & conectivo, entendido como o estilo de uma sociedade, tem os seus perigos. Talvez ele tenha sido um dos responsáveis pelo amplo, geral e irrestrito que, no ano de 1979, serviu para anistiar não só aqueles que haviam lutado contra a ditadura como também aqueles que, em nome do Estado, haviam torturado e assassinado. Talvez tenha sido uma certa leitura hegemônica[64] do amplo, geral e irrestrito da

---

[63] Nesse sentido vale citar a entrevista de Lula realizada por Guattari no dia primeiro de setembro de 1982. O Partido dos Trabalhadores (PT) havia sido fundado em fevereiro de 1980 e vinha catalisando as forças revolucionárias de então. Guattari inicia a conversa apresentando as suas impressões de estrangeiro: "Na França, hoje, não sabemos direito o que acontece no Brasil, toda essa efervescência de ideias, de vontades de mudança que, por ocasião das próximas eleições do mês de novembro, irão provavelmente afundar a ditadura a que vocês estão submetidos há 18 anos. Nós conhecemos teu nome, nós sabemos da existência do Partido dos Trabalhadores, mas nem suspeitamos da importância que este partido está tomando. A última vez que vim ao Brasil, há três anos, os militantes sindicais de esquerda ainda estavam submetidos a uma dura repressão. Eu tive, em Campinas, uma longa conversa com Jacó Bittar e com outros militantes operários que, na época, me falaram do projeto de se passar a uma ação política global, criando um novo partido. Hoje isso está feito. E até parece que os resultados foram bastante inesperados, pois, atualmente reina no Brasil um clima inteiramente novo, já que muitos desejos de transformação, relativos a categorias sociais as mais diversas, parecem ter-se encarnado no movimento do qual o PT tornou-se articulador" (GUATTARI, 1982, p. 11-12). Todavia, já em maio de 1983, Suely Rolnik, em correspondência com Guattari, colocava em questão essa posição do Partido dos Trabalhadores como articulador dos desejos de mudança, ao que Guattari responde: "Se tudo for 'pro brejo', se o PT se transformar em PMDB e Lula num líder de sei lá o que, é assim e pronto. Isso apenas vai querer dizer que a consistência do processo não pegou nesse tipo de agenciamento. E que as lutas de revolução molecular vão seguir por outras vias. Com otimismo ou pessimismo, o problema se recolocará de qualquer maneira" (GUATTARI *In*: GUATTARI & ROLNIK, 2005, p. 201-202).

[64] Parece-nos importante o relato de Cecília Coimbra a propósito da disputa de sentido no que tange a lei da anistia: "Fui para esse campo há trinta e quatro anos atrás, quando a gente fundou o grupo Tortura Nunca Mais do Rio de Janeiro. Quer dizer, já militava, não era assídua, mas participei do Comitê Brasileiro pela Anistia

anistia que permitiu a sustentação subterrânea de forças reacionárias – não tão subterrânea assim, vide a continuidade das práticas de tortura e extermínio praticadas pelas polícias enquanto políticas de Estado[65] – que assistimos ressurgir renovada desde 2013 tributárias de um fascismo tropical[66].

Essas forças cresceram e germinaram no campo religioso da nossa sociedade, especialmente, das religiões pentecostais. Diante disso, é necessário rever também a posição do outro mundo na explicação sociológica de Roberto da Matta. Sob o império da disjunção exclusiva, talvez o sacerdote tenha abandonado o outro mundo e tomado partido na sustentação deste mundo, do *mesmo mundo*. Tenho dúvidas, inclusive, de seu poder de mediação em relação ao outro mundo, ou se o outro mundo precisa mesmo dos sacerdotes. Quiçá *outro mundo* tenha sentidos distintos de acordo com a presença ou não do sacerdote.

psicologia do sacerdote

Segundo Deleuze, Nietzsche criou a primeira grande psicologia do sacerdote, mostrando como as forças reativas dependem do sacerdote para criar a ilusão de um outro mundo transcendente que, sobretudo, falseia este mundo. É ele o responsável pela criação do mundo do além, da transcendência, enfim, do nada como imagem invertida para a vontade. Nietzsche mostra também como, correlata ao mundo transcendente, está a interiorização da dor, sendo esta um processo de subjetivação que resulta em um sujeito ele mesmo interiorizado: sujeito da má consciência, da culpa, da consciência moral. Esse processo depende também de um segundo movimento do sacerdote:

---

que se formou aqui no Brasil, no Rio de Janeiro, ainda em pleno período da ditadura, em 1977, que pregava uma anistia ampla, geral e irrestrita. Eram principalmente mães de pessoas que estavam presas, ou mães de mortos e desaparecidos, familiares em geral. A grande massa era de familiares e a maioria já morreu. Então comecei junto com o Comitê Brasileiro pela Anistia. Em 1979, quando veio a anistia, a que existiu na época e ganhou no Congresso foi a lei proposta pela ditadura: não foi nem ampla, nem geral, nem irrestrita. A lei da anistia é muito pequenininha e só tem um artigo e um parágrafo 4: 'Considerem-se anistiados todos aqueles que cometeram crimes conexos'. E a interpretação que se deu, que os juristas da ditadura deram, foi que crimes conexos seriam aquilo que os torturadores fizeram conosco, e que seria o mesmo que nós fizemos em relação ao governo ditatorial. Ou seja, se nós estávamos anistiados, eles estariam também. E aí posteriormente vários juristas, o Hélio Bicudo – que se tornou ao final da vida um conservador convicto – e o Fábio Konder Comparato mostraram juridicamente que ali não havia conexidade, que conexidade não é isso. Nós nunca aceitamos esse tipo de interpretação" (COIMBRA, 2019, p. 407).

[65] Ver COIMBRA, 2001.

[66] Ver PASSOS & MIZOGUCHI, 2018.

Em tudo isso encontra-se a ambição de Nietzsche: mostrar que, lá onde os dialéticos veem antíteses e oposições, existem diferenças mais sutis para descobrir, coordenações e correlações mais profundas para avaliar – não a consciência infeliz hegeliana, que é apenas um sintoma, mas a má consciência! A definição do primeiro aspecto da má consciência era: *multiplicação da dor por interiorização da força*. A definição do segundo aspecto é: *interiorização da dor por mudança de direção do ressentimento*. Já insistimos em como a má consciência dá continuidade ao ressentimento. É preciso insistir no paralelismo da má consciência e do ressentimento. Não somente cada uma dessas variedades tem dois momentos, topológico e tipológico, mas a passagem de um momento para outro faz intervir o personagem do sacerdote. E o sacerdote age sempre por ficção.[67]

O sacerdote se encontra presente em cada esquina, determinando comportamentos, visões de mundo, ações práticas, discursos, governos... Mais ainda, reconheço uma sociedade em que o missionário leva a sua ajuda concreta e material – sempre ambígua, pois, envolta por sua palavra, sua verdadeira intenção – até regiões onde as misérias econômicas, sociais e humanas reinam. Estão nos confins da Amazônia, dentro das prisões, nas favelas, junto aos dependentes químicos, na hora da morte – mesmo que extraindo mais-valia da dor alheia. Sou obrigado a reconhecer sua força micropolítica, para o bem ou para o mal, e isso interessa. Todavia, é nesse ponto, em que há um combate micropolítico a se empreender, que minhas considerações cruzam a fronteira da sociologia ou da antropologia social em direção à teologia, à filosofia...

Não negarei o outro mundo em seu caráter Sagrado, místico, de êxtase, de epifania, mas sinto necessidade de realo(u)cá-lo. O outro mundo precisa ser alo(u)cado aqui mesmo, nos interstícios desse mundo, não em nome de um ceticismo emburrecido, de um empirismo ingênuo ou de um cientificismo cínico, mas em nome do movimento genético e miraculoso da realidade.

É ao conectivo que atribuirei, assim, o espaço Sagrado. Os termos de uma relação encontram sua síntese – pode-se falar sua coabitação

---

[67] DELEUZE, 2018a, p. 170-171.

– não porque funcionam pelo modelo chave/fechadura ou metade da laranja, mas sim porque o & conectivo é um espaço numino $\int$o, de núpcias, de comunhão, de consagração. O encontro se consuma no espaço maravilhoso do *entre*. É da mundanidade mais superficial que o divino emerge, não para nos arrastar para um além-mundo, e sim para extrair deste mundo o seu próprio devir: o outramento deste mundo. É a um só tempo que o outro mundo é inoculado neste mundo e que este mundo se torna outro. *Outro mundo*, para nós, é o devir-*outro* do mundo. Já se chamou essa operatória de criacionismo ateu[68], para enfatizar uma criação sem um criador personalizado, para se falar de uma autocriação, de uma autopoiese. Portanto, a-teo – sem Deus – não significa sem o maravilhoso, sem encantamento, significa, exclusivamente, sem sacerdote e toda a sua operatória de espiritualização da dor e de dívida infinita.

Desta feita, há uma hospitalidade necessária e afirmativa àquele que chega de Fora, ao outro, ao estrangeiro, ao *outro mundo* que se insinua, ao devir-*outro* do mundo...

hospitalidades

Quanto à questão mesma, a questão que está em questão na ca$\int$a, a questão da hospitalidade e a hospitalidade da questão; quanto à hospitalidade enquanto questão que desejo, a questão que se torna então desejo de hospitalidade, quiçá a hospitalidade enquanto desejo; enfim, quanto à hospitalidade em suas diversas facetas, a acolho desde já como uma questão, ao mesmo tempo, filosófica, clínica[69], ética, política, estética, erótica, teológica...

Assim, é intenção fazer a questão avançar – ou simplesmente derivar – de dimensão em dimensão, de camada em camada, de andar em andar, do quarto à sala, da sala à cozinha, da cozinha ao banheiro, do banheiro ao quintal, do quintal à rua, da rua à praia, da praia ao horizonte, do horizonte ao infinito... E sem que possa muito ver como, não estranha reencontrar as linhas infinitas do horizonte nos fios elétricos, na velocidade da luz,

---

[68] Ver KASTRUP, 1995.

[69] Com imensa e incondicional alegria que recebi, momentos antes de enviar os originais dessa publicação sobre a ca$\int$a, o livro *Tão perto... Tão longe... acompanhamento terapêutico (AT)*, do amigo Ricardo Silveira (SILVEIRA, 2024), também lançado pela Editora Appris, em que ele explora os temas da amizade e hospitalidade na clínica do AT, temas que nos são tão caros e que compartilhamos na proximidade e na distância...

naquilo que escapa ou chega pela tomada, nos turbilhonamentos internos aos canos d'água ou na contemplação do desvio rebelde de uma gota de chuva que, transalo(u)cada, rompe o compromisso com sua queda em paralela... E se o desvio veloz se faz parada súbita também encontra-se a questão, agora curto-circuitada, entupida na fossa, endurecida na caixa de gordura, seca na cisterna, engasgada na garganta ou no clima enfezado de um ventre que se quer prisão... E a questão ressurge repentinamente no lunático buraco da telha de zinco, furando a realidade: dele parte um pé de feijão, uma escada para o paraíso, um caminho em ʃ ou em linha reta com destino a lua; todavia, o mesmo buraco se faz abertura diafrag-mática que aterriza a lua cinematograficamente no meio do chão da sala. Pé, lua, cabeça, chão! Ou será outra a distribuição da série? Onde foi parar a questão? Por onde ando sempre esbarro com o olho arrancado do rosto e plantado por aí, a me observar, a me fazer ver o ponto que faz ver... A questão se faz questão impiedosa e impertinente, não se furtando a nada. Aquilo que intuo percorre o corpo e não tenho como não ir atrás, ainda que não exista antes de ir atrás. Entre a casa e a rua, a questão cruza as portas, os portões, as janelas, os muros... Ora para dentro, ora para fora, ora para dentro e para fora num só golpe...

Os trajetos são insólitos, concretos, metafóricos, imagéticos, fala-geiros, gaguejantes, humorísticos, corpóreos, verborrágicos, gozosos, dadaístas, catatônicos, fragmentários, maciços, catalépticos... Com ou sem romantismo, com ou sem arte, me encontro nesses trajetos diante de uma proliferação infinita, uma pletora de sentidos, um deslizamento tropeçante, uma terrificante alegria, uma angústia irresistível, uma rebel-dia que causa, uma crise insurrecional, uma plenitude doída – o assento é opcional; enfim, diante de todo esse desrespeito político que a realidade opera ao se querer outra, há uma aposta e, certamente, a aposta é clínica: a aposta que é justamente percorrendo e habitando, acompanhando e residindo esses trajetos que se constrói o lugar comum. Lugar comum de convivência com o outro, lugar comum de coabitação: A RT enquanto espaço clínico é o espaço privilegiado de habitação com o outro!

Ouço vozes filosofantes clamando por definições...

HOSPITALIDADES: ética e epifania do *outro* (Lévinas)

Entrar na obra de um autor é, muitas vezes, uma aventura. A trama de conceitos que ele engendra para dar conta dos problemas que o seduzem cria uma paisagem extremamente singular, ao mesmo tempo que perspectiva a realidade de modo que tal paisagem já se encontra no mundo. As manobras que tal visão exige deixam sempre à mostra a vulnerabilidade do seu pensamento, afinal só há pensamento lá onde a vulnerabilidade se faz força. E a aventura começa quando suas intuições e suas teimosias se misturam às nossas, de tal modo que somos forçados a pensar por intermédio do seu pensamento. Como não tenho finalidades nem fidelidades exegéticas, interessa me manter na Soleiras em que o pensamento de Lévinas faz pensar...

Encontrei Emmanuel Lévinas no meio do caminho, num daqueles felizes acidentes que nos impulsionam para mais longe. E o encontrei quando estava no encalço da hospitalidade. Nascido na Lituânia em 1906, em uma família judia, mudou-se para a Rússia durante a Primeira Guerra e lá viveu o clima da revolução russa. Em 1923, mudou-se para a França, onde travou intensa amizade com Maurice Blanchot. Nos anos de 1928-29, assistiu os cursos de Edmund Husserl e Martin Heidegger. Naturalizou-se francês em 1930. Em 1939, foi mobilizado como soldado francês, sendo feito prisioneiro de 1940 até o fim da Segunda Guerra. Praticamente toda a sua família, que permanecera na Lituânia, fora exterminada pelos nazistas. Morreu em 1995.

Sua obra traz a marca profunda da fenomenologia husserliana. Porém, tal marca é radicalmente tocada pelo judaísmo, especialmente pelo que o força a pensar a partir da experiência do holocausto. Pode-se dizer que ele é um fenomenólogo que, como muitos outros, partem de Husserl para criar a sua filosofia, mas que, diferente dos outros, toma um caminho que se distancia da epistemologia e o aproxima da ética.

O que chamou a atenção em seu pensamento é o seu primado da ética. Uma estranha inversão que coloca a ontologia como segunda em relação à ética, sendo aquela tributária desta. Desta feita, a morada, um dos seus temas centrais, está intimamente relacionada com a ética e a ontologia. A morada é entendida como um espaço de hospitalidade, abertura e acolhimento ao outro, que se apresenta como uma demanda incondicional e intransferível. A morada, nessa perspectiva, não é um espaço de apropriação ou de controle, mas um espaço de encontro com o outro e de imbricamento em sua alteridade. Hospitalidade, a recepção do outro, se torna assim a experiência ética por excelência. Todavia, podemos ver primeiro como se define ética em sua concepção:

> A ética: comportamento em que outrem, que lhe é estranho e indiferente, que não pertence nem à ordem de seus interesses nem àquela de suas afeições, no entanto, lhe diz respeito. Sua alteridade lhe concerne. Relação de uma outra ordem que não o conhecimento em que o objeto é investido pelo saber, aquilo que passa pelo único modo de relação com os seres. Pode alguém ser para *um eu* sem reduzir-se a um objeto de puro conhecimento?[70]

Assim sendo, a ética não é uma relação de conhecimento ou reconhecimento (epistemologia), mas sim uma relação em que a ausência completa de ligação estabelece uma ligação, uma conexão. A ética é o que permite que entre um e outro se mantenha a alteridade, o espaço inalienável das diferenças. Espaço de encontro, espaço de alteridade, espaço ético.

> Uma alteridade que não se resume no fato de que o outro, que se parece comigo, tem um outro atributo em sua característica. Comumente, dizemos que uma coisa é outra porque ela tem outras propriedades. Ali está um papel branco, ao lado de um papel preto – alteridade? Eles são outros também pelo fato de que um está em um lugar do espaço e o outro em outro lugar do espaço; isto não é a alteridade que distingue você de mim. Não é de modo algum porque seus cabelos não são como os meus e porque você ocupa um outro espaço que não o meu – isso seria apenas uma diferença de propriedade ou de disposição no espaço, diferença de atributos. Mas, antes de qualquer atributo, você é um outro que não eu, outro de outro modo, outro absolutamente! E é essa alteridade outra, além daquela que se deve aos atributos, que é sua alteridade; ela é logicamente não-justificável, logicamente indiscernível. A identidade do eu não é o resultado de um saber qualquer: eu me encontro sem me procurar. Você é você e eu, eu sou eu: isso não se reduz ao fato de que nós diferimos por nosso corpo ou pela cor de nossos cabelos ou pelo lugar que ocupamos no espaço.

---

[70] LÉVINAS, 1986, p. 84-85.

> Você não acha que a gente não se surpreende bastante com essa identidade distinta do *a é a*?[71]

No entanto, Lévinas anuncia aquilo que advém da ligação com o outro, da ligação entre o que não tem ligação, da identidade distinta do a = a, do interstício que liga ao outro, desse espaço que jamais é preenchido, enfim, Lévinas anuncia, com um talvez, a emergência da transcendência. A própria transcendência como um talvez. Diz daquilo que pode ou não acontecer, daquilo que não possui a certeza necessária. A transcendência talvez emerja, pode ou não emergir, não se sabe, depende... apontando para uma condição que tem ela mesma uma condição. Tal condição, que é assim condição da condição é o espanto com o outro termo da relação, com a sua alteridade, com o outro. Espantar-se no meio, no entre dos diferentes, que nada mais são que diferenças banais, relativas e óbvias, ou seja, diferenças de atributos e/ou de localização no espaço; enfim, espantar-se é a experiência numinoSa de encontrar-se no entre, enquanto espaço não localizável, com a diferença absoluta e extraordinária, com outro enquanto alteridade. Se há transcendência ela se eleva, sob a forma do surpreendente, do espaço incomensurável entre os que se relacionam. A transcendência surge do espaço entre um e outro se, e somente se, o outro permanecer outro inalienável.[72]

O espanto com o outro, com a alteridade é assim o que liga, e essa ligação instaura o espaço ético, espaço numinoSo onde se vislumbra a ideia de transcendência. Pode-se dizer que na imanência encontra-se a transcendência, no relativo encontra-se o absoluto, no finito encontra-se o infinito, na experiência encontra-se a experiência da experiência. Todavia, não avancemos rápido demais. É necessário entender melhor a natureza deste que se dispõe ao encontro com o outro e como outro, ao encontro ético, ao encontro com a ética, ao encontro como ética...

Para Lévinas, antes da experiência do ser existe uma outra que se coloca nos limiares da própria experiência: o *il y a*. Expressão em francês que se pode traduzir simplesmente por *há*, no sentido de existir. Esse *há* é o anônimo do ser, é anterior ao ser, uma espécie de indiferença de ser, o próprio indiferente enquanto um simples existir não qualificado, *há*...

---

[71] LÉVINAS, 1986, p. 86-87.

[72] "Situado em uma relação ética, o outro homem permanece outro. Aqui, é precisamente a estranheza do outro, e se podemos dizer sua 'estrangeiridade', que o liga a você eticamente. É uma banalidade – mas é preciso espantar-se com ela. A ideia de transcendência talvez se eleve aqui" (LÉVINAS, 1986, p. 85).

> [...] é a descrição do ser em seu anonimato, descrição bem próxima dos temas de Blanchot. Uma convergência, um paralelismo. O que eu chamo de *há (il y a)*. Quaisquer que sejam meus empreendimentos, quaisquer que sejam meus movimentos, qualquer que seja meu repouso, o *há (il y a) ser*. *Há (il y a)* é anônimo. *Il y a*, [está chovendo] como *il pleut...* Não há somente qualquer coisa que é, mas *há (il y a)* acima ou através dessas coisas, há um processo anônimo do ser. Sem portador, sem sujeito, como na insônia, este [isto] não pára de ser – *há (il y a)*.[73]

Impessoal, tal indiferença não está fechada sobre si mesma, do contrário, mais do que à angústia, estar-se-ia condenado ao horror da monotonia, do que não se diferencia, do que nada retém em um escoamento estático, de uma ausência completa de sentido.

> [...] o *há (il y a)* é insuportável em sua indiferença, não angustia, mas horror de um incessante, de uma monotonia desprovida de sentido. Horrível insônia. Quando sendo criança se é arrancado da vida dos adultos, metido numa cama um pouco mais cedo, e isolado no silêncio, e quando se ouve o tempo absurdo em sua monotonia, como se as cortinas se mexessem sem mover-se... Meu esforço em *Da Existência ao Existente* consistia em buscar a experiência de uma saída desse "não-senso" anônimo. [...] A partir de *alguma coisa* posta em si mesmo e que eu chamo nesse livro: hipóstase. Sair do anonimato de ser – do *há (il y a)* – pelos sendos; pelo sujeito portador e senhor do ser, do ser seu. Em primeiro lugar em *Da Existência ao Existente*, o *há (il y a)* decorre de uma fenomenologia da fadiga, da preguiça; em seguida à busca do sendo, da hipóstase. Entretanto, ao fim do livro a ideia essencial que o verdadeiro portador do ser – a verdadeira saída do *há (il y a)* está na obrigação – no "para com o outro" que introduz um *sentido* no não-senso do *há (il y a)*. O eu subordinado a outrem! No evento ético aparece alguém que é o sujeito por excelência. É o nó de tudo o que eu diria depois. A primeira metade do livro gira em torno do sujeito e, perto do fim, aparece outrem: eu, eu sempre sou eu, a preocupar-me comigo, o famoso ser perseverando no ser. Comer, comprazer-se em comer, comprazer-se em si, é repugnante; mas a fome do outro é sagrada. Sou injusto comigo? Dizem-me que raciocino como masoquista. Nós estamos no masoquismo e já um pouco na ética. [...] Esse

---

[73] LÉVINAS, 1986, p. 80-81.

> tema já se formula em *Da Existência ao Existente*. O senhor tem razão, é meu primeiro livro: retomada sob uma outra forma de *Da Evasão* – esse horror de ser anônimo, obsessão desse anonimato, desse incessante; um pouco como o nada que me aniquila (por que ele não fica quieto?); e já se perfila a diferença radical, o que eu chamarei mais tarde de dissimetria fundamental, entre eu *(moi)* e outro.[74]

O *há* é como uma espécie de inconsciência da consciência intencional, uma inconsciência da intencionalidade. Já a intencionalidade é a abertura que força a indiferença a diferenciar-se. Porém, antes de intencionar algo sob o modo de um objeto, sob o modo do conhecimento, o que se intenciona vem do outro enquanto outro, da radicalidade de não ser o mesmo, da alteridade. Intencionar é sair da indiferença pelo espanto com a alteridade, com o outro.

É na saída do *há* para o *sendo* que se experimenta o numino So. Ao sair de si em direção ao outro é o Sagrado que surge, que emerge. Comer torna-se repugnante e intolerável diante da fome do outro. A experiência ética de sair de si em direção ao outro é uma experiência sagrada da qual se eleva a transcendência. Experiência que traça um limiar onde masoquismo e ética se encontram em uma gênese comum. Não obstante, nesse irrecusável masoquismo que entrega a sua existência na mão daquele ao qual se direciona ativamente é também uma espécie de epifania. Sair da clausura de si, deixar seus contornos em direção ao outro sem se tornar, identificar ou amalgamar ao outro; mergulhar no espaço criado entre um e outro, deixando de ser um, sem, por isso, se tornar o outro; experimentar o espaço do Sagrado da transcendência na relação com o outro; tudo isso faz parte de uma epifania que chamarei de *epifania do outro*.

É diante do rosto do outro que se recebe o chamado ético. Sem embargo, o rosto, como conceito em Lévinas, se distingue de sua empiricidade. O rosto do outro não pode ser apreendido naquilo que vemos, mas é um imperativo que liga ao outro em sua completa não evidência.

> O rosto *(visage)* não é da ordem do *visto*, não é um objeto, é aquilo cujo aparecer conserva uma exterioridade que é também um chamado – ou um imperativo dado à sua responsabilidade. Encontrar um rosto é, *de pronto*, ouvir um pedido e uma ordem. Eu defini o rosto precisamente por esses traços: para além da visão ou confundidos com

---

[74] LÉVINAS, 1986, p. 81-82.

> a visão do rosto. Pode-se dizer mais uma vez: o rosto, por trás da feição que ele se dá, é como exposição de um ser à sua morte, o sem defesa, a nudez e a miséria de outrem. Ele é também o mandamento de tomar a si, a seu cargo, outrem, de não deixar só; você ouve a palavra de Deus. Se você concebe o rosto como objeto do fotógrafo, de certo você está lidando com um objeto como um outro objeto qualquer. Mas se você *encontra* o rosto, essa responsabilidade está nessa estranheza de outrem e em sua miséria. O rosto se oferece à tua misericórdia e à tua obrigação. Eu posso, certamente, olhar o rosto encarando-o, como uma forma plástica qualquer, fazendo abstração dessa significação da responsabilidade de que sua nudez e sua estranheza me incumbem.[75]

Um chamado através do rosto do outro, no rosto do outro. Um chamado à responsabilidade com o outro diante da sua estranheza, da sua nudez, de sua precariedade, de sua vulnerabilidade e da sua miséria. Um chamado ao acolhimento, à hospitalidade, à misericórdia e à obrigação por meio daquilo que também é estranheza, nudez, precariedade, vulnerabilidade e miséria em mim. Um chamado que é a palavra de Deus emergindo do face a face, do rosto a rosto, do olhar refletido ao infinito nos olhos que se olham. Do encontro imanente entre os finitos, a emergência do infinito se faz visão.

Para além das expressões, gestos e palavras atuados em uma situação qualquer é o rosto do *outro* que parece ter sido acessado, um rosto de horror por trás do rosto, como o intensivo do grito de Edvard Munch, ou o intensivo do rosto do Papa Inocêncio X que Francis Bacon faz ver ao repintar o retrato do Papa de Diego Velázquez.

À primeira vista, talvez seja uma expressão que designe esse encontro, o chamado. Todo chamado tem o *à primeira vista* como um irrecusável. Sei que muitos dirão

ENXERTO INCIDENTAL: *vamos tomar um sorvete?*

Lucas[1] *era um adolescente de 16 para 17 anos. Sua família me procurou por não estar mais conseguindo conviver com ele. As cenas de violência haviam se tornado constantes e ele estava prestes a ser levado para um abrigo. A família procurara o conselho tutelar como forma de se*

---

[75] LÉVINAS, 1986, p. 85.

[1] Lucas aparece em dois outros itens. Remeto aos itens ca ʃa na guerra; ca ʃa em deriva.

que uma *paixão à primeira vista* não passa de uma projeção imaginária, e assim seria se diante do rosto do *outro* eu surgisse narcisicamente como salvação. Porém, como não se trata de conhecimento ou de reconhecimento o que se experimenta, como começo da experiência é o devir-infinito da própria abertura ao *outro*. Rosto sem imagem que é obrigação ética de hospitalidade à alteridade.

Agora, umas palavras de um amigo:

> O rosto – mas eu reconheço que o nome dificulta – é pelo contrário, esta presença que eu não posso dominar com o olhar, que transborda sempre a representação que eu posso fazer dele e toda forma, toda imagem, toda visão, toda ideia onde eu pudesse afirmá-lo, pará-lo ou somente deixá-lo ser presente. O rosto – e isto me parece ser essencial –, é esta experiência que eu faço, quando diante desta face que se oferece a mim sem resistência, eu vejo levantar-se, 'do fundo destes olhos sem defesa', a partir desta fraqueza, desta impotência, aquilo que se entrega radicalmente a meu poder e o recusa absolutamente, transformando meu maior poder em im-possibilidade. Diante do rosto, menciona Lévinas, *eu não posso mais poder*. E o rosto é isso: diante dele a impossibilidade de matar

proteger de sua agressividade, assim como para protegê-lo das possíveis ocorrências a que estava sujeito em função das confusões que provocava, especialmente com a vizinhança – uma semana antes da família entrar em contato, ele havia ameaçado um vizinho com uma foice em um ataque de fúria.

Parecia sentir qualquer recusa como uma recusa total à sua existência. Negar-lhe algo era como negar-lhe a sua vida, de tal feita que ele se sentia impelido a um combate pela sobrevivência com todos os recursos de que dispunha. Um não qualquer era suficiente para causar um caos de ódio e medo que transformava o ambiente em um lugar hostil que lhe atacava.

Desde sua concepção havia sofrido diversos tipos de roubos existenciais. Sua mãe, submissa a uma ordem familiar conservadora e dura, cometeu seu primeiro grande ato de resistência aos 17 anos: se encantou por um rapaz que usava jaquetas de couro e deliberadamente engravidou nas duas primeiras semanas de encontros. Seus pais a expulsaram de casa ao mesmo tempo que uma decepção com o rapaz levou-a a se refugiar às escondidas, durante a gravidez, na casa de uma tia avó, a mais carola de toda a família. Lá, expulsa e decepcionada, encontrou refúgio e esconderijo tanto do resto

– o 'não matarás' – pronuncia-se a partir mesmo daquilo que se expõe completamente a meu poder de matar. Ou ainda, eu me choco, frente ao rosto, com a resistência daquilo que não me resiste em nada e essa resistência – pelo menos, Lévinas a caracteriza assim – é ética. Por isto, se a metafísica é a relação transcendente com outrem, como esta transcendência é primeiramente de ordem moral – medida por uma impossibilidade que é a proibição –, é preciso então dizer que a filosofia primeira não é a ontologia, a preocupação, a questão ou apelo do Ser, mas a ética, a obrigação em relação a outrem.[76]

Blanchot parece colocar de forma bem precisa a anterioridade ética, fundamentada na impossibilidade de matar. Não que matar o outro seja impossível, longe disso, mas a impossibilidade de matar na medida em que se experimenta o infinito no rosto do outro. A relação ética é dessa forma impossibilidade de matar e obrigação de hospitalidade. Isso porque a morada é a condição da atividade humana. Uma passividade pura que recebe o outro e que, somente sobre essa condição de receptividade, se torna ação. Assim, a casa não é mais um utensílio ao lado dos outros, tendo, com isso, um papel privilegiado.

da família quanto do rapaz. Mãe e feto: exilados, fugitivos e refugiados.

As procuras insistentes do rapaz por contato, tanto com ela quanto com o filho ainda em gestação – e mesmo depois de nascido – foram todas barradas e desencorajadas pela família até a suposta morte deste. Digo suposta, pois a notícia de sua morte chegou por um disse me disse fortuito entre a família, de tal modo que ninguém sabe dizer ao certo quem trouxe a notícia, nem quem a recebeu. Do pai restou apenas uma jaqueta de couro que havia ficado com a mãe e um recorte de jornal noticiando um feito heroico pelas ruas de Niterói: havia chegado a 80km/h sobre patins puxado por um carro na avenida onde se localizava a casa da família. Ambos, jaqueta e recorte, ficaram vetados a Lucas até os 19 anos, quando, por meio de uma intervenção feita com a família, foram-lhe revelados e entregues, assim como lhe foi contada pela primeira vez a sua história.

Lucas, enquanto existente, foi concebido como signo de resistência e expulsão em aliança inconsciente com sua mãe. Uma posição, portanto, de contraponto à família. Em outra camada, ainda na aliança com a mãe, Lucas foi gestado como um fugitivo, contudo em confluência com a família, na medida em que sua mãe e seus avós o esconderam de seu pai. Uma terceira camada ainda o coloca como refugiado, visto

---

[76] BLANCHOT, 2001, p. 102.

O papel privilegiado da casa não consiste em ser o fim da actividade humana, mas em ser a sua condição e, nesse sentido, o seu começo. O recolhimento necessário para que a natureza possa ser representada e trabalhada, para que se manifeste apenas como mundo, realiza-se como casa. O homem mantém-se no mundo como vindo para ele a partir de um domínio privado, de um "em sua casa", para onde pode se retirar a qualquer altura.[77]

Domínio privado, intimidade e interioridade. Estranhas palavras para designar o Fora[78], como a morada de onde o homem se constitui, o seu começo. Morada, espaçamento[79] no meio do mundo onde o homem se recolhe para daí, e somente daí, poder se abrir ao mundo. Assim se distingue morada e edifício, sendo esta um objeto no meio do mundo e aquela a condição de um sujeito *a posteriori,* que só existe como abertura ao mundo, mas não sem antes ter *habitado* a morada *sem sujeito* de onde se abre.

Simultaneamente fora e dentro, vai para fora a partir de uma intimidade. Por outro lado, a intimidade abre-se dentro de uma casa, que se situa nesse

---

[77] LÉVINAS, 2014a, p. 144-145.

[78] Remeto aos itens *nau dos insensatos*; devir-Nietzsche; pontos de subjetivação; linhas de Poder & plano do saber.

[79] Remeto ao item **espaçamento**.

que expulso e fugitivo é acolhido por um dos membros da família, justo aquela que havia recusado a maternidade, a tia-avó carola que jamais se casara. Toda essa dinâmica, do seu ponto de vista, resultou em uma espécie de primeiro roubo, lhe roubaram o pai. Ele foi privado do desejo do seu pai. Um pai que seguiu como um espectro, mais ou menos morto, pois, durante seu crescimento, haviam lhe dito apenas que achavam que ele tinha morrido, sem lhe darem nenhuma certeza. Nem vivo nem morto!

Depois de 5 meses de nascido, a sua avó materna descobriu o paradeiro deles. Fez um apelo à filha para que retornasse para casa. Esta, que vivia sua maternidade de forma bastante plena, aceitou o convite. Porém, ao retornar para casa, encontrou o silêncio punitivo de seu pai. Este nunca mais lhe dirigiu a palavra, mesmo quando ela implorava por uma palavra sua. Esse retorno à casa se caracterizou por um segundo roubo para o Lucas, agora o roubo da mãe. No retorno, o acolhimento estava completamente condicionado: além da punição infinita do silêncio do seu pai, ela teria que trabalhar e estudar. Lucas, que vivia um aleitamento bem-sucedido e uma dedicação exclusiva da mãe, foi retirado de seu peito e de seu colo e entregue aos cuidados da avó. Sua mãe, na tentativa de reparar o seu erro, imediatamente começou a

fora. A morada, como edifício, pertence de facto a um mundo de objectos. Mas essa pertença não anula o alcance do facto de toda consideração de objectos – mesmo que seja edifícios – se fazer a partir de uma morada. Concretamente a morada não se situa no mundo objectivo, mas o mundo objectivo situa-se em relação à minha morada. O sujeito idealista que constitui *a priori* o seu objeto e mesmo o lugar onde se encontra, não os constitui, falando a rigor, *a priori*, mas precisamente *a posteriori*, depois, de ter morado nele como ser concreto, sobrepujando o saber, o pensamento e a ideia em que o sujeito quererá posteriormente encerrar o acontecimento de morar, que não pode equiparar-se a um saber.[80]

Falo, então, de uma estranha arquitetura da caSa: condição para todas as possibilidades do mundo e que, assim sendo, encontra-se no meio do mundo como a possibilidade de recolher-se em sua própria condição, para que daí, desse espaçamento, enquanto condição, abra-se novamente às possibilidades do mundo. Tal operação de recolhimento às condições é, em verdade, um acolhimento que torna a caSa um imperativo ético. A caSa é acolhimento radical, pois, que, *lugar* sem lugar, *lugar* de ninguém,

trabalhar e a estudar, seu leite secou e o mais grave: retornou à posição subjetiva anterior ao encontro com o rapaz. Recusando a maternidade, mas também a sexualidade, vive a vida até hoje única e exclusivamente dedicada a cuidar da família. Não vingou profissionalmente e encontrou o lugar de cuidadora integral das muitas pessoas mais velhas e doentes da família, principalmente seu pai, função que ela cumpre obstinadamente, não lhe deixando mais tempo para nenhuma outra coisa.

Todavia, essa história foi sendo recolhida e trabalhada ao longo dos anos[2]. Quando encontrei Lucas pela primeira vez, havia tido somente uma conversa com a família, na qual eles apresentaram basicamente o caráter emergencial do momento atual. Na conversa com a família ficou claro que ele não tinha muita noção das consequências dos seus atos por conta de alguma dificuldade cognitiva. Por exemplo: apesar de ter estudado em boas escolas, ele não sabia lidar com dinheiro, não sabia calcular trocos. Não tinha conseguido passar do quarto ano acumulando várias repetências. Depois, entendi essas dificuldades cognitivas como consequência de um foco único em sua vida: sobreviver enquanto procurava

---

[80] LÉVINAS, 2014a, p. 145.

[2] Mais à frente, no item **caSa na guerra**, trabalharei a noção de tendência antissocial em Winnicott, mais uma figura do *outro*. Era com essa tendência que estava às voltas no lidar com Lucas. Lucas aparece também nos item **caSa em deriva**.

é o *em-ca* ʃa[81] que a todos acolhe. ʃpatium receptivo[82], *khôra*[83], alhures e nenhures, espaçamento anterior à emergência de alguém e que é condição de possibilidade para a emergência de alguém. Recolher--se à sua própria condição é encontrar-se – ou perder-se, o que dá no mesmo – no *lugar* anterior à consciência, é a intencionalidade sem consciência. Intencionalidade pura que entendo como intensinalidade sem forma, como uma intensidade pela qual somos obrigados a responder, como uma intensidade que somos enquanto resposta. Como um passado que nunca foi presente, mas que enquanto tal é o rastro e o enigma que nos arrasta. Essa intensidade é a alteridade absoluta, a diferença, o outro.

residência terapêutica como dobra do acompanhamento terapêutico

O *entre* casa & rua, o seu conectivo, a ʃoleira, a epifania da ʃoleira, se torna o ʃpatium[84] ʃacro.

[81] Remeto ao item **HOSPITALIDADES:** *em-ca* ʃa, o ʃpatium receptivo.

[82] Remeto aos itens **linhas de Poder & plano do saber; HOSPITALIDADES:** *em-ca* ʃa, o ʃpatium receptivo.

[83] Remeto aos itens *khôra, espaçamento; ENXERTO INCIDENTAL: a arte de percorrer e habitar* khôra.

[84] Falei de um espaço intensivo, não qualificado, transcendental, pura intuição, que Deleuze denomina ʃpatium e eu, por minha conta introduzi o ʃ, sinuoso, inclinado, grande e não-maiúsculo... "O extenso só pode sair das profundidades se a profundidade for

seu pai e tentava fazer a sua mãe ser mãe. Nada mais lhe despertava atenção, de tal modo que jamais fez sentido qualquer outro tipo de saber, nem mesmo brincar lhe despertava interesse durante a infância.

Outra característica que havia ficado ressaltada na primeira conversa com a família, era a sua identificação com o que vou chamar de marra do tráfico. Falava em armas, em matar, que ele era muito sinistro, que o negócio dele era Absolut com Redbull e assim vai...

Combinei com a família de ir à casa deles para conhecê-lo para que pudéssemos elaborar alguma estratégia clínica. No dia marcado mandei uma mensagem para a sua mãe dizendo que estava indo. No entanto, ele viu tal mensagem e ficou extremamente agressivo. Achava que era uma pessoa do conselho tutelar com quem ele havia brigado e que estava vindo buscá-lo para levá-lo a um abrigo. Apesar de sua mãe tentar lhe dissuadir, ele não conseguia lhe dar ouvidos.

Ao chegar ao portão da sua casa encontrei sua mãe e a sua tia-avó muito assustadas sem saber se me deixavam entrar. Tinham medo de que ele me machucasse, mas acabamos por decidir sustentar o encontro. Lucas, ao me ver, saiu correndo para o fundo do quintal da casa e subiu, mato adentro, pela

Tomei, desta feita, os dispositivos clínicos da RT e do AT como figuras da casa e da rua, buscando o seu conectivo. No *campo do acompanha-*

---

definível independentemente do extenso. O extenso, cuja gênese procuramos estabelecer, é a grandeza extensiva, o *extensum* ou o termo de referência de todas as *extensio*. A profundidade original, ao contrário, é bem o espaço inteiro, mas o espaço como quantidade intensiva: o puro *spatium*. [...] A intensidade que envolve as distâncias explica-se no extenso e este desenvolve, exterioriza ou homogeneíza essas mesmas distâncias. Ao mesmo tempo, uma qualidade ocupa esse extenso, seja como *qualitas*, que define o meio de um sentido, seja como *quale*, que caracteriza tal objeto em relação a esse sentido. A intensidade é o insensível e, ao mesmo tempo, aquilo que só pode ser sentido. [...] A profundidade é o imperceptível e, ao mesmo tempo, aquilo que só pode ser percebido (é neste sentido que Paliard disse ser ela, ao mesmo tempo, condicionante e condicionada, mostrando também a existência de uma relação complementar inversa entre a distância como existência ideal e a distância como existência visual). Da intensidade à profundidade já se trava a mais estranha aliança, a do Ser consigo próprio na diferença, aliança que coloca cada faculdade diante de seu próprio limite e só deixa que as faculdades se comuniquem no extremo de suas respectivas solidões. No ser, a profundidade e a intensidade são o Mesmo – mas o mesmo que se diz da diferença. A profundidade é a intensidade do ser ou inversamente. Dessa profundidade intensiva, desse *spatium*, saem, ao mesmo tempo, a *extensio* e o *extensum*, a *qualitas* e o *quale*. Os vetores, as grandezas vetoriais que atravessam o extenso, e também as grandezas escalares, como casos particulares de potenciais-vetores, são o eterno testemunho da origem intensiva: as altitudes, por exemplo. O fato de que elas não se adicionem em qualquer sentido, seja ele qual for, ou mesmo que elas tenham uma relação essencial com uma ordem de sucessão, isto nos remete à síntese do tempo que se exerce em profundidade. [...] De fato, o paradoxo dos objetos simétricos, como tudo o que concerne à direita e à esquerda, ao alto e ao baixo, à forma e ao fundo, tem uma fonte intensiva. O espaço, como intuição pura, *Spatium*, é quantidade intensiva; e a intensidade, como princípio transcendental, não é simplesmente a antecipação da percepção, mas a fonte de uma quádrupla gênese, a das *extensio* como esquemas, a do extenso como grandeza extensiva, a da *qualitas* como matéria ocupante do extenso e a do *quale* como designação de objeto" (DELEUZE, 1988a, p. 267-370).

---

encosta da montanha que tinha diversos platôs naturais em diversos níveis. Caminhei lentamente até o pé da montanha. De repente, ele começou a lançar do alto de um dos platôs, em minha direção, toda sorte de coisas que encontrava, especialmente pedras e paus. Eu me encontrava no limite da sua linha de fogo, bem no limiar de distância onde as pedras poderiam me atingir, mas não sem antes resvalarem no chão perdendo um pouco de força. Nessa posição me mantive sem conseguir ver direito o seu rosto que se escondia entre as folhagens. Não sabia o que falar e assim me mantive em silêncio, fiquei aguardando, ali, parado, habitando esse limiar de segurança/insegurança. Ele saiu do platô em que estava e desceu em minha direção, aproximando-se consideravelmente. Agora poderia me acertar diretamente, porém, ao lançar a primeira pedra, ela quicou no mesmo limiar de antes e assim se deu com os próximos objetos. Me vi envolvido em algo complexo nessa posição limiar, o medo me mandava sair correndo, mas algo – talvez o mesmo medo – me mandava aguardar mais um pouco. Ele desceu mais um platô e me mantive no mesmo lugar. Xingava muito, ameaçava muito, mas parecia começar a ficar intrigado com o fato de eu nada falar, nem fugir, nem avançar em sua direção. Quando chegou no mesmo nível que eu estava

mento terapêutico, temos um marco formal interessante de inauguração de seu campo de saber. A primeira publicação brasileira acerca do tema traz o título *A rua como espaço clínico*. A partir disso proponho uma brincadeira com os conceitos. No campo da RT poderíamos dizer: *A casa como espaço clínico*. Retenhamos assim, das duas frases, para criar uma pequena fórmula, apenas os substantivos rua, espaço clínico e casa:

No campo do AT a rua é o espaço clínico, já no campo da RT a casa é o espaço clínico. Assim, casa & rua poderia ser reescrito desta forma: casa/espaço-clínico/rua. O que daria na mesma se reescrevesse desta outra forma: Residência-Terapêutica(o)-Acompanhamento. O & conectivo e Sagrado seria então o espaço clínico que se encontra entre a rua e a casa, Soleira que, a um só tempo, as separa e as une.

Avancemos a partir dessa fórmula. A rua sugere um Fora e a casa um Dentro, é então a Soleira, como o conectivo &, que convoca o pensamento. O Spatium clínico, comum à casa e à rua, indica uma relação muito especial entre o Dentro e o Fora. Relação essa que entenderei como uma dinâmica de dobramentos, des-

a uns dez metros, continuava me xingando, me expulsando e estava com um pedaço de pau em forma de porrete na mão.

Sentia que não poderia recuar sem com isso colocar qualquer possibilidade de relação a perder. Também não poderia deixá-lo me machucar, sob o mesmo risco. Não poderia também envolver qualquer instância policial ou psiquiátrica, pois tudo já estava engatilhado para que ele fosse parar em um abrigo. Mantive-me parado, confiando que se ele quisesse me acertar já teria acertado ou ao menos teria sido mais eficiente em seus ataques. Quando estava a uns cinco metros, foi possível nos olharmos no olho. Nesse instante, algo aconteceu: inadvertidamente, tanto para mim quanto para ele, pronunciei minhas primeiras palavras: vamos tomar um sorvete? Não saberia dizer de onde vieram tais palavras, nada havia planejado e apesar de, aparentemente, inapropriado para a situação era a única coisa que fazia sentido a partir do momento que fora pronunciado.

À minha pergunta ele respondeu quase em ato contínuo com um sorriso e me perguntou com um ar de surpresa e excitação: você vai pagar? Tomando consciência da loucura que acabara de cometer, respondi imediatamente que sim, que estava lhe convidando e que eu pagaria.

dobramentos e redobramentos[85]. E como é de Ƨpatium clínico que estou falando, a clínica exige que pensemos o seu espaço de forma inextensa, sem distâncias quantificáveis. O fio da navalha estoica, um corte móvel que tem a espessura das linhas e pontos das dobraduras.

Saímos a pé em direção à rua e ali começou uma relação que dura até hoje. Cinco dias depois, ele estaria se mudando para a caƧa e moraria lá até seus 21, quando regressou para casa dos parentes, mas isso já é uma outra história...

Desta feita, as clínicas do AT e da RT juntas permitem afirmar que

O AT, enquanto experiência de percorrer, leva a clínica ao seu limite com o Fora produzindo um Dentro como dobra do próprio Fora, já a RT hospeda e acolhe no seu Dentro o Fora como desdobramento do próprio Dentro. A RT como dobra do AT e o AT como desdobra da RT. O Dentro como dobra do Fora e o Fora como desdobra do Dentro.

Entre, pise na Ƨoleira, habite a Ƨoleira, sinta-se em casa, sinta o *em*-caƧa, a epifania do Ƨpatium, a epifania da Ƨoleira!

campo do AT

Avancemos então pelo campo de Saber-Poder da clínica do AT. Houve tempos que um pensamento corporativista e conservador arrogava para si os direitos de uma clínica *stricto sensu* atribuindo ao AT a posição de uma clínica inferior, de uma clínica menor. Minha experiência coleciona momentos quase caricaturais desse tipo de visão, como na vez em que ouvi de uma psicanalista que o tratamento de uma pessoa que acompanhava se dava naqueles 15 ou 20 minutos semanais em que acontecia a sessão de análise e não nas outras 70 horas de AT que aconteciam entre uma sessão e outra de análise, como se o AT fosse uma forma de ocupar o tempo da pessoa com coisas atuais da vida prática enquanto espera o grande momento de próxima sessão. Nesse sentido, Guattari fala de certas abordagens que

[...] mantém a ideia de que somente uma cura individual permite aceder a "ordem simbólica" pelas vias transcendentes da interpretação e da transferência. A verdade é bem

---

[85] A propósito do problema do Fora/Dentro remeto aos itens **geometria da exclusão;** *nau dos insensatos;* **pontos de subjetivação; linhas de Poder & plano do saber; sair da casinha** – *sintomatologia do Fora.*

outra e o acesso à neurose, à psicose e à perversão precisa de outros desvios que não esse tipo de relação dual.[86]

Ou então quando se falava de psicanálise por extensão, psicanálise na cidade, clínica ampliada e outras expressões que, se não fossem muito bem entendidas, podiam dar a impressão de uma clínica meio aguada, meio insossa, enfraquecida, preservando assim o direito de uma suposta clínica mais encorpada. Esse tempo correspondia a um tempo onde o AT se encontrava demasiado subordinado aos discursos e práticas da psiquiatria e, sobretudo, da psicanálise. Seu território era quase estritamente o da loucura e, em menor escala, o território da dependência química. Luciana Chaui, junto a Reis Neto, fala dessa visão minorizada do AT como um segundo tempo de sua história onde sua força revolucionária inicial, ligada, sobretudo, aos movimentos de contracultura e antipsiquiátricos, com todo o questionamento das identidades que lhes eram inerentes, fora capturada pelas práticas psiquiátricas e psicoterápicas, sob o pano de fundo de uma época em que a ditadura militar havia se instalada:

> Todo esse movimento e mudança da estrutura da saúde mental gerou a necessidade de que a prática do Acompanhamento Terapêutico também se transformasse, seguindo a correnteza do rio caudaloso da contracultura com seu questionamento de identidades. Eis porque podemos falar numa mudança dos significados que assumem para os ats ter ou não ter uma identidade profissional. A esse respeito Reis Neto propõe uma distinção entre dois momentos: antipsiquiátrico e psiquiátrico. Diz ele que, no primeiro momento, antipsiquiátrico, não ter uma identidade profissional e, portanto, não carregar consigo um saber instituído cheio de regras e técnicas era considerado terapêutico, uma vez que o saber técnico estava sendo posto em dúvida quanto ao seu valor de tratamento e cura. Entretanto, ao estudar o surgimento e desenvolvimento do AT no Rio de Janeiro até 1995, esse autor afirma que há um segundo momento, chamado por ele de "psiquiátrico", coincidente com o período da ditadura militar, que, como assinalamos há pouco, repõe as tendências tradicionais de tipo manicomial. Nesse segundo momento, o AT era tomado como um coadjuvante do trabalho psiquiátrico tradicional e há uma mudança de sentido quanto à ausência de identidade profissional ou ao chamado "não saber" dos acompanhantes terapêuticos (ats): o que antes fora sinal de inovação contestadora toma agora uma conotação de minoração, ou seja,

---

[86] GUATTARI, 1990, p. 199-200.

> o at é aquele que "não sabe tanto" e por isso sua atividade não é "tão terapêutica". O at é encarado como um "terapeuta menor", ainda em formação e, como "extensão" do psiquiatra (ou do psicoterapeuta), não apresentava identidade própria.[87]

Se temos assim um primeiro momento antipsiquiátrico de questionamento e recusa das identidades e um segundo momento em que a ausência de identidade se torna objeto de minoração do AT, podemos dizer que, na atualidade, configura-se um terceiro tempo, em que o AT conquistou o seu lugar ao sol, sendo reconhecido como uma prática clínica com valor em si mesma. Ao menos desde 2000 vem se consolidando internacionalmente, especialmente no circuito Argentina-Brasil, o que pode ser chamado de *campo do AT*.

Esse campo vem sendo garantido e expandido a partir de alguns eixos. O primeiro é a *produção de conhecimento próprio*. Hoje podemos ver uma proliferação de publicações, trabalhos de conclusão de curso, dissertações, teses, artigos; assim como de congressos, seminários, simpósios, jornadas, encontros etc., produzindo uma multiplicação do arcabouço conceitual que vai para além da transposição direta de alguns conceitos psicanalíticos que funcionam mais ou menos bem nesse novo campo. Conceitos vindos de lugares distintos dos discursos psi renovam e enriquecem multiplicando o campo do AT, assim como a construção de conceitos que emergem do próprio campo.

A *formação* constitui um segundo grande eixo. O AT conta hoje com uma grande inserção nas universidades e, muitas vezes, em faculdades e pós-graduações que vão para além da psicologia, assim como com o surgimento de grupos de formação mais ou menos instituídos[88]. Nesse eixo pode-se falar não só da formação do at, mas também do AT como modo de formação. Assim acontece em alguns serviços de psicologia aplicada em que o AT funciona como dispositivo de formação[89] ou em algumas

---

[87] CHAUI-BERLINCK, 2012, p. 31.

[88] Destacarei apenas alguns desses espaços de formação: o Attenda, coordenado por Maurício Hermann, em São Paulo, com uma perspectiva Lacaniana; o coordenado por Marcele Emerim, em Florianópolis, em uma perspectiva da Gestalt Terapia; o Grupo Trilhas, coordenado por Ana Paula de Freitas, Ana Paula Cordeiro Scagliarini, Denise Decarlos, Mariana de Silvério Arantes, Oswaldo Moya Jr., em Uberlândia, em a uma perspectiva esquizoanalítica; o Lugar de Encontro, coordenado por Ingrid Quintão, Milla Karolini, Camila Rosa e Sara Bessa em Brasília; o ligado à Raquel Bessa em Uberaba; o Hospital-Dia A Casa... Esses são apenas alguns grupos de formação entre muitos outros, ficaria impossível citar todos aqui...

[89] Destacarei apenas algumas experiências – entre muitas outras – desenvolvidas por: Analice Palombini no departamento de psicologia aplicada da Universidade Federal do Rio Grande do Sul; Ricardo Silveira no departamento de psicologia da Universidade Federal de Uberlândia; Demétrius França no departamento de psicologia na Universidade Nacional de Brasília; Debora Sereno na Clínica Psicológica Ana Maria Poppovic da PUC-SP, nomeado

faculdades de arquitetura que têm o AT como prática de deriva ou faculdades de cinema que tomam esse como prática de cuidado.

Mais um eixo é a *inserção da prática* que vem garantindo a consolidação do campo do AT. A prática do AT ganhou novos territórios que ultrapassam o seu território de origem na Saúde Mental. Ganhou o terreno de escolas, do judiciário[90], do SUS, da medicina, da assistência, das artes, do cinema[91], do hospital geral, do urbanismo, entre outros.

Esse eixo leva a um outro que é o *público-alvo*. Para além do louco e do dependente químico, o AT hoje vem sendo praticado com os mais diversos públicos: crianças, adolescentes, terceira idade, grupos, pessoas em situação de rua, pessoas encarceradas, artistas...

A *Transdisciplinarização* vem dando novos ares a essa prática. Saberes como os da terapia ocupacional, enfermagem, fisioterapia, educação física, psicomotricidade, arquitetura, urbanismo, filosofia, ciências sociais, antropologia, pedagogia entre outros vem compondo, junto aos saberes psis, o referencial discursivo e não discursivo do campo do AT. É necessário fazer um destaque especial para as tecnologias leves, comunitárias e não acadêmicas que vêm se mostrando de grande importância para o campo, colocando em questão, inclusive, a necessidade de formação acadêmica (terceiro grau) para o exercício do AT.

E, por fim, um circuito de *institucionalização* do próprio campo que se revela por associações, grupos[92], coletivos[93], serviço oferecido por plano de saúde, estatuto profissional, leis de regulamentação da prática,[94] sendo tematizado até no filme *Por que você não chora?* de Cibele Amaral[95].

---

de Giramundo; Raquel Bessa e Rosimar Quirino ligadas a uma parceria entre a fundação Gregório Baremblitt e ao projeto de extensão do departamento de psicologia da Universidade Federal do Triângulo Mineiro, via o CAPS Maria Boneca em Uberaba; Gabriel Pulice no departamento de psicologia da Universidade de Buenos Aires...

[90] Destacarei, por exemplo, o muito bem-sucedido PAI-PJ ligado a Fabrício Ribeiro. Ver o livro *Da razão ao delírio, por uma abordagem interdisciplinar do conceito de loucura* (RIBEIRO, 2011).

[91] Destacarei as experiências do laboratório KUMÃ entre cuidado e cinema desenvolvidas por Cezar Migliorin tanto na faculdade de cinema da Universidade Federal Fluminense quanto na Casa Jangada.

[92] Destacarei o Grupo Dom Quixote no Rio de Janeiro em torno Mariana Pereira, Mauro Andrade, Pedro Cavalcanti, Rafael Ferreira, Thais Valle e Vera Lúcia.

[93] Destacarei o coletivo Continente AT, ligado a Marcos Cahu, em Recife; o coletivo RodaRua, ligado a Debora Sereno, Ana Carolina Fainzilber, Julia Magalhães e Laura Rosenbaum, que é baseado na economia solidária como forma de garantir o acesso ao dispositivo do AT independentemente das condições socioeconômicas do sujeito e a sustentabilidade do trabalho dos ats do grupo.

[94] Por exemplo, em algumas comarcas da Argentina o AT ganhou estatuto de profissão e leis de regulamentação, nesse sentido ver as análises de Gabriel Pulice *Fundamentos clínicos do acompanhamento terapêutico* (PULICE, 2012) e *Acompañamiento Terapéutico, transferencia y dirección de la cura Fundamentos éticos de su clínica* (PULICE, 2018).

[95] Ver AMARAL, 2021.

acompanhamento terapêutico como clínica menor

Como em qualquer formação social que se consolida, encontramos no campo do AT disputas de toda ordem, com seus avanços, recuos, rupturas, retomadas, paralisações, bloqueios, capturas, traições, segredos, alianças, disputas de interesses... Linhas mais duras se compõem com linhas mais flexíveis, produzindo graus de estratificações como um centro e seu entorno, mas linhas de fuga mais à margem, em contato com o Fora, vão desestratificando o próprio campo, que não para de avançar. O campo é a resultante momentânea e móvel de todos esses combates, revelando, assim, o território constituído do AT. Já o acompanhar, a ação específica do AT, é justamente aquilo que de Dentro do próprio campo, em contato com o Fora, impede a sua cristalização, que o desestratifica e que faz derivar o próprio campo, é a sua ponta mais desterritorializada, suas linhas de fuga. De qualquer forma, se há acompanhar no campo do AT é justamente nas fronteiras do próprio campo, em contato com aquilo que está Fora e resistindo ao que no campo se institucionaliza.

De minha parte interessa o AT como a experiência limiar, como uma linha de fuga que faz fugir o próprio campo. Peguemos então aquela formulação negativa em que o AT era visto como uma clínica menor para trans*a*lo(u)cá-la em positivo. Sim,

o AT é uma clínica menor! Afirmo assim a minoridade clínica do AT.

Nada conviria melhor ao AT do que ser entendido com uma clínica menor[96], ou como uma clínica do menos. Sua força genealógica tem essa natureza tal como mostrou muito bem Suely Rolnik:

> Todos conhecem essa história: há décadas atrás, um verdadeiro rebuliço internacional começa a convulsionar o território psiquiátrico, lugar de confinamento da loucura na condição de doença mental. A falta de ar atingira um limiar insuportável, não dava mais para continuar desse jeito: uma questão política-ideológica com certeza, mas sobretudo uma questão de desejo; não eram apenas os pacientes que se asfixiavam nessa paisagem, mas também os profissionais que nela atuavam. E aí foi aquela

---

[96] Aludirei ao tema da minoridade em Deleuze no **ENXERTO INCIDENTAL:** *a dialética Mesmo/outro ou uma genealogia do diferente* assim como ele retornará mais a frente com Winnicott e a sua experiência de crescer para menor no item **paradoxos entre trabalhar e morar – habitar a ca$a.**

avalanche de iniciativas – abrir as portas dos manicômios, formar equipes multiprofissionais, criar ambulatórios de saúde mental, hospitais-dia etc. –, diferentes territórios que, somados, aumentavam as chances da loucura libertar-se de sua condição de existência doente. Depois veio a necessidade de construir mediações não só entre esses vários territórios, mas também entre cada um deles e o da família, entre todos eles e a paisagem da cidade – era preciso criar possibilidades reais de vida não doente. A figura do acompanhante terapêutico se delineia como uma das atualizações dessa necessidade. Esta é a sua genealogia.[97]

Minorar a clínica: não seria essa a operatória clínica por excelência? A clínica como um caso clínico de si mesma. Nesse sentido foi que propus, em outra ocasião, a afirmação paradoxal de que o AT, além de ser uma forma de fazer clínica, ou seja, um dispositivo clínico entre outros, é também a forma como a clínica se faz[98]. O acompanhar como paradigma da clínica é, a um só tempo, a afirmação de que onde há clínica há Acompanhamento Terapêutico e de que o AT é um processo de minoração de clínica. Há no AT uma tendência, uma propensão de levar a clínica a um *mais além*, ao alhures, que sem dúvida é também um nenhures, um *mais aquém*. Esse processo de ampliação para menor é o próprio devir da clínica.

AT como devir-menor da clínica.

O at é aquele que no exercício clínico de percorrer os territórios avança sempre e cada vez mais, criando territórios ao mesmo tempo que não para de descriá-los para que possa avançar. Transalo(u)camento. A arte de caminhar na linha tênue das fronteiras é a sua especificidade. Desbravador de territórios, leva a clínica na mochila só para se surpreender com o fato de a clínica já estar lá no próprio território desbravado.

Tudo começa por aqueles que somos chamados a acompanhar. Muitas vezes casos limite que por si só desafiam a clínica. Isso faz com que os casos de AT, em geral, possam ser vistos mais como situações do que propriamente casos. Envolvem sempre uma rede muito maior de pessoas do que somente aquela que somos chamados a acompanhar. Somos convocados a acompanhar uma pessoa, mas é sempre uma situação que

---

[97] ROLNIK, 1997, p. 83-84.

[98] Ver ARAÚJO, 2005/2025.

acompanhamos, jamais unicamente uma pessoa. Só isso já exige uma clínica capaz de se montar justo no limite que essas situações apresentam. Situações que são o Fora da própria clínica obrigando-a a se desalo(u)car, a esticar seus limites para se fazer funcionar em situação.

Desse modo, é o puro *ato de acompanhar* que é revelado pelas situações limite que o AT, como Soleira da clínica, é chamado a intervir. A intervenção que é acompanhar, por princípio, coloca a função clínica bem na fronteira entre aquele que acompanha e aquele que é acompanhado, envoltos pela paisagem da cidade meio formada, meio deformada pela presença desses que transitam em suas margens. Não há at que não tenha experimentado a clínica nessa reversibilidade: passar daquele que acompanha para aquele que é acompanhado numa fração de segundo, sentir a flutuação da função clínica indo e vindo sofrer a intervenção no justo momento que a faz. Encontrar-se ali, no meio das paisagens da cidade, sem conseguir definir ao certo se acompanha ou se é acompanhado[99].

Pode-se dizer que a clínica nunca foi tão longe e é o AT que a leva nos lugares mais surpreendentes!

Fazer AT é, necessariamente, se colocar na questão que a própria clínica é, ou seja, se colocar no devir-menor da clínica.

Todavia, é acompanhando e percorrendo territórios que a clínica encontra o Fora da sua clausura. Portanto, percorrer e habitar os contornos da clínica é ao mesmo tempo produzir o seu Dentro como dobra do Fora.

atração para Fora ou agorafilia ou forafilia

Expressões como *vamos fazer uma saída* ou *fiz uma saída com fulano* são expressões corriqueiras dos ats. Seu reverso também: *não estou conseguindo sair com fulano*. Uma etologia do at certamente encontraria no ato de sair uma das principais potências do seu mundo clínico. No AT, todas as outras ações parecem se organizar em torno dessa, como se todo at fosse atraído antes para Fora do que para qualquer outra coisa. Agorafilia

---

[99] Isso se dá na forma mais cotidiana na vida de um at. Hoje é Domingo, um dos moradores se encontra aqui, ao meu lado, enquanto escrevo essas palavras. Acabei esse parágrafo e lhe perguntei: *Mateus tem te levado à igreja, né?* Ao que ele me respondeu de bate e pronto: *eu que tenho levado ele!* Ri e falei que eu estava escrevendo justamente sobre isso. Ele: *então escreve isso aí!*

ou Forafilia do AT. Atração para Fora e fazer saída são as faces perceptivas e motoras do at. Poderíamos perguntar se não teria toda clínica essas duas faces e, segundo o princípio que propus em relação ao AT como paradigma da clínica, seríamos obrigados a responder que as diferenças seriam somente de grau, não de natureza.

> sai para andar, anda,
> vai, volta ao mesmo lugar,
> não adianta, cai,
> perece que vai desmaiar,
> levanta, fica no ar,
> descansa, cansa
> de tanto esperar, alcança
> o mesmo lugar onde estava
> antes, ainda e enquanto
> avança, volta
> a ficar esperando passar
> o momento, não morre,
> não dorme e se dorme
> acorda outra vez nesse corpo
> e se morre acorda
> outra vez noutro corpo
> pra continuar[100]

Além de seus afetos, o AT tem paisagens que são como signos desses afetos. A rua é um dos mais pregnantes. É como se todos os lugares tivessem a direção da rua, sendo a rua apenas um signo concreto ou linguístico. A rua se confunde, assim, com o próprio Fora, de modo que sempre se está saindo e o sair tem a rua como direção. Parte-se para a rua como modo de retomar os processos que haviam sido interrompidos. O at é como o esquizo[101] para Deleuze & Guattari

> O esquizo leva consigo os fluxos descodificados e faz com que eles atravessem o deserto do corpo sem órgãos, onde instala suas máquinas desejantes e produz um perpétuo escoamento de forças ativas. Ele transpôs o limite, a esquiza

---

[100] ANTUNES, 2010, p. 71.

[101] Deleuze & Guattari definem *ESQUIZO* como o processo das máquinas desejantes que se dão no limite da produção social capitalística. Já a esquizofrenia é justamente a interrupção, o estancamento, a ruptura desse processo. "A esquizofrenia como processo é a produção desejante, mas tal como ela é no fim, como limite da produção social determinada nas condições do capitalismo. Esta é a nossa 'doença', a de homens modernos" (DELEUZE & GUATTARI, 2010, p. 176).

> que mantinha a produção de desejo sempre à margem da produção social, tangencial e sempre repelida. O esquizo sabe partir: ele fez da partida algo tão simples quanto nascer e morrer. Mas, ao mesmo tempo, sua viagem ocorre estranhamente no mesmo lugar. Ele não fala de um outro mundo, ele não é de um outro mundo: mesmo deslocando-se no espaço, é uma viagem em intensidade, em torno da máquina desejante que se erige e permanece aqui.[102]

Entretanto, a rua não vive sozinha nesse mundo ao qual o at é sensível, para que haja essa propensão para Fora é necessário que haja uma insuportabilidade com o Dentro, que este tenha se fechado sobre si mesmo de forma irrespirável. A rua, assim, revela a inospitalidade como sua imagem invertida. A imagem invertida da rua é o manicômio e vice-versa, assim como o Dentro parece ser a imagem invertida do Fora.

Se a rua é a agorafilia do AT, o manicômio é sua claustrofobia...

sair ou o intolerável ou claustrofobia

Uma vez Pelbart definiu a ética em uma perspectiva espinosana: "Ética entendida como o conjunto dessas modalidades de afirmação singular e coletiva que emergem de uma sensibilidade ao intolerável, e que respondem ao intolerável a cada vez de novo" (PELBART, 2003, p. 246).

E foi o intolerável que me atingiu, produzindo uma marca ética indelével na sensibilidade. Há não sei quantos anos fui chamado para fazer o acompanhamento de Daniel[103]. Já havia acompanhado ele antes por meio de um hospital-dia em que estagiara. Fazia mais ou menos três anos que não tinha mais notícias dele e, nesse meio tempo, ele havia sido internado em um grande hospital psiquiátrico, por sinal, existente até hoje. Estava já há dois anos internado e sem perspectivas de sair. Uma rede kafkiana de práticas que, tanto por parte do hospital quanto da sua mãe, faziam de qualquer tentativa de retorno para casa da família uma nova crise que o lançava novamente para dentro do hospital. Na verdade, se havia alguma instância que queria a sua saída era somente o plano de

---

[102] DELEUZE & GUATTARI, 2010, p. 177.

[103] Daniel comparece também no livro *Um passeio ESQUIZO pelo acompanhamento terapêutico: dos especialismos à política da amizade* está sendo reeditado pela Editora Appris em uma versão revisada e atualizada em paralelo com o atual.

saúde que, depois de tanto tempo, começava a colocar obstáculos para o financiamento dessa situação. Daniel respondia a esse contexto. Em uma reunião, entre o plano de saúde, a família e o hospital, ficou delineado que um AT seria a melhor estratégia. Bem, assim retornei para o caso em uma situação completamente nova.

Combinei que primeiro faria saídas com ele e que depois começaria a tentar um retorno para sua casa. Já na primeira vez que fui encontrá-lo, fui impedido de sair com ele. Quando cheguei ao hospital, ele estava amarrado à sua cama. Depois de conversarmos um pouco, tive que ouvir do psiquiatra de plantão a explicação do motivo dele estar 'contido': havia ficado agitado e, por isso, tinham lhe administrado medicações, mas, segundo o psiquiatra, se ele ficasse andando de um lado para o outro como era o seu costume, seu metabolismo aceleraria, não permitindo que a medicação fizesse efeito. Não me recordo bem o que se passou a partir desse momento, a única recordação que tenho é de já estar fora do hospital, sentado em uma lanchonete, meio paralisado, pensando na cara de pau daquele psiquiatra me explicando tal sandice. Mais uma proposição para o manual de lógica manicomial.

No segundo encontro entrei no hospital tomado pela força necessária para sair dali. Havia me prevenido com uma licença assinada pelo psiquiatra externo que acompanhava o caso. Daniel estava amarrado novamente, conversamos um pouco e combinei que iria desamarrá-lo para darmos uma volta. Ele assentiu com a cabeça e assim fizemos. Quando saímos do quarto em direção à porta de saída, uma enfermeira nos abordou, falando que ele não podia sair e que eu não podia tê-lo desamarrado. Mostrei-lhe a licença e ela sem saber muito o que fazer falou que iria chamar o psiquiatra de plantão. Nesse meio tempo, continuamos na direção da saída, mostramos o papel na recepção e saímos antes que a enfermeira retornasse com o psiquiatra.

Saímos. Daniel estava meio grogue, provavelmente já tinha ficado amarrado o suficiente para que o remédio fizesse efeito, era hora de caminhar um pouco para ver se seu metabolismo anulava um pouco daquela sedação. Não fomos muito longe, mas, de qualquer modo, o lado de fora do portão já é longe o suficiente para que um pouco de ar venha arejar a atmosfera.

No terceiro encontro saímos sem problemas e fomos mais longe, todavia, na hora de retornar, Daniel se sentiu mal e vomitou no carro a caminho do hospital. No quarto encontro o vômito se repetiu no caminho de volta para o hospital. Conversamos um pouco sobre a possibilidade de ele não retornar mais para o hospital, e sim para a casa de sua mãe. Ele se mostrou refratário à ideia e falou que queria retornar para o hospital. Mais outra saída e mais um vômito, sintoma muito estranho para um quadro de franca psicose, diga-se de passagem. De fato, foram muitos anos de convívio com Daniel, mas essa foi a única vez que vi esse sintoma se manifestar.

Enfim, na quinta saída o vômito se repetiu e, dessa vez, também vomitei. Estava em um beco sem saída. Conhecia Daniel o suficiente para saber que ele não retornaria para a casa de sua mãe e que, ao mesmo tempo, não suportava mais entrar naquele hospital. Havia chegado ao intolerável e, meio mareado, ainda falei para Daniel que não retornaria mais, que não fazia o menor sentido sair com ele só para voltar depois, que nem eu nem ele estávamos suportando mais aquilo e que só retornaria para sair com ele e não mais voltar.

No manicômio o Dentro é tão insuportável, tão sufocante, tão cerrado sobre si mesmo e ao mesmo tempo tão oco, tão vazio e tão estéril que uma evidência ética se produziu como marca indelével. A ética da saída se impôs, justo porque o manicômio é um labirinto sem saída, um bicho de sete cabeças que, cada vez que se corta uma cabeça, nascem duas em seu lugar, um ser com tentáculos que draga para Dentro até a morte, que mata e deixa morrer, mas sair jamais.

Depois dessa marca, o manicômio permanece em mim, jamais terminou de sair de mim, sempre um vômito a se expelir, uma alergia a se evitar. Se a ética se produz a partir de uma afecção do intolerável, como ensinou Espinosa, sair do manicômio é ao mesmo tempo tirar o manicômio do horizonte. Não há sentido oposto, ou seja, não há entrada no manicômio que seja tolerável, somente saída. Essa marca ética fez com que em minha prática o caminho tivesse sempre essa meta: para Fora.

Continuando a saga do at claustrofóbico e forafílico, uma outra situação, concomitante ao cenário de Daniel, se apresentou. Se o manicômio é o signo de um Dentro claustrofóbico, em determinadas situações uma casa pode assumir caracteres manicomiais de modo tal que pode ser ela também um manicômio, suas portas e janelas podem ganhar as mesmas grades, suas práticas a mesma ilogicidade. Enquanto Daniel precisava sair de um manicômio sem haver condições para retornar para a casa de sua família, Maicon precisava sair da casa que sua família havia arranjado para ele.

Maicon pesava 180 kg, tinha 1,90 m de altura e tinha ataques de fúria constantes. Seu comportamento era impertinente e despótico. Não sentia fome sem sentir ao mesmo tempo desespero e ódio, tal qual um recém-nascido que berra quando o peito demora um pouco mais. E essa era mesmo a imagem, um bebê lutando desesperado por sua sobrevivência, mas diferentemente do bebê, que praticamente só pode chorar, Maicon era um adulto gigante, forte, capaz de falar e de um certo uso de uma razão manipulativa. "Sua Majestade o Bebê"[104], vinte e oito primaveras depois. E não era somente a fome que despertava o imenso bebê despótico, quando

ENXERTO INCIDENTAL: Gabriel e a entrada em três tempos

Em julho de 2020 estávamos oficialmente no patamar dos mil mortos por dia no Brasil em função da pandemia de coronavírus[1]. Desde junho, os números apresentavam uma tendência à estabilidade. Uma certa esperança de que a quantidade de pessoas mortas diariamente não subiria mais e que depois dessa estabilidade começaria a cair, somada à saturação de quatro meses quarentenados produzia seus efeitos.

Nesse momento começamos a receber uma demanda muito grande de novos moradores. Eram pessoas que haviam sido internadas antes do início oficial da pandemia e que não puderam ter suas altas efetivadas. Quarentena e internação se confundiam nesses casos. Em menor número, recebemos também a demanda para pessoas que viveram esses quatro meses desassistidos, circulando pela cidade e sendo mal recebidos por onde passavam. Surgiu ainda a demanda de pessoas que estavam em isolamento junto às suas famílias, levando as relações ao limite do intolerável. A pandemia

---

[104] FREUD, 1914, p. 98.

[1] Remeto ao item **ENXERTO INCIDENTAL:** *pandemia,* p**s**icóticos em-ca**s**a.

alguém não lhe atendia ou não lhe dava atenção, esta era exigida na mesma medida.

Sua família, que, desde seu nascimento, convivia com esses e outros comportamentos, já havia feito de tudo que existe no universo dos psicólogos, psiquiatras, psicanalistas etc. A última tentativa havia sido alugar um apartamento para ele morar, já que a família havia atingido um limiar onde não queriam mais conviver com ele. No seu apartamento, Maicon frequentaria um hospital-dia e teria a ajuda de uma pessoa para organizar a casa.

Poucos meses depois um amigo foi contatado pela família para entrar nessa situação. Tudo havia virado um caoS, Maicon não frequentava mais o hospital-dia, a quarta pessoa que havia sido contratada para ajudá-lo na casa havia se demitido, o condomínio acumulava todo tipo de queixas e Maicon havia perdido qualquer contorno possível. Não vou descrever aqui a infinidade de comportamentos que faziam de Maicon uma existência praticamente impossível. Mas um comportamento se sobressaía e parecia que os outros giravam ao seu redor. Maicon bebia uma garrafa de dois litros de Coca-Cola de uma vez só no gargalo, sem deixar derramar uma gota. Pior, era capaz de repetir esse gesto quatro, cinco até seis vezes

havia criado um gargalo que estava estourando nesse momento. Os locais de internação estavam lotados, havia fechado suas portas de entrada pois não podiam abrir as suas portas de saída. Por outro lado, as relações familiares estavam exasperadas na convivência entre seus membros. As famílias exauridas se viam de mãos atadas, sem conseguir dar conta da circulação de entes...

Nesse contexto é que Gabriel chegou à caSa. Antes da pandemia morava sozinho em um apartamento sustentado pela família. Um misto de pSicose, uso irregular de medicação, solidão, uso abusivo de cocaína e teimosia havia levado suas condições de vida ao intolerável. O apartamento onde morava estava destruído e completamente esvaziado de utensílios. A vizinhança e o tráfico faziam ameaças confirmando e multiplicando as perseguições que já não mais se sabia se eram delirantes ou efetivas. Diante desse quadro, havia sido internado e sua mãe havia se desfeito do apartamento com a convicção de que ele precisaria de assistência no morar quando recebesse alta. A pandemia estendeu sua internação e adiou a busca de sua mãe por tais condições. Uma internação que custava à família em torno de R$15.000,00 por mês, custos com que que a família não tinha mais como arcar, pois já se endividara o suficiente para chegar novamente ao insustentável. Tal

ao longo de um dia. Muitas vezes tomava duas garrafas uma atrás da outra. Algumas vezes vomitava logo em seguida, outras não.

Esse amigo montou uma equipe para fazer um acompanhamento durante o dia com Maicon, todos os dias da semana. Acompanhávamos ele de dia e à noite ele ficava só em sua casa. O projeto era fazer isso por duas semanas e depois avaliaríamos o que seria feito. No combinado inicial com Maicon havíamos estipulado o máximo de quatro litros de Coca por dia e que não valia vomitar, que não tinha sentido ele beber dessa forma e depois botar tudo para fora.

Na primeira semana de trabalho, Maicon apareceu durante a noite na portaria da casa da família, gritando, exigindo entrar. A família, assustada, não deixou que entrasse e nos acionou. Fomos ao seu encontro. Sua família estava a ponto de desistir do projeto e interná-lo. Na negociação com a família resolvemos sustentar que ele não ficaria mais sozinho. Contudo, a família já havia chegado no limite financeiro que poderia dispensar para Maicon e nós resolvemos bancar mesmo assim. Sem alteração do que a família pagava à equipe, nos desdobramos na assistência a ele. Ele agora ficaria assistido 24 horas. Todavia, essa situação ficou insustentável

situação de frustração e impotência alimentava um ódio incontido de sua mãe, que desferia ataques a Gabriel sempre que possível. Este já havia sido preso em tempos passados e sua mãe vendera o apartamento para pagar advogados etc. Assim se configurava a relação entre os dois: ataques infinitos de ambas as partes.

Gabriel não sabia onde sua mãe morava, pois esta, com receio dele, escondia essa informação. Logo que Gabriel chegou na caSa o ódio que sua mãe sentia se transferiu para a caSa, na medida em que não compartilhávamos e não confirmávamos a desesperança que ela nutria por Gabriel.

Ela vivia dizendo o quanto éramos incompetentes, ingênuos e iniciantes por apostarmos em Gabriel; este, por sua vez, respondia a ela com agressões e demandas infinitas de dinheiro, cigarro e comida. A psiquiatra, que acabara de entrar no caso, ainda estava na fase de experimentação e ajuste da medicação, que muitas vezes sua mãe recusava pagar.

Contudo, um acontecimento se deu. Gabriel, que se mantinha isolado em relação à caSa, conseguira que sua mãe enviasse uma quantia para que fizesse um churrasco. No dia seguinte, ele amanheceu passando mal e atribuiu seu estado a um envenenamento produzido por

para nós, assim como para a família. Uma nova saída se impunha!

Concomitantemente à situação de Daniel e de Maicon, também estávamos às voltas com Alex. Este, em certa medida, era muito parecido com Maicon, mas seu despotismo não girava em torno da comida e sim de uma prática que revelava um estranho interesse. O gosto por qualquer objeto que encerrasse no seu interior pressão. Latas de spray, câmaras de ar, amortecedores, extintores de incêndio... e o seu manjar dos deuses, que eram os compressores de geladeira. Afeto pneumático.

Alex tinha um corpo flácido, de uma hipotonia que chegava até a fala. No dia a dia, parecia uma mistura de joão-bobo com boneco do posto, mas, quando ficava com raiva, ganhava a tonificação de um pneu bem calibrado e batia como gente grande, era difícil contê-lo.

Alex morava na casa da avó junto com os seus pais. Um outro amigo foi chamado para fazer o acompanhamento dele. Era uma casa grande em um terreno grande. Todavia, o quintal e um galpão que ficava atrás da casa imprimiam ao terreno ares de um ferro velho. Anos de acúmulo de extintores, bujões, latas de aerossol e, principalmente, de compressores de geladeira compunham a paisagem. Isso em si não

sua mãe por meio da carne. Nesse momento seu silêncio e seu isolamento foram rompidos. Gabriel apareceu em todo o seu colorido...

Cada morador que chega à caſa leva um certo tempo para realmente entrar na caſa, para verdadeiramente habitá-la, para estar em-caſa; tempo que acredito ser o da contração de novos hábitos. No entanto, há sempre um limiar de ruptura em que os novos hábitos produzem um salto qualitativo, talvez seja o limiar em que os hábitos constituídos não podem mais subsistir diante dos novos. Esse salto é a instauração de um habitat: *morador e caſa entram em um regime de variação mútua: uma dança e/ ou uma luta. A caſa torna-se outra, sofre uma mudança climática, qualitativa, ao mesmo tempo que o morador passa a possuir um território, um* habitat, *entra em-caſa. Em nossas práticas costumamos dizer que o morador entrou... Por onde, quando e como cada um entra são inesperados, imprevisíveis. São da ordem de um acontecimento, daquilo que instaura um antes e um depois.*

Com Gabriel, uma primeira entrada se deu através da desestabilização de seu corpo, algo lhe foi indigesto. Posso dizer que nesse caso o acontecimento produziu uma dança das cadeiras transferencial: a mãe, que transferiu para caſa o dinheiro

seria um problema se não fosse fonte de muita angústia e violência. Alex exigia ir até um ferro velho para comprar compressores sob uma ameaça de agressão, tanto ao outro como a si mesmo e também contra os objetos da casa, caso ouvisse um não. Era também fonte da mesma violência se alguém mexesse na disposição dos objetos no quintal. Aquilo que parecia um amontoado de objetos tinha uma disposição que só ele podia entender e qualquer alteração dessa disposição era percebida por ele, que tinha que recompô-la e, se não conseguisse, se inflava e estourava para cima de si mesmo, dos outros ou dos objetos da casa. Alguma saída se impunha!

questão casa

O intolerável se impôs. Para nós que acompanhávamos as situações narradas acima foi se tornando cada vez mais evidente que a intervenção a ser feita deveria ser a criação de um novo lugar para aqueles que acompanhávamos. Urgia como modo de intervenção uma nova casa, capaz de acolher, abrigar e dar suporte às tais existências, uma casa que produzisse uma nova situação. E foi o que aconteceu. Com Daniel, Maicon e Alex nascera a primeira moradia da experiência caʃa que concerne a este livro. A questão que se colocava com cada um dizia

para comprar a carne – carne essa que foi comprada pela caʃa com conhecimento e consentimento de Gabriel – se tornou sua envenenadora. Gabriel, que só se relacionava com a mãe por intermédio da caʃa (uso do telefone de algum at), se transferiu (entrou) para caʃa. A caʃa deixou de ser objeto de ódio da mãe, que passou a estabelecer uma relação mais amistosa conosco. Na leitura de uma das pessoas da equipe que havia ido morar na caʃa junto com Gabriel – em parte, em função de sua chegada – a caʃa passou a cumprir uma função materna para Gabriel. Dinheiro-carne-veneno- -caʃa-mãe. Tudo dá a entender que Gabriel liberou sua mãe da demanda-mãe, atribuindo-lhe o papel de envenenadora, deslocando desta feita para caʃa a função mãe. Ao mesmo tempo, liberou a caʃa de ser envenenadora e pôde se entregar ao seio da caʃa. A mãe liberou, pela primeira vez, algum dinheiro para Gabriel e, consequentemente, para a caʃa, ao mesmo tempo que liberou a caʃa de parte do seu ódio, autorizando a caʃa a cuidar de Gabriel, tarefa que ela não vinha conseguindo exercer há não se sabe quanto tempo e da qual se queixava agressivamente. A caʃa recebeu o churrasco preparado cuidadosamente por Gabriel juntamente com seu o conteúdo delirante que, até então, tivera toda a cautela de esconder, se isolando e botando o

respeito aos modos como habitavam os espaços onde estavam. Essa questão era tão preeminente que outras questões sobre diagnóstico, tratamentos, medicações etc. tornavam-se secundárias ou derivadas. A questão casa se evidenciara.

Morar, residir, habitar não é uma opção para ninguém, sempre já se está habitando um lugar, de tal modo que habitar se confunde com aquilo que nos tornamos. Melhor, nos tornamos aquilo que somos à medida que produzimos, mediante o habitar, uma dobra sobre nós mesmos que se constitui como um *para-si*. Jamais somos algo em-si, a subjetividade é um para-si, que nada mais é que os hábitos que contraídos ao habitar o mundo[105].

> *Existir é já habitar um espaço qualquer e habitar um espaço qualquer é já fazer para si, uma morada, uma casa. Na radicalidade, qualquer para-si já é uma espécie de casa. Essa é a causalidade específica e a razão de ser do dispositivo RT e, especialmente, da caSa: abrir o espaço para que, para--si e caSa possam coemergir se autodeterminando, de tal modo que o louco possa habitar o mundo.*

---

[105] A propósito da constituição de um *para-si* por meio da contração de hábitos, ver o segundo capítulo de *Diferença e repetição* (DELEUZE, 1988a).

rádio alto para que ninguém escutasse sua conversa com as vozes.

Contudo, essa primeira entrada havia sido parcial. Ele muito rapidamente começou a retornar para o seu isolamento. Em parte, porque estava realmente isolado em um quarto, pois estávamos esperando o resultado do teste de Covid-19 que havia feito quando chegara na caSa. Quando o resultado negativo do teste chegou era a hora de ele ir para um outro quarto junto a outros dois moradores. Sabíamos que essa transferência não seria fácil, pois teríamos que atravessar sua teimosia e sua resistência. Por motivos clínicos, entre outros, não era uma opção ele continuar se territorializando no isolamento daquele quarto. Por conta da Covid-19 sua entrada se deu pelo isolamento até que pudéssemos ter certeza de que ele poderia estar nos espaços comuns da caSa. Isso era uma inversão total do modo que temos o costume de receber as pessoas: jamais por um quarto isolado.

Estrategicamente optamos por fazer a transferência no susto. Comunicamos a ele e não demos muito espaço para negociação. Criamos o isolamento e precisávamos desfazê-lo. Algumas horas depois se deu o inesperado: ele pegou sua mala e pulou pela janela do segundo andar que estava voltada para o quintal do

Poder ser louco sem estar adoecido – já que não creio que doença e loucura necessariamente coincidam – exige um morar também louco que esconjure os adoecimentos ligados ao próprio ato de morar. Daí a necessidade de a clínica ir até aos modos de habitar para construir essas estranhas moradias que são as residências terapêuticas. Por esse motivo, uma RT precisa colocar em questão os modos instituídos do próprio morar, no sentido de promover uma abertura no espaço, um espaçamento[106], para que emerjam casas que comportem, de modo libertador, a loucura. Esses modos instituídos se encontram presentes, por exemplo, na própria arquitetura de uma casa que determina certos modos de habitar e, com isso, favorece alguns modos de subjetivação e não outros. Não são todos, por exemplo, que suportam o regime de individualização e de intimização que a Modernidade criou. Alguns adoecem em tal regime, outros, quando esse regime se torna isolamento, enlouquecem. Fato é que tal regime pode ser adoecedor. Não está dado, ainda a título de exemplo, que ter um quarto individual, com excesso de "privacidade", é algo desejável. Em certas situações pode não ser desejável nem que se tenha um quarto fixo. Entra em jogo

imóvel do primeiro andar. Todavia, tudo era muito estranho. A casa vivia com as portas destrancadas, fazendo daquele o caminho mais difícil para sair da casa, dificuldade essa que ainda se agravava pelo fato de ele ter escolhido justamente o momento que os ats estavam na frente da casa, ou seja, ele, que poderia sair muito facilmente pela porta sem ser visto quando quisesse, decidiu sair pela janela do segundo andar, para depois ter que pular um outro muro e ainda passar diante dos olhos dos ats. Bem, a sua queda fez o barulho suficiente para chamar a atenção dos ats, assim como foi alta o suficiente para machucar seu pé de modo que não pudesse mais pisar no chão. Conclusão: ele ficara preso no quintal da casa de baixo e não tinha mais como sair sem auxílio. Tivemos que ajudá-lo a pular o muro em direção à rua para depois entrarmos pelo portão para a casa novamente.

A profecia de sua mãe se realizara: nos seus rompantes de ódio não parava de falar que Gabriel iria fugir, que a gente tinha que vigiá-lo, manter as portas trancadas etc. Desde o início havíamos respondido a essa questão dizendo que a única coisa que faria ele permanecer na casa eram as relações que iríamos estabelecer, caso contrário, não teríamos como segurá-lo e, mesmo que fugisse, o que teríamos que fazer seria encontrá-lo. De qualquer

---

[106] Remeto ao item **espaçamento**.

todo um conjunto de relações com a propriedade e com o privado: o que é próprio, como se apropria, como se é apropriado, as fronteiras da privacidade, a alcova, o íntimo, a abertura ao *outro*, o público, o comum, a sala de estar... Todavia, pode-se crer, segundo uma perspectiva burguesa e moderna, que um quarto individual seria o melhor a oferecer para alguém, especialmente quando esse alguém passou anos em um regime manicomial de lógica serializante. Uma família culpada por não conseguir mais coabitar com um dos seus entes, todavia, no momento que vislumbra a possibilidade de uma RT, pode crer que oferecer um quarto individual com uma televisão traria mais conforto e, com isso, exigir tal modo de habitação para seu ente. Mesmo profissionais que trabalham em uma RT podem reproduzir o modo de habitar de uma casa burguesa moderna que são os modos aos quais se constituíram como um *para-si*...

Reafirmo, assim, que as pessoas que necessitam de uma habitação como intervenção clínica são as que padeceram numa espécie de atritamento e exasperação com o modelo de casa moderna, burguesa e neurótica. Diria, então, que aqueles que são indicados a uma RT são os que clínica e politicamente padecem de alguma forma na *ques-*

forma, havíamos lhe prevenido que acontecimentos difíceis que colocavam a ca Ŝa à prova, nos momentos de chegada de um morador eram, geralmente, modos de entrada na ca Ŝa. Gabriel não fora o único a fazer a entrada na ca Ŝa fugindo, pelo contrário, fugir sempre foi um modo privilegiado de se entrar na ca Ŝa. Não consigo contar quantos foram os que entraram na ca Ŝa fugindo. Como se um vetor de fuga fosse necessário para transformar a ca Ŝa de pedra e carne em um habitat. Uma fuga para Dentro que introduz o Fora na ca Ŝa.

No caso de Gabriel, sua fuga jogou-o para a sala de ca Ŝa. Precisou colocar bota ortopédica, usar cadeira de rodas e muletas por aproximadamente um mês, assim como ajuda para tomar banho, ir ao banheiro. Um mês intenso de cuidados que permitiu uma aproximação mútua. Precisávamos sobretudo tocar seu corpo, criar a intimidade que somente o convívio intenso propicia. Já não era mais possível esconder seus delírios que, agora, podiam compor a atmosfera da ca Ŝa.

Uma das coisas mais surpreendentes desse episódio é a explicação de Gabriel sobre os motivos de sua fuga: ele, que pesava 120 kg, medindo 1,80 m e que era faixa preta terceiro dan de jiu-jitsu, ao chegar no quarto com os outros moradores, ficou com medo do olhar observa-

tão casa, de modo que se instaura a necessidade clínica de serem desalo(u)cados de onde habitam para um espaço onde as condições do habitar estejam abertas. Espaço & espaçamento & Ʃpatium & habitar & hábito & habitat & caʃa...

Falo assim de uma clínica do habitar que está ligada à experiência que todos carregam das casas por onde passaram, dos modos como as habitaram... caʃa talvez seja a dimensão espacial do inconsciente, o psiquismo estendido, o Ʃpatium receptivo[107] onde o ego se apoia diariamente para desaparecer ... dormir... sonhar... devanear...

devanear a caʃa

Bachelard escreveu em *Poética do espaço* que "a casa é nosso canto no mundo"[108]. Para o autor, as relações antropocósmicas começam pela morada, pois ela é o nosso primeiro universo, nosso primeiro invólucro. Todo espaço habitado é uma morada que nos protege das forças do caoʃ, pois na "vida do homem, a casa exclui as coisas do acaso"[109]. Habitar é a função não formalizada de constituir um cosmos. Alegria inaugural de uma

dor de um outro morador franzino, com metade do seu tamanho. Não suportara olhar a loucura nos olhos do outro e fora tomado de terror, como se fosse a primeira vez que visse a face da loucura.

No primeiro acontecimento, com a dança transferencial, parte do ódio que sua mão desferia sobre a caʃa havia cedido. A partir desse segundo episódio a outra parte de ódio também sumira. Como se a realização de sua profecia fosse também a realização da nossa. Agora, ela tinha certeza de que entendíamos do que Gabriel era capaz, assim como nós sentíamos que Gabriel entrara.

Um terceiro acontecimento se deu na composição da sua entrada e se deu meses depois. Desde o primeiro churrasco uma regularidade foi se criando: a despeito de todo o ódio circulante, Gabriel e sua mãe estabeleceram uma via de encontro. Como que por trás dos gritos e xingamentos, um circuito amoroso se estabelecera: 60 reais por semana garantiam a Gabriel um churrasco que ele compartilhava com todos da caʃa.

Em torno desse churrasco, que se tornava aos poucos um hábito, Gabriel, que cada vez mais habitava a caʃa, se tornava um verdadeiro bailarino-churrasqueiro. Nos churrascos de Gabriel o seu domínio alcança o mais alto grau de potência, seus movimentos e gestos são precisos, atingindo a leveza de um

---

[107] Remeto ao item **HOSPITALIDADES:** *em-*caʃa, o Ʃpatium receptivo.

[108] BACHELARD, 1957, p. 358.

[109] BACHELARD, 1957, p. 358.

casa-cosmos que nos abriga contra todo o caoS.

Dessa forma, casa é qualquer espaço habitado. Essa experiência primeira, esse bem-estar original, é a matriz que faz com que *uma casa esteja ligada a cada uma das vezes que nos sentimos minimamente abrigados*. Assim, a casa se duplica em um onirismo consonante. A casa real, a casa atual, ou mesmo cada vez que nos sentimos abrigados tem seus correlatos: a casa pensada e a casa sonhada ganham lugar. Uma circularidade se impõe entre devaneio e casa, pois ela abriga o sonho, protege o sonhador e nos permite sonhar em paz, ainda que o sonho seja um pesadelo. Devaneamos a casa pois é dentro dela que, sobretudo, devaneamos. "[...] os lugares onde se viveu o devaneio se reconstituem por si mesmos num novo devaneio. É justamente porque as lembranças das antigas moradias são revividas como devaneios que as moradias do passado são em nós imperecíveis"[110].

Casa, assim, ao lado da água e do fogo, são como as matérias do devaneio, regiões onde a memória e a imaginação não se dissociam, celebrando a mais profunda comunhão, o caSamento entre lembrança e imagem: o Imemorial. As lembran-

bailarino-lutador. Todo o ambiente ganha a cor de seus gestos.

*Em torno do churrasco toda uma série outra de hábitos foi se criando. Passou a ir ao mercado para fazer as compras semanais para ca*Sa*, pois tinha que escolher a peça de carne certa. Ele faz o churrasco e serve a todos, se satisfaz em servir. Mais recentemente começou a fazer não só o churrasco, mas também a comida para todos, expandindo seus hábitos, criando o* habitat*, constituindo a realidade e o dia a dia da ca*Sa*.*

Um dia recebemos uma ligação da sua mãe aos gritos me dizendo que Gabriel não estava tomando a medicação. No dia a dia não percebemos tal fato, nada indicava. Ela parecia ter surtado, nos agredindo e desferindo novamente seu ódio. Aquela repentina percepção se dera em função de uma mudança intensiva no pedido de Gabriel dos 60 reais semanais. Uma quebra do hábito. Fomos verificar e realmente Gabriel estava cuspindo e escondendo a medicação. Havíamos chegado a um esquema medicamentoso muito satisfatório. Mas havia um problema, a concentração da dosagem à noite fazia com que Gabriel babasse no travesseiro. Situação que era vivida por ele novamente como envenenamento. A situação foi rapidamente contornada com a distribuição da mesma dosagem ao longo do dia.

---

[110] BACHELARD, 1957, p. 359.

ças das casas, das casas de infância, das casas nas quais habitamos têm uma tonalidade afetiva diferente das lembranças do mundo exterior, são lembranças que guardam sempre algo da imaginação. As lembranças de casa têm sempre algo de sonho, sempre algo de uma poética do espaço. A casa se deixa revelar assim como um poder integrador:

Esse terceiro acontecimento, o mais sutil e o mais veloz de todos, gerou uma outra mudança qualitativa que ainda não sabemos explicar, mas trouxe para relação da caSa com sua mãe uma tranquilidade e uma confiança que até então não havíamos experimentado... a despeito dos gritos e dos arranca-rabos que são quase como risos...

> [...] a casa é um dos maiores poderes de integração para os pensamentos, as lembranças e os sonhos do homem. Nessa integração, o princípio que faz a ligação é o devaneio. O passado, o presente e o futuro dão à casa dinamismos diferentes, dinamismos que frequentemente intervém, às vezes se opondo, às vezes estimulando-se um ao outro. A casa, na vida do homem, afasta contingências, multiplica seus conselhos de continuidade. Sem ela, o homem seria um ser disperso. Ela mantém o homem através das tempestades do céu e das tempestades da vida. Ela é corpo e alma.[III]

Manter o homem integrado em sua poética, protegê-lo das forças caóticas, resguardá-lo da hostilidade do universo, atestar o interior do ser como bem-estar. Essa parece ser a casa devaneada de Bachelard.

topoanálise

Depois de estabelecer o valor da casa em sua circularidade com o devaneio e o poder da casa como integração do pensamento, das lembranças e do sonho, Bachelard começa a falar de uma topoanálise como uma análise auxiliar à psicanálise. A topoanálise funcionaria ao nível da lembrança, mas localizando ela no espaço. O interesse clínico pelo tempo é deslocado para o espaço, o conteúdo das lembranças e sua narrativa histórica se torna menos primordial que as localizações inerentes às lembranças, seus lugares e o espaço que lhes concerne. Nossas lembranças e nossos esquecimentos estão alojados – diria alo(u)cados –, assim como o próprio inconsciente que se encontra estendido no espaço.

[III] BACHELARD, 1957, p. 359.

Bachelard reivindica, a partir a topoanálise, um valor positivo para a fixação, já que esta, como parada no tempo, deixa emergir o espaço onde o tempo ainda não começara. A fixação é uma parada *do* tempo *no* espaço, tal qual aquele que dorme e encontra o seu ponto de fixidez no corpo, como fala Blanchot[112]. A fixação, com seu valor imemorial na tranquilidade de um tempo que ainda não começou a sua jornada, difere da fixação do trauma e sua recursividade no próprio tempo. "Não será preciso dar à 'fixação' suas virtudes, à margem da literatura psicanalítica que deve, juntamente com sua função terapêutica, registar sobretudo processos de desfixação?"[113]. Se a psicanálise recoloca o tempo do trauma para correr novamente na dramática de uma vida que corre, a topoanálise reencontra o valor do espaço, imóvel e tranquilo, onde as fixações correspondem às moradas mais singulares de um ser imemorial que ainda não foi convocado a sair de si por Outrem. A casa que é acessada pelo devaneio de Bachelard é assim um plano dessocializado, são os espaços da solidão de um ser sem consciência que quer perseverar inconsciente no próprio ser[114].

> A topoanálise seria então o estudo psicológico sistemático dos lugares físicos de nossa vida íntima. No teatro do passado que é a nossa memória, o cenário mantém os personagens em seu papel dominante. Às vezes acreditamos conhecer-nos no tempo, ao passo que se conhece apenas uma série de fixações nos espaços da estabilidade do ser, de um ser que não quer passar no tempo, que no próprio passado, quando vai em busca do tempo perdido, quer 'suspender' o vôo do tempo. Em seus mil alvéolos, o espaço retém o tempo comprimido. O espaço serve para isso. É pelo espaço, é no espaço que encontramos os belos fósseis de uma duração concretizados em longos estágios. O inconsciente estagia. As lembranças são imóveis e tanto mais sólidas quanto mais bem espacializadas.[115]

O tempo comprimido no espaço marca a não passagem do tempo. O que era antes do começo, as condições do próprio tempo, uma duração concreta, funcionando como estágios inconscientes e eternos. A casa tranquila de onde somos forçados a sair na justa medida que somos lançados

---

[112] Remeto ao Item **HOSPITALIDADES: *em*-ca‍ſa, o ſpatium receptivo**.

[113] BACHELARD, 1957, p. 359.

[114] "Para analisar nosso ser na hierarquia de uma ontologia, para psicanalisar nosso inconsciente entrincheirado nas moradias primitivas, é preciso, à margem da psicanálise normal, *dessocializar* nossas grandes lembranças e atingir o plano dos devaneios que trazíamos conosco nos *espaços de nossas solidões*" (BACHELARD, 1957, p. 203).

[115] BACHELARD, 1957, p. 360-361.

ao mundo. Será necessário questionar a tranquilidade desse ser dessocializado, sem Outrem, recolhido *em*-ca ʃa na sua ausência de mundo...

robin ʃon

Robinson Crusoé é testemunha de que na ilha deserta, desertada, dessocializada, na ca ʃa sem Outrem, na cidade lisa, não se encontra a tranquilidade do ser, e sim um chão movente de partículas elementares e nômades. Não o Robinson de Daniel Defoe[116] que, depois do naufrágio, rápido demais, impõe à ilha seu projeto paranoico de socialização, domesticação e colonização burguesa.

> É difícil imaginar um romance tão aborrecido, e é uma tristeza ver ainda crianças lendo-o. A visão de mundo de Robinson reside exclusivamente na propriedade e jamais se viu proprietário tão moralizante. A recriação mítica do mundo a partir da ilha deserta cede lugar à recomposição da vida cotidiana burguesa a partir de um capital. Tudo é tirado do barco, nada é inventado, tudo é penosamente aplicado na ilha. O tempo é tão-só um tempo necessário ao capital para obter um ganho ao final de um trabalho. E a função providencial de Deus é garantir o lucro. Deus reconhece os seus, as pessoas de bem, porque elas têm belas propriedades, ao passo que os maus têm péssimas propriedades, maltratadas. A companhia de Robinson não é Eva, mas Sexta Feira, dócil ao trabalho, feliz por ser escravo, muito rapidamente enfastiado de antropofagia. Todo leitor sadio sonharia vê-lo finalmente comer Robinson.[117]

Em Defoe, a ilha é rapidamente estriada, entretanto, Michel Tournier, mais de duzentos anos depois de Defoe, reescreveu o romance, agora do ponto de vista de Sexta Feira, conferindo uma nova vida para Robinson, para Sexta Feira e, sobretudo, para a ilha. Esta faz uma estranha aliança com Sexta Feira, que, por sua vez, não para de fazer fracassar o projeto civilizacional e sedentário de Robinson, trans*alo*(u)cando-o. Em linhas gerais, tudo começa como em Defoe, isto é, Robinson foi lançado ao espaço liso do mar pelo naufrágio do barco Virginie. Ao acordar, na beira da praia da ilha deserta que nomearia, a princípio de Ilha da Desolação, Robinson se dedica a tentar retornar para sua vida. Primeiramente, espera um resgate e faz tudo para propiciar que alguém, em um barco qualquer,

---

[116] Ver DEFOE, 2009.

[117] DELEUZE, 1950, p. 20-21.

possa perceber o seu pedido de socorro, mas nada acontece. Depois, tenta construir uma pequena embarcação para que possa sair da ilha, o *Evasão*. Mais ao final, Robinson não consegue fazê-lo chegar ao mar, pois havia construído sua jangada demasiadamente plantada na terra. Finalmente, se dando conta de que nada mais podia fazer no sentido de ser resgatado, se dedica a reconstruir, hábito por hábito, a sua antiga vida na própria ilha. Seu empreendimento sistemático consiste em domesticar a ilha aos seus moldes, lhe impor os seus hábitos. Renomeia a ilha de Speranza, se proclama governador e sacerdote, extrai seus recursos, recria a pecuária e a agricultura, reinstaura leis divinas e humanas, produz um excedente e um estoque como acúmulo de capital, faz suas confissões e registra seus pensamentos em um diário, enfim, cumpre à risca todo o esforço civilizacional que o transformou em humano. Até aí a história reescrita por Turnier não se difere muito da original de Daniel Defoe. Todavia, está sozinho, acompanhado apenas do cachorro Tenn, que também sobrevivera ao naufrágio e sente a ausência de *outro* como um poder corrosivo. Robinson escreve em seu diário:

> A solidão não é uma situação imutável em que eu me encontraria mergulhado desde o naufrágio do *Virginie*. É um meio corrosivo que age em mim lentamente, mas sem pausa, e num sentido puramente destrutivo. No primeiro dia, eu transitava entre duas sociedades humanas igualmente imaginárias: o pessoal de bordo desaparecido e os habitantes da ilha, pois julgava-a povoada. Encontrava-me ainda quente de todos os contatos com meus companheiros de bordo. Prosseguia imaginariamente o diálogo interrompido pela catástrofe. A ilha, depois, revelou-se deserta. Caminhei numa paisagem sem alma viva. Atrás de mim, mergulhava na noite o grupo dos meus infelizes companheiros. Já as suas vozes tinham há muito silenciado quando a minha começava apenas a cansar-se do solilóquio. Desde aí, sigo com horrível fascínio o processo de *desumanização* cujo trabalho inexorável sinto em mim.[118]

Sem alguém com quem possa contracenar no seu empreendimento civilizacional, Robinson sente o trabalho sorrateiro da ilha deserta como uma força que corrói o homem que ele é. E isso na mesma medida em que Robinson tenta resistir e fazer valer sua memória humana cada vez mais evanescente e longínqua, assim como os seus hábitos cada vez mais vazios e obsessivos. E a ilha se torna tanto mais tentadora e temerosa quanto

---

[118] TOURNIER, 1985, p. 46-47.

mais Robinson lhe impõe seu esquadrinhamento. Há, assim, duas ilhas, aquela que Robinson se esforça para construir por meio dos estriamentos que seus hábitos humanos lhe impõem, e a *outra*, lisa e deserta, em que os hábitos e memórias de Robinson são desfeitos se tornando ele próprio um elemento qualquer da ilha. Como se o tempo fosse perdendo força em prol da ilha enquanto espaço, e, quando desfeita a memória humana e todos os seus hábitos, o espaço invadisse Robinson como as próprias ondas que naufragaram o Virgínia. Um estado de inseparabilidade entre Robinson e a ilha, ambos estão em plena núpcias. Mas a corrosão de Robinson não se dá de uma vez por todas. No romance reescrito por Turnier, a derrocada vai acontecendo progressivamente a cada vez que Robinson se entrega à ilha e percebe que nela está mais *em-ca♙a* do que quando está em meio aos seus empreendimentos humanos. Assim, a ilha-chiqueiro na qual Robinson chafurda em momentos de loucura. Também o interior da gruta como uma ilha-alvéolo para qual Robinson é irresistivelmente atraído e levado até ao derramamento de sêmen, mas não sem antes parar o fluxo de gotas da clepsidra que lhe servia para marcar hora.

> Estava suspenso numa eternidade vertiginosa [...] Qual não era a sua paz, assim alojado no mais secreto da intimidade rochosa desta ilha desconhecida! [...] devo ter adormecido. Não saberia dizê-lo. Portanto, a diferença entre vigília e o sono, no estado de *inexistência* que se encontrava, era indistinta. De cada vez que pedia à sua memória um esforço para tentar calcular o tempo decorrido desde a sua descida à gruta, era sempre a imagem da clepsidra *parada* que se apresentava como monótona insistência ao seu espírito.[119]

Tanto a lama do chiqueiro quanto o alvéolo uterino no fundo da gruta de Speranza eram capazes de colocar Robinson em uma espécie de suspensão de si e de suas memórias civilizacionais e assim era tomado pela paz e tranquilidade da qual fala Bachelard. Porém, não completamente, pois a memória não deixava de retornar e com ela as culpabilidades que lhes são inerentes. É que entregar-se à ilha lhe parecia, depois do júbilo, ainda demasiado incestuoso, visto que, segundo um retorno da memória, o chiqueiro estava ligado a sua irmã e o alvéolo a sua mãe. E a paz encontrada no fundo do alvéolo uterino era apenas ilusória, já que a própria ilha não pararia de impor-lhe novos desafios... Somente o Combo Rosa conheceria as núpcias completas entre a ilha e Robinson, para além das imagens familiares. Desse aca♙alamento, nasceria uma espécie de mandrágora até

---

[119] TOURNIER, 1985, p. 94-95.

então inexistente na ilha, coroando uma pansexualidade cósmica. Eram os frutos do ca Samento inconfessável com a própria terra.

> Desde então, com a bênção da bíblia, um vínculo mais forte e mais íntimo o prendeu a Speranza. Havia humanizado de maneira incomparavelmente mais profunda que todas as tentativas do governador aquela que poderia agora chamar de sua esposa. Que esta união mais estreita significasse, em troca, mais um abandono de sua própria humanidade, Robinson bem o suspeitava, mas só lhe mediu o alcance quando, um dia ao acordar, verificou que sua barba, crescida ao longo da noite, havia começado a tomar raízes na terra.[120]

Eis que o impulso civilizatório de Robinson ganha uma nova força com a chegada do aborígene à ilha, já que este também carece de domesticação. No entanto, uma nova ordem de perigos logo surgirá e será Sexta-Feira quem levará todos os esforços civilizacionais de Robinson à derrocada final. É que Sexta-Feira habita alegremente, com uma espécie de beatitude, a total ausência de sentido da empreitada robinsoniana, tratando-a como uma coisa qualquer, sem lhe conferir nenhuma importância especial em relação aos outros elementos da ilha. Assim, realiza à risca os mandamentos de Robinson, mas na forma do *como não*[121], ou seja, cumpre tudo, mesmo as tarefas mais absurdas, *como se nada* fossem. Estranha perversão de Sexta-Feira que reúne a mais pura inocência com a mais excessiva lucidez. Se Robinson o trata como escravo e mesmo o espanca, Sexta-Feira apenas corresponde, porém sem que isso tenha para ele qualquer efeito de sentido, simplesmente faz, sem nenhum pesar e mesmo com a maior das alegrias. Robinson escreve em seu diário:

> Evidentemente que ele me obedece, cegamente, ao primeiro sinal, e é bem estranho que eu o lamente. Mas há nesta submissão alguma coisa de demasiado perfeito, de mecânico mesmo, que me gela, salvo – ai de mim! – aquele riso devastador que parece não poder reprimir em certos casos e que se assemelha à manifestação súbita de um diabo que existiria nele. Possesso. Sim, Sexta-feira está possesso. E mesmo duplamente possesso. Porque, temos de reconhecer, fora das suas gargalhadas diabólicas, sou eu, inteiro, que ajo e penso dentro dele.[122]

---

[120] TOURNIER, 1985, p. 122.

[121] Remeto ao item *vida nua, uma vida*.

[122] TOURNIER, 1985, p. 136.

Robinson experimenta, assim, dois tipos de estranhamento. Primeiro, aquele concernente à obediência cega de Sexta-Feira, pois este deveria demonstrar um pesar, alguma espécie de sofrimento em nome de um bem maior que é a vida civilizada[123]. E um segundo concernente ao seu riso horripilante, que deixa entrever potências misteriosas e demoníacas. O primeiro revela o *non sense* do empreendimento humano e o segundo as forças corrosivas e indomáveis que não param de atuar...

Eis que outras mandrágoras surgem no Combo Rosa. Ocorre que Sexta-Feira, por sua vez, também despoÇará a ilha, gerando novas mandrágoras. Por fim, Sexta-Feira fará com que o empreendimento humano de Robinson vá literalmente pelos ares em definitivo. É que a ilha não conhece a fidelidade humana e não deixa de despoÇar esse novo membro. Só assim Robinson conhecerá a verdadeira inocência das flores.[124]

> E aí que intervém Sexta-feira. Pois o personagem principal, como diz o título, é Sexta-feira, o jovem. Somente ele pode guiar e acabar a metamorfose começada por Robinson e lhe revelar seu sentido, o objetivo. Tudo isto, inocentemente, superficialmente. É Sexta-feira que destrói a ordem econômica e moral instaurada por Robinson na ilha. É ele que faz Robinson deixar de gostar da encosta, tendo feito crescer, segundo seu próprio prazer, uma outra espécie de mandrágora. É ele que faz explodir a ilha, fumando o tabaco proibido perto de um barril de pólvora e restitui ao céu, a terra, assim como as águas e o fogo. É ele que faz voar e cantar o bode morto (= Robinson). Mas é ele sobretudo que apresenta a Robinson a imagem do duplo pessoal, como complemento necessário da imagem da ilha: "Robinson vira e revira esta questão consigo mesmo. Pela primeira vez ele entrevê claramente, sob o mestiço grosseiro e estúpido que o irrita, a existência possível de um *outro* Sexta-feira – como suspeitou outrora, bem antes de descobrir a caverna e a encosta, uma *outra* ilha, escondida sob a ilha administrada". Enfim, é ele que conduz Robinson à descoberta dos Elementos livres, mais

---

[123] "Todo animal sofre quando seus órgãos deixam de ser animais" (DELEUZE, 1961, p. 170-171).

[124] Deleuze & Guattari usam a expressão *inocência das flores*, se referindo a uma sexualidade molecular na obra de Proust: "O problema, na verdade, não é de maneira alguma o da existência de períodos pré-edipianos que já teriam Édipo como eixo, mas é relativo à existência e à natureza de uma sexualidade anedipiana, a uma heterossexualidade e uma homossexualidade anedipianas, a uma castração anedipiana: os cortes-fluxos da produção desejante não se deixam projetar num lugar mítico, os signos do desejo não se deixam extrapolar num significante, a transexualidade não deixa nascer oposição qualitativa alguma entre uma heterossexualidade e uma homossexualidade *locais* e *não-específicas*. Em toda parte, o que se tem com essa subversão é a inocência das flores, em vez da culpabilidade de conversão" (DELEUZE & GUATTARI, 2010, p. 103).

radicais que as Imagens ou os Duplos, pois que os formam. Que dizer de Sexta-feira, senão que é travesso e moleque, mas apenas na superfície? Robinson não deixará de ter sentimentos ambivalentes a seu respeito, só o salvando por acaso, graças a um erro de tiro, quando, na realidade, queria matá-lo.[125]

É que Sexta-Feira é apenas um *outro*, um elemento qualquer que dança e canta com outros elementos singulares, todavia, sem participação em qualquer estrutura que pudesse se constituir como um Outrem... Um *outro* sem outrem...

ca Ŝa-sem-Outrem

Robinson há muito tempo já havia perdido o lugar que poderia conferir unidade e identidade ao *outro*. Quando Sexta-Feira chegou à ilha, já era tarde demais. É que o que jazia, o que havia se corroído nessa aventura toda, era a estrutura Outrem, o lugar vazio do *outro*, que é prévio à sua chegada. E se não há mais Outrem, e se não há mais estrutura[126],

---

[125] DELEUZE, 1998, p. 235.

[126] Outrem não é uma estrutura qualquer, mas sim a estrutura das estruturas, de modo que sem Outrem nenhuma outra estrutura resiste, nenhuma outra estrutura se forma. "Mas o essencial é que Sexta-feira não funciona em absoluto como um outrem reencontrado. É muito tarde, pois a estrutura desapareceu. Ora ele funciona como um objeto insólito, ora como um estranho cúmplice. Robinson trata-o ora como um escravo que procura integrar à ordem econômica da ilha, pobre simulacro, ora como o detentor de um segredo novo que ameaça a ordem, misterioso fantasma. Ora quase como um objeto ou um animal, ora como se Sexta-feira fosse um além de si mesmo, um além de Sexta-feira, o duplo ou a imagem de si. Ora aquém de outrem, ora além. A diferença é essencial. Pois outrem, no seu funcionamento normal, exprime um mundo possível; mas este mundo possível existe em nosso mundo e, se não é desenvolvido ou realizado sem mudar a qualidade de nosso mundo, ele o é, pelo menos, segundo leis que constituem a ordem do real em geral e a sucessão do tempo. Sexta-feira funciona bem diferentemente, ele que indica um *outro* mundo suposto verdadeiro, um duplo irredutível unicamente verdadeiro e neste outro mundo um duplo de outrem que ele não é mais, que não pode mais ser. Não um outrem, mas um outro do outrem. Não uma réplica, mas um Duplo: o revelador dos elementos puros, aquele que dissolve os objetos, os corpos e a terra. 'Parecia que (Sexta-feira) pertencia a um outro reino, em oposição ao reino telúrico de seu senhor sobre o qual ele tinha efeitos devastadores por pouco que tentássemos aprisioná-lo aí.' Eis por que ele não é nem mesmo para Robinson objeto de desejo. Robinson pode muito bem envolver seus joelhos, contemplar seus olhos, ele o faz só para apreender seu duplo luminoso que quase não retém mais do que os elementos livres escapados de seu corpo. 'Ora, tratando-se de minha sexualidade, dou-me conta de que nem uma só vez Sexta-feira despertou em mim uma tentação sodomita. O que se explica, em primeiro lugar, porque ele chegou muito tarde: minha sexualidade já se tornara elementar e era para Speranza que ela se dirigia... Não se tratava para mim de regredir em direção e amores humanos, mas de mudar de elemento sem sair do elementar.' Outrem *baixa*: baixa os elementos na terra, a terra em corpos, os corpos em objetos. Mas Sexta-feira, inocentemente [inocência das flores], endireita de novo os objetos e os corpos, leva a terra até o céu, libera os elementos. Endireitar de novo, retificar é também encurtar. Outrem é um estranho desvio, ele baixa meus desejos sobre os objetos, meus amores sobre os mundos. A sexualidade não está ligada à geração a não ser em um tal desvio que faz passar por outrem primeiro a diferença dos sexos. É primeiro em outrem, por outrem, que a diferença dos sexos é fundada, estabelecida. Instaurar o mundo sem outrem, reendireitar o mundo (como Sexta-feira o faz ou antes como Robinson percebe que Sexta-feira o faz), é evitar o desvio. E separar o desejo de seu *objeto*, de seu desvio por um corpo, para referi-lo a uma *causa* pura:

também não há mais mundos possíveis, só mundos reais, de modo que a separação entre o eu e o mundo já não existe mais. Não há mais eu, nem mundo, nem Deus. Cada um é um *outro* qualquer, elementar, sem estrutura, em um jogo de multiplicidades móveis. Robinson, a ilha, Sexta-Feira, as mandrágoras, Tenn, Virgínia, Evasão, as ondas, são apenas variações intensivas...

> Já há algum tempo, efetivamente, que me exercito nesta operação que consiste em arrancar de mim sucessivamente, uns atrás dos outros, todos os meus atributos – digo *todos* – como sucessivas cascas de cebola. E, ao fazê-lo, constituo longe de mim um indivíduo que tem apelido de Crusoé, nome Robinson, seis pés de altura etc. Vejo-o viver e evoluir na ilha sem me aproveitar das suas venturas. *Eu*, quem? A pergunta está longe de ser ociosa. Nem sequer é insolúvel. *Porque se não é ele, então é Speranza.* Há, portanto, um *eu* volante que vai pousar-se, ora no homem, ora na ilha, e que faz de mim ora um, ora outra.[127]

Nesse sentido, a ilha deserta se difere de uma ilha vazia, pois é povoada de objetos parciais, elementares, quantas intensivas. De qualquer forma, a caSa jamais foi uma caSa vazia, tampouco uma caSa cheia, certamente um falso problema... A caSa-ilha guarda apenas o deserto como o seu próprio Fora... Desta feita, não falarei mais, doravante, de caSa vazia, e sim de caSa deserta e sua vida borbulhante...

Seria essa a condição que Bachelard quer encontrar com sua topoanálise? A caSa do devaneio bachelardiano com sua tranquilidade seria como a ilha-Robinson, a caSa-ilha? Afinal, Robinson se (re)encontra *em*-caSa na ilha, não quando reconstrói a civilização para garantir a sua humanidade, mas sim no êxtase nupcial com a ilha que faz dele apenas um de seus elementos, um *outro* qualquer, sem memória, sem hábitos, sem Outrem. E acerca da tranquilidade que Bachelard fala? A ilha parece tão mais agitada, quanto mais elementar ela se torna! Quiçá *em*-caSa seja a dimensão onde o repouso pleno e o movimento absoluto se encontram e não mais se distingam.

---

os Elementos. 'Desapareceram os andaimes de instituições e de mitos que permitem ao desejo tomar corpo, no duplo sentido da palavra, isto é, de se dar uma forma definida e fundir um corpo feminino'. Robinson não pode mais apreender-se a si mesmo ou apreender Sexta-feira, do ponto de vista de um sexo diferenciado. A psicanálise está livre para ver nesta abolição do desvio, nesta separação da causa do desejo com relação ao objeto, neste retorno aos elementos, o signo de um instinto de morte – instinto tornado solar" (DELEUZE, 1998, p. 325-327).

[127] TOURNIER, 1985, p. 78-79.

No entanto, Bachelard devaneia e seu devaneio se duplica, pois se o devaneio leva ao *em-ca ſa* é porque dela já havíamos saído, e assim como há o devaneio da tranquilidade há sempre o devaneio da partida, da migração, do exílio, do nomadismo, do estrangeiro. Assim, devanear a ca ſa é sempre e já devanear tanto a saída do *em-ca ſa*, como também o retorno para *em-ca ſa*. Assim a topoanálise reencontra a psicanálise.

> Por consequência, na base mesma da topoanálise, temos que introduzir um matiz. Fazíamos notar que o inconsciente é localizado. Devemos acrescentar agora que o inconsciente está bem localizado, tranquilamente instalado. Está no espaço da sua felicidade. O inconsciente normal sabe estar à vontade em qualquer lugar. A psicanálise ajuda os inconscientes deslocados, inconscientes brutalmente ou insidiosamente deslocados. Mas a psicanálise prefere colocar o ser em movimento a tranquilizá-lo. Ela convida o ser a viver fora dos abrigos do inconsciente, a entrar nas aventuras da vida, a sair de si. E, naturalmente, sua ação é salutar. Uma vez que também é preciso dar um destino de exterior ao ser do interior. Para acompanhar a psicanálise nessa ação salutar, seria preciso empreender uma topoanálise de todos os espaços que nos chamam fora de nós mesmos. Ainda que centremos nossas pesquisas nos devaneios da tranquilidade, não devemos esquecer que há um devaneio do homem que anda, um devaneio do caminho.[128]

Que a caſa seja a ilha, inconsciente estendido; que Robinson seja uma espécie de at morador chegando à caſa repleto de mundos constituídos; e que Sexta-Feira seja o louco que não para de exigir os mais intensos desalo(u)camentos. É que a clínica do habitar pressupõe não uma habitação pronta, mas sim o resgate da potência de devanear mundos, de habitar o delírio para constituir mundos... toda uma vida em-caſa...

ca ſa barroca

O espaço pode ser concebido como um tecido infinitamente elástico e flexível, em continuidade dinâmica entre todas as suas partes. Assim, a matéria se expande e se contrai, criando complexidade e profundidade, como um espaço cambiante e infinito. Imaginemos, portanto, que nesse tecido pinga-se uma gota de tinta, apenas um ponto no tecido do universo. O tecido volúvel se contorce, podendo se estender e encolher para

---

[128] BACHELARD, 1957, p. 362.

qualquer direção, de acordo com as relações que estabelece com outras tensões e/ou distensões, que são, por sua vez, suas partes ou regiões. O pingo de tinta, como parte indistinta do tecido, seria infletido, assumindo diversas e infinitas formas, sempre em maior ou menor continuidade com as outras partes ou regiões do mesmo tecido. Assim sendo, o pingo ou o ponto já é sempre curvo: um intratável ʃ. Ponto elástico e ativo ou ʃ fluido, que é matéria-espaço estendida e contraída infinitamente, portanto ponto físico. Mas que erro dizer *ponto*, já que este é dinâmico e não para de se redobrar e desdobrar, obstinadamente, em mil torções, ziguezagues, turbulências, envaginações, cavernosidades, sinuosidades, serpenteios, pregas, vincos, torceduras, rodeios, curvas... E, se o ponto é dinâmico e jamais propriamente um ponto, a reta também o é, de modo que uma reta jamais é uma linha reta. Tanto o ponto quanto a reta estão submetidos à curva, são casos particulares da curva. Pode-se afirmar, com isso, que o ponto é, tão somente, uma curva infinitamente fechada, assim como uma reta é, tão somente, uma curva infinitamente aberta. Dessa forma, o espaço, a matéria, os corpos e tudo que é extenso não passa de uma *complicatio*[129] de esticamentos e retraimentos, de redobras e desdobras. Borracha, elástico, músculo e mola, onde as redobras se sobrepõem, formando novas redobras que se desdobram incessantemente em outras redobras

Deleuze, em *A dobra, Leibiniz e o barroco*, apresenta justamente essa concepção barroca de espaço: um espaço contínuo, sem intervalos, infinitamente redobrado e desdobrado. Ele evoca Paul Klee e sua afinidade tanto com o Barroco quanto com Leibniz, reproduzindo o conjunto de três figuras curvadas em ʃ que representam o desenvolvimento do traço barroco feito por Klee:

Na primeira figura, o ponto se estica como inflexão, funcionando como uma linha ativa que se move e brinca livremente, num *traçar*[130] sem objetivo determinado, passeando só por passear, como em um AT, contraindo e descontraindo o espaço elástico e contínuo.

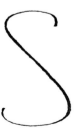

---

[129] Estado de dobramento ou enrolamento em que o todo está contido em cada parte de maneira implícita e potencial.

[130] Remeto ao item **ca ʃa Deligny**.

A segunda figura indica que não existe uma forma exata fora das misturas em que está envolvida. As redobras sempre habitam outras redobras ou desdobras e estão imbricadas infinitamente em outras inflexões. Deleuze cita Leibniz: "não há 'reta sem curvaturas entremeadas', mas também não há 'curva de uma certa natureza finita sem mistura de alguma outra, e isso tanto nas partes menores como nas maiores', de modo que 'nunca se poderá consignar determinada superfície precisa a algum corpo, como se poderia fazer se houvesse átomos'"[131]. O ponto brincante, por sua vez, não é um átomo, entendido como um corpo indivisível e bem delimitado, que facilitaria uma nítida separação entre os corpos. Ao contrário, ele é uma redobra emaranhada em infinitas redobras. Dessa forma, os corpos estão em algum tipo de continuidade uns com os outros, funcionando como redobras ou desdobras nas extremidades uns dos outros. A inflexão apresenta a transformação da curvatura dentro de uma continuidade, onde algo se modifica sem deixar de estar conectado ao todo.

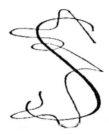

Na terceira figura, o lado convexo da curvatura é sombreado para destacar melhor a concavidade da curva, seu lado interno. É que a inflexão ocorre sempre de forma intrínseca, nunca extrinsecamente. Assim, trata-se sempre de inflexão, jamais de exflexão, pois o emaranhado móvel da matéria se produz a partir de suas concavidades, sendo o lado convexo apenas outras concavidades.

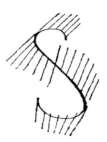

[131] DELEUZE, 1991, p. 32.

Apresento, todavia, uma quarta figura para auxiliar na compreensão do que ocorre na concavidade da curva. A curvatura é uma inflexão que remete ao centro da concavidade, o qual também é móvel, em acordo como a própria curvatura. Esse ponto central da concavidade é o foco de encurvamento que acompanha o redobrar da matéria e do espaço, posicionado na concavidade, em seu lado interno, como um lugar de conjunção dos vetores da curvatura. Trata-se de um ponto central que transita de uma concavidade a outra em acordo com os próprios encurvamentos. Deleuze menciona esse ponto central, diferenciando-o do centro de uma circunferência, já que ele se localiza no centro de uma inflexão, em cada inflexão: "O centro da curvatura variável já não é um centro no sentido de um círculo, quer dizer de uma configuração regular; é um lugar, um vértice. É um vértice em função do qual vejo, é algo que dá a ver"[132]. O ponto central da curvatura, o ponto que está localizado no centro da inflexão, o ponto focal de encurvamento, é, portanto, o ponto de vista. Assim, o ponto adquire outro estatuto, indo além daquele ponto físico extenso, descrito anteriormente como ponto que se estica para todos os lados de acordo com as outras partes do espaço – ponto-matéria, ponto-espaço. Agora trata-se de um ponto que se torna um local, um sítio, uma posição, um foco. Um vértice de conjunção dos vetores de encurvamento, que se localiza, certamente, no corpo, pois remete aos órgãos sensoriais. Passamos, assim, da inflexão na matéria ao ponto de vista.

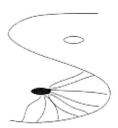

Ocorre que um ponto de vista permaneceria puramente virtual se não fosse incluído em uma alma, que lhe confere a atualidade. Para cada inflexão da matéria, corresponde um ponto de vista incluído na alma, que agora se torna metafísico. Assim, temos o infinito do mundo expresso pelas dobras da alma por meio de seus pontos de vista. Trata-se de um movimento dinâmico, uma dobra no tecido da realidade onde o ponto

---

[132] DELEUZE, 2006b, p. 142.

de vista pode ser entendido como ponto metafísico, que é, por sua vez, a posição da subjetividade em torno da qual a realidade é dobrada.

É necessário, agora, desenvolver as relações entre corpo e alma, ou seja, entre as redobras e desdobras da matéria e as dobras da alma. O objetivo é compreender como se dá a transição do ponto de inflexão físico para o ponto metafísico da alma, por meio do ponto de vista. Para isso, é útil recorrer à alegoria da caSa barroca, conforme apresentada por Deleuze. Nessa caSa, existem dois andares: em um, a alma habita fechada, sem janelas, e olha apenas para o interior; no outro, o corpo desenvolve suas funções materiais e recebe impressões do exterior. Mas entre os dois existe uma correlação preestabelecida, como que uma dobra, uma mediação que conecta o espiritual ao material.

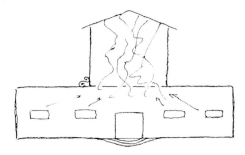

O andar superior, é o que Leibniz denomina alma, espírito, subjetividade ou mônada. Nas mônadas, o mundo está virtualmente contido. Acontece que o mundo "não existe senão nas mônadas que o expressam, mas também é preciso que se diga que as mônadas não existem senão para o mundo que elas expressam"[133]. Todas as mônadas são para o mundo e, a um só golpe, o mundo está em cada mônada. Hermeticamente fechada em si mesma, a mônada é um conjunto infinito de dobras sem qualquer exterior. Por isso, o andar de cima da casa não possui aberturas.

Cada alma ou mônada dobra suas paredes de acordo com seu ponto de vista, que é, por sua vez, único. O ponto de vista de uma mônada corresponde a uma zona clara dentro dela. Assim, cada subjetividade consegue perceber de forma clara e singular apenas uma parte do mundo, enquanto o restante permanece na obscuridade. Em cada mônada, portanto, há zonas claras e escuras. As zonas escuras de uma mônada correspondem aos pontos de vista das outras mônadas. Existe uma harmonia entre as infinitas môna-

---
[133] DELEUZE, 2006b, p. 370.

das, formando uma única música, que é a totalidade do mundo. Cada alma executa seu instrumento – ou seu ponto de vista – em consonância com as outras almas. São os acordos/acordes entre os infinitos pontos de vista sem relação causal entre elas. Leibniz nos diz no parágrafo 56 do tratado sobre as mônadas: "este *enlace* ou esta acomodação de todas as coisas criadas a cada uma e de cada uma a todas as outras faz cada substância simples ter relações que exprimem todas as outras e ser, portanto, um espelho vivo e perpétuo do universo".[134] Dessa forma, o conjunto infinito de pontos de vista pode ser chamado de mundo, e este está virtualmente contido em cada mônada, assim como a música está contida em cada instrumento. No entanto, o mundo se diz da alma somente à medida que esta se expressa como mundo. O mundo é uma virtualidade que cada alma atualiza conforme seu ponto de vista, em harmonia com todos os outros pontos de vista.[135]

Se o mundo se atualiza na alma segundo cada ponto de vista, ele só se realiza no corpo conforme sua posição em relação aos outros corpos, como em uma dança. No plano da matéria, o mundo é apenas uma possibilidade, que ganha realidade no redobrar e desdobrar da própria matéria. O mundo, em sua virtualidade ou possibilidade, é como um cao ς em que todas as virtualidades e possibilidades se desfazem no exato momento em que se formam. No entanto, há filtros ou crivos nesse cao ς, e esses são os acontecimentos. Cada acontecimento, por menor que seja, é um filtro ou um crivo que bifurca continuamente, como um movimento genético ou caosmótico sem fim.[136] O acontecimento é uma virtualidade que se atualiza na alma, criando suas dobras, e, ao mesmo tempo, é uma possibilidade

---

[134] LEIBNIZ, 1979a, p. 110.

[135] Não se farão aqui distinções sobre os diferentes tipos de mônadas correspondentes às diversas formas de vida, o que levaria à questão do vitalismo em Leibniz. De qualquer maneira, Deleuze, em sua aula de 19 de maio de 1987, menciona essa questão da seguinte forma: "Vocês já percebem tudo o que não teremos tempo de desenvolver. Sentem que, em Leibniz, existem diferentes tipos de mônadas, com estatutos muito diversos. Por exemplo, uma borboleta não se refere a uma mônada como a de vocês ou a minha, há toda uma hierarquia de mônadas, uma grande hierarquia de mônadas. Seria preciso questionar se há mônadas que não expressam nada claramente, que não possuem uma região particular. Aqui os textos são muito difíceis, seriam necessários estudos muito precisos. Leibniz varia conforme a ocasião. Em algumas ocasiões, ele sugere que certas mônadas permanecem completamente na escuridão, enquanto outras, por um certo tempo, expressam uma pequena região clara. A meu ver, os animais possuem uma mônada que expressa forçosamente uma pequena região clara. Por exemplo, uma vaca expressa claramente seu pasto, mas, pelo fato de expressar seu pasto, ela expressa, aos poucos, o mundo ao seu redor, o universo inteiro. Assim, até mesmo os animais, até mesmo uma vaca, possuem uma zona de expressão clara, e, se a transportarmos para outro pasto, sua expressão clara mudará. No entanto, em outros textos, Leibniz parece nos dizer que apenas as almas racionais possuem uma zona de expressão clara" (DELEUZE, 2006b, p. 362-363).

[136] Remeto ao item **cao** ς.

que se realiza no corpo, gerando redobras e desdobras. A relação entre corpo e alma não é de conexão ou conjunção, mas de concrescência[137].

Assim, a relação entre o ponto de inflexão na matéria e o ponto de vista na alma é concrescência. Corpo, como seus órgãos dos sentidos, em uma posição real em relação a infinidade de corpos e consciência, com seu ponto de vista, em relação aos infinitos pontos de vista que lhes são inconscientes, pois se encontram em sua zona escura.

desdobrar a casinha – *sintomatologia barroca*

A nossa alma não passa de uma multidão de pequenas percepções e de pequenas inclinações. Um rumor, um formigueiro, uma coceira, um enxame... É que o tecido vivo da alma não para de se dobrar e desdobrar em todos os sentidos segundo um mecanismo cosmológico e metafísico. Nossa alma é inquieta, pois, em cada mônada, é a totalidade do mundo que se move virtualmente em velocidades infinitas. Mas como conceber a loucura entendida a partir das mônadas? É possível estabelecer uma psicopatologia monadológica?

Para começo de conversa é necessário entender que toda percepção é alucinatória, pois a percepção não possui objetos.[138] É que a mônada se encontra fechada sobre si mesma sem nenhuma abertura e a percepção não passa das próprias dobras da alma. Retomemos a caSa barroca com o seu segundo andar sem portas nem janelas, hermeticamente fechado. Suas paredes estão revestidas de infinitas dobras, onde cada qual é uma pequena percepção ou inclinação. Na imagem ao lado podemos observar o interior da Igreja de São Francisco, em Salvador[139] , um exemplo da arquitetura barroca brasileira. Pode-se dizer que cada dobra na parede é

---

[137] Concrescência consiste na união de órgãos ou parte de órgãos contíguos. Pode ocorrer com vários órgãos, bem como no caso de dentes vizinhos já formados que se fundem, antes ou depois da sua erupção, através do cemento.

[138] *"Toda percepção é alucinatória, porque a percepção não tem objeto.* A grande percepção não tem objeto e nem mesmo remete a um mecanismo físico de excitação que a explicaria de fora: ela só remete ao mecanismo exclusivamente psíquico das relações diferenciais entre pequenas percepções que a compõem na mônada. E as pequenas percepções não têm objeto e não remetem a nada de físico: elas só remetem ao mecanismo metafísico e cosmológico de acordo com o qual o mundo não existe fora das mônadas que o expressam, mundo que está, portanto, necessariamente dobrado nas mônadas, e as pequenas percepções são essas pequenas dobras representantes do mundo (e não representações de objeto). A idéia de percepção alucinatória sofreu certamente uma lenta degradação na psicologia; mas é porque foram esquecidas as condições propriamente leibnizianas, isto é, o duplo circuito, microscópico e macroscópico, o ser-para o mundo das pequenas percepções e as relações diferenciais para as grandes percepções. A alucinação é sempre dupla, algo assim como o que Clérambault distingue nos estados clorálicos: 'alucinações de pequena superfície' e de 'grande superfície'" (DELEUZE, 1991, p. 157-158).

[139] Imagem retirada de https://beduka.com/blog/materias/literatura/caracteristicas-da-arquitetura-barroca-no-brasil/

uma micro percepção inconsciente, todavia, há um efeito diferencial que permite termos uma percepção global consciente, ou apercepção. Essa macro percepção é a expressão da própria mônada no mundo a partir do ponto de vista que ela é. Se deslocarmos a perspectiva será um outro conjunto de pequenas percepções inconscientes que serão selecionadas formando uma nova relação diferencial para gerar uma outra percepção integral ou apercepção, uma outra expressão de mundo.

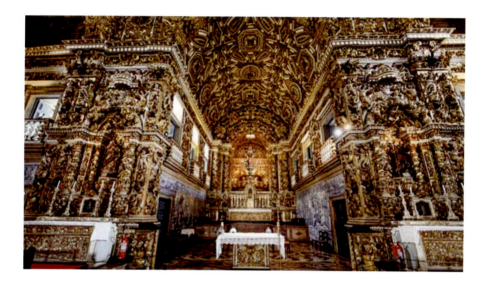

Prosseguindo, pode-se conceber dois – ou infinitos – pontos de vista na imagem. Cada um expressaria o mundo segundo uma seleção diferente de pequenas percepções. Seriam duas – ou infinitas – zonas claras singulares, jamais coincidentes. Por fim, é necessário conceber que há uma harmonia ou acordo entre essas duas – ou infinitas – expressões de mundo e que a totalidade do mundo se encontra em cada mônada.[140] Assim, é a um só tempo que a alma é dobrada e a matéria é redobrada – o que pode ser chamado de concrescência.

---

[140] Segundo Deleuze, na mônada "está a totalidade do mundo, mas sob a forma de uma pequena percepção [...] As pequenas percepções são percepções infinitamente pequenas. Em outros termos, percepções inconscientes. Eu expresso todo o mundo, mas de forma obscura e confusa, [...] sintam que as pequenas percepções ou o inconsciente são como diferenciais da consciência; são percepções sem consciência. Para a percepção consciente, Leibniz utiliza outra palavra: apercepção. A apercepção é a percepção consciente, e a pequena percepção é o diferencial da consciência que não está presente na consciência" (DELEUZE, 2006b, p. 36).

Mas, então, existiriam mônadas loucas? Se houver, não seriam elas somente mais um ponto de vista que se expressa no mundo e, consequentemente, comporiam virtualmente a totalidade do próprio mundo em cada mônada? Ou, inversamente, não seria necessário afirmar que toda mônada, com suas percepções alucinatórias, é virtualmente louca, afinal é nela que se dá o devir-louco – velocidades infinitas – do próprio mundo enquanto totalidade harmônica? Como distinguir a loucura da não loucura? Como conceber uma sintomatologia barroca?

Talvez Deleuze possa ajudar ao destrinchar o mecanismo das pequenas e das grandes percepções através de fenômenos como o adormecimento, o aturdimento, o acordar e a vertigem, todos estados de passagem:

> Se os mecanismos diferenciais das nossas percepções claras entravam-se, então as pequenas percepções forçam a seleção e invadem a consciência, como no adormecimento e no aturdimento. Toda uma poeira de percepções coloridas sobre fundo negro; mas, se a observamos melhor, vemos não tratar-se de átomos e sim de dobras minúsculas que não param de se fazer e se desfazer sobre pedaços de superfície justapostos, brumas ou névoas que agitam suas abas em velocidades que nenhum dos nossos limiares de consciência pode suportar em estado normal.[141]

Para falar do adormecimento ou do aturdimento[142], Deleuze concebe um entravar-se[143] dos mecanismos diferenciais responsáveis por tornar as nossas percepções claras. Quando os mecanismos diferenciais se desarranjam a consciência se desorganiza. Assim, levanta-se um mundo de pequenas percepções inconscientes que dançam aleatoriamente como a poeira sob um raio de luz. É que se perde o fundo diferencial capaz de traçar uma integral ou uma diferencial entre as pequenas percepções. O fundo se torna um sem-fundo caótico, ou fundo negro; ca*Sa-sem-fundo* onde se atingem velocidades infinitas que funcionam em um regime de variabilidade no qual tudo se desdobra ou se redobra no exato instante

---

[141] DELEUZE, 1991, p. 157.

[142] "Recebo um grande golpe na cabeça. O atordoamento é um exemplo que retorna o tempo todo em Leibniz. Estou atordoado, desmaio, e chega uma onda de pequenas percepções inconscientes, um rumor em minha cabeça" (DELEUZE, 2006b, p. 83).

[143] "Então, seria necessário que a experiência me mostrasse que, em certas condições de desorganização da minha consciência, as pequenas percepções forçam a porta e me invadem" (DELEUZE, 2006b, p. 82).

em que se dobra.[144] Uma espécie de invasão sofrida pela consciência por infinitas percepções que, dissociadas umas das outras, torna a percepção completamente confusa, insuportável para consciência em seu estado normal. A caṢa-*sem-fundo* expressa a totalidade do mundo de uma só vez, em só golpe, mas não a partir de um ponto de vista singular e sim a partir da própria totalidade. Talvez o sonho seja o conjunto frouxo de pequenas percepções se sobrepondo umas às outras sem que estas ganhem consistência suficiente para se delinearem enquanto uma forma clara.

> Porém, quando nossas percepções claras voltam a se formar, elas ainda traçam uma dobra que agora separa a consciência e o inconsciente, que junta os pequenos pedaços de superfície numa grande superfície, que modera as velocidades e rejeita todo tipo de pequenas percepções, para fazer com as outras o sólido tecido da apercepção: a poeira cai e vejo a grande dobra das figuras à medida que o fundo desfaz suas pequenas dobras.[145]

Sair do aturdimento ou acordar consiste em uma espécie de grande dobra que opera uma separação entre a consciência e o inconsciente. No adormecimento ou no aturdimento a consciência estava invadida por pequenas percepções sem que estas apresentassem algum nexo entre elas, todavia, sair do aturdimento ou acordar consiste em operar uma grande dobra que separa a consciência e o inconsciente. O inconsciente é refundado no processo de vigília, através de uma dobra maior que funciona como tela projetiva. É como se uma grande onda se formasse das mil pequenas ondulações do mar. Acontece que essa grande dobra estica o tecido da alma de forma que agora as pequenas percepções desaceleram, se moderam, ganham velocidades relativas entre si. Na mesma medida, o fundo se torna opaco, ou melhor, uma fundação estabelece algumas regras mais ou menos constantes, tais como semelhança, contiguidade e causalidade. São as integrais ou relações diferenciais. O inconsciente é justamente essa fundação que seleciona e faz derivar das pequenas percepções uma integral que forma uma apercepção, ou seja, uma consciência capaz de ver de forma clara e distinta. É a caṢa-*fundação* que destaca e recorta a consciência formando um ponto de vista. Assim, a vigília é o movimento pelo qual pequenas dobras se desdobram em grandes dobras.

---

[144] Remeto ao item **caṢa-*fundação***, **caṢa-*sem-fundo***, **caṢa-*nonsense***.

[145] DELEUZE, 1991, p. 157.

> Dobras sobre dobras, é esse o estatuto dos dois modos de percepção ou dos dois processos, o microscópico e o macroscópico. Eis por que a desdobra nunca é o contrário da dobra, mas é o movimento que vai de umas dobras às outras. Algumas vezes, desdobrar significa que desenvolvo, que desfaço as dobras infinitamente pequenas que não param de agitar o fundo, mas para traçar uma grande dobra sobre a qual aparecem formas, sendo esta a operação da vigília: projeto o mundo "sobre a superfície de uma dobradura"[146]

Entretanto, há o movimento contrário, vertiginoso, pelo qual as grandes dobras se desdobram em pequenas dobras, onde o inconsciente se desfunda ou se afunda, deixa de traçar uma integral e perde, com isso, as relações diferenciais que conferem nexo à percepção global. As pequenas percepções invadem a consciência, que agora, mergulhada no sem-fundo, se torna desorganizada, difusa, distendida, confusa.

> Outras vezes, ao contrário, desfaço sucessivamente as dobras de consciência que passam por todos os meus limiares, as "vinte e duas dobras" que me rodeiam e me separam do fundo, para descobrir de súbito esse fundo inumerável das dobras móveis que me arrastam a velocidades excessivas na operação da vertigem...[147]

Deleuze fala não só das mudanças de estado da consciência – ador-mecimento, aturdimento, acordar, vertigem – mas também certos estados, que neles mesmos, se caracterizam pela perda total da consciência, tais como o desvanecimento, o sono sem sonho, a catalepsia ou mesmo a morte. Ocorre que nesses casos não é a consciência que é invadida pelas pequenas percepções, produzindo, com isso, uma consciência confusa e obscura e sim a própria consciência que se dilui em um inconsciente de pequenas e percepções.

> Buscamos, através do pensamento, o tipo de experiência que corresponde ao princípio do desvanecimento. Dormir sem sonhar, diz Leibniz, está cheio de pequenas percepções. Ele vai mais longe e pergunta: não seria isso a morte? Isso levanta questões na teologia. A morte seria o estado de um ser vivo que não deixaria de viver, seria uma catalepsia

---

[146] DELEUZE, 1991, p. 157.
[147] DELEUZE, 1991, p. 158.

[...], simplesmente reduzido a pequenas percepções. E, mais uma vez, não é que elas invadam minha consciência, mas que minha consciência se dilata, perde seu próprio poder, se dilui, pois perde a consciência de si mesma, mas, estranhamente, torna-se uma consciência infinitamente pequena das pequenas percepções inconscientes. Isso seria a morte. Em outras palavras, a morte nada mais é do que um envolvimento; as percepções deixam de se desenvolver em percepções conscientes, envolvem-se em uma infinidade de pequenas percepções.[148]

Há assim toda uma concepção de inconsciente em Leibniz. O inconsciente da caſa barroca é composto, primeiramente, pelas pequenas percepções e pelos pequenos apetites[149]. Cada percepção ou apetite, tomados cada um por si só, jamais se tornam consciente. As pequenas percepções e apetites são por definição inconsciente, ainda que eles não deixem de ser sentidos ou vivenciados indistintamente e confusamente, por meio de uma espécie de rumor, inquietude, de formigamento, de desassossego.

Quando minha consciência relaxa, sou invadido pelas pequenas percepções, que, no entanto, não se tornam percepções conscientes, apercepções, pois minha consciência está desorganizada. Nesse momento, uma onda de pequenas percepções inconscientes me invade. E não é que essas pequenas percepções deixem de ser inconscientes; sou eu que deixo de estar consciente. Mas eu as vivencio, há uma

---

[148] DELEUZE, 2006b, p. 83.

[149] "Quando dizemos: 'Estou com fome', trata-se realmente de um resultado global, [...] de uma sensação global. A fome global e as pequenas fomes específicas são os conceitos que ele emprega. Ele diz que a fome como fenômeno global é um efeito estatístico. De que é composta a fome como substância global? De mil pequenas fomes: fome de sais, fome de substâncias proteicas, fome de gorduras, fome de sais minerais etc. Quando digo: 'Estou com fome' [...] faço literalmente a integral ou a integração dessas mil pequenas fomes específicas. Os pequenos diferenciais são os diferenciais da percepção consciente. A percepção consciente é a integração das pequenas percepções. Muito bem. Vocês veem que as mil pequenas apetições são as mil fomes específicas. [...] Como sabe o animal do que precisa? O animal vê qualidades sensíveis, avança sobre elas e come. Todos nós comemos qualidades sensíveis. A vaca come verde, não come grama. No entanto, não come qualquer verde, pois reconhece o verde da grama e come apenas esse verde. O carnívoro não come proteínas, não vê proteínas, come a coisa que viu. No nível mais simples, o problema do instinto é: como se explica que os animais comam aproximadamente aquilo que lhes convém? De fato, os animais ingerem, em uma refeição, a quantidade de gorduras, a quantidade de sal, a quantidade de proteínas necessárias para o equilíbrio de seu meio interior. O que é o meio interior? É o meio de todas as pequenas percepções e pequenas apetições. Que estranha comunicação entre a consciência e o inconsciente!" (DELEUZE, 2006b, p. 84-85).

vivência inconsciente. Eu não as represento, não as distingo, mas elas estão lá, fervilhando.[150]

Entretanto, se o inconsciente é composto pelas pequenas percepções e pelos pequenos apetites, que são com a sua "matéria", ele também é responsável por uma operação diferencial. Toda uma teoria psicomatemática diferencial com suas derivadas e suas integrais.

> Aqui, então, está um inconsciente definido pelas pequenas percepções. As pequenas percepções são, ao mesmo tempo, percepções infinitamente pequenas e os diferenciais da percepção consciente. E os pequenos apetites são, ao mesmo tempo, apetites inconscientes e os diferenciais do apetite consciente. Há uma gênese da vida psíquica a partir dos diferenciais da consciência.[151]

É uma concepção diferencial do inconsciente, em que o inconsciente não se encontra em oposição ou em conflito em relação ao consciente.[152] O consciente não passa de uma integral ou de uma derivada do inconsciente. Não são as pequenas percepções ou os pequenos apetites que se tornam conscientes. Eles jamais o serão. É justamente a relação diferencial entre as pequenas percepções e entre os pequenos apetites que, mediante uma função derivativa ou integrativa, fará surgir uma apercepção ou um desejo. Tanto a apercepção quanto o desejo não correspondem a nenhuma das pequenas percepções ou dos pequenos apetites, mas justamente à relação diferencial que eles estabelecem entre si.

---

[150] DELEUZE, 2006b, p. 82-83.

[151] DELEUZE, 2006b, p. 87.

[152] "Há uma psicologia assinada por 'Leibniz'; foi uma das primeiras teorias do inconsciente. Falei bastante sobre isso para que compreendam que se trata de uma teoria do inconsciente que não tem absolutamente nada a ver com a de Freud. Tudo isso para dizer o que há de novo em Freud. Evidentemente, não se trata da hipótese de um inconsciente, que foi feita por vários autores, mas da maneira como ele o concebe. [...] A novidade de Freud é que ele concebe o inconsciente – e digo algo realmente elementar para marcar uma grande diferença – em uma relação de conflito ou de oposição com a consciência, e não em uma relação diferencial. [...]. Ora, na descendência de Freud, encontramos fenômenos muito estranhos de retorno a uma concepção leibniziana [...]. Vejam em que sentido Leibniz poderia dizer que as inversões de signos, ou seja, as passagens do consciente ao inconsciente e vice-versa remetem a um inconsciente diferencial e não a um inconsciente de oposição. Eu fazia alusão antes à descendência de Freud. Em Jung, por exemplo, há todo um aspecto leibniziano. O que ele reintroduz, para o grande desgosto de Freud, é um inconsciente de tipo diferencial. Ele deve isso à tradição do romantismo alemão, que também está muito ligada ao inconsciente de Leibniz. É por isso que Freud considera que Jung trai absolutamente a psicanálise (DELEUZE, 2006b, p. 85-86; 88; 92).

isso que habita

Freud, em 1917, anunciava que, depois do golpe cosmológico de Copérnico que tirou a terra do centro do universo e do golpe biológico de Darwin que tirou o homem do centro da sua evolução, era a vez da psicanálise desferir o golpe psicológico anunciando o homem descentrado de si mesmo. Nas conclusões finais da apresentação do que seria, por fim, a terceira ferida narcísica sofrida pelo antropocentrismo, Freud enuncia a seguinte frase: "*O ego não é o senhor da sua própria casa*"[153]. Seria apenas uma metáfora que descentraliza os diversos círculos até então concêntricos, a saber, universo, terra, casa, ego? Para Bollnow[154], a revolução copernicana rompeu sobretudo com o caráter hermético do espaço fechado, introduzindo no espaço a abertura ao infinito. A vastidão infinita a partir desse momento toma lugar no espaço como aquilo que rodeia o centro, ao mesmo tempo que no próprio centro é inoculado o infinito. Espaço infinito Fora e Dentro[155].

E se somássemos aos círculos de descentramentos um outro enigma formulado por Freud? Ele foi rabiscado em uma folha de papel, em frente e verso, que agrupava nove fragmentos distintos – dispersos em seu conteúdo, mas organizados cronologicamente – com o título dado por ele de *Achados, ideias, problemas*. Uma folha de papel que foi escrita ao apagar das luzes, ao lado de outros escritos inacabados[156], e como últimas palavras da obra escrita de Freud, é o que encerra a edição das obras póstumas de 1941. Vamos ao oitavo dos nove fragmentos: "*22 de agosto* – O espaço pode ser a projeção da extensão do aparelho psíquico. Nenhuma outra derivação é provável. Em vez de determinantes *a priori*, de Kant, de nosso aparelho psíquico. A psique é estendida; nada sabe a respeito"[157]. Enigma

---

[153] FREUD, 1917, p. 153.

[154] Ver BOLLNOW, 2019.

[155] "Mas a descoberta de Copérnico significou uma modificação não simplesmente do sistema de coordenadas, como se o centro da Terra fosse transportado para o sol. Ela também implodiu a esfera de estrelas fixas de até então. Atrás dela se revelaram novas vastidões, novos mundos, para mais além daqueles descobertos por Colombo. [...] Por tal motivo podemos falar dos feitos de Colombo e de Copérnico como de uma revolução na consciência espacial. O caráter hermético de um espaço finito, recobrindo e protegendo o homem, é rompido e se abre para a vastidão, até então desconhecida, do infinito" (BOLLNOW, 2019, p. 92-93).

[156] É possível que o fragmento de 22 agosto tenha sido colocado à parte durante a escrita do *Esboço de psicanálise* (FREUD, 1938b), interrompido em setembro por mais uma das mais de 30 cirurgias às quais Freud se submetera desde o início de seu câncer em 1923.

[157] FREUD, 1938c, p. 336.

que mostra a sua luz, seu lampejo, como um raio que cruza o céu e depois se deixa esvair na escuridão do não saber, quiçá nos desígnios do próprio inconsciente. O fragmento imediatamente a seguir, que carrega a mesma data – talvez escrito logo depois desse lampejo inicial, talvez intercalados por alguma banalidade do cotidiano –, o nono e último fragmento parece responder, colocando sob o nome de misticismo a autopercepção do id, definido como reino exterior ao ego: "*22 de agosto* – O misticismo é a obscura autopercepção do reino exterior ao ego, do id"[158].

Vinte e dois de agosto de 1938, data na qual a escrita de Freud está próxima do fim. E mesmo que mais algumas poucas palavras tenham sido escritas, elas foram interrompidas[159] ou, então, anunciavam o silêncio, como na resposta curta de Freud a uma solicitação para que escrevesse acerca do crescimento do antissemitismo na Inglaterra. Solicitação essa que ele se recusa a atender, apenas enumerando suas perdas – entre elas o abandono do seu lar – e anunciando a ausência de palavra, o silêncio, o nada a dizer, por meio de um ditado francês:

> O estardalhaço é para o presunçoso
> A queixa é para o tolo;
> O homem honesto enganado
> Se vai sem dizer nada.[160]

Enfim, ao que se liga essa data em que Freud parece não conseguir mais sustentar a escrita senão de forma curta ou fragmentária? À morte

---

[158] FREUD, 1938c, p. 336.

[159] Segundo o editor inglês dos *Esboços de psicanálise* "O manuscrito, contudo, traz em sua página inicial a data de '22 de julho', o que confirma a opinião dos coordenadores alemães de que o trabalho foi começado em julho de 1938, equivale a dizer, logo após a chegada de Freud a Londres, no início de junho. No começo de setembro, ele já havia escrito 63 folhas do Esboço, quando teve de interromper o trabalho para submeter-se a uma operação muito séria, e não mais retomou-o, embora tivesse começado, pouco depois, outro trabalho expositivo ('Some Elementary Lessons in Psycho-Analysis'), que logo foi interrompido também" (FREUD, 1938b).

[160] FREUD, 1938d, p. 337. Na edição das obras completas de Freud que tenho em mãos aparece, logo após os fragmentos do dia 22 de agosto, uma carta, datada de 16 de outubro, ao redator chefe da revista *Time and Tide*. Transcrevo o ditado citado em francês em forma de verso: "Le bruit est pour le fat / La plaite est pour le sot; / L'honnête homme trompé / S'en va ne dit mot" (FREUD, 1938d, p. 337).

por vir?[161] À inevitável guerra mundial que ameaça?[162] Ao agravamento da doença? Ao torpor das doses crescentes de morfina? Certamente a tudo isso, e cada uma dessas vicissitudes colocam questões em relação à espacialidade do aparelho psíquico. Todavia, essa folha, em cima da mesa de Freud, que reúne sob o título de *Achados, ideias, problemas*, nove fragmentos dispersos, quiçá mesmo aleatórios, tem como primeira data 16 de junho, apenas 12 dias após o exílio que havia se iniciado em 4 de junho. A despeito de todo um trabalho de elaboração prévia que já flertava com as questões do estrangeiro, da diáspora e do exílio em *Moisés e o monoteísmo*[163], foi somente em 4 de junho que se deu o instante da partida.

Acredito que o exílio guarda uma radicalidade capaz de recolocar o problema do espaço. Ser exilado é ser projetado violentamente para Fora. E por mais que seja esperado, que seja aguardado; por mais que se saiba, que se tenha conhecimento que o exílio está por vir e é inevitável; por mais que algum processo de organização e de elaboração já se inicie em direção ao que está por vir; por mais que, inclusive, o desejo comece a se apegar a um futuro como a um mal menor; mesmo com tudo isso e para além de tudo isso, o momento do exílio é sofrido passivamente, portanto catastrófico e potencialmente traumático. O exilado é atingido por uma tempestade sem precedentes que o arranca de sua terra natal e o arrasta para outro lugar. Uma fissura irremediável atravessa de ponta a ponta o solo separando o exilado de suas posses, não só a posse dos objetos e bens que não pode levar consigo, mas também a separação do próprio poder ou potência de possuir. Perde seus direitos e, de agora em diante, adquire os direitos do exilado, uma espécie de exceção em um direito alheio. Um papel – frágil como qualquer folha de papel – em suas mãos separa a condição de exilado da condição de ilegal, de um fora da lei[164], uma *vida*

---

[161] Freud viria a morrer um pouco mais de um ano depois. Segundo Roudinesco & Plon: "Em 21 de setembro [de 1939, Freud] pegou a mão de Max Schur e lembrou o primeiro encontro dos dois: 'Você prometeu não me abandonar quando chegasse a hora. Agora é só uma tortura sem sentido.' Depois, acrescentou: 'Fale com Anna; se ela achar que está bem, vamos acabar com isso'. Consultada, Anna quis adiar o instante fatal, mas Schur insistiu e ela aceitou a decisão. Por três vezes, ele deu a Freud uma injeção de três centigramas de morfina. Em 23 de setembro, às três horas da manhã, depois de dois dias de coma, Freud morreu tranquilamente" (Roudinesco & Plon, 1998, p. 276-278).

[162] Apesar de as tropas alemãs já terem invadido a Áustria em março de 1938, é somente em 1º de setembro de 1939, com a invasão da Polônia, que se considera o início da Segunda Guerra Mundial.

[163] Ver FREUD, 1938a. Sobre essa questão ver tb *Freud e a judeidade, a vocação do exílio* (FUCKS, 2000).

[164] Ver, por exemplo, o movimento *sans-papiers* na França que, desde os anos de 1990, reivindicam os documentos que garantam minimamente alguma legalidade. Ainda que haja diferenças importantes entre exilado e

nua[165]. Contudo, para aquém das questões do direito, o que se dá é uma ruptura definitiva da identidade entre o si e o local. Nunca mais aquele que foi exilado poderá se imaginar como uma árvore em continuidade com o solo do qual se alimenta e ao qual ela alimenta. O corpo jamais voltará a ser um com a terra. A intimidade jamais será a intimidade com o lugar indelevelmente rompido. A intimidade ao lugar, de agora em diante, será intimidade a si.

O exílio exige o instante da partida e, no instante dramático da partida, cada rosto é guardado, cada cheiro é mais vivo, cada traço é desenhado, e as cores... e as vozes... e as paisagens... E tudo é arrancado definitivamente da terra e colocado na pequena mala que se leva consigo. O si apartado do lugar é a própria mala e as lembranças são as únicas sobreviventes. Todavia, enquanto o instante se afasta dos lugares, dos objetos, das coisas, dos prédios, das ruas que eram os suportes sensuais dos hábitos, as lembranças vão se borrando. À medida que os hábitos já não têm mais o lugar, as lembranças vão se tornando brumas.

Não obstante, se a nostalgia não fizer do exilado um refém e, por fim, o niilismo for superado, o exilado pode experimentar uma nova liberdade. A nova terra vai se presentificando à medida que se percorre ela rememorando. As memórias não emanam mais de si e sim das novas terras. O mundo vai aos poucos sendo descarregado de si e novamente disposto sobre a terra. O mundo é estendido sobre a terra à medida que a terra se estende por ela própria. Seria esse o momento da identidade absoluta entre o eu, o mundo e Deus, testemunhando uma nova intimidade. Com efeito, de todas as lembranças, uma não tem mais lugar: a lembrança do exílio. Não as lembranças que o exílio gravou, mas a lembrança imemorial do próprio exílio.

> Se sente invadido por uma íntima distância. É um desdobramento inquietante. Não pode fugir desses olhos que o contemplam na nudez do seu desenraizamento. Contudo, precisamente nessa discrepância, vê o cadáver de sua primeira identidade. Aí jaz o enraizado, diminuído no desenraizamento, que nele busca outra vida. Por dentro, dois rostos se encaram, nessa fratura ele pode afundar. Desconforto o assalta. No entanto, a destruição da antiga morada faz emergir uma nova possibilidade. Refere-se a si mesmo, não

---

imigrante, muitas questões se cruzam de tal forma que as fronteiras entre os dois se borram.

[165] Remeto ao item *vida nua, uma vida*.

> como si mesmo, mas na potência de ser. Perdendo todos os apoios, ele acorda para si mesmo, ele nasce para si mesmo. Por isso, estar no exílio significa retirar-se do firmamento do nascimento, da identidade que de repente recaiu sobre aquele que, portanto, na sua inércia se acreditou idêntico. Mas o distanciamento, já habitual, incitava-o a livrar-se de si, a re-nascer.[166]

O exilado sofre um processo de subjetivação no qual a questão do espaço adquire outros contornos. Diria Freud, descartados de início os determinantes *a priori* kantianos[167], *a psique é estendida*. O espaço, pois é sobre espaço que o fragmento versa, não tem nenhuma outra derivação provável, senão uma outra extensão. O espaço deriva assim do próprio espaço, de algo que também é extensão, a extensão do aparelho psíquico, dado que é propriedade da psique ser estendida, quiçá seja estendida à força em um movimento de exílio de si mesma. Mas nada sabe a respeito disso, como quem denega o que acabou de ser sabido. O fragmento seguinte responde algo. À primeira vista, parece informar que se trata apenas de uma percepção que percebe o exterior de si, o id, velha notícia psicanalítica, sobretudo para Freud. Entretanto, essa percepção que é autopercepção, não de si, mas do exterior a si, ganha desígnio de mística justamente por ser obscura.

O espaço é o aparelho psíquico estendido na medida em que o inconsciente é a ex-tensão ou dis-tensão da consciência. Digo isso pois entendo que a consciência é sempre reconhecimento, e enquanto reconhecimento depende já e sempre da memória, ou seja, do tempo. Todavia, creio que o próprio tempo tem o seu estranho lugar: *khôra*, Ϛpatium. O onde da passagem do tempo. O espaço é o inconsciente se autopercebendo, uma percepção que difere da percepção consciente obviamente. Vidência? O aparelho psíquico não está no espaço, mas sim é o espaço estendendo a si mesmo e se autopercebendo. Nem espaço vivido, pois inconsciente, nem espaço objetivo ou físico, nem espaço representado. Ϛpatium...

Sei que Bergson chama *o lugar* onde o tempo passa de passado puro, ou virtual e, com isso, concebe um passado que não é psicológico e nem

---

[166] CESARE, 2019, p. 177-178.

[167] Freud faz aqui uma torção importante da tese kantiana da Estética Transcendental na *Crítica da razão pura* (KANT, 1996). Para Kant, o espaço é a forma *a priori* do sentido externo, já o tempo é a forma *a priori* do sentido interno. O sentido interno da consciência é para Kant o tempo. Freud propõe uma teoria do aparelho psíquico que confere ao psiquismo uma dimensão espacial inconsciente para as tentativas reflexivas do eu. Ao dizer que o espaço é uma projeção da extensividade do psiquismo assenta a subjetividade como uma morada.

passa, uma Memória cósmica. Contudo, a cada vez que me pergunto a propósito do virtual, olho para os atuais e o contemplo ali mesmo, na superfície de tudo que é atual, na vida não orgânica que brilha por todo canto. É que o espírito e o pensamento parecem emanar da matéria... não como a imagem física da coisa, mas como uma espécie de sonho, devaneio ou delírio do *Spatium*, uma física das quantidades intensivas ou matemática dos pontos cintilantes, como uma superfície metafísica das coisas. A coisa certamente está no espaço, sua distância, suas dimensões e sua concretude se estendem pelo campo empírico. Mas o que quer dizer *no espaço*? Poderia dizer que o espaço é o tempo que não passa. O passado puro não é o mesmo que um espaço puro? Não é esse o sentido da fixação imemorial em Bachelard?

A psiquê estendida, o espaço não kantiano, o imemorial, a ilha deserta... caſa de *outros* sem Outrem que a habitam sem possuir, sem querer possuí-la... Mas também caſa que é terra de onde o ego é exilado e onde habita como exilado. Os dois Robinsons – de Defoe e de Tournier – dão testemunho de que habitar pode não dizer da mesma coisa. Coabitam a mesma caſa, porém de formas distintas. O ego é pretensão de posse tal qual Robinson pretende domesticar a ilha, mas os *outros* sem Outrem apenas contemplam a ilha, habitam-na como quem se mistura em um jogo de contrações e descontrações com todos os elementos sem jamais possuí-los... Sendo assim, podemos tomar a metáfora "o ego não é o senhor de sua própria casa" concretamente e dizer que a caſa é *isso aí*, inconsciente estendido no espaço, espaçamento que produz a estranha experiência de estar *em*-caſa-*em*-exílio. Na caſa reside esse paradoxo. Diria Bachelard o "não-eu que protege o eu"[168], assim é o espaço habitado.

Nesse sentido, estou de acordo com Patrick Avrane quando fala da caſa como o inconsciente que habita os lugares. Entrecruzamento da arquitetura real do imóvel com sua construção imaginária. Assim, o inconsciente-caſa, é o próprio de cada um, sendo compartilhado por todos de tal forma que, quanto melhor é compartilhado, mais fácil é viver na caſa. De qualquer forma, a caſa não é uma metáfora da mente e sim um *corpus* vivo real de onde se desprende uma imagem, assim como uma paisagem imaginária que amplia o real. A caſa é o real e o imaginário correndo um atrás do outro, trans*alo*(u)cando-se um por Dentro do outro,

---

[168] BACHELARD, 1957, 359.

um por Fora do outro, um cristal de inconsciente[169]. "As paredes das casas construídas por pedreiros e arquitetos isolam o espaço onde vivemos. As paredes da casa inconsciente, aquela que nos abriga tanto quanto nós a abrigamos, têm a imagem de uma faixa de Moebius; o interior e o exterior são indistinguíveis"[170]. Habitamos a caʃa-cristal na justa medida que a caʃa nos habita. Assim, há "[...] a alma das casas, o que podemos chamar de inconsciente das casas [...]", que corresponde tanto ao "[...] que um lugar de vida [vivenda] suporta dos desejos inconscientes dos seus ocupantes, como o que cada casa inscreve inconscientemente em cada um [...]"[171].

A alma da caʃa, o inconsciente habitado é um *corpus* vivo. Uma rede complexa e incalculável de pequenos afetos que não param de percorrer a caʃa. Ela é composta tanto pelos que lá moram e trabalham como também pelos que lá passam. Não creio que seja nem mesmo correto dizer *lá* como se *lá* ela estivesse...

khôra

Há quem diga que Sócrates preparou a mesa para que Platão convidasse Parmênides e Heráclito para se sentarem. Chegava a hora de os dois convidados resolverem as suas tretas. Não se sabe muito bem o que aconteceu entre eles, mas as fofocas são sempre assim: um tribunal onde cada um destila a sua opinião com boas ou más intenções impregnando as bocas e os ouvidos com um manancial de bobagens. De minha parte, interessa menos quem fez o quê do que a própria mesa, afinal não é a comensalidade um dos atributos da hospitalidade? Sentar-se à mesa diz mais do que o que se diz sentados à mesa. Imóvel e móvel sobre a mesa.

---

[169] Deleuze fala dessa justaposição entre imaginário e real como a constituição de um cristal de inconsciente: "[...] não parece que o real e o imaginário formem uma distinção pertinente. Uma viagem real carece em si mesma da força para refletir-se na imaginação; e a viagem imaginária não tem em si mesma a força, como diz Proust, de se verificar no real. Por isso o imaginário e o real devem ser antes como que duas partes, que se pode justapor ou superpor, de uma mesma trajetória, duas faces que não param de intercambiar-se, espelho móvel. Assim, os aborígines da Austrália unem itinerários nômades e viagens em sonho, que juntos compõem 'um entremeado de percursos', 'num imenso recorte do espaço e do tempo que é preciso ler como um mapa'. No limite, o imaginário é uma imagem virtual que se cola ao objeto real, e inversamente, para constituir um cristal de inconsciente. Não basta que o objeto real, que a paisagem real evoque imagens semelhantes ou vizinhas; é preciso que ele desprenda *sua própria* imagem virtual, ao mesmo tempo que esta, como paisagem imaginária, se introduza no real segundo um circuito em que cada um dos dois termos persegue o outro, intercambie-se com o outro. A 'visão' é feita dessa duplicação ou desdobramento, dessa coalescência. É nos cristais do inconsciente que se vêem as trajetórias da libido" (DELEUZE, 1997b, p. 74-75).

[170] AVRANE, 2021, p. 189.

[171] AVRANE, 2021, p. 26.

Inteligível e sensível sobre a mesa. Ser e Devir sobre a mesa. A mesa é *khôra* e é sobre ela que estamos agora, desde que a palavra *sobre* deixe de ser uma preposição relativa e devenha preposição absoluta, pré-posição, posição prévia a qualquer posição.

Antes do tempo começar e antes do tempo que nunca começou, há *khôra*, a natureza ontogenética do meio espacial. Poderia inapropriadamente traduzir essa palavra grega por localização, localidade, lugar, espaçamento, região, território, posição, mas, se assim fizesse, correria o risco de apagar a distinção entre *khôra* e aquilo que tem lugar em *khôra*. Poderia traduzir quiçá como lugar dos lugares, mas, em verdade, não há palavra justa para traduzir *khôra*, nem mesmo *khôra* seria a palavra justa. Todavia, um certo nominalismo pode ser necessário para que possamos, das diferenças dos nomes, intuir isso que é inominável: Lugar, Onde, Espaço, Útero, Neutro, Plano, Terra, Clareira, Prima Matéria, Substrato, Recipiente, Morada, Comunidade do Mundo...

Se é lícito falar de *khôra* diria sobretudo que *khôra* há e havendo doa lugar, apesar do verbo doar aqui não caracterizar nenhuma espécie de atividade. *Khôra* nada engendra, de modo que dar só pode significar receber. *Khôra* é receptáculo, pois a tudo hospeda sem nem mesmo ser uma hospedaria. Onirreceptáculo, *khôra* é morada de todas as coisas. Trópica e anacrônica, *khôra* é defasagem em relação ao que ganha lugar na existência, ela anacroniza o Ser e o ente. Intervalo sem forma, *khôra* é despossuída de qualquer qualidade, torna-se aquilo que nela se inscreve, que nela adere. Recebe, acolhe, mas não apropria. *khôra* nada possui, não tem propriedades, é imprópria até em relação a si mesma. Através de *khôra* tudo passa sem que nada seja retido, é o espaço neutro necessário de onde os fenômenos jorram.

É assim que, resumidamente, Derrida apresenta *khôra*. Para ficamos com uma fórmula sobre *khôra* no contexto filosófico em que Derrida a expõe, a saber, a partir do *Timeu* de Platão, *khôra* seria a clivagem abissal entre o sensível e o inteligível[172]. Nem ente nem Ser, seria assim um terceiro gênero, anacrônico – nem eterno nem cronológico – que daria lugar ao

---

[172] Timeu, 51a: "O mesmo se passa com aquilo que deve receber várias vezes e de forma adequada e bela as representações de todos os seres eternos: é-lhe conveniente por natureza que seja desprovido de todas as formas. É por isso que dizemos que a mãe do devir, do que é visível e de todo sensível, que é o receptáculo, não é terra nem ar nem fogo nem água, nem nada que provenha dos elementos nem nada deveniente a partir deles. Mas se dissermos que ela é uma certa espécie invisível e amorfa, que tudo recebe, e que participa do inteligível de um modo imperscrutável e difícil de compreender, não estaremos a mentir" (PLATÃO, 2011, p 135).

ente e ao Ser. *khôra* há como o que dá a sentir e a pensar, o que deu lugar aos corpos e às Ideias. Sendo assim, temos a série Ser-Lugar-Devir[173].

espaçamento

Segundo Solis, Tschumi[174] distingue duas concepções de espaço, uma concernente à arquitetura, que chamou de concepção labiríntica e outra concernente à filosofia e às ciências físicas e matemáticas, à concepção piramidal. A pirâmide desmaterializa a arquitetura em sua forma ontológica, já o labirinto materializa a filosofia na experiência arquitetônica. Caberá à concepção labiríntica a noção de espaço e a concepção piramidal, à noção de espaçamento. A arquitetura, enquanto forma socialmente construída, caracteriza-se pelas edificações, sempre sociopolíticas, que constituem o espaço. Já o espaçamento

> [...] não marca propriamente um lugar. Designa mais a possibilidade de inscrição, onde há o aparecimento de uma brecha ou fenda que possibilita o apagamento do texto de superfície, ficando gravado, entretanto, como num bloco de cera, tal como o exemplo dado em *Nota sobre o bloco mágico* de Freud.[175]

O espaço arquitetônico se realiza no campo empírico, mediante modos de espacialização, ganha formas, funções sociais e usos, todavia o espaçamento é aquilo que fissura o próprio espaço, faz com que ele perca a sua métrica, os seus contornos, que a sua matéria se desmaterialize, em um campo transcendental, sobretudo, abrindo o espaço às suas condições e permitindo que a desconstrução geste outros modos de espacialização. Devir-lugar do espaço e devir-espaço dos lugares. Todavia, como habitar

---

[173] Timeu, 50b-d: "da substância que recebe todos os corpos deve ser dado o mesmo relato. Deve ser sempre chamada pelo mesmo nome; pois de sua própria qualidade ela nunca se afasta, pois embora está sempre recebendo todas as coisas, em nenhum lugar e de forma alguma ela assume qualquer forma semelhante a qualquer das coisas que nela entram. Pois é estabelecida pela natureza como um matriz-molde (*ekmageion*) para tudo, sendo movida e marcada pelas figuras que entram, e por causa delas ela aparece diferente em momentos diferentes. E as figuras que entram e saem são cópias daquelas que sempre existiram, sendo delas carimbadas de uma forma maravilhosa e difícil de descrever, que investigaremos a seguir. Por enquanto, então, devemos conceber três tipos - o Devir, aquele 'Onde' em que se devém, e a fonte 'De Onde' o Devir é copiado e produzido. Além disso, é apropriado comparar o Recipiente à Mãe, a Fonte ao Pai, e o que é gerado entre esses dois os Descendentes; e também perceber que, se a cópia carimbada deve assumir diversas aparências de todos os tipos, aquela substância em que é colocada e carimbada não poderia ser adequada ao seu propósito, a não ser que fosse ela própria desprovida de todas as formas que está prestes a receber de alhures" (PLATÃO, 2011, p. 134).

[174] Arquiteto suíço Bernard Tschumi.

[175] SOLIS, 2014, p. 27

o espaço desconstruído no espaçamento? Somente desconstruindo o próprio espaço... Estranha experiência de habitar o *por aí a Fora*, habitar um espaço qualquer, habitar o Ƨpatium, o inconsciente-caƧa, habitar *khôra*...

Arquitetura e filosofia em intercessão. E agora a pƧicose percorrendo um espaço qualquer, imperceptível. Sim, *khôra* é percorrível e habitável, desde que percorrer possa se dizer do estar parado e habitar do estar em movimento. A caƧa exige que pensemos a abertura do espaço, o devir-lugar do espaço e o devir-espaço dos lugares, pois ela não para de ser reinventada. A caƧa não para de se deteriorar, tanto arquitetonicamente quanto institucionalmente. Com isso, a necessidade constante de tirar as coisas do lugar, rearranjá-la, rearrumá-la, mudar os quartos, as cores, os ares. Ela está em constante manutenção. É como se as formas não resistissem tanto como em uma casa neurótica. As paredes, os objetos, as torneiras, as janelas se degradam em alta velocidade. Seja por falta de uso, seja por exacerbação do uso, seja por um uso louco. Os rejuntes se disjuntam e até os azulejos caem das paredes. Sob um uso louco do espaço a arquitetura vive de pequenos desmoronamentos, espaçamentos não param de se abrir, mesmo nas paredes... Mas, se tudo se deteriora, tudo se desfaz, o que resta como condições arquiteturais das casaƧ é o que Derrida, falando das *folies* de

ENXERTO INCIDENTAL: *a arte de percorrer e habitar* khôra

Há coisas que acontecem na calada da noite, ali, justamente onde os olhos não alcançam. O espaço onde as palavras anoitecem e não podem mais ser vistas, mesmo que seja de dia e o falatório seja incessante. Ao menos enquanto pathos, um paranoico sabe muito bem do que se trata. Nós também, ninguém escapa d'isso, de qualquer forma não seria nem desejável escapar... Em sua intuição inicial, antes de sofrer o assédio dos significados sempre autorreferidos, um paranoico não para de ouvir os gemidos e rangeres das máquinas trabalhando no porão, no sótão, embaixo do sofá, na caixa de gordura, dentro das paredes, atrás do armário... Situadas além ou aquém, essas máquinas infernais se confundem com ele mesmo, se é que ainda tem algum sentido falar ele *mesmo. Além dos aléns, aquém dos aquéns. Alhures e nenhures. O espaçamento está justamente ali onde a visão deixa de ser panóptica, onde não há controle das câmeras e dos reconhecimentos faciais, onde a rea-*

Tschumi, chamou de arquitetura do acontecimento.

folies[176]

Khôra, um pequeno ensaio[177] do Derrida, foi uma primeira contribuição, no começo dos anos de 1980, para a parceria entre o filósofo e os arquitetos Bernard Tschumi e Peter Eisenman[178] e constituiu o

lidade escapa aos algoritmos, onde as impressões não são digitais.*

A ca Sa é cheia de buracos de Alice, de portais para outras dimensões, de túneis aéreos, de acontecimentos impossíveis, de falhas na matrix, de devires-imperceptíveis, de transubstancializações, de teletransportes. A ca Sa é khôra, lugar dos lugares que se determina como uma RT, mas também como muitas outras habitações. O que espanta e apaixona é que sob determinadas condições pode-se transitar por khôra. *Não como quem vai de um ponto a outro, mas como quem faz saltos quânticos, como quem tem asas nos pés, como quem atinge velocidades infinitas, mais rápidas que o mais rápido ou mais lentas que o mais lento, pouco importa, ainda que lento e rápido façam toda a diferença. Pode-se, inclusive, habitar* khôra. *Não como quem habita uma propriedade ou como quem está dentro de um casulo, mas como quem some diante do espelho ou está fora de si ou está por aí aFora.*

Bento[1] *é um vampiro que habita a ca Sa e é a prova viva — quiçá morta, mas certamente de uma morte mais viva que a própria a vida*

---

[176] As imagens que aparecem nesse item foram todas retiradas dos seguintes endereços da internet:
1) https://www.biblioteca.fapyd.unr.edu.ar/leaves/archivo/arquitectura-del-paisaje/mas-info/parque-la-villette.htm.
2) https://marcosocosta.wordpress.com/2013/09/04/o-parc-de-la-villette-de-bernard-tschumi/.
3) https://earth.google.com/web/search/parque+perto+de+La+Villette,+Paris,+Fran%c3%a7a/@48.89336175,2.38933838,50.61434158a,587.11130583d,35y,101.70819798h,59.98238359t,0r/data=CigiJgokCTJ9hRg1AzVAETB9hRg1AzXAGcRieszxBCLAIQNuutJj-lvA.

[177] *Khôra* (DERRIDA, 1995a) é o título de um ensaio que vai para além da problemática do espaço, pois junto com *Paixões* (DERRIDA, 1995b) e *Salvo o Nome* (DERRIDA, 1995c) faz parte de uma trilogia que poderia ser chamada de *Ensaios sobre o nome*.

[178] Dirce Eleonora Solis narra o contexto desse encontro: "Bernard Tschumi venceu a concorrência para o projeto do parque em 1983 e resolveu convidar alguns filósofos, artistas, músicos para trabalhar em parceria. Dentre eles, Jacques Derrida, que lhe perguntou qual seria a razão para o interesse dos arquitetos em seu trabalho, já que, como ele mesmo observou, 'a desconstrução era o oposto de tudo o que a arquitetura oferecia. Arquitetura era construção, mexia com a forma, com a hierarquia, com a estrutura. A desconstrução era des-construção, é verdade que ao ser esclarecida percebe-se que o *des* desestabiliza a construção, mas não se coloca como o seu contrário. A desconstrução era antiforma, anti-hierarquia, antiestrutura' Tschumi lhe respondeu: 'Precisamente por essa razão', e terminou por apresentar Derrida a Eisenman" (SOLIS, 2014, p. 33). A propósito da relação entre desconstrução e arquitetura ver Fuão (2016); Fuão & Vieceli (2016); Kiefer & Paese (2016); Solis

[1] Bento e um dos ats que trabalha na ca Sa produziram um documentário que se tornou um pequeno opúsculo intitulado *Entrevista com o vampiro real; nós sempre existimos escondidos, agora o sobrenatural revela-se,* sobre suas experiências, em que diz: "O amor pela vida é a morte pela vida. Ninguém transforma alguém em vampiro através de mordidas. Tornar-se vampiro é uma iniciativa pessoal e um caminho sem volta" (HIGHLANDER e VINICIOS, 2024, p. 4).

plano conceitual para o projeto do Parque de La Villette. Assim, *khôra* atravessou o terreno da filosofia e foi se insinuar pelas pranchetas da arquitetura[179]. Tschumi havia ganho um concurso para construir um parque em uma área de 55 hectares na região dos antigos matadouros que ficavam nos limites da própria cidade de Paris e desejava construir o primeiro parque do século XXI. Para isso, inspirou-se na desconstrução de Derrida como forma de contaminar o território arquitetônico com as artes, a filosofia, a psicanálise, a literatura etc. O projeto, além de utilizar antigas edificações do matadouro, incluía a construção de 26 *folies*, uma trama de construções vermelhas funcionando como um sistema de *super(im)posições* como programa desconstrutor. Caberia a Derrida e Eisenman uma área de 900 m² para construção de uma das *folies*[180].

ou mais morta que a própria morte – de que a calada da noite pode ser, por vezes, barulhenta e se dar em plena luz do dia, bem debaixo dos nossos narizes. Embaixo do nariz, nuca, costas, olhos, rosto, ânus, cocuruto são regiões que não podemos ver diretamente sem alguma reflexão, seja de um espelho ou do olhar do outro.

Bento é um vampiro que, da plenitude dos seus quarenta e poucos anos, completa a cada primavera cem anos e sem ânus pode viver eternamente, se posicionando onde jamais pode ser penetrado. Sua imortalidade depende dessa impenetrabilidade. A não-passividade ganha, por vezes, em seus gestos, aspectos éticos, entretanto essa espécie de horror, esse intolerável no que diz respeito à passividade não se converte jamais em atividade explícita. Sua impassividade não é revoltosa e não reivindica reconhecimento. Seu horror não faz dele um macho padrão, ele não compartilha das confrarias de espadas – aquelas que fazem dos homens verdadeiros menininhos tolos lutando nervosa e angustiadamente por alguma garantia de virilidade como se alguma ameaça pudesse lhes atingir indesejadamente pelas costas. Possivelmente tais sociabilidades lhe pareçam ainda demasiado passivas, incertas e juvenis. De qualquer forma, na Soleira da vida e da

---

& Moraes (2016); Rocha & Noronha (2016); Solis & Fuão (2014); A propósito do Parque de La Villette ver Solis (2014).

[179] "Nem Babel, nem Nemrod, nem o Dilúvio, entre *khôra* e *arché*, talvez, havia uma arquitetura que não era, nesse entre, nem grega nem judia. Uma filiação todavia inominável" (DERRIDA, 1987, p. 604).

[180] Por razões orçamentárias, depois de dois anos de trabalho, o projeto seria abandonado, deixando como legado do trabalho mútuo o livro *Choral L. Works* (DERRIDA & EISENMAN, 1997), que retrata as etapas dessa parceria.

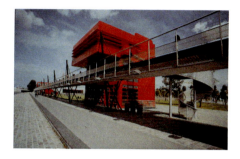

Derrida, em *Ponto de folie – maintenant a arquitetura*[181], toma as *folies* de Tschumi, como aquilo que ao mesmo tempo oferece uma chance e uma resistência à arquitetura. Dupla valência da oferta. Por um lado, as *folies* proporcionam uma chance para trazer à tona uma arquitetura do acontecimento, por outro, oferecem uma resistência à arquitetura como aquilo que não permite que a arquitetura se feche sobre suas funções e suas formas. Estou falando de uma arquitetura do acontecimento como aquilo que se diferencia tanto do arquitetônico kantiano, enquanto arte dos sistemas, quanto de uma arquitetura determinada por alguma via de acesso empírica como escadas, degraus, caminhos metodológi-

morte, não se pode perder tempo com dramas excessivamente neuróticos.

Bento, o vampiro, não se permite ser visto, como se a própria possibilidade de ser visto já fosse demasiado passiva. Sua atividade é demoníaca, como um leve sussurro da Besta vindo não se sabe bem de onde. Sua verdadeira atividade não se deixa capturar em imagem, tal qual os vampiros que não têm reflexo no espelho. De sua atividade se colhe apenas leves traçados como no bloco mágico de Freud. São efeitos longínquos, como rastros ou espectros – que talvez sejam o contrário de imagens – a rondar insistentemente pelos cantos da caSa. Esses espectros ou rastros todos nós, mortais, não paramos de ouvir, são murmúrios do Mal, Sade vos fala...

Com efeito, sua atividade se constitui em articular uma desarticulação, Bento é um (des)articulador, jamais sabemos onde se deram as suas ações, sentimos apenas elas descosturando o que antes estava mais ou menos amarrado. Não sabemos nem direito se o vampiro é o próprio Bento ou se, a partir ou através dele, um morcego demoníaco vai transitando de corpo em corpo, inoculando a desarticulação em um corpo e, em seguida, outro. O vampiro não percorre distâncias, ele atravessa espaços, seu voo é quântico, sua velocidade infinita. Acredito que nem esteja sujeito à gravidade. Ele caminha por um outro mapa, quiçá

---

[181] Tenho acesso somente ao texto em língua espanhola: *Punto de folie – maintenant la arquitetura*. Optei por manter as palavras *folie* e *maintenant* em francês, tal qual a edição em espanhol, pelo fato de a primeira se referir tanto à loucura quanto às obras arquitetônicas do Parque de La Villette e a segunda pelo fato de ela funcionar como uma charneira no próprio texto. Assim sendo, é o próprio autor que inicia o texto decretando "*Maintenant*, esta palavra francesa, não se traduzirá" (DERRIDA, 1989, p. 561).

cos, arqueologias do fundamento, umbral etc. Com a palavra acontecimento é invocado aquilo que *nos* chega e, no caso, é a própria arquitetura que *nos* chega. Entretanto, se a arquitetura enquanto acontecimento é o que chega até *nós*, não se pode ter a ilusão de que seja um *nós* já constituído de uma subjetividade que, por sua vez, receberia essa coisa chamada arquitetura. Pois só podemos apreender um *nós*, qualquer *nós*, a partir da experiência de uma espacialização já marcado pela arquitetura. "Esse [nós] se encontra comprometido pela arquitetura antes de ser seu sujeito: dono e possuidor"[182]. Não se fala assim de um acontecimento arquitetônico qualquer, tal qual uma nova escola de arquitetura ou uma construção inovadora, tão pouco da construção de lugares onde algo deve suceder, mas sim de um modo de espaçamento que dá lugar ao acontecimento, ou seja, a arquitetura do próprio acontecimento. É isso que Derrida vê na obra de Tschumi, em que a "[...] dimensão acontecimental se vê compreendida na própria estrutura do dispositivo arquitetônico: sequência, serialidade aberta, narrativa, cinemática, dramaturgia, coreografia"[183]. Palavras que compõem isso que se chama acontecimento.

---

[182] DERRIDA, 1989, p. 562.

[183] DERRIDA, 1989, p. 563.

atrás de uma capa ou pelas lâminas dos espelhos. Suas ações são percebidas sempre a posteriori. Quando vemos, já foi! A desarticulação vinha sendo articulada há muito tempo e, de repente, nos damos conta de que ninguém estava vendo.

Bento extrai sua força vital do sangue jorrando ainda quente de aves cujas cabeças ele arranca com maestria. Nenhuma gota se perde, ele crava os dedos no pescoço da ave, arranca-lhe a cabeça e, antes que a morte atinja o galináceo, acopla o pescoço degolado em sua boca. Ave e Bento estrebucham convulsivamente no chão. Transe, êxtase entre a vida e morte. A epifania do vampiro. Ave-Bento. Devir-vida do vampiro e devir-morte da vida. Nesse estranho lugar a eternidade foi salva mais uma vez. E se o ritual for feito sob o efeito de maconha, atinge-se graus maiores de eternidade. Talvez o ritual precise se repetir uns meses depois, quando o suplemento de vitalidade começa a arrefecer, quando a passagem do tempo começa a corroer a eternidade. Entre um ritual e outro, calangos, lagartixas e até mesmo peixes podem funcionar como paliativos improvisados, como gambiarras de vitalidade, pois são graus menores de eternidade. Somente as aves de médio porte podem levar a vida ao seu excedente. Segundo a sua fórmula, AVE = há vida.

Bento entra na mente daqueles com quem deseja compartilhar

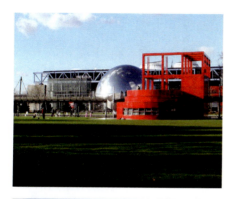

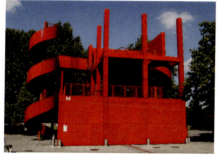

O que chega enquanto acontecimento é sempre o sentido, mas a arquitetura do acontecimento leva para além ou aquém dos próprios sentidos, leva para a própria questão do sentido, do sentido enquanto questão, ou seja, o que está em jogo na arquitetura do acontecimento é o sentido do sentido. "[...] se trata justamente do que chega ao sentido: não o sentido do que nos permitiria chegar ao sentido, senão do que chega ao sentido, o sentido do sentido. Eis aqui o acontecimento, o que chega por um acontecimento que, já não tendo a ver completamente e simplesmente com o sentido, estaria relacionado com algo assim como a eternidade. Certamente uma forma de amor. Repentinamente, a despeito do terror escatológico que seu banquete vital causa em quem assiste ou apenas ouve falar, algum outro morador retorna angustiado de algum canto silencioso da caŞa e pede para fazer o ritual, quer beber o sangue de algum animal. Parece que a eternidade tem suas seduções. Sabemos e sentimos que Bento se espalha pela caŞa, mas não sabemos como, não vimos por onde nem quando... Ele está quieto, deitado em sua cama, tranquilo, agindo à sua maneira... Onde isso aconteceu? Ninguém viu? Por onde passou? Só colhemos rumores, cochichos, relances, vultos. Um terceiro morador fala do nada, durante a preparação do refogado para o arroz, que fulana está se sentindo velha, por isso quer fazer o ritual. Só então percebemos que um conjunto de falas de fulana tinha ligação com um certo envelhecimento refletido nos olhos de Bento, sussurrado ao pé do ouvido. Ao questionarmos fulana nota-se que a ligação amorosa entre ela e Bento precisa passar pela eternidade. É nesse momento que Bento aparece pelas costas da cena para denunciar que está sendo vítima do assédio de fulana para fazer o ritual...

De outras formas, outros moradores vêm preencher fissuras de Bento, falam como se as fissuras fossem suas, mas nada encaixa direito.

folie"[184]. Retornamos, por meio de um salto metonímico, aos pontos vermelhos distribuídos pelo Parque de La Villette, as *folies* de Tschumi, afinal, era disso que se tratava.

Da *folie*, como o sem fundo do sentido, como figura do *nonsense* e da *desrazão* às *folies* arquitetônicas de Tschumi o plural se impõe. Não

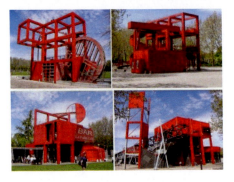

seria demais afirmar que, através do *ʃ plural* ou do *plural ʃ*, os autores, também no plural, permitem pensar clinicamente a arquitetura e arquiteturalmente a clínica. Uma amarração clínico-arquitetônica liga os *pontos de folies* de modo que conjure qualquer possibilidade de hipóstase da loucura. Cada *folie* não é um ponto que se fecha sobre si mesmo distribuído em um espaço formado, mas se abre para outros pontos, também *folies*, de modo que os pontos se ligam em uma trama "que distribui uma quantidade não finita de elementos em um espaço que ela, com efeito, espacia, mas não satura"[185].

Tal demanda não tem lugar na boca que a pronuncia. Boca de ventríloquo. Dublagem. Esse desencaixe é fácil de notar, todavia sempre há uma demora, às vezes de dias, para percebermos que um vampiro passou por aí. Enquanto não percebemos, cresce o clima de desentendimentos, de embolações, de angústias, de culpabilidades, de ódios, de aprontações, de coquetismos... O dia anoitece e a noite fica mais escura. A caʃa começa a ficar mais suja, a pia mais cheia de louça, o xixi começa a respingar mais na borda do vaso sanitário, a comida some da despensa, as coisas começam a dar mais errado, a água acaba, os remédios começam a desaparecer ou a sobrar, o ruído aumenta, o silêncio também, alguém rouba o cartão de crédito da caʃa para comprar um celular, para ser trocado, ainda na caixa, por pó e maconha – por onde ele saiu? Ninguém viu e já está no morro e Bento sereno deitado em sua cama... O caoʃ avança e a caʃa apresenta a sua face anarkaʃa... Somos obrigados a agir, parar de bater cabeça, recobrar a lucidez, algo precisa ser feito, uma emergência se impõe, precisamos encarar o vampiro, sair do choque anafilático. As cortinas precisam ser abertas, a luz precisa entrar, os vampiros não suportam a luz. Levados ao limite de dissolução somos forçados a sentir, a pensar e a agir diferentemente para reconstruir a caʃa, que já se

---
[184] DERRIDA, 1989, p. 563.
[185] DERRIDA, 1989, p. 563.

Temos então determinado número de *folies* que são quantidades não finitas de elementos, que criam entre si uma trama que opera um espaciar, produzindo o parque, sem, no entanto, saturá-lo. Entendamos melhor toda essa relação entre *folie*, espaciar, parque e ainda outros prédios que não são as *folies* vermelhas.

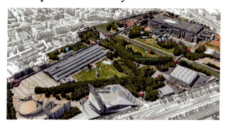

Cada *folie* está dissociada das outras e se define por sua variação interna não finita, sendo um ponto aberto e mutável que não se estabiliza, de modo que sua construção depende do que nela acontece. Foge de uma arquitetura monumental que tem como principal característica não deixar aparecer em seu corpo as marcas das transformações, das substituições, das permutações. As *folies* são compostas de elementos diferenciais, ou seja, elementos que vem de Fora da arquitetura. Os filmes, as fotografias, os escritos, as performances, as mostras, ginásio, pistas de patinação, biblioteca etc. são, de direito, as experiências móveis, substituíveis, permutáveis das *folies*. A arquitetura se abre para a não arquitetura, se sustentado assim na Ƨoleira da própria arqui-

encontra em frangalhos. Desalo(u)camentos, realo(u)camentos, quiçá transalo(u)camentos.

khôra é espaço potencial, é condição de possibilidade, é uma das faces da caƧa. A caƧa se recria e o que estava desencaixado e sem lugar constrói os seus encaixes e seus próprios lugares. Tudo está diferente. Coisas se perdem, coisas se ganham; palavras silenciam, silêncios se enunciam... A caƧa não é mais a mesma, devir-outro da caƧa.

Bento é apenas um morador junto aos outros, uma parte que compõe o modo de a caƧa existir e inexistir ao mesmo tempo. Vampiro é sua forma-de-vida mais intensiva, desarticulação é sua tonalidade afetiva mais tendenciosa. Mas o vampiro nem sempre é Bento e Bento nem sempre desarticula. Bento é simplesmente um dos nomes da caƧa, caƧa-Bento, o agenciamento que articula e desarticula eternidade e morte, eros e tânatos. A caƧa de mil nomes é um amontoado de intensidades, de tonalidades afetivas, assim o Ƨ da caƧa é também o Ƨ do plural, das muitas casaƧ, muitas e únicas unidades mínimas do real, agenciamentos.[2] Uma grande colagem que acolhe todos que lá habitam, sejam moradores ou não...

---

[2] Sobre os mil Ƨ remeto aos itens **caƧa**; **HOSPITALIDADES**: *em-*caƧa, caƧa *barroca, o* Ƨpatium *receptivo;* caƧa *Deligny;* Ƨ *da* caƧa *ou o* Ƨ *da* caƧa; **ENXERTO INCIDENTAL:** *o* ƧpƧicótico *e seu traçar.*

tetura. É o que Derrida chamou de transarquitetura em contraposição tanto a uma arquitetura que se sustentaria sobre a sua axiomática interna, ou seja, uma arquitetura monumental, quanto a uma anarquitetura que seria consequência de uma desconstrução tanática da própria arquitetura. A transarquitetura seria assim uma arquitetura do acontecimento[186].

Através dessa transarquitetura, com efeito, cada *folie* em si tem sua própria trama na medida em que não para de re-unir nela mesma suas disjunções internas, o que nela é Fora da arquitetura. Re-une sua dispersão sem que, contudo, deixe de ser dispersão.

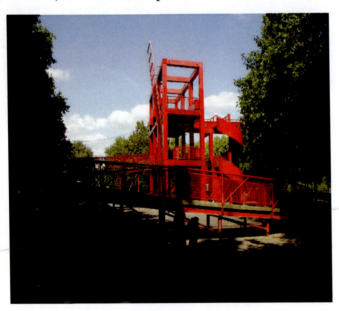

Mas as *folies*, que são, a princípio, pontos dissociados e re-unidos nelas mesmas, também o são em relação às outras *folies*, de modo que a trama entre elas é um espaciar do próprio parque. Trama então composta não pelos caminhos ou pelo programa que anuncia as atrações de cada *folie*, mas sim pela circulação acontecimental – permutação, substituição, transferência – entre as *folies*[187]. Não há caminhos determinados, de modo

---

[186] "Nem arquitetura nem anarquitetura: transarquitetura. Ela se explica pelo *acontecimento*, já não oferece sua obra a usurários, fieis ou habitantes, a contempladores, estetas ou consumidores, ela faz um chamado para o outro para que este, por sua vez, *invente* o acontecimento" (DERRIDA, 1989, p. 570).

[187] "Nas folies de que falamos [...] o acontecimento passa sem dúvida pela prova do monumento, mas o inscreve igualmente na sua série *de experiências*. Como o seu nome indica, uma experiência atravessa: viagem, trajeto, tradução, transferência" (DERRIDA, 1989, p. 570).

que os visitantes saem de uma e podem ir para qualquer uma das outras *folies*, ou simplesmente para nenhuma. Não há ordem necessária na visitação, já que cada *folie* está re-unida sobre si mesma. Uma trama que re-une a própria multiplicidade de pontos vermelhos dispostos de forma disjunta pelo parque. Todo se desdobra, pois, se por um lado cada *folie* se dobra e se redobra de forma não finita sobre si mesma dissociada das outras *folies*, por outro, ela se desdobra e se redobra nas direções das outras, formando uma trama externa e conferindo a cada *folie* um complexo de forças de atrações e interrupções. Espaciar o parque é uma operatória dupla: por um lado, pontos que, voltados sobre si mesmos, atraem os outros pontos compondo a multiplicidade da trama, das linhas que os ligam desde Fora; por outro lado, pontos que também interrompem a trama à medida que eles se abrem desde Dentro. Derrida chama isso de *double bind*[188]:

> A multiplicidade não abre o ponto *desde o exterior*. Para entender como isto acontece também desde dentro, há de se analisar o *double bind* cujo nó é atado pelo ponto de folie, não se esquecer o que pode relacionar [*lier*] um *double bind* ao esquizo e à folie [...] Por um lado, o ponto concentra, redobra sobre si a mais poderosa força de atração, *contracta* [*contrace*] os traços [*traits*] para o centro. Não fazendo mais que remeter a si mesmo, em uma trama também autônoma, fascina e magnetiza, seduz por meio do que poderíamos chamar sua auto-suficiência e seu 'narcisismo'. Ao mesmo tempo, por meio de sua força de atração magnética, parece ligar, como diria Freud, a energia disponível, liberada, em um campo dado. Exerce atração por sua pontualidade mesma, o estigma de um *maintenant* instantâneo no qual tudo concorre e, aparentemente, não se divide, mas também pelo fato de que, detendo a folie, ele constitui o ponto de transição com a arquitetura que, por sua vez, ele desconstrói ou divide. Série descontínua dos instantes e das *atrações*: em cada ponto de folie, as atrações do Parque, as atividades úteis ou lúdicas, as finalidades, as significações, as inversões econômicas ou ecológicas, os serviços recobram seu direito ao programa. Energia ligada e recarga semântica. Daí também a distinção *e* a transação entre o que

---

[188] Remeto ao item **sair da casinha – *sintomatologia transcendental*; caSa Kingsley Hall**. Nesses itens trabalha-se o conceito de *double bind* segundo a formulação da antipsiquiatria inglesa, assim como a reformulação que Deleuze & Guattari propõem.

Tschumi chama a normalidade e o desvio das folies. Cada ponto é um ponto de ruptura, interrompe absolutamente a continuidade do texto e da trama. Mas o inter-ruptor mantém junta a ruptura e a relação com o outro, ele mesmo estruturado ao mesmo tempo como atração *e* interrupção, interferência e diferença: relação sem relação. O que se contrata aqui estabelece um contrato 'louco' entre o *socius* e a dissociação. [...] Mas, por outro lado, se a dissociação não chega ao ponto vindo de fora, é porque ele é, *ao mesmo tempo*, divisível e indivisível. Não parece atômico, não tem então a função e a forma individualizante do ponto que, desde um *ponto de vista*, desde a perspectiva do conjunto serial que ele assinala [*ponctue*], organiza e sustenta sem ser jamais seu suporte. Visto, e visto desde fora, escande e interrompe ao mesmo tempo, mantém e divide, colore e ritma o espaçamento da trama. Mas esse ponto de vista não vê, é cego no que diz respeito ao que acontece *na* folie, pois se for considerado *absolutamente*, abstraído do conjunto e em si mesmo (também está destinado a abstrair-se, a distrair-se ou a subtrair-se), o ponto não é mais um ponto, não possui mais a indivisibilidade atômica que se atribui ao ponto geométrico. Aberto de dentro por um vazio que abre o jogo às peças, se constrói/desconstrói como um cubo que se oferece a uma combinação formal. As peças articuladas se disjuntam, se compõem e se recompõem. O *dis*-junto articulando peças que são mais que peças, peças de um jogo, peças de teatro, peças habitáveis, ao mesmo tempo lugares e espaços de *movimento*, as figuras *prometidas* para acontecer: para que tenham lugar.[189]

As *folies* são assim o ponto. Não o ponto individual, o ponto íntimo, o ponto do eu, mas sim o ponto não estável, descentrado de si mesmo, dotado da potência de atrair e ligar, assim como de distrair e de desligar, todavia, sua real potência é a de manter o paradoxo, a aporia, a ambiguidade, a ambivalência, o *double bind*. As *folies* são a relação da não relação, mantém junto o disjunto sem que o disjunto deixe de ser disjunto. O nome que se dá a isso é *comum*:

> [...] as "folies" são um denominador comum, o "maior denominador comum" desta "desconstrução pragmática".

---

[189] DERRIDA, 1989, p. 576-577.

O ponto vermelho de cada folie permanece divisível por sua vez, ponto sem ponto, oferecido em sua estrutura articulada à substituições ou permutações combinatórias que põe-no em relação tanto com outras folies como com suas próprias partes. Ponto aberto e ponto fechado. Essa dupla metonímia se faz abissal quando ela determina ou sobredetermina o

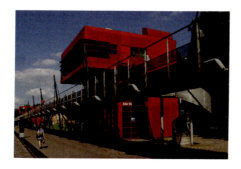

que abre este nome próprio (As *Folies* de Bernard Tschumi) à grande semântica do conceito de folie, o grande denominador comum para tudo que chega ao sentido quando este sai de si, se aliena e se dissocia sem jamais ter sido sujeito, se expõe ao fora, se espacia nisso que ele não é: não a semântica, mas antes de tudo, a assemântica das *Folies*.[190]

Folie, o denominador comum assemântico. Como ponto fechado da *folie*, portanto, ponto que encerra o Fora em um Dentro, se torna desabamento da arquitetura e de toda obra em uma assemântica sempre a se interiorizar, já não comunica nada ao sentido, loucura tornada doença. Todavia, o ponto aberto de *folie* é flanqueado dos dois lados pelo Fora, mais interno que a si mesmo e mais externo que um outro ponto que seria como um outro a si mesmo, portanto, mais interno que o mais interno e mais externo que o mais externo. Sujeito a esse *double bind*, o ponto de loucura é esticado, tornado percurso, traçado. Que o traçado seja em *S*, ou algo que o valha, se deve ao fato de o próprio percurso ser titubeante, não retilíneo, serpenteando de um lado a outro, em amplitudes variáveis, de acordo com os desígnios do próprio *double bind*. O ponto esticado em linha só tem o reto como caso fortuito, *a reta é apenas uma curva que não sonha...* Acontece que o percurso em *S*, ao mesmo tempo que se estica em linha hesitante, se espaceia, se estende em um plano, um mapa, uma área de convivência, um parque de multiplicidades operando por transferências mútuas...

Tal qual o Parque La Villete mantém a arquitetura e a loucura intrinsecamente ligadas por uma espécie de double bind, permitindo a arquitetura escapar de suas axiomáticas internas e a loucura escapar

---
[190] DERRIDA, 1989, p. 563.

ao seu desmoronamento, a caSa precisa se manter na justa medida de um double bind que lhe impeça de se tornar, ao mesmo tempo, dura (contraída) demais, sob pena de perder a sua capacidade de delirar as realidades sociopolíticas, ou frouxa (descontraída) demais, perdendo, com isso, a capacidade de estabelecer relações mínimas de autossustentação.

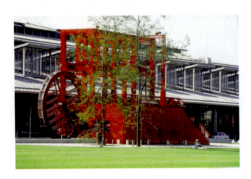

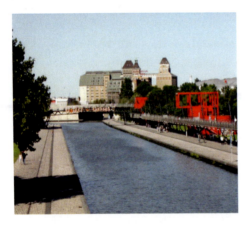

É que o abissal da loucura tem a força de arrastar o cimento, as pedras, as madeiras, o ferro e mesmo o material mais sólido da arquitetura na direção do caoS. A grande escatologia da loucura como anarquitetura. Mas a arquitetura tem também suas estratégias e pode fazer recair sobre a loucura as pedras, o cimento, as madeiras e o ferro de suas grades mais resistentes. Todo o esforço é de mantemo-nos na dimensão acontecimental da arquitetura, o que Derrida chama de arquitetura do acontecimento, já que a loucura não para de transferir ao sentido o *nonsense* de onde o próprio sentido advém, assim como a arquitetura não para de resistir ao desmoronamento do sentido, no próprio *nonsense* que é sua fundação.

Como at, foi necessário atravessar *khôra*, o parque La Villete e seus pontos de *folie*. E é bem conhecida a atração, ainda como at, pelos parques, pela loucura e pelos modos de espaciar a realidade, a vida e a própria clínica. Mas agora precisamos adentrar as residências terapêuticas, não basta somente o urbanismo do AT para pensarmos a clínica, precisamos, sobretudo, encontrar a Soleira da caSa. O ponto aberto de *folie*, se estende como ca ſa, ca ſa-inconsciente colocada em obra[191] a partir de des*alo*(u)camentos que levam a assemântica aos confins do próprio morar para encontrarmos as condições das semânticas que giram em torno da clínica do habitar.

arquitetura da arquitetura

Assim como há uma arquitetura do acontecimento que inclui a loucura na arquitetura, há também uma arquitetura da arquitetura que coloca em cena os *a priori históricos* da própria arquitetura. É que a arquitetura, que tem suas construções e seus artefatos é, ela mesma, *constructum* e *artefacto*.

> Existe, não esqueçamos, uma arquitetura da arquitetura. Até em seus cimentos arcaicos, o conceito mais fundamental de arquitetura foi *construído*. Chegou-nos essa arquitetura naturalizada, habitamo-la, ela nos habita, pensamos que está destinada ao habitat e já não é um objeto para nós. Todavia, há de se reconhecer que é um *artefacto*, um *constructum*, um monumento. Não caiu do céu, não é algo natural, ainda quando nos dá certos pontos de referência no que diz respeito à *physis*, ao céu, à terra, ao mortal, ao divino. Esta arquitetura da arquitetura tem uma história, é histórica de ponta a ponta. Sua herança inaugura a intimidade de nossa economia, a lei de nossa casa (*oikos*), nossa *oikonomia* familiar religiosa, política, todos os lugares de nascimento e de morte, o templo, a escola, a ágora, a praça, a sepultura. A tal ponto nos paralisa que esquecemos sua própria historicidade, consideramos que é parte da natureza. É de sentido comum.[192]

Ocorre que a obra arquitetônica exige sempre decisões econômicas, religiosas, políticas, estéticas, filosóficas que estão inscritas em sua própria materialidade. A experiência do sentido comum da arquitetura é a habitação que habitamos e que, a um só tempo, nos habita. Assim sendo, por intermédio da arquitetura recebemos como herança aquilo que nos forma e informa ao longo da história, desde o espaço íntimo ao espaço social. O sentido de nossa habitação é o que somos e somos sempre e já, a partir da arquitetura da arquitetura. Nós que desejamos pensar e que, portanto,

---

[191] Remeto ao item *vida nua, uma vida*.
[192] DERRIDA, 1989, p. 564-565.

já habitamos antes mesmo de começarmos a pensar e, sobretudo, antes mesmo de começar a pensar a habitação como arquitetura na qual somos; nós, então, que começamos a pensar a arquitetura da arquitetura, o seu sentido comum como a experiência de habitação, encontramos, segundo Derrida, quatro pistas.

A primeira diz respeito ao caráter não representativo da habitação que, diferente das outras artes, parece remeter a si mesma. Uma arte que, ao não representar, começa por apresentar os homens e os deuses, ou seja, a arte de torná-los presentes. A lei do *oikos*, sua *autonomia* distribui a disposição, a ocupação e o investimento dos lugares.

A segunda diz respeito à centralização e à hierarquização das origens, correspondendo a um fundo jurídico-político das instituições que comemoram os mitos, os heróis e os deuses fundadores. Fundo inscrito nas entranhas dos seus materiais.

A terceira concerne à teleologia do habitat. Finalidade ético-política, religiosa. Destinação utilitária ou funcional. A arquitetura é posta sempre para trabalhar, está em serviço e *ao serviço de*...

A quarta é a que liga a arquitetura ao que pode-se chamar de belas artes, com seus valores de beleza, de harmonia e de totalidade.

Há, desta feita, uma arquitetura da arquitetura que se encontra ao lado da arquitetura do acontecimento. A primeira resiste e a segunda transfere. É que a arquitetura da arquitetura seria uma arquitetônica da razão pura[193], se os acontecimentos não invadissem a própria arquitetura através de seus *pontos de folie*. Cabe, assim, uma questão acerca da história dos *pontos de folie* na sua relação com a arquitetura da razão...

geometria da exclusão

Em 1955, Michael Foucault tinha 29 anos e se lançou em uma experiência estrangeira. Deixou a França e se estabeleceu primeiramente em Upsala, na Suécia, onde ocupou o cargo de diretor da Maison de France. Foi imerso na "longa noite sueca" em plena "amplidão do exílio"[194] que Foucault redigiu o primeiro manuscrito do que viria a ser a *História da*

---

[193] Ver *Crítica da razão pura* (KANT, 1996).

[194] FOUCAULT In: MOTTA, 1999, p. 10.

loucura, manuscrito esse que, em 1957, foi recusado enquanto tese nos meios acadêmicos suecos por ter uma abordagem pouco positivista.

Todavia, Georges Canguilhem aconselhou-o a apresentar sua tese nos meios acadêmicos franceses. Entre 1957 e 1960 Foucault continuou reescrevendo seu texto, período em que sua experiência estrangeira se intensificou. Fez inúmeras viagens, cogitou mudar-se para os EUA e para o Japão, apesar de ter efetivamente se estabelecido somente na Alemanha e na Polônia. Desse último país acabou por ser expulso. "Seus espessos manuscritos sobre o encarceramento e seu convívio social inquietam a polícia de Gomulka, que lhe arma uma cilada utilizando um jovem intérprete, e exige a sua partida"[195]. Retornou à França para se reestabelecer definitivamente em Paris no final de 1960, já com a tese pronta para ser publicada em maio do ano seguinte.

Tudo se deu como se a *História da loucura* só pudesse ser escrita no meio de uma experiência estrangeira que, por vezes, se fazia exílio, ou, até mesmo, exílio do exílio, banimento... Uma certa ausência de lugar – quiçá o lugar da ausência – era por vezes experimentada como uma estranha prisão, como se estivesse preso do lado de Fora. E preso do lado de Fora se confundia com aqueles que, em sua tese, tentava olhar: os loucos. Tudo se dava como se as grades dessa prisão se fizessem um grande espelho onde o pensador e o louco não mais sabiam quem era o reflexo de quem. Em novembro de 1958, em uma carta a um amigo, Foucault expressou tal experiência da seguinte forma:

> Estou na prisão, quer dizer, do outro lado, mas que é pior. De fora: impossível entrar, esfolado contra as grades, a cabeça passada apenas o suficiente para ver os outros lá dentro, andando em círculos. Um sinal, eles já estão mais longe, nada se pode por eles, a não ser espreitar a sua próxima passagem e preparar um sorriso. Porém, entrementes, eles receberam um pontapé e não têm mais força ou a coragem de responder. Esse sorriso não está perdido, um outro o toma para si e, desta vez, o leva com ele. Do rio Vístula sobem névoas, sem cessar. Não se sabe mais o que é a luz. Alojam-me em um hotel luxuoso socialista. Trabalho em minha "Folie" que, nesse desafiar do delírio, corre o risco de se tornar um pouco mais do que ela sempre pretendeu ser.[196]

---

[195] MOTTA, 1999, p. 13.

[196] FOUCAULT In: MOTTA, 1999, p. 12.

Gostaria de reter esse trecho de carta, retirá-lo do campo das confidências íntimas, da biografia ou até mesmo da fofoca e transformá-lo, transfigurá-lo, desalo(u)cá-lo. De qualquer forma, não foi o próprio Foucault quem nos havia ensinado o que é um autor?[197] Não podemos nos deixar enganar, mesmo que uma confissão ou um desabafo a um amigo pareça – e até mesmo seja – a expressão íntima de um sujeito. Esse sujeito, esse autor, está preso em uma trama na qual é forçado pela própria escrita a dar palavras àquilo que advém das fronteiras da linguagem e, no limite, é o próprio pensamento que, de Fora, força o pensador a pensar. Essa é a sua loucura!

Esse trecho interessa de muitas formas, pois há nele uma dramatização dos problemas fundamentais da *História da loucura*. Na verdade, da perspectiva que me situo, da perspectiva da habitação clínica, deveria até mesmo transalo(u)car o título do livro. Poderia chamá-lo de Geografia da Loucura, quiçá de Arquitetura da Loucura ou, quem sabe, de Geometria da Loucura. Isso porque Foucault percorre a sua história através de toda uma linguagem dos espaços.

As grades estabelecem uma primeira grande divisão entre dois espaços, uma repartição da realidade, todavia não se sabe bem quem está de que lado dessa repartição, como se as grades revelassem somente uma fronteira intransponível, uma grande separação que prende definitivamente os dois lados. Um grande corte que, como um abismo, une irremediavelmente justamente os dois lados que separa. De um lado está a razão em toda a sua positividade e do outro a desrazão em toda sua negatividade; de um lado, o pensador no rigor da sua luz e, do outro, o louco que só pode ser visto através da ausência, um espectro cada vez mais evanescente. A grande novidade da *História da loucura* é o esforço do pensador em atravessar essa separação mesmo que tenha a cabeça – ou a razão – esfolada ao se inclinar na direção do *outro*, na direção do louco. Eis a grande prisão do pensador: o silêncio como resposta ao seu gesto. Do outro lado, o louco já não tem mais a força ou a coragem de responder ao gesto do pensador. Silêncio, apenas silêncios e gemidos ao longe. O pensador está preso na angústia de sua própria razão, que fala incessan-

---

[197] Ver FOUCAULT, 1969.

temente sobre esses pequenos infames[198], sem poder, contudo, fazê-los falar. E quanto mais fala, mais silêncio se ouve.

A *História da loucura* tem certamente essa dignidade: o pensamento se esfolando na direção da loucura. No entanto, esse esforço é como uma bruma que se eleva de um rio mudando completamente o regime de luz. As brumas do rio Vístula, testemunhas da primeira grande tese de Foucault, talvez anunciem seu grande último texto: *O que são as luzes?*[199], em que as luzes, a era da razão é caracterizada enquanto fronteira, experiência limite que busca pensar, sentir e falar diferentemente.

Contar a história da loucura, para Foucault, é fazer falar aquilo que no decorrer da história foi silenciado até o limite da perda da própria linguagem, contar a história daquele que esqueceu a linguagem e que só fala por meio das gramáticas que o silenciam. Um problema de perspectiva se coloca, parece que quem pode contar a história é sempre aquele que detém a linguagem e suas regras. A história contada sempre do ponto de vista dos vencedores. Foucault se recusa a fazer história dessa forma e encara esse problema na *História da loucura* colocando-o em termos espaciais.

ENXERTO INCIDENTAL: *do outro lado do espelho*

Há muito que Alice já havia caído no buraco, atravessado o espelho e vivido todas as maravilhas do país onde reina o não senso envolto por uma lucidez lógica e matemática. Todavia, tudo não passara de um sonho do qual Alice, por fim, acordara. Artaud não perdoava Lewis Carroll por isso, pois ele jamais acordara da loucura e

---

[198] Em 1977 Foucault lançou um belíssimo texto como introdução de uma antologia – um projeto seu desde a *História da Loucura* – que reunia arquivos do internamento do Hospital Geral e da Bastilha em que ele contrapõe uma grande infâmia, escandalosa e gloriosa, à infâmia das vidas internadas, quase sem nome e sem fama. Os pequenos infames são essas vidas, fragmentos de vidas, irremediavelmente condenados a luz da razão. Para "que alguma coisa delas chegasse até nós, foi preciso, no entanto, que um feixe de luz, ao menos por um instante, viesse a iluminá-las. Luz que vem de outro lugar. O que as arranca da noite em que elas teriam podido, e talvez sempre devido, permanecer é o encontro com o poder: sem esse choque, nem uma palavra, sem dúvida, estaria mais ali para lembrar seu fugidio trajeto [...] Todas essas vidas destinadas a passar por baixo de qualquer discurso e a desaparecer sem nunca terem sido faladas só puderam deixar rastros – breves, incisivos, com frequência enigmáticos – a partir do momento do seu contato instantâneo com o poder. De modo que é, sem dúvida, para sempre impossível recuperá-las nelas próprias, tais como podiam ser 'em estado livre'; só podemos balizá-las tomadas nas declarações, nas parcialidades táticas, nas mentiras imperativas supostas nos jogos de poder e nas relações com ele" (FOUCAULT, 1977a, p. 207-208). Ver também a brilhante análise que faz Deleuze desse texto como expressão máxima da segunda grande crise do pensamento de Foucault (DELEUZE, 1988b).

[199] Ver FOUCAULT, 1984.

Parece ter sido a uma geometria do incomunicável que Michel Serres – em um texto publicado um ano depois da publicação da *História da loucura* – muito bem descreveu. É Pelbart quem dá a dica:

> Michel Serres chamou a atenção para a problemática espacial na questão da loucura, e acertou ao observar que Michael Foucault precisou escrever sua *História da Loucura* na língua da geometria, distinguindo o espaço único, estruturado de forma caótica – exemplo do espaço marítimo onde vaga a nau dos insensatos (vizinhança imediata de todos os pontos possíveis) – e a insularidade da reclusão.[200]

Para Serres – que é, sobretudo, um epistemólogo, um filósofo da ciência –, a *História da loucura*, no enfrentamento do problema do silenciamento imposto à loucura até o ponto da incomunicabilidade, dependia justamente de uma linguagem que pudesse situá-la não em relação àquele que dela fala e que, portanto, pode falar, está autorizado a falar e que detém a linguagem, mas sim de uma linguagem que pudesse revelar a sua situação, uma espécie da qualidade pura do próprio espaço. Sendo assim, Foucault,

> [...] escolheu escrever a sua obra na linguagem da geometria. Mas, tomada a geometria,

> mesmo sua lucidez era escrita com sangue e fezes[1].

Já *O Buraco no Espelho, de Arnaldo Antunes, música lançada em 1997, diferentemente do sonho de Alice, nos coloca em uma atmosfera sufocante, sinistra e labiríntica que atesta o rompimento do fio de Ariadne[2]. Essa música se tornaria tema do filme* Bicho de Sete Cabeças, *um retrato impactante a propósito do horror da lógica manicomial. O filme, lançado em 2000, dirigido por Laís Bodanzky, com roteiro de Luiz Bolognesi e baseado no livro autobiográfico de Austregésilo Carneiro Bueno,* Canto dos Malditos[3], *destrincha a entrada de um jovem em uma carreira moral de doente mental[4] sem volta, apenas por fazer uso de maconha.*

O personagem principal, Neto, é levado por seu pai para um tratamento por ser supostamente viciado, sendo lançado em um jogo de violências, medicações, eletrochoques, torturas e misérias que transformam-no em um trapo humano.

---

[1] Deleuze, na *Lógica do sentido*, na *Décima Terceira Série: Do Esquizofrênico e da Menina*, faz uma ótima discussão acerca do que seria uma linguagem de superfície (perversa por tentar se fazer passar por esquizofrênica) e uma linguagem de profundidade (esquizofrênica) a partir da revolta de Artaud ao traduzir um poema de Lewis Carroll. Ver DELEUZE, 1998, p. 85-96.

[2] Na mitologia grega Ariadne dá a Teseu um fio de lã, conhecido como fio de Ariadne, para que esse não se perdesse no labirinto de Dédalo, onde enfrentaria o Minotauro.

[3] Ver CARRANO, 1990.

[4] Ver GOFFMAN, 1974.

---

[200] PELBART, 1989, p. 170.

se assim se pode dizer, no seu estado nascente, no preciso momento em que a sua forma de expressão é ainda concreta, mas já altamente rigorosa, em que a sua densidade se apresenta num quase-vazio conceptual. Considere-se com efeitos termos e vocábulos, o estilo, a lógica, o organon da obra e ver-se-á claramente que eles são tirados duma meditação cerrada sobre as primeiras qualidades do espaço, os fenômenos imediatos da *situação*.[201]

A *História da loucura* se apresenta assim como o devir das situações em que a loucura foi colocada. As qualidades das experiências vividas por aqueles que só deixaram como rastro o seu silêncio, devem ser lidas através da concretude dos espaços, revelando suas posições.

Se nos entregássemos a uma análise de conteúdo, a uma conta atenta dos vocábulos repetidos, aperceber-nos-íamos da importância que as palavras tomam: espaço, vazio, limite, situação, divisão, separação, fechamento... Do mesmo modo, os raciocínios [...] reproduzem frequentemente descrições puras de *posição*.[202]

As palavras de cunho espacial, assim como uma lógica que situa e posiciona, permite Foucault, segundo Serres, transpor – para nós, transa-

Em dado momento do filme, um outro habitante desse estranho lugar, mais velho, oferece a Neto uma touca, que ele apresenta como um "guardador de pensamentos", e, apontando para as têmporas, diz:

– É pra agasalhar aqui.

Em ato contínuo lhe diz essas palavras:

– É preciso fingir. Quem é que não finge nesse mundo? Quem? É preciso dizer que está bem disposto, é preciso dizer que não está com fome, é preciso dizer que não está com dor de dente, é preciso dizer que não está com medo, senão não dá, não dá!

E continua,

– Nenhum médico jamais me disse que a fome e a pobreza podem levar ao distúrbio mental, mas quem não come fica nervoso, quem não come e vê seus parentes sem comer pode chegar à loucura. Um desgosto pode levar à loucura, uma morte na família, o abandono do grande amor. A gente precisa até fingir que é louco sendo louco, fingir que é poeta sendo poeta.

Depois desse discurso, o personagem aponta para a parede e diz para Neto ir até ali e ler. São os versos da música rabiscados desordenadamente nas paredes do manicômio, como uma memória anônima das próprias paredes, como se os tijolos

---

[201] SERRES, 1962, p. 173.
[202] SERRES, 1962, p. 173.

lo(u)car – o silêncio na direção das condições de possibilidade do próprio silêncio. Sendo assim, a linguagem da geometria permite a Foucault formular uma teoria das exclusões puras através da experiência da perda da linguagem sofrida pela desrazão.

E, de facto, os problemas da des-razão são perfeitamente exprimíveis segundo uma tal rede linguística e lógica. Pois a experiência mais maciça e historicamente mais estável, a lei de bronze da des-razão é precisamente a da segregação da demência num espaço cerrado, isolado, fechado, separado. Encarceramento, segregação, são as experiências, de facto as leis históricas; daí resulta uma *excomunicação* tal, que brevemente ela interditará a troca e o diálogo. Consequentemente, a forma da língua aqui escolhida aproxima-se muito rapidamente duma explicação do silêncio dos loucos. O estilo espacial que exprime a experiência fundamental da quarentena torna-se o estilo das condições de possibilidade desse silêncio. A exclusão de toda a linguagem é aqui dita na linguagem duma teoria abstracta das exclusões puras. Era difícil resolver de forma tão rigorosa um núcleo tão cerrado de necessidades contraditórias.[203]

Uma teoria das exclusões puras é uma chave de leitura não

e o reboco, testemunhas do absurdo, recitassem através de infinitas vozes caladas um canto, um canto advindo de um Fora enclausurado e evanescente na própria concretude das tintas descascadas, o canto dos malditos[5]:

O buraco do espelho

O buraco do espelho está fechado
Agora eu tenho que ficar aqui
Com um olho aberto,
outro acordado
No lado de lá onde eu caí

Pro lado de cá não tem acesso
Mesmo que me chamem pelo nome
Mesmo que admitam
meu regresso
Toda vez que eu vou a porta some

A janela some na parede
A palavra de água se dissolve
Na palavra sede, a boca cede
Antes de falar, e não se ouve

Já tentei dormir a noite inteira
Quatro, cinco, seis da madrugada
Vou ficar ali nessa cadeira
Uma orelha alerta, outra ligada

O buraco do espelho está fechado
Agora eu tenho que ficar agora
Fui pelo abandono abandonado
Aqui dentro do lado de fora[6]

---

[5] No poema inicial do livro de Austregésilo, se confundir com a própria parede parece ser a única fuga das rodinhas da maca vindo lhe buscar para a sessão de eletrochoque. "[...] A todo custo, quero entrar na parede. Esconder-me, fazer parte do cimento do quarto [...]" (CARRANO, 1990). Ver também CARRANO, 1999.

[6] ANTUNES, 1997b.

---

[203] SERRES, 1962, p. 173.

somente do livro, mas também da realidade em que nos encontramos. O fato de chegarmos a essa teoria via linguagem geométrica permite pensar o espaço através dos seus pontos de subjetivação.

nau dos insensatos

Stultifera navis é o título do primeiro capítulo da primeira parte da *História da loucura*. Não pretendo recontar o livro inteiro, mas gostaria de localizar, tal qual Foucault o fez, o ponto de ruptura que levou a loucura a seu aprisionamento no Fora. Isso porque esse aprisionamento é, ao mesmo tempo, o aprisionamento do próprio Fora. Aquilo que permite falar de uma teoria das exclusões puras.

Os séculos XV e XVI, na Europa, caracterizam-se pelo que ficou conhecido por Renascença[204], período que caracteriza a passagem da baixa Idade Média para a Modernidade. De modo amplo, essa foi uma época de transformações rápidas na cultura, na sociedade, na economia, na religião e, especialmente, nas artes, na filosofia e na ciência. Resgatavam-se elementos fundamentais da antigui-

Na letra encontramos a experiência da clausura no Fora. Não se sabe mais em qual lado do espelho se está quando o buraco se fecha, se sou eu sem imagem ou se é uma imagem sem eu. É como a Hidra, que quando tem uma de suas cabeças cortadas, no seu lugar nascem duas, a clausura do Fora pode ser justamente um bicho de sete cabeças:

Não dá pé não tem pé nem
cabeça
não tem ninguém que mereça
não tem coração que esqueça
não tem jeito mesmo
não tem dó no peito
não tem nem talvez ter feito
o que você me fez desapareça
cresça e desapareça

Não tem dó no peito
não tem jeito
não tem coração que esqueça
não tem ninguém que mereça
não tem pé não tem cabeça
não dá pé não é direito
não foi nada, eu não fiz
nada disso
e você fez um bicho de
sete cabeças

Não dá pé não tem pé
nem cabeça
não tem ninguém que mereça
não tem coração que esqueça
não tem jeito mesmo
não tem dó no peito
não tem nem talvez ter feito
que você me fez desapareça
cresça e desapareça
Bicho de sete cabeças, bicho
de sete cabeças
Bicho de sete cabeças[7]

---

[204] A depender dos autores e das temáticas em questão, pode-se considerar que a Renascença tenha se iniciado em meados do séc. XIV, todavia a análise que Foucault empreende na *História da loucura* enfatiza os séc. XV e XVI.

[7] AZEVEDO, 1979.

dade clássica que determinaram, à época, a passagem das visões dogmáticas e místicas do mundo para as visões mais físicas e metafísicas da realidade. A Renascença é, assim, um momento intermediário de passagem da visão teológica para uma nova racionalidade vindoura.

O obscurantismo medieval dominado pela visão cristã do mundo e do pensamento estava sendo deixado para trás nesse movimento que recuava até a antiguidade, pegando o impulso necessário para se lançar para frente. Estamos a meio caminho, em plena transição do feudalismo para o capitalismo, das trevas para as luzes, da regência da Natureza divina transcendente ao homem decaído, para o aprofundamento da natureza do Homem liberto de Deus. Estão sendo lançados os germes de um humanismo nascente.

Todavia, a loucura ganhou, nesse momento, o primeiro plano no imaginário e no pensamento da Renascença. Experimenta-se, ao mesmo tempo, um desenvolvimento e uma reviravolta do tema que vinha sendo, até então, a obsessão da Idade Média: a angústia e a preocupação com a morte e o fim do mundo. Isso porque o séc. XIII e, especialmente, o séc. XIV foram marcados por uma profusão sem igual de catástrofes, fome, guerras, convulsões sociais, conflitos dentro da Igreja[205] e, principalmente, de pestes. Somente a peste negra havia dizimado aproximadamente um terço da população europeia entre 1347 e 1350.

O tema da loucura é, assim, o desdobramento do tema da morte, ainda a mesma inquietude com o vazio da existência, contudo, o revirão se dá à medida que esse vazio deixa de ser sentido como uma ameaça exterior e derradeira, como indício demoníaco e conclusão final dos tempos, e passa a ser sentido do interior, como forma da existência contínua e constante. A morte apocalíptica, que estava ligada ao Armagedom sempre em vias de acontecer, portanto, ligada aos desígnios divinos, é interiorizada e se torna loucura à espreita, pronta para revelar ao mesmo tempo o absurdo da vida e a verdade mais verdadeira do Homem. Segundo Foucault,

> Até metade do século XV, ou mesmo um pouco depois, o tema da morte impera sozinho. O fim do homem, o fim dos tempos assume o rosto das pestes e das guerras. O que domina a existência humana é este fim e esta ordem à qual ninguém

---

[205] Entre 1378 e 1417 a Igreja católica se fragmentou em uma crise que ficou conhecida como Grande Cisma ou Cisma Papal, chegando a ter três papas, ao mesmo tempo, reivindicando para si o poder sobre a Igreja.

escapa. A presença que é ameaça no interior mesmo do mundo é uma presença desencarnada. E eis que nos últimos anos do século esta grande inquietude gira sobre si mesma: o desatino da loucura substitui a morte e a seriedade que a acompanha. Da descoberta dessa necessidade, que fatalmente reduzia o homem a nada, passou-se à contemplação desdenhosa deste nada que é a própria existência. O medo diante desse limite absoluto interioriza-se numa ironia contínua; o medo é desarmado por antecipação, tornado irrisório ao atribuir-se-lhe uma forma cotidiana e dominada, renovado a cada momento no espetáculo da vida, disseminado nos vícios, defeitos e ridículos de cada um. A aniquilação da morte não é mais nada, uma vez que já era tudo, dado que a vida não passava de simples fatuidade, palavras inúteis, barulho de guizos e matracas. A cabeça que virará crânio, já está vazia. A loucura é o já-está-aí da morte.[206]

A loucura toma o lugar da morte e herda toda uma gama de significações. Agora, os segredos da natureza serão reconhecidos em uma insensatez que não para de se revelar na interioridade do homem. O que faz com que os saberes invisíveis e reveladores tanto das verdades como das hipocrisias da sociedade sejam atribuídos tendo na loucura a sua maior expressão. A loucura se torna, assim, a um só tempo, real e imaginária, verdade e mentira, luz e sombra. Nesse período, a loucura "é objeto de discursos, ela mesma sustenta discursos sobre si mesma; é denunciada, ela se defende, reivindica para si mesma o estar mais próxima da felicidade e da verdade que a razão, de estar mais próxima da razão que a própria razão"[207].

É nesse contexto renascentista que a nau dos loucos ganhará um incrível destaque, apesar do tema da nau não ter surgido propriamente na Renascença. É que, desde a antiguidade, ele esteve presente, mas o início da Renascença testemunha uma proliferação significativa e uma renovação dessa figura imaginária e simbólica que são as naus. Todo um universo quase onírico pode ser vislumbrado por meio da literatura e da iconografia, afinal são muitas as naus que partem, levando os mais diversos heróis imaginários, modelos éticos e tipos sociais: as que levam príncipes, as que levam damas virtuosas, as que levam os guerreiros da

---

[206] FOUCAULT, 1991, p. 15-16.
[207] FOUCAULT, 1991, p. 15.

nobreza... Sua viagem heroica simboliza uma aventura que surpreende muitas vezes por não lograr em fortuna, mas por levar ao menos a uma imagem do destino e da verdade do homem. Como se a viagem exterior culminasse em uma espécie de conhecimento da natureza humana.

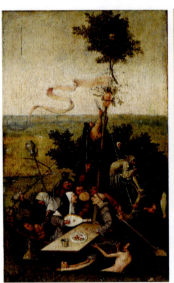 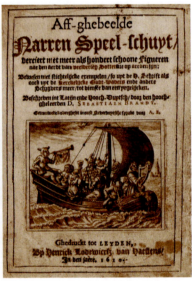

Quanto aos insensatos, pode-se destacar duas grandes obras em que a loucura foi tematizada através da nau: uma, um poema em forma de canto que traz suas próprias gravuras e outra uma pintura em óleo. Palavras de um discurso e, ao seu lado, a coisa figurada por uma imagem exposta a visão. Duas obras homônimas, o livro *Nau dos insensatos,* de Sebastian Brant (2010), escrito em 1494, e o quadro *Nau dos insensatos,* de Hieronymus Bosch, pintado entre 1503 e 1504. O que, segundo Foucault, se flagra entre as duas obras, tanto na homonomia do título quanto na continuidade do tema da loucura, é o estranho lugar limiar, Soleira onde essa nau com seus loucos, a *stultifera navis*, parece habitar, revelando, ao mesmo tempo, linha de junção e de corte, unidade e separação. A nau dos loucos guarda a grande sutileza de ser o fio da navalha de uma grande mudança, a linha de corte que separará definitivamente o dizer do ver, as palavras das coisas, o regime de dizibilidade do regime de visibilidade, instaurando[208] uma nova lógica das representações[209]. Segundo Foucault,

> Entre o verbo e a imagem, entre aquilo que é figurado pela linguagem e aquilo que é dito pela plástica, a bela unidade começa a se desfazer: uma única e mesma significação não lhes é imediatamente comum. E se é verdade que a Imagem ainda tem vocação de *dizer,* de transmitir algo de consubstancial à linguagem, é necessário reconhecer que ela já não diz mais a mesma coisa; e que, através de seus valores plásticos próprios, a pintura mergulha numa experiência que se afastará cada vez mais da linguagem qualquer que possa ser a identidade superficial do tema.[210]

No entanto, a *stultifera navis* se situa ainda nesse horizonte que está em via de se perder. "Figura e palavra ilustram ainda a mesma fábula da loucura no mesmo mundo moral; mas logo tomam duas direções diferentes, indicando, numa brecha ainda apenas perceptível, aquela que será a grande linha divisória na experiência ocidental da loucura"[211].

Essa brecha tem seu lugar para além dos textos e dos quadros, pois de todas as naus fantásticas da Renascença, a *stultifera navis* foi a única a ter uma existência real. É que, ao cabo da Idade Média, muitos loucos adquiriram uma existência errante e, ainda que cada cidade desse conta dos loucos nativos, o modo como lidavam com os loucos forasteiros era diferente, estes, muitas vezes, eram expulsos. A prática era, então, de enviar o mais longe que se possa imaginar, alguns, e apenas alguns, loucos por meio de barcos comerciais ou de peregrinação para Fora dos contornos das cidades medievais. Possivelmente, esses loucos eram desembarcados em outras cidades, correndo o risco de serem novamente enviados para outros lugares ou para os mesmos lugares de onde vieram.

Foucault identifica uma série de documentos que provam essa prática, e digo prática porque não é certo que tenha havido navios específicos

---

[208] Remeto ao item **linhas de poder** & **plano do saber;** *ENXERTO INCIDENTAL: nome não.*

[209] Quatro anos depois, em 1966, Foucault publicará *As palavras e as coisas* (FOUCAULT, 1999a), livro em que abordará de forma mais direta a temática do nascimento do regime de representação modernos, atestando a diferença radical e irreconciliável entre as práticas discursivas e práticas não discursivas, entre falar e ver, entre as palavras e as coisas. Pode-se resumir a questão sob a seguinte fórmula: *não se vê o que se fala e não se fala do que se vê.* A distinção irreconciliável entre os regimes de dizibilidade e os regimes de visibilidade será uma das chaves de leitura, especialmente da fase arqueológica de Foucault, destacada por Deleuze em seu livro dedicado ao amigo, ver DELEUZE, 1988b.

[210] FOUCAULT, 1991, p. 17-18.

[211] FOUCAULT, 1991, p. 18.

com a finalidade específica de partirem com esse personagem específico que seria o louco. Foucault se pergunta pelo sentido de tal prática e não consegue mais do que levantar algumas hipóteses, todas elas mais ou menos possíveis, mais ou menos refutadas pelo próprio autor. A hipótese de uma prática de controle social da vagabundagem, exercida pelas municipalidades, não parece explicar completamente, pois existem outras práticas que também têm essa função, como os hospitais[212], lugares de detenção, donativos oficiais etc. Uma outra hipótese associa essa prática às peregrinações. Certas cidades se tornaram locais de peregrinações que são, muitas vezes, organizadas pelos próprios hospitais, mas há registros de desembarques de loucos em cidades fora dessas rotas. Outra hipótese associa essa prática às rotas comerciais, mas, da mesma forma, encontra-se essa prática fora dessas rotas. Foucault conclui que "os loucos não são corridos das cidades de modo sistemático"[213], acrescentando a essa prática, além de um valor utilitário, um valor simbólico.

Foucault chega então a uma importante formulação: "esta circulação de loucos, o gesto que os escorraça, sua partida e seu desembarque não encontram todo o seu sentido apenas ao nível da utilidade social ou da segurança dos cidadãos"[214]. É necessário fazer intervir um aspecto religioso em que ritual e exclusão juntam-se na partilha dessa prática. São exílios rituais, expiações, purificações que têm o duplo sentido de purificar a cidade das suas desgraças, expiando aquele que porta os desígnios do anticristo, assim como de purificar o próprio louco mediante a jornada pelo infinito das águas. A *stultifera navis* reúne, assim, valores tanto de eficácia prática (controle social) quanto de eficácia simbólica (purificação ritual). Chegamos assim à clássica formulação de Foucault que é, ao mesmo tempo, uma das principais teses da *História da loucura* e a fórmula da teoria das exclusões puras subjacente à obra, a saber, que o louco é o passageiro por excelência, isto é, o prisioneiro das passagens. Vale a pena transcrever aqui o trecho por inteiro dada a beleza de sua formulação:

> Compreende-se melhor agora a curiosa sobrecarga que afeta a navegação dos loucos e que lhe dá sem dúvida o

---

[212] Hospital aqui ainda não tem o menor vínculo com qualquer terapêutica ou prática médica. Não são lugares de cura e sim instituições religiosas complexas que tem a caridade e a assistência como sua principal função. São lugares que recebem os moribundos, inválidos, viajantes, loucos, peregrinos e toda a sorte de necessitados buscando conforto material e espiritual. Ver FOUCAULT, 1974.

[213] FOUCAULT, 1991, p. 10.

[214] FOUCAULT, 1991, p. 11.

seu prestígio. Por um lado, não se deve reduzir a parte de uma eficácia prática e incontestável: confiar o louco aos marinheiros é com certeza evitar que ele ficasse vagando indefinidamente entre os muros da cidade, é ter a certeza de que ele irá para longe, é torná-lo prisioneiro da sua própria partida. Mas a isso a água acrescenta a massa obscura de seus próprios valores: ela leva embora, mas faz mais que isso, ela purifica. Além do mais, a navegação entrega o homem à incerteza da sua sorte: nela, cada um é confiado a seu próprio destino, todo embarque é, potencialmente, o último. É para o outro mundo que parte o louco em sua barca louca; é do outro mundo que ele chega quando desembarca. Esta navegação do louco é simultaneamente a divisão rigorosa e a Passagem absoluta. Num certo sentido, ela não faz mais que desenvolver, ao longo de uma geografia semi-real, semi-imaginária, a situação *limiar* do louco no horizonte das preocupações do homem medieval – situação simbólica e realizada ao mesmo tempo pelo privilégio que se dá ao louco de ser *fechado* às *portas* da cidade: sua exclusão deve encerrá-lo; se ele não pode e não deve ter outra *prisão* que o próprio *limiar*, seguram-no no lugar de passagem. Ele é colocado no interior do exterior, e inversamente. Postura altamente simbólica e que permanecerá sem dúvida a sua fé até os nossos dias, se admitirmos que aquilo que outrora foi fortaleza visível da ordem tornou-se agora castelo de nossa consciência. [...] A água e a navegação têm realmente esse papel. Fechado no navio, de onde não se escapa, o louco é entregue ao rio de mil braços, ao mar de mil caminhos, a essa grande incerteza exterior a tudo. É um prisioneiro no meio da mais livre, da mais aberta das estradas: solidamente acorrentado à infinita encruzilhada. É o Passageiro por excelência, isto é, o prisioneiro da passagem. E a terra à qual aportará não é conhecida, assim como não se sabe, quando desembarca, de que terra vem. Sua única verdade e sua única pátria são essa extensão estéril entre duas terras que não lhe podem pertencer.[215]

Dessa forma é que a *stultifera navis* atingirá o seu paroxismo no início da Renascença. Lugar do não lugar, território mínimo cercado pelo liso infinito do mar. A teoria das exclusões puras parece se apresentar por uma imagem: o barco em alto mar rodeado pelo recuo infinito do horizonte; por uma geografia: o lugar do não lugar, ilha deserta e flutuante; por uma

---

[215] FOUCAULT, 1972, p. 11-12.

psicologia: a ordem interiorizada, tornada consciência; por uma fórmula: a grande exclusão que é uma prisão Dentro do Fora.

Como já dito, não remontei a *História da loucura*. Todavia, deixo assinalados, em linhas gerais, os dois outros momentos que Foucault descreveu como aprofundamento dessa linha de corte. Assim, os outros capítulos da primeira parte e a segunda parte inteira do livro, correspondem à Era Clássica e giram em torno do gesto cartesiano que separa loucura e razão, assim como do advento do espaço de internação, fruto de uma nova percepção da pobreza, não mais sentida como sagrada, mas sim como perigo moral. Já a terceira parte do livro, relativa à Modernidade, gira em torno do gesto de pinel que não foi o resultado de uma humanização da internação, nem, tampouco, o desenvolvimento da racionalidade ou da objetividade científica, mas sim um desdobramento da Era Clássica. Será na Modernidade que a loucura ganhará o valor positivista de doença mental e a lógica manicomial como experiência de tratamento.

Aqui reside uma das hipóteses de trabalho deste livro, que concerne em afirmar que

O surgimento do manicômio foi correlativo ao surgimento de uma casa burguesa, íntima e neurótica. Ao mesmo tempo que a loucura vai perdendo espaço dentro da casa por meio da vigilância exacerbada que lhe conferia uma persecutória existência em potencial, ela vai ganhando espaço dentro do manicômio à medida que essa potencialidade se realiza. Resta à casa uma racionalidade neurótica e burguesa que exclui a loucura de seu Dentro, colocando-a para Fora, ao mesmo tempo que o manicômio, agora espaço de concentração do que está Fora da racionalidade moderna, se tornará o lugar da clausura da loucura e do próprio Fora no seu Dentro...

arquiteturas da vigilância e do controle

É muito evidente que falar dos modos de espacialização é falar da dimensão produtora de subjetividade naquilo que concerne aos espaços. Uma RT, enquanto dispositivo clínico e político é, entre muitas coisas, um objeto arquitetônico. De tal modo que é necessário explorar o problema da produção de subjetividade pela ótica espacial. O problema pode ser dito da seguinte forma: com a ajuda dos conceitos filosóficos gostaria de colocar em análise as políticas de produção de subjetividade através da matéria arquitetônica, especialmente no que diz respeito aos lugares destinados à loucura, tendo a RT como um dispositivo de luta no campo antimanicomial. Temos, assim, a interseção filosofia/arquitetura/subjetivação.

Michael Foucault, após a publicação, em 1969, da *A arqueologia do saber*, deu uma guinada metodológica para o que veio a ser chamado de genealogia do poder. Este deslocamento se deu pela inclusão das relações de poder em suas análises, até então focadas prioritariamente nos saberes. A genealogia pode ser entendida como a análise das relações de forças que, em luta umas com as outras, traçam resultantes sempre parciais, produzindo, assim, determinada partilha acerca do verdadeiro e seus limiares. Assim sendo, tanto o sujeito da verdade quanto seus objetos são desnaturalizados revelando as relações de poder que os constituem[216].

Foucault em *Vigiar e punir* chegou à conhecida fórmula das relações de poder por meio de uma arquitetura da disciplina e do controle. Era o panóptico, dispositivo arquitetônico criado pelo filósofo e jurista inglês Jeremy Bentham, em 1785, como modelo ideal de prisão, pois permite que um único vigilante possa observar todos os prisioneiros, sem que estes saibam se estão sendo observados ou não. O panóptico induz que cada um dos prisioneiros exerça sobre si mesmo uma vigilância constante e infinita, funcionando como dispositivo, sobretudo, de assujeitamento. É a dobra do homem sobre si mesmo, de modo que ele se torna agora seu próprio objeto de conhecimento, característica da sociedade moderna e das novas disciplinas psicológicas e sociológicas nascentes. Foucault, a partir da análise do dispositivo arquitetônico do panóptico, chegou ao diagrama de poder do que chamou de sociedade disciplinar em contraposição ao diagrama pré-moderno da soberania. Assim, pode-se dizer que a arquitetura do espetáculo que mostra e expõe explicitamente o poder concernente à soberania será substituída por essa nova arquitetura da vigilância, da disciplina e do controle que torna o poder invisível.

> Tradicionalmente, o poder é o que se vê, se mostra, se manifesta e, de maneira paradoxal, encontra o princípio de sua força no movimento com o qual a exibe. Aqueles sobre o qual ele é exercido podem ficar esquecidos; só recebem luz

---

[216] Ver FOUCAULT, 1971, 2010 e CASTRO, 2009.

daquela parte do poder que lhes é concedida, ou do reflexo que mostram um instante. O poder disciplinar, ao contrário, se exerce tornando-se invisível: em compensação impõe aos que submete um princípio de visibilidade obrigatória. Na disciplina, são os súditos que têm que ser vistos. Sua iluminação assegura a garra do poder que se exerce sobre eles. É o fato de ser visto sem cessar, de sempre poder ser visto, que mantém sujeito o indivíduo disciplinar. E o exame é a técnica pela qual o poder, em vez de emitir os sinais de seu poderio, em vez de impor sua marca a seus súditos, capta-os num mecanismo de objetivação. No espaço que domina, o poder disciplinar manifesta, para o essencial, seu poderio organizando os objetos. O exame vale como cerimônia dessa objetivação.[217]

Assim, era possível para Foucault ver o panóptico não só nas prisões, mas em todos os lugares fechados destinados a disciplinar poucas pessoas, tais como escolas, casernas, fábricas, hospitais, manicômios etc. "Devemos ainda nos admirar que a prisão se pareça com as fábricas, com as escolas, com os quartéis, com os hospitais, e todos se pareçam com as prisões?".[218]

No entanto, se o panóptico pode dar conta da lógica interna ao manicômio, ele não é suficiente para dar conta por completo de como o poder vai incidir sobre a casa, tornando-a o lugar de uma nova ordem burguesa e neurótica. Será necessário, para adentrar à análise da casa moderna, avançar para uma outra estratégia de poder, também ela formulada por Foucault. O autor deu um importante passo na sua concepção de genealogia com a publicação, em 1976, do vol. 1 da *História da sexualidade*. Sua analítica do poder atingiu uma nova abrangência: para além do panóptico como estratégia disciplinar em espaços fechados, com um número pequeno de pessoas, a genealogia encontrou o dispositivo de sexualidade como estratégia de controle para os espaços abertos com grande número de pessoas. O dispositivo da sexualidade seria então um modo de governança da população. Tal dispositivo funciona, segundo o autor, com "quatro grandes conjuntos estratégicos"[219] que consistem na histerização da mulher, na pedagogização do sexo da criança, na socialização da conduta de procriação e na psiquiatrização do prazer perverso. O

---

[217] FOUCAULT, 1987, p. 166-167.
[218] FOUCAULT, 1991, p. 199.
[219] FOUCAULT, 1988, p. 99.

funcionamento desses conjuntos estratégicos consiste, em grande parte, na inscrição de um novo ordenamento na materialidade da própria casa.

Há uma correlação arquitetônica, no que diz respeito à loucura, entre a criação dos lugares de exclusão e a configuração das casas modernas. Pode-se caracterizar a arquitetura da casa moderna como burguesa e neurótica, se considerarmos que a diversidade da loucura havia sido aprisionada nos manicômios. Há uma casa, que só pode se espacializar arquitetonicamente de determinada forma desconsiderando a presença da loucura em seu interior. Um dispositivo arquitetônico que comporta apenas a neurose, ao mesmo tempo que é produtor dessa mesma neurose. Para que a casa vá cada vez mais se interiorizando e, com ela se engendre também um sujeito cada vez mais interiorizado, é necessário que aqueles que resistem a tal processo sejam alo(u)cados em outro dispositivo arquitetônico.

a casa burguesa

Foucault insistiu bastante no fato de a burguesia nascente nos séculos XVII e XVIII utilizar os mecanismos de poder primeiramente para constituir a si mesma, para somente depois esses mecanismos serem expandidos, diferenciados e aplicados às classes operárias. Sendo assim, a burguesia nunca teve um interesse específico sobre os pontos de incidência do poder, mas sim sobre os mecanismos micrológicos do poder transformando-os no seu próprio poder constituinte.

> Foram os mecanismos de exclusão, foi a aparelhagem de vigilância, foi a medicalização da sexualidade, da loucura, da delinquência, foi tudo isso, isto é, a micromecânica do poder, que representou, constituído pela burguesia, a partir de certo momento, um interesse, e foi por isso que a burguesia se interessou. [...] a burguesia não dá a menor importância aos loucos, mas os procedimentos de exclusão dos loucos produziram, liberaram, a partir do século XIX e mais uma vez segundo certas transformações, um lucro político, eventualmente até certa utilidade econômica, que solidificaram o sistema e o fizeram funcionar no conjunto. A burguesia não se interessa pelos loucos, mas pelo poder que incide sobre os loucos; a burguesia não se interessa pela sexualidade da criança, mas pelo sistema de poder que con-

> trola a sexualidade da criança. A burguesia não dá a menor importância aos delinquentes, à punição ou à reinserção deles, que não têm economicamente muito interesse. Em compensação, do conjunto dos mecanismos pelos quais o delinquente é controlado, seguido, punido, reformado, resulta, para a burguesia, um interesse que funciona no interior do sistema econômico-político geral.[220]

O dispositivo da sexualidade, antes de se tornar um dispositivo de controle da população em geral, funcionou como dispositivo disciplinar de produção e autoafirmação de uma classe que se diferenciava ao mesmo tempo da nobreza reinante assim como da plebe que, com as revoluções industriais e a urbanização crescente, viria a se tornar o operariado. A burguesia nascente assim se apropriou dos mecanismos de poder já existentes, tais como as confissões da carne existentes desde o séc. XVI e, extraindo sua micrológica, aplicou a si mesma tais mecanismos como constituição de um corpo próprio. Foi necessário, segundo o autor, que surgissem conflitos de várias ordens – mas destaco aqui especialmente os urbanísticos e habitacionais – para que o dispositivo da sexualidade fosse voltado para as classes trabalhadoras.

> É, sem dúvida, preciso admitir que uma das formas primordiais da consciência de classe, é a afirmação do corpo; pelo menos, foi esse o caso da burguesia no decorrer do século XVIII; ela converteu o sangue azul dos nobres em um organismo são e uma sexualidade sadia; compreende-se porque levou tanto tempo e opôs tantas reticências a reconhecer um corpo e um sexo nas outras classe – precisamente naquelas que explorava. As condições de vida impostas ao proletariado, sobretudo na primeira metade do século XIX, mostram que se estava longe de tomar em consideração o seu corpo e o seu sexo: pouco importava que essa gente vivesse ou morresse, de qualquer maneira se reproduziria sozinha. Para que o proletariado fosse dotado de um corpo e de uma sexualidade, para que sua saúde, seu sexo e sua reprodução constituíssem problema, foram necessários conflitos (especialmente com respeito ao espaço urbano: coabitação, proximidade, contaminação, epidemias, como a cólera de 1832 ou, ainda, a prostituição e as doenças venéreas); foram necessárias urgências de natureza econômica (desenvolvimento da indústria pesada, com a necessidade de uma

---

[220] FOUCAULT, 1999b, p. 38-39.

> mão-de-obra estável e competente, obrigação de controlar o fluxo de população e de obter regulações demográficas); foi necessária, enfim, a instauração de toda uma tecnologia de controle que permitia manter sob vigilância esse corpo e essa sexualidade que finalmente se reconhecia neles (a escola, a política habitacional, a higiene pública, as instituições de assistência e previdência, a medicalização geral das populações, em suma, todo um aparelho administrativo e técnico permitiu, sem perigo, importar o dispositivo de sexualidade para a classe explorada; ele já não corria o risco de desempenhar um papel de afirmação de classe em face da burguesia; continuava instrumento de sua hegemonia). Daí, sem dúvida, as reticências do proletariado diante da aceitação desse dispositivo; daí sua tendência a dizer que toda essa sexualidade é coisa da burguesia e não lhe concerne.[221]

O momento em que o dispositivo da sexualidade se volta para as classes operárias, por conseguinte, corresponde a um segundo momento relativo à burguesia. Esta, já constituída em seu corpo, em sua sexualidade e em sua consciência de classe pode experimentar um certo relaxamento do próprio dispositivo ao mesmo tempo que ele se volta, ampliado, modificado, desenvolvido como governança da população.

Quando então me refiro a uma casa burguesa como modelo de moradia, me refiro a uma casa criada, arquiteturalmente e em seus modos de habitá-la, pela e para a burguesia que, ao mesmo tempo, cria a própria burguesia e depois se expande para o resto da população. Essa casa compõe o corpo da burguesia, localizando-o, distribuindo-o, agrupando-o, enfim, uma casa que sofreu os processos correlativos de sexualização que sofrera o corpo burguês; mais ainda, falo também de um modelo que se expandiu de formas mais ou menos eficazes para tomar a classe operária como seu objeto e que, com isso, se tornou um ideal normativo a se atingir, justo na medida em que sinaliza uma promessa por se realizar e um objetivo a se atingir.

Não deixo de ver também que a não efetivação plena desse modelo revela forças de resistência e de afirmação de outros modos de viver. É na série de resistências a esse modelo que gostaria de inscrever tanto a loucura como a própria ca $\int$ a.

---

[221] FOUCAULT, 1988, p. 119.

a casa íntima

Félix Guattari chamou de subjetividades parciais os focos de subjetivação presentes nos conjuntos materiais.

> Não seria demais enfatizar que a consistência de um edifício não é unicamente de ordem material, ela envolve dimensões maquínicas e universos incorporais que lhe conferem sua autoconsistência subjetiva. Pode parecer paradoxal deslocar assim a subjetividade para conjuntos materiais, por isso falaremos de subjetividades parciais; a cidade, a rua, o prédio, a porta, o corredor... modelizam, cada um por sua parte e em composições globais, focos de subjetivação.[222]

É sob a lente dos conjuntos materiais, especialmente das casas e seus modos de habitação, que lerei os processos de subjetivação concernentes à Modernidade. As casas trazem em suas paredes, na disposição dos seus ambientes, na utilização do seu mobiliário, na sua ornamentação, enfim na sua materialidade, focos de enunciação arquitetural.

Antes do começo do séc. XVII não existia uma separação nítida entre o público e privado. Conforto[223], domesticidade e privacidade eram ideais ainda desconhecidos. A vida se dava de forma comunitária, fosse dentro ou fora da casa,[224] e qualquer isolamento, nessa época, era visto com suspeita, a menos que se tratasse de um voto religioso. Não havia um senso de intimidade que ainda necessitaria de, ao menos, dois séculos para ser criado e se consolidar.[225]

No interior das casas, os cômodos não tinham um uso único, eram multifuncionais.[226] Um cômodo, dependendo da hora do dia, se tornava

---

[222] GUATTARI, 1992, p. 160-161.

[223] "O conforto doméstico envolve uma gama de atributos: conveniência, eficiência, lazer, bem-estar, prazer, domesticidade, intimidade e privacidade, tudo isso contribui para uma sensação" (SEVERO, 2023, p. 96).

[224] "A casa medieval era um lugar público" (SEVERO, 2023, p. 93) O salão era constantemente usado para cozinhar, comer, entreter convidados, fazer negócios e, à noite, para dormir. Essas diferentes funções eram conciliadas movendo-se os móveis conforme a necessidade. Isso explica por que tantos móveis medievais eram portáveis e desmontáveis" (SEVERO, 2023, p. 93).

[225] "O senso de intimidade doméstica que estava surgindo foi uma invenção humana como qualquer outro implemento tecnológico" (SEVERO, 2023, p. 95).

[226] "O salão era constantemente usado para cozinhar, comer, entreter convidados, fazer negócios e, à noite, para dormir. Essas diferentes funções eram conciliadas movendo-se os móveis conforme a necessidade. Isso explica por que tantos móveis medievais eram portáveis e desmontáveis" (SEVERO, 2023, p. 93).

escritório ou atelier para, depois, à noite, se tornar o quarto da família. As mobílias eram escassas e a decoração inexistente.[227] As camas eram separadas do resto do ambiente apenas por um véu, isso quando havia camas e alguma separação. Não existiam quartos destinados aos adultos e quartos destinados às crianças, não existiam nem quartos destinados a dormir. O conceito de banheiro era inexistente. Palácios como o de Versalhes, em Paris, ou de Dom Pedro, em Petrópolis, por exemplo, não possuíam tais cômodos destinados às necessidades do corpo. E se falo em necessidades do corpo é porque a ideia de higiene pessoal está ainda longe de ser criada. Nem higiene e muito menos pessoal. Enfim, na nobreza, os utensílios destinados às necessidades do corpo, tais como latrinas e bacias com água, eram levados até os habitantes e depois retirados por servos. A cozinha, muitas vezes, encontrava-se também na parte exterior da casa. Não havia móveis como mesas e cadeiras destinadas às refeições. Talheres também não eram utensílios ainda presentes no cotidiano de uma casa. Para se alimentar bastavam os dedos e a faca que cada um portava como instrumento destinado a diversas atividades além da alimentação.

Os ambientes de uma casa, quando tinham mais de uma peça, eram interligados por portas e quanto mais portas melhor, de modo que a circulação entre os ambientes se dava por um certo labirinto onde cada porta dava em outro cômodo, mostrando uma licenciosidade desconhecida por nós. A casa era mais permeável, já que todos necessariamente passavam por diversos cômodos até chegar aonde desejavam, fossem eles membros da família, empregados, hóspedes ou visitantes. Em um bom projeto arquitetônico, as portas eram dispostas de forma alinhada de modo que fosse possível uma visão sem obstáculos de um lado ao outro da casa. Havia uma certa transparência nas relações.[228]

Todavia, em meados do séc. XIX já estarão consolidadas mudanças fundamentais no espaço urbano, na arquitetura das casas e nas maneiras de habitar desenvolvidas ainda nos sécs. XVII e XVIII.

---

[227] Ariane Severo se referindo a Lukács fala: *"Enquanto as pessoas na Idade Média tinham pouca autoconsciência, o interior de suas casas era vazio, incluindo os salões dos nobres e dos reis. Os móveis internos das casas surgiram junto com os móveis internos das mentes.* Faltava uma atmosfera doméstica que é decorrente da atividade humana. O que faltava a estes interiores (referindo-se aos hotéis de 1630) era o senso de intimidade que é provocado por um aposento e sua decoração" (SEVERO, 2023, p. 93).

[228] No Palácio de Versailles, onde os aposentos se sucedem em linha reta, sem corredor que leve de um quarto a outro e que, por conseguinte, os isolasse, para passar do aposento primeiro ao terceiro não havia outro caminho, a não ser atravessando o segundo (SEVERO, 2023, p. 99).

> [...] examinem, se quiserem, o problema da cidade, ou, mais precisamente, essa disposição espacial pensada, concebida, que é a cidade-modelo, a cidade artificial, a cidade de realidade utópica, tal como não só a sonharam, mas a constituíram efetivamente no século XIX. Examinem algo como a cidade operária. A cidade operária, tal como existe no século XIX, o que é? Vê-se muito bem como ela articula, de certo modo perpendicularmente, mecanismos disciplinares de controle sobre o corpo, sobre os corpos, por sua quadrícula, pelo recorte mesmo da cidade, pela localização das famílias (cada uma numa casa) e dos indivíduos (cada um num cômodo). Recorte, por indivíduos em visibilidade, normalização dos comportamentos, espécie de controle policial espontâneo que se exerce assim pela própria disposição espacial da cidade: toda uma série de mecanismos disciplinares que é fácil encontrar na cidade operária.[229]

Especialmente interessante para ser colocado em análise é um dispositivo arquitetônico, que só vai surgir tardiamente nas casas, que funciona como um catalisador espacial dos processos que levaram ao engendramento do sujeito moderno: o corredor. O corredor é um dispositivo que introduz um espaço vazio no interior das casas destinado unicamente ao trânsito e à circulação, sua especificidade é ser um lugar de passagem. A partir dele é possível reorganizar toda a distribuição arquitetônica da casa, assim como as relações de coabitação. Mais ainda, o corredor guarda uma relação estreita com a organização urbanística da cidade. Toda racionalização urbana das ruas da cidade terá no corredor o seu prolongamento nessa célula da cidade que se tornará uma casa. Se o urbanismo cria uma malha de ruas que viabilizam melhor a circulação, distribuindo e serializando as casas, o corredor é como essa rua que adentra a casa produzindo distribuições e serialidades análogas no interior da casa. *Hall* de entrada, escadas e corredores, em geral, se conjugam em um prolongamento da rua no interior da casa.[230] Há nesses espaços uma

---

[229] FOUCAULT, 1999b, p. 299.

[230] "Não obstante, ao fim do século XVII se produz uma mudança: aparece o que chamamos 'intimidade'. Trata-se do nascimento da vida privada. Aceita-se a solidão; o indivíduo tenta resistir às coações do grupo; os quartos de dormir, os espaços entre as camas e a cama tornam-se lugares onde se pode aconchegar. Mas os cômodos ainda estão enfileiradas; nas mansões ricas há um vai e vem dos habitantes, dos empregados, dos visitantes e dos hóspedes. Nos edifícios parisienses, estreitos e altos, prevalece a distribuição vertical; os quartos de uma família estão distribuídos em vários andares, quando não há uma mistura de cômodos espalhados pelos diferentes níveis da mesma construção. A noção de conforto não existe. A cozinha é feita em baixo, ao nível do salão. A rua e o pátio são lugares de vida. Os inúmeros vendedores de água, lenha, poços, lavadeiras, oferecem serviços que não se fazem em casa. Mais tarde, no século XVIII, quando a família nuclear se estabeleceu como

certa função pública mesmo na casa mais privada. Se observarmos bem, ninguém reivindica para si um corredor, não ao menos como reivindica um quarto, um banheiro, um escritório. Já uma sala é reivindicada por todos, mas um corredor não é de ninguém.

O corredor, com a sua função de circulação independente, distancia as pessoas, separa as classes, invisibiliza os serviçais, visibiliza a família, especializa e serializa os espaços, torna produtivo o trabalho, individualiza as relações, aprofunda a subjetividade, isola os corpos e as funções, torna íntima a vida.

Uma das principais características do corredor foi produzir uma separação nítida entre aqueles que são da família e aqueles que trabalham na casa, colocando luz sobre os primeiros e invisibilizando os últimos. A burguesia nascente nos séculos XVII e XVIII, preocupada em constituir para si própria um corpo saudável e uma sexualidade controlada, começou a estabelecer separações no emaranhado de relações existentes dentro de uma casa. Assim, o corredor foi um dispositivo que ajudou a separar e a isolar a família cada vez mais em torno de um núcleo distinto. Corredores começaram a surgir e, muitas vezes, corriam por fora da casa, mas ligavam ao restante da casa, sobretudo, as áreas que passaram a ser destinadas exclusivamente ao serviço doméstico. Seja por dentro ou por fora da casa, o corredor permitiu aos empregados uma circulação mais silenciosa, menos visível e mais segregada das atividades sociais da casa[231].

---

refúgio da privacidade, a moradia é composta de um único cômodo. A partir da década de 1720, a distribuição horizontal tornou-se a regra. Um casal e seus filhos moram em uma casa onde cada membro da família mantém sua própria intimidade. É o fim da promiscuidade forçada, dos lugares indistintos. Nas residências existem espaços livres, corredores, halls. Cada um tem a sua cama, que já não tem cortinas: é o quarto que constitui uma clausura, separado das salas de recepção e dos *boudoirs* femininos. Logo a sala de jantar se impõe. A água, considerada perigosa desde o fim da Idade Média, está sendo utilizada novamente. O quarto de higiene aparece na década de 1750, mas o banho ainda é o prazer de um homem rico, e faz-se a barba na barbearia. No século XIX, a cozinha, higienizada, afastada dos espaços corriqueiros, ocupa seu lugar na casa; são criados quartos para crianças; no início do século XX, foram criados os banheiros; meninos e meninas deixam de dormir nos mesmos quartos, e sua proximidade com as domésticas é banida" (AVRANE, 2021, p. 45-46).

[231] "Em Paris, mas também em outras grandes cidades francesas, em todos os bairros, porque a renovação é geral, os edifícios haussmannianos, cuja construção com o mesmo plano se perpetuou até à Grande Guerra, estão muito presentes, e são apreciados pela burguesia. Em grande parte, eles dão estilo à capital da França com seus telhados de zinco que cobrem os quartos do sexto andar. Esse plano é variado e imutável. As salas de recepção (ou a única sala de jantar) são voltadas para a rua, ou para o pátio para imóveis duplos; os ambientes familiares (quartos mais ou menos numerosos) são comunicados por um ou vários corredores que podem funcionar como vias secundárias; os de vida íntima (armários, casas de banho, sanitários) são mais ou menos desenvolvidos e equipados consoante a data de construção; os da vida doméstica (cozinha, lavandaria, arrumos) são relegados para as traseiras do apartamento. Desembocam numa escada de serviço por onde sobem as provisões, o carvão e a lenha, e que permite o acesso, sem elevador, aos quartos de 'empregadas' do piso superior, cujo labirinto de corredores reproduz o das caves, com um chão de taipa, para vinho e combustível.

Isso porque cada vez mais a família foi convocada a se tornar responsável pelas relações afetivas e educacionais no interior da casa, enquanto os serviçais cuidavam dos trabalhos objetivos.

Entretanto, o corredor permite uma outra separação no mundo do trabalho para além da separação entre o trabalho afetivo e educacional operado pela família em contraponto com o trabalho objetivo operado pelos serviçais. Ocorre que uma casa não é somente um lugar de moradia, mas também de trabalho e de negócios para a própria família. Antes da revolução industrial essas esferas não estavam ainda tão separadas. Agora, no interior da própria família, o corredor permite não só a separação, mas, também, a otimização dos lugares de trabalho. São os escritórios, ateliês, oficinas. O corredor permite que a circulação pela casa não intervenha no ambiente de trabalho. Bloqueia a perturbação intermitente proveniente da circulação dos servos e familiares, assim como isola a algazarra das crianças e a tagarelice das mulheres.

Os corredores diferenciam as funções dentro de uma casa, ao mesmo tempo que funcionam como um *espaço potencial*, um distribuidor autônomo, que especializa os ambientes ao distribuí-los. Aqui é o local para dormir, já ali, para jantar, enquanto lá é para trabalhar e no corredor, para circular. Compartimentaliza ao mesmo tempo que produz um acesso universal. Racionaliza a comunicação que deixa de ser acidental e se torna intencional.

> E nisto há outro paradoxo evidente: para facilitar a comunicação, o corredor reduz o contato. O que isso significava era que a comunicação proposital ou necessária foi facilitada enquanto a comunicação incidental foi reduzida, e o contato, de acordo com as luzes da razão e os ditos da moralidade, foi na melhor das hipóteses incidental e distrativa, na pior corrupta e maligna.[232]

Surge assim o cômodo de uma porta só, ligado exclusivamente ao corredor, que permite a intimidade, essa espécie de relação voltada para uma interioridade de si na qual o *outro* se torna uma perturbação. Agora, quem entra em um quarto sem pedir licença pode estar invadindo o espaço do outro, confirmando o quanto o corredor foi importante para o uso individual, exclusivo e recluso do quarto. O quarto fechado sobre si mesmo vai

---

Nestes quartos não há aquecimento nem água, bomba no corredor e sanitários comuns no hall; lareiras no apartamento, gás, eletricidade, aquecimento central por vezes, conforme aparecem" (AVRANE, 2021, p. 167).

[232] MIGLIANI, 2014, sem página.

se tornar o avatar da intimidade e da privacidade, não só do ambiente, mas também da própria alma. Assim "Houve uma analogia corriqueira na literatura do século XVII que comparava a alma de um homem a um aposento privado, mas é difícil dizer agora qual se tornou mais privado primeiro, o cômodo ou a alma. Certamente, suas histórias são entrelaçadas".[233] [234]

a casa neurótica

Segundo Carlos Moreira Teixeira, o corredor é um espaço indesejável tanto para a arquitetura, pois é um desperdício de espaço, quanto psicologicamente, pois seu vazio e sua frieza induzem a um horror agorafóbico.

> Ao contrário de tudo que define uma casa – a sala, o quarto, a cozinha – o corredor é o indutor de uma atividade bem específica – circular, e sua especificidade é que o leva a ser considerado um desperdício de espaço: o lugar que deve sempre permanecer vazio; um vazio indesejado, porém inevitável. Como um *horror vacui* da arquitetura, esses locais sufocantes são quase que a materialização espacial da claustrofobia; um paradoxo onde a ausência de eventos, a falta de coisas e o excesso de perspectiva geram um horror ao vazio.[235] Quiçá Texeira esteja bem conectado com certas formas mais contemporâneas e atuais de padecimento, em que as forças do vazio se tornam pregnantes, tais como as depressões, as

---

[233] MIGLIANI, 2014, sem página.

[234] Cabe aqui uma nota sobre esse processo na realidade brasileira. Tal modernização da casa no Brasil se constituiu de forma mais tardia, assim como o surgimento do próprio manicômio. Se for colocada uma data que instaura um limiar que separa o antes e o depois, pode-se remeter à vinda da corte portuguesa para o Brasil, em 1808. Antes, o Brasil era um país de características quase totalmente agrárias e as cidades não passavam de um certo prolongamento das zonas rurais, não apresentando grandes diferenças em relação a essas. Não havia nenhuma espécie de lugar destinado à loucura e seu processo de exclusão caminhava a passos lentos misturado a todas as outras figuras de exclusão. O primeiro hospital psiquiátrico surgiu somente em 1853 – entretanto, em 1874 o Brasil já contava com outros cinco hospitais do mesmo ou maior porte – e tinha uma arquitetura inspirada nos hospitais europeus, especialmente aquela preconizada por Pinel. Acontece que, junto à corte, veio também um processo acelerado de urbanização e de disciplinarização cultural e social para responder ao novo mundo mercantil e político que já estava em curso na Europa. Ainda que pese a realidade escravocrata da realidade brasileira – a lógica burguesa terá no embranquecimento seu grande avatar, já que a classe operária se constituiu a partir das pessoas escravizadas em processo de "libertação" – e outras diferenças importantes, o aburguesamento das casas e a instauração dos manicômios foi, em suas bases gerais muito próxima do que já vinha ocorrendo na Europa, sobretudo, na França e Inglaterra, especialmente nos processos de urbanização e de modernização da arquitetura das casas. Tais transformações foram capitaneadas, sobretudo, pela ordem médica higienista – somente com a chegada da corte é que são criadas as primeiras escolas, assim como a primeira faculdade, de medicina – que trouxe consigo uma nova norma familiar. Ver a espetacular análise de Jurandir Freire Costa em *Ordem médica, norma familiar* (COSTA, 1999).

[235] TEIXEIRA, 2012, sem página.

síndromes do pânico etc., mas, em meados do séc. XIX, no momento em que o corredor já havia se consolidado como distribuidor universal das casas, acredito que ele remeta a outra forma de padecimento, não propriamente aos concernentes ao vazio, mas a uma hiperexcitabilidade do espaço. No início, o corredor talvez não fosse propriamente um vazio gerador do *horror vacui* do qual fala. Se o espaço do corredor produz horror nesse primeiro momento, esse horror talvez fosse causado por um preenchimento imaginário e exaustivo do vazio. Uma hiperexcitação concernente à proliferação infinita de uma sexualidade que jamais cala o seu murmúrio. Tal qual mostrou Foucault, a sexualidade foi chamada a explicar a verdade mais íntima de cada um e incessantemente investida como dispositivo de poder, preencheu cada canto da casa, sobretudo o corredor. O corredor é o garantidor do segredo, do escondido e, ao mesmo tempo, investe o espaço de sexualidade. Imagina-se o tempo todo o que acontece ao fundo do corredor, atrás da porta, imagina-se os sons que emanam do interior dos outros cômodos, sobretudo o quarto do casal e sua cena primária. Se o quarto passa a guardar o mais íntimo de um casal, o corredor, enquanto passagem distributiva de potencialidades, alimenta as fantasias daquilo que se encontra agora fora da visão e só pode ser ouvido ao longe. Aquilo que não se pode mais ver e ouvir de forma mais ou menos espontânea e direta, quando feito sob os olhos e ouvidos vigilantes da privacidade, é ressoado em sons disformes pela acústica amplificadora do corredor, ao mesmo tempo que vista pela clarividência de um olho telescópico que enxerga no escuro e no vazio, o interior mais longínquo. Como diria Arnaldo Antunes, "no fim do corredor tem um outro corredor"[236].

O corredor proporciona assim, uma cena primária, em torno da qual gira todo universo de fantasias sobre essa união secreta[237] de sujeitos individualizados, que é o casamento como sexo do casal. Todavia, tais condições para o surgimento de uma cena primária devem ser remetidas às materialidades históricas dos seus dispositivos e não a uma pré-histó-

---

[236] ANTUNES, 2002, sem página.

[237] Nesse sentido, parece importante o questionamento de Eiguer ao exemplificar a relação entre quarto e intimidade a partir do comportamento do adolescente que se tranca no quarto: "A atitude para seu isolamento reflete a ânsia dos adolescentes em se orientar em sua busca de identidade. [...] O quarto individual do adolescente se converte no sinal da proteção de sua intimidade: procura ocultar suas dúvidas, às vezes dando falsas pistas, como uma tranquilidade fingida para enganar seus pais e irmãos demasiado curiosos. O caso dos púberes e adolescentes mostra isso. *A casa seria um lugar onde se multiplicam os cantos secretos?*" (EIGUER, 2014, p. 22-23, grifo nosso).

ria que suporia a universalidade da própria cena[238]. Como dizem Deleuze & Guattari, "[...] é preciso um certo conforto da família burguesa para fornecer sujeitos edipianizados [...]", revelando assim, *o que é realmente investido* nas confortáveis condições de um Édipo supostamente normal ou normativo"[239]. A casa se torna neurótica e neurotizante e, enquanto tal, expele para Fora aqueles que resistem e recusam a lógica do seu funcionamento, aqueles que deliram outras núpcias, outros casamentos, outros sexos, outras casas, outros mundos...

Como vimos, Foucault mostrou como funciona o dispositivo da sexualidade. O poder investe, sobretudo no interior da família, uma vigilância paranoica sobre a sexualidade. Sexualidade essa que precisa ser preventivamente observada, examinada, confessada, disciplinada, higienizada, corrigida, pois guarda em sua verdade as potencialidades da loucura e da criminalidade.

O investimento sobre uma possível loucura a ser evitada não para de girar no interior da casa da família, ao mesmo tempo que faz a casa familiar girar em torno de uma sexualidade que não para de aparecer na justa medida que se esconde no seu mais profundo interior, sobretudo, naquilo que acontece no quarto do casal, no fundo do corredor, às escuras, na calada noite, debaixo dos infinitos panos das saias vitorianas...

Na interioridade da casa surgem, como objetos de vigilância e controle constantes, a mulher histérica, a criança masturbadora, o casal responsável pelo controle das natalidades e o adulto perverso. É a neurose com suas cenas fundamentais, seus coitos interrompidos, seus furores uterinos, sua polimorfia perversa, que vai habitar o universo dessa nova

---

[238] No que diz respeito às cenas e fantasias originárias, ao longo da obra de Freud, há todo um jogo de repartições do originário entre, por um lado, uma transmissão filogenética de um patrimônio mítico pré-histórico, portanto, transcendentais e, por outro lado, uma ocorrência empírica traumática, portanto remetido à história pessoal. Tal repartição ora nega a dimensão transcendental, ora nega a dimensão empírica, ora distribui as duas dimensões (Ver LAPLANCHE e PONTALIS, 2001, p. 174-176). Acontece que quando se pressupõe uma transmissão filogenética introduz-se uma dimensão *a priori* com ares de universalidade ontologizante ao originário, esquivando-se da esfera política. Todavia, na posição genealógica de Foucault, o *a priori* é remetido às estratégias diagramáticas de Poder-Saber, portanto às formações históricas. Nesse sentido, tanto as ocorrências traumáticas quanto a dimensão *a priori* precisam ser pensadas historicamente, portanto irrefutavelmente políticas. Deleuze, por meio da lógica dos acontecimentos, sob a égide de seu empirismo transcendental, também fará uma crítica semelhante à relação do originário no fantasma (Ver DELEUZE, 1988a, p. 207; DELEUZE, 1998, p. 217-219).

[239] DELEUZE & GUATTARI, 2010, 133.

casa individualizada, privatizada, intimizada. Todavia, se a ausência de controle tem virtualmente o louco como sua consequência, o excesso de normatização produz no seu reverso esse outro tipo de loucura que é a neurose enquanto normopatia.

A psicanálise vem responder a esse efeito colateral que é o surgimento dessa nova loucura no seio da casa burguesa. Havíamos visto com Foucault que depois de bem constituído o corpo da burguesia, esta pode experimentar um relativo afrouxamento do próprio dispositivo da sexualidade, não sem que o dispositivo modificado e ampliado se volte para a população em geral. A psicanálise então se inscreve assim nesse afrouxamento de tal dispositivo na medida em que vem curar os seus excessos, não sem se apropriar de elementos do próprio dispositivo de sexualidade.

Avrane, em seu livro a propósito do inconsciente das casas, situa justamente no surgimento de uma casa tornada íntima, a possibilidade de surgimento da psicanálise. "A promiscuidade e a transparência desapareceram; a repressão está em curso e está inscrita nas paredes. Os pacientes de Freud podem começar a se consultar"[240]. Entretanto, se a nova lógica produz uma repressão que está inscrita nas paredes de uma nova arquitetura intimista, é só através de um cômodo, que guarde toda a privacidade e intimidade, que a cura analítica poderá se dar, o gabinete analítico. Desse modo, os imóveis onde a privacidade não é garantida não servem para o ofício de analista.

> [...] o lugar onde acontece a prática analista não pode ser feito de cômodos em fileira. Nem pensar que o companheiro ou a companheira, os filhos ou qualquer outra pessoa cruze o consultório para ir aos seus quartos ou à cozinha, assim como tão pouco o analisando, seja obrigado a cumprimentar uma família que esteja almoçando ou jantando para acessar o divã! É tão óbvio e trivial que nunca foi necessário esclarecê-lo. Então, exceto por um recondicionamento, os edifícios anteriores ao séc. XVIII não são muito aproveitáveis para este exercício que surgiu no final do séc. XIX.[241]

A arquitetura reencontra a clínica.

---

[240] AVRANE, 2021, p. 46.

[241] AVRANE, 2021, p. 49.

Para um padecimento produzido por uma interiorização tanto do espaço quanto da subjetividade, há um dispositivo clínico que reproduz as condições originárias de tal padecimento. É necessário adentrar esse corredor que dá acesso ao divã para adentrar o mundo superpovoado do qual o corredor é a sua condição. Se o analista se presta a ser depositário do mundo relacional daquele que pretende analisar, tal operação precisa se dar em um ambiente que se preste a reproduzir as condições ambientais que viabilizaram uma intimidade excessiva.

Temos assim o seguinte cenário: a casa se normatiza em um processo que não para de colocar a loucura para Fora. Correlato a esse movimento, o manicômio surge como o lugar que concentra os loucos em seu interior. Todavia, a casa assim normatizada instaura uma nova espécie de loucura. Como uma loucura interna a própria normatização, a casa se torna neurótica. Correlato a essa neurotização produzida por um excesso de normalidade surge o divã como dispositivo clínico. Há assim duas séries que se ligam à casa moderna. Por um lado, casa-louco-manicômio e, por outro, casa-neurótico-divã. As duas séries que têm em comum a mesma casa, mas desembocam em dispositivos clínicos distintos. A RT é um dispositivo clínico que vem responder às duas séries, haja vista que ela não se apresenta somente como um serviço substitutivo ao manicômio operando uma desinstitucionalização da loucura. É, sobretudo, na desinstitucionalização da casa burguesa e neurótica que ela vem operar. Em função disso, ela revela o habitar como experiência paradigmática da própria clínica operando uma desinstitucionalização da própria clínica.

Já havíamos visto como Derrida situa a arquitetura através de um paradoxo entre resistência e transferência e isso ajuda a pensar a clínica do habitar[242]. A arquitetura resiste à demolição da loucura ao mesmo tempo que a transfere para um espaço onde a arquitetura possa fazer jus à loucura. Todavia, nesse ciclo entre arquitetura e clínica se faz necessário pensar um conjunto de sintomatologias que compõem a clínica do habitar[243].

---

[242] Remeto aos itens *folies*; **arquitetura da arquitetura**.

[243] Remeto aos itens **fora da casinha** – *sintomatologias do corpo-espaço*; ; *sintomatologia do Fora*; **sair da casinha** – *sintomatologia transcendental*.

Fora da casinha – *sintomatologias do corpo-espaço*

Diz-se que *está fora da casinha* quando alguém está fora de seu estado normal, quando o seu comportamento se torna incoerente, sem sentido, absurdo. Enfim, se está *fora da casinha* quando a loucura mostra algumas de suas faces.

Gisela Pankow, em seu livro *O homem e seu espaço vivido*, faz um questionamento acerca da relação entre corpo enquanto dimensão empírica e o sentido enquanto dimensão transcendental: "'Pode o corpo ter limites sem que haja sentido nisso'? O que é equivalente a dizer: é possível que a unidade do corpo exista sem transcendência?"[244]. Para entendermos tal questionamento comecemos por uma antiga anedota clínica que diferencia um neurótico de um psicótico da seguinte forma: neuróticos constroem casas nas nuvens, psicóticos moram nela. Evidentemente, uma anedota contada entre neuróticos, um que conta e outro que escuta. Aquele que conta, por estar demasiado agarrado à realidade da terra, se imagina com a capacidade de construir casas nas nuvens distantes, em uma espécie de apreensão onírica da realidade e, de outra forma, aquele que escuta, entende a distância entre a realidade da terra e as nuvens dos sonhos, devaneios e imaginações, como metáforas que narram uma história pessoal a ser simbolizada. É que, na clínica de neuróticos, o sonho, o devaneio e a imaginação, não são completamente absurdos, pois têm suas metodologias de leitura e intervenção que resguardam ainda um sentido possível. De qualquer modo, os que falam e os que escutam recuam diante do absurdo de morar em casas construídas nas nuvens. Contudo, somente o psicótico é capaz de habitar em casas nas nuvens, construídas com as próprias nuvens ou então fumaça, casas erguidas num espaço qualquer, com um material qualquer, numa forma qualquer. Só ele levanta paredes, distribui cômodos, partilha espaços que, em última instância, são homólogos a si mesmos, homólogos ao seu modo de habitar, homólogos ao material que suas mãos alcançam.

Sendo assim, Gisela Pankow oferece uma chave para a compreensão do absurdo inerente a tal anedota:

> O homem pode ser captado pelo espaço de uma maneira neurótica. Vários acidentes são testemunhas disso. Fala-se de acaso para designar o espaço enquanto armadilha

---

[244] PANKOW, 1988, p. 103.

> absurda. [...] Mas o que parece armadilha para o neurótico pode se transformar em salvação para o psicótico. Às vezes, o homem pode escapar da psicose construindo para si um espaço mesmo que seja de uma maneira absurda. [...] gostaria de acentuar o absurdo servindo-me da dinâmica do espaço. Explico-me. Vistos de fora, os acontecimentos relatados não têm sentido. Mas quando se deixa de lado o aspecto histórico, para analisar certas situações-chave referindo-se ao espaço, eis que se descobre um sentido. É a dinâmica "oculta no espaço" que dá um sentido ao absurdo.[245]

Voltando à anedota, sim, só um p⌠icótico mora em uma casa construída nas nuvens, com a condição que ela não tenha sido construída por um neurótico. E o que é inviável para o p⌠icótico entender é como se pode construir uma casa habitada somente com a imaginação ou de modo metafórico. O sentido de sua casa é habitado em um espaço imediato, sem mediações, no espaço onde absurdo e sentido não se diferenciam. Assim, para um neurótico, o espaço é como um acaso que escapa ao sentido de sua história, um Real que é impossível apreender de forma imediata. O espaço está mediado, senão metaforicamente, ao menos por meio dos sonhos, dos devaneios, das imaginações, dos atos falhos...

Gisela Pankow oferece ainda uma outra anedota ao se perguntar como um p⌠icótico habita seu corpo:

> Eis uma piada que ilustra bem o fenômeno do corpo habitado e do corpo não habitado. Um médico do interior que se interessava por psicoterapia tinha um cão em sua sala de espera. Era um cão muito inteligente, pois só atacava psicóticos que não conseguiam estabelecer contato com ele. Claro que o cão via um corpo neles, mas um corpo privado do "fluido comunicativo" dos outros homens. Para que o corpo do psicótico entrasse em comunicação o cão latia e mordiscava tais doentes. Não aconselho a meus alunos começarem sua carreira com um cão para estabelecer o diagnóstico diferencial entre um caso de psicose e um caso de neurose, mas esta anedota mostra-nos como um ser pode sentir instintivamente um doente que não mais habita o seu corpo.[246]

Pankow considera a possibilidade de se habitar ou não um corpo. Para isso ela recorre ao relato de Jean Cayrol a propósito da sua experiência em um campo de concentração nazista. O que Cayrol enfatiza, como

---

[245] PANKOW, 1988, p. 55.

[246] PANKOW, 1989, p. 55.

mecanismo de defesa para todo o horror de um campo de concentração e extermínio, sobretudo as torturas e os espancamentos, é uma negação radical do corpo, de modo que este, por fim, possa ser desabitado. Dizia ele:

> O prisioneiro jamais estava onde se batia nele, onde faziam com que comecem, onde trabalhava [...] O que na maioria das vezes sustentava o prisioneiro era essa faculdade única de desadaptação à situação presente; sua força e resistência acabavam por tornar-se extraordinárias, pois, no momento em que o injuriavam, apareciam de repente a velha macieira de seu jardim ou o andar amedrontado de seu cão; encurralava-se numa imagem frágil, numa oração, num segredo, e enfrentava.[247]

Sendo assim, conclui Pankow:

> O homem pode, portanto, renegar o corpo que é chicoteado e salvar-se num outro mundo: trata-se de uma outra maneira de ser, de acesso a um outro modo de existência. Não são os projetos para o futuro que permitem que nos salvemos em situações ameaçadoras, onde qualquer defesa é impossível; ao contrário, Cayrol mostra que os prisioneiros que faziam planos para o futuro, por exemplo, o plano de uma garagem ou de uma casa, morriam. *Não se trata portanto de uma evasão para o futuro*. No campo de concentração, não existe futuro, o tempo que virá. Cayrol fala num trecho de *tempo deportado*. *Não, trata-se de uma evasão para outra maneira de ser*. A velha macieira de seu jardim aparece de repente diante dos olhos do prisioneiro, e esse mundo da macieira impõe-se com tanta força que só ele existe e não mais o corpo no qual se bate. É portanto possível que o prisioneiro *se encontre* fora de seu corpo. À questão colocada no início: *onde* está o prisioneiro, já que não está em seu corpo? Cayrol ajuda-nos a responder: na velha macieira de seu jardim.[248]

Para a autora, a capacidade de se abrir a um outro modo de habitar que não o corpo é o que torna a existência humana suportável. Portanto, um mecanismo importante de sobrevivência, estabelecendo, assim, um paralelo importante entre a experiência de um prisioneiro em um campo de concentração e uma experiência pSicótica. Todavia, se por um lado a experiência pSicótica se utiliza dessa capacidade, por outro, ela se caracteriza mesmo por uma modificação e transformação específica dessa capacidade.

---

[247] CAYROL In: PANKOW, 1989, p. 55-56.

[248] PANKOW, 1989, p. 56-57.

> Sem tal possibilidade de se abrir a uma outra maneira de ser, a existência humana não seria suportável. Vejamos agora como a psicose, *utilizando essa possibilidade de viver em qualquer lugar fora do corpo, modifica e transforma esse fenômeno de maneira decisiva.*[249]

É que há uma diferença entre o prisioneiro que se refugia em sua maceira e o psicótico. Enquanto aquele preserva a capacidade de sair novamente da maceira para retornar ao seu corpo, o psicótico não teria mais como sair do Fora do corpo, onde se refugiou. Estaria, portanto, preso em um mundo distante do corpo, ao mesmo tempo que experimentaria o corpo como um invólucro vazio. Uma espécie de cisão que isola a forma do conteúdo, provocando uma dupla experiência: tanto um conteúdo sem contornos, sem lugar, quanto um lugar vazio, oco, sem nada que o preencha.

Assim sendo, Pankow empreende suas curas clínicas no sentido de promover um reencontro com o corpo deste que adoecera justamente por ter se perdido no Fora do corpo[250]. E seu método tem um protocolo bem claro: primeiro recompor a unidade do corpo, sua dimensão espacial enquanto forma, para assim preencher tal invólucro com conteúdo e sentido. "[...] para o homem doente que parou com toda sua vida afetiva e que não tem mais acesso à sua história vivida, a reconstrução de um espaço perdido pode permitir o acesso ao tempo perdido".[251] Portanto, a intervenção é primeiramente no espaço (corpo) para que possa advir o tempo (história), em uma perspectiva na qual "o espaço, ao se desdobrar, engendra o tempo".[252] Assim, Pankow empreende intervenções na dinâmica do espaço, que ela entende como uma dinâmica entre partes e todo.

> Surpreendi-me com a mensagem que o espaço pode nos dar, lá onde os conflitos não são mais representáveis. É então que o espaço "fala". Durante o tratamento de grandes psicóticos, observei que podemos encontrá-los ainda numa certa dinâmica do espaço – numa dialética entre a parte e a totalidade. Estruturando analiticamente os limites de seu corpo vivido [...], tais doentes são capazes, enfim, de ter acesso à própria identidade e de estabelecer relações entre sujeito e objeto exterior.[253]

Com Pankow, é toda uma clínica do espaço que é pensada.

---

[249] PANKOW, 1989, p. 57.

[250] Uso aqui as noções de doença e cura acompanhando a linguagem da autora.

[251] PANKOW, 1988, p. 85.

[252] PANKOW, 1988, p. 103.

[253] PANKOW, 1988, p. 7.

Dentro da casinha – *sintomatologia das situações extremas* [254]

Tal qual Pankow, o psicanalista Bruno Bettelheim, que sobreviveu aos campos de concentração nazistas, também fez um paralelo semelhante. Este estivera preso em dois campos de concentração entre 1938-39[255] e havia presenciado aquelas figuras esquálidas e desnutridas que vagavam como cascas ocas pelos campos nazistas. Esse fenômeno ficou conhecido como *muçulmano*[256]. Tal experiência marcaria profundamente a sua teoria acerca do autiSmo, sistematizada no livro *A fortaleza vazia*, publicado em 1967. Todavia, seus esforços de sistematização dessa experiência já haviam começado em 1943[257], ano em que publicara o artigo *Individual and mass behavior in extreme situations*, em que a noção de "situação extrema" aparece como operadora. O autor descreve uma situação extrema da seguinte forma:

> O que a caracterizava, acima de tudo, era sua inevitabilidade, sua duração incerta, potencialmente por toda a vida, o fato de nada ser nela previsível, de a vida a todo momento correr perigo e nada se poder fazer a respeito. Essa experiência foi tão única que precisei de um termo novo, *situação extrema*, para descrevê-la. Refiro-me às minhas polêmicas sobre os campos de concentração alemães e sobre seus efeitos radicais na personalidade dos prisioneiros.[258]

Sendo assim, o paralelo entre a experiência do prisioneiro do campo de concentração e a criança autiSta ou pSicótica se daria pelo fato de estarem submetidos a situações extremas. Ambos desenvolveriam um tipo de resposta comportamental semelhante. Porém, diferentemente de Pankow, para quem o paralelo é feito ao nível de experiências com adultos,

---

[254] O item atual está em estreita relação com o item **vida nua, uma vida**.

[255] Graças a uma anistia em 1939, Bettelheim e centenas de outros prisioneiros foram libertados, o que lhe salvou a vida. Emigrou então rumo aos Estados Unidos, onde foi professor de psicologia em universidades americanas e dirigiu o Instituto Sônia-Shankman em Chicago para crianças pSicóticas, destacando-se o seu trabalho com crianças autiStas.

[256] Agamben aponta uma incerteza a propósito da origem do nome *muçulmano*, podendo ser uma alusão a postura corporal da reza dos *muçulmanos* ou a submissão incondicional a seu Deus, submissão essa que, no caso, seria aos guardas da SS. Ver (AGAMBEN, 2008).

[257] Não posso deixar de notar que foi em 1943 também que Leo Kanner isolou o autiSmo como categoria nosológica independente. A noção de autiSmo havia sido introduzida por Bleuler nas nosologias psiquiátricas em 1912 como um dos três sintomas da esquizofrenia. Bleuler já havia sido o responsável por criar a própria categoria de esquizofrenia a partir da categoria de demência precoce, separando essa definitivamente da categoria das demências. AutiSmo entrou assim para o universo das categorias psiquiátricas como um dos três sintomas principais da esquizofrenia, o que ficou conhecido como os 3 *As* de Bleuler: autiSmo, ambivalência e associação do pensamento frouxa.

[258] BETTELHEIM, 1987, p. 70.

Bettelheim precisa responder ao problema do desenvolvimento, visto que os paralelos que estabelece são entre o adulto desenvolvido tornado prisioneiro e a criança autiſta ainda no início da primeira infância. E é na dinâmica entre mundo externo e mundo interno que o paralelo encontrará as suas diferenças:

> [...] o que para o prisioneiro era realidade externa, para criança autista é realidade interna. Cada uma, por razões distintas, culmina numa experiência paralela em relação ao mundo. A criança autista – visto realidade interna e externa não se encontrarem separadas e serem experimentadas mais ou menos semelhantes – toma sua experiência autista como uma verdadeira representação do mundo. O "muçulmano" que se deixou dominar pela SS, não só física como também emocionalmente, continuou a interiorizar a atitude do SS de que ele era menos que um homem, de que não podia agir por si, de que não tinha vontade própria. Mas tendo transformado sua experiência interna, a fim de ajustá-la à realidade externa, acabou, embora por razões inteiramente distintas, tendo uma visão de si próprio e do mundo similar à da criança autista.[259]

Sendo assim, o autiſmo se caracterizaria como uma espécie de fixação no momento do desenvolvimento no qual espaço interno e externo ainda não se diferenciam. Como o bebê, em sua onipotência, toma o espaço externo como interno, o que aconteceria nessa fixação seria uma totalização do espaço interno como único mundo. Mundo hermeticamente fechado sobre si mesmo, sem abertura a outros mundos, impossibilitando que o bebê se adeque às exigências da realidade externa. Já o adulto que tem a divisão entre mundo externo e mundo interno bem constituída, quando colocado em situação extrema, tem uma dinâmica diferente. Bettelheim descreve passo a passo as etapas de desconstrução subjetiva pelas quais passam os prisioneiros:

> Ao traçarmos [...] a deterioração do prisioneiro no campo de concentração, torna-se evidente, em primeiro lugar, que perde a capacidade para agir em conformidade com a realidade objetiva e que se isola na fantasia: primeiro, devaneios de satisfação de desejos, depois devaneios ansiosos e, finalmente, devaneios bastante vagos. Em seguida, perde o amor-próprio, o sentimento de ser realmente uma

---

[259] BETTELHEIM, 1987, p. 72.

> pessoa. Em seguida, surge um frio interno em sua percepção da realidade, e depois até de suas emoções, porque ambas são demasiado dolorosas. Finalmente, surge a verdadeira linha divisória entre aqueles prisioneiros capazes de sobreviver e aqueles com tendência para morrer: a morte de toda esperança de as coisas alguma vez melhorarem. [...] Com isso, vem um alheamento a todo interesse pelo mundo externo. O prisioneiro desiste de ver, de ouvir, de reagir. Quando não só a ação, mas também o movimento (dos pés, dos olhos) se torna gravemente limitado atinge-se toda a gama de características – ou melhor dizendo, a ausência de características – indicativa do comportamento muçulmano, estando a morte iminente.[260]

Para Bettelheim, o prisioneiro em situação extrema parece ser acometido por um duplo caminho. Por um lado, interioriza o mundo exterior absoluto no qual é tratado como um nada, caminhando para se tornar esse nada, por outro lado, vai se fechando progressivamente no próprio mundo interior de modo que, nem sensorialmente, nem motoramente, haja mais qualquer troca com o mundo exterior. De qualquer forma, só resta um mundo interior enquanto nada.

Com efeito, o que resta tanto no autiSta como no prisioneiro em situação extrema é a semelhança de uma fortaleza vazia. Para finalizar, Bettelheim conclui reafirmando a diferença entre o prisioneiro e a criança autiSta em termos de desenvolvimento da personalidade, porém insistindo na questão da situação extrema:

> Desejo insistir aqui mais uma vez na diferença fundamental entre o estado desses prisioneiros e as condições que conduziram a criança ao autismo e à esquizofrenia: a saber que a criança nunca teve oportunidade de desenvolver substancialmente sua personalidade. Isso implica, consequentemente, todas as diferenças de maturidade intelectual. Sendo assim, para que se desenvolva a esquizofrenia na infância, basta que o bebê se convença de que sua vida é orientada por poderes insensíveis e irracionais, que lhe controlam totalmente a vida e a morte. Isso deve realmente acontecer com adultos normais que subitamente começaram a desenvolver reações do tipo esquizofrênico, como aconteceu nos campos de concentração. [...] Propõe-se, por conseguinte, considerar o autismo infantil como

---

[260] BETTELHEIM, 1987, p. 74-75.

> um estado mental que se desenvolveu em reação ao sentimento de se viver numa situação extrema, absolutamente sem esperança.[261]

Dessa forma, o paralelo entre o prisioneiro e o autista se dá por essa ideia de uma situação extrema na qual ambos estão submetidos. Situação na qual o *outro* se configura na violência de uma frieza crua, não humanizadora e desumanizadora.

No entanto, há de se ter muita cautela com essa ideia em que um *outro* individualizado é colocado nessa posição de produtor de uma situação extrema. Quanto ao autismo, sabe-se muito bem em que foi parar todo esse paralelo: na junção entre a ideia de situação extrema com a ideia mãe-geladeira de Leo Kanner. O que criou, durante anos, uma culpabilização das mães de autistas como as responsáveis pelo autismo de seus filhos, por conta de uma suposta frieza emocional. Tal culpabilização teve consequências importantes, com um papel decisivo na direção que a psicologia e a psiquiatria tomaram, a partir dos anos 80. Organizações de mães de autistas protagonizaram, especialmente nos Estados Unidos, o direcionamento de fomentos para linhas de pesquisa tanto organicistas quanto as que enfatizavam a adaptação comportamental, já que essas localizavam a etiologia do autismo em aspectos de caráter biológicos.

Com efeito, por que passar mais uma vez pelos prisioneiros e os campos de concentração e extermínio? Por que desfilar mais uma vez sob nossos olhos todo esse horror? Por dois motivos: o primeiro, que não é certo que a loucura esteja livre dos seus campos de concentração próprios, de seus genocídios, dos manicômios. O segundo, porque também não é certo que a sociedade como um todo não tenha se tornado um amontoado de campos de concentração, de situações extremas, onde o genocídio não precisa mais dos muros para acontecer.

---

[261] BETTELHEIM, 1987, p. 75.

HOSPITALIDADES: enfim o *outro*, a esperada chegada daquilo que não se espera

Pode-se encontrar muitos sentidos para o conceito de outro na história do pensamento.

Quando o outro é tomado como outro sujeito, entra-se em uma dialética eu/outro eu. Tomo o outro como sujeito, ele é outro em relação a mim, contudo tomando-o como sujeito sou eu o outro em relação a ele. Nesse caso, o conceito de outro é sempre segundo em relação ao conceito de eu, sendo o outro apenas um outro eu, uma outra pessoa, um outro sujeito.

Em um segundo sentido, outro deixa de ser o outro eu e se torna uma posição. Outro agora não é nem sujeito nem objeto, é apenas um lugar vazio ao qual o sujeito vem ocupar, uma estrutura *a priori* da qual derivam tanto os sujeitos quanto os objetos. A dialética eu/outro eu depende de que exista a posição outro como condição de possibilidade.

Em um terceiro sentido, o outro é um mundo possível. Outro agora não é mais relativo nem ao conceito de eu nem ao conceito de posição e sim relativo a um *há*. *Há* um mundo tranquilo e repousante, quando, de repente, esse mundo é perturbado por um rosto assustado que anuncia um mundo assustador. Esse novo mundo ainda não é real, mas não deixa de existir, *há* agora um mundo assustador como mundo possível. O outro como mundo possível é aquilo que existe como apresentado na expressão de um rosto existente por meio de uma linguagem real. Basta assim que uma determinação sensível se dê como expressão para que o outro mundo se anuncie como expressado.

Em um quarto sentido, não se toma mais o outro como determinação sensível em um campo perceptivo de um mundo possível, mas sim como aquilo que organiza o próprio campo perceptivo. Outro agora é o que permite a passagem pelo mundo sem que me choque com as coisas. Outro é assim aquilo que distribui no campo perceptivo a figura e o fundo, as margens e o centro, o móvel e o ponto de referência, o transitivo e o substancial, o comprimento e a profundidade, assim como o sujeito e o objeto.

Enfim, o outro! E são muitos os encontros com o outro! Encontros pelos quais incorporamos aquilo que passa a ser nosso, encontros pelos quais somos recebidos no e pelo que é do outro, encontros pelos quais misturamos o que é nosso no que é do outro, o que é do outro no que é nosso. Talvez o outro seja um alento, um lugar, um lugar para aquilo que não tem lugar, um lugar para o sem lugar, um lugar no sem lugar. Talvez o outro seja um inferno[262], uma alienação, talvez nos solape o lugar... De qualquer forma, é diante dessa questão outra, da questão do outro que a hospitalidade se situa.

Vozes filosofantes retornam e interrogam: se escreverá Outro, outrem, outro, outrinho, outro, outrão, OUTRO? Talvez um conceito se insinue aqui, talvez a interrogação nos lance na rivalidade dos pretendentes, talvez seja apenas o convite para uma conversação entre amigos... Talvez essas vozes sejam somente vozes zombeteiras, talvez sejam intrusivas e obsessoras ou até mesmo persecutórias... Seriam elas nominalistas? Mesmo que pretendentes rivais se aticem é aos amigos que gostaria de destinar a questão e, por hora, apenas um itálico será suficiente para produzir uma leve inclinação: *outro* será a forma da escrita, mantendo na escrita uma possibilidade de variação que estará vetada à voz. De qualquer modo, ouço o chamado para pensar *como é que chama o nome d'isso*[263] que se faz *outro*, se é que *outro* tem algum cabimento naquilo que se chama nome. Tomemos assim de assalto a atitude proposta por Derrida no que diz respeito a questão da *diferança*[264] em seu pensamento, já anunciando as simpatias entre o *outro* e a *diferança*:

---

[262] Alusão à peça teatral de Sartre *Entre quatro paredes* de 1944 (SARTRE, 1977). É dessa peça a famosa frase "o inferno são os outros". A peça se desenrola em um cômodo hermeticamente fechado, sem portas nem janelas, onde se encontram quatro personagens. Partindo dessa situação inusitada e instigante, Sartre mantém a guerra psicológica entre os personagens numa tensão contínua, que se intensifica e se renova a cada cena. Em acordo com a fenomenologia, o autor procura demonstrar como uma consciência não pode se furtar a enfrentar outra consciência num jogo onde uma é ontologicamente objeto da outra. A frase citada é uma espécie de conclusão no desfecho da peça.

[263] Alusão à música *O Nome Disso* de Arnaldo Antunes (ANTUNES, 1995b). Fiz questão dessa alusão por conta de todo um pensamento acerca da problemática do nome e do outro em boa parte da sua obra, especialmente na obra tripla *Nome* (1993a; 1993b) que consiste em um disco, um livro e um home vídeo. Já na capa do disco, que tem algumas palavras sobrepostas, pode-se ver com clareza no primeiro plano a palavra *nome* e logo em seguida, como na passagem do primeiro para o segundo plano a palavra *outro*, deixando para o segundo plano propriamente dito apenas fragmentos de outras palavras. Primeiro plano: NOME; passagem: OUTRO; segundo plano: pedaços de palavras. Essa obra, lançada em 1993, inaugura sua carreira solo, pós-Titãs, e parece liberar um pensamento de forma bastante radical, apesar desse pensamento sempre ter se anunciado no período em que esteve na banda. Todavia, a música aludida é do disco posterior, chamado *Ninguém*, de 1995, que, apesar de não ser tão experimental quanto o primeiro, mantém-se na mesma problemática. Considero ainda os dois discos seguintes, *O Silêncio* (1997a) e *Um Som* (1998), como o núcleo dessa problemática na sua obra, isso nos mantendo somente na discografia.

[264] *Diferança* é um dos modos mais ou menos consensuais de traduzir o conceito de *différance* na obra de Derrida. Porém, é necessário entendermos que algo de muito importante se perde na tradução desse neografismo, pois Derrida se vale do fato de que na língua francesa a substituição da letra *e* pela letra *a* na palavra *différence* não produz nenhuma alteração na pronúncia, apenas na grafia. Dessa *diferança* entre fala e escrita o autor

"Não há nome para isso": ler essa proposição na sua simplicidade. Esse inominável não é um ser inefável do qual nenhum nome poderia aproximar-se: Deus, por exemplo. Esse inominável é o jogo que faz com que haja efeitos nominais, estruturas relativamente unitárias ou atômicas a que chamamos nomes, cadeias de substituições de nomes, e nas quais, por exemplo, o efeito nominal "diferança" é também ele *arrastado*, transportado, reinscrito, como falsa entrada ou falsa saída e ainda parte do jogo, função do sistema. [...] Não haverá nome único, nem que seja o nome do ser. E é necessário pensá-lo sem *nostalgia*, isto é, fora do mito da língua puramente maternal ou puramente paternal, da pátria perdida do pensamento. Pelo contrário, é necessário *afirmá-lo*, no sentido em que Nietzsche põe a afirmação em jogo, num certo riso e num certo passo de dança.[265]

Rindo e dançando com o *outro* e sem mais demora, continuemos a viagem na direção onde zonas de vizinhança clínica podem ser alcançadas e certas Soleiras possam ser habitadas. Nessa região experimenta-se variações climáticas, modulações se impõem, novas performances são atuadas, outros personagens pedem passagem. Até então, sem ter sido explícito, a clínica – a RT e o AT – havia nos colocado junto ao louco, acompanhando a sua aceleração infinita e suas estagnações repentinas, habitando seus lugares e seus não lugares, seus transalo(u)camentos.

Loucura poderia ser o estatuto do *outro* e certamente louco um dos seus nomes. Todavia, sem abandonar a clínica e o louco, uma certa tradição filosófica obriga a desembarcar/embarcar – desalo(u)car, sobretudo, transalo(u)car – um outro personagem da/na *estultifera navis*, essas embarcações na qual eram colocados os loucos de uma cidade para que

---

extrairá muitas consequências para a sua conceituação de diferença, reencontrando-a, sempre fugidia, na própria *diferança* entre as duas letras. O jogo entre fala e escrita é, por exemplo, explorado na conferência de 1968 à Sociedade Francesa de Filosofia, em que sua fala se dá a partir da leitura de um texto: "Objetar-se-á que [...] a diferença gráfica se afunda na própria noite, não assume nunca a plenitude de um termo sensível, mas se recolhe num nexo invisível, o traço de uma relação inaparente entre dois espetáculos. Sem dúvida. Mas que, deste ponto de vista, a diferença marcada na 'difer()nça' entre o *e* e o *a* se furte ao olhar e à escuta, eis o que talvez sugira com felicidade a necessidade de nos deixarmos remeter aqui para uma ordem que não pertence mais à sensibilidade. Mas não menos à inteligibilidade, a uma idealidade que não por acaso se encontra ligada à objetividade do *theorein* ou do entendimento; é, pois, necessário deixarmo-nos remeter aqui para uma ordem que resiste à oposição, fundadora da filosofia, entre o sensível e o inteligível. A ordem que resiste a esta oposição, e resiste-lhe porque a sustenta, anuncia-se num movimento de diferança (com um *a*) entre duas diferenças ou entre duas letras, diferança que não pertence nem à voz nem à escrita no sentido corrente e que se mantém, como o espaço estranho que aqui nos reunirá durante uma hora, *entre* palavra e escrita, mais além também da familiaridade tranquila que nos liga a uma e outra e nos apazígua, às vezes, na ilusão de que elas são coisas diferentes" (DERRIDA, 1991, p. 36).

[265] DERRIDA, 1991, p. 62.

fossem levados o mais longe possível e lá deixado. Em suma, uma outra persona do *outro*. Quando se trata de hospitalidade, é o estrangeiro que irrompe em visitação, é o estrangeiro que deve ser convidado a entrar. O *outro*, enquanto efeito nominal, recomeça aqui como estrangeiro.

Na tradição filosófica, é à moral – não façamos ainda distinções entre moral e ética – que a questão da hospitalidade é entregue. É o dever de acolher o estrangeiro, lhe abrir a porta, lhe oferecer repouso e alimento. A dinâmica se coloca assim entre aquele que oferece hospitalidade e aquele que se torna hóspede. Entre *Um*[266] & *outro* é ao *outro* que cabe o papel de estrangeiro já que é ele que necessita de abrigo, já que é ele que vem de Fora[267]. Depois de uma longa jornada à deriva, a nau, inesperadamente, aporta nos contornos da cidade, da cidade qualquer, e derrama seus passageiros em terras firmes!

O *outro* – o louco que se faz estrangeiro – encontra-se em pleno desabrigo, sem casa, sem lugar de parada, de estadia, de descanso. Órfão da língua, estranho aos gestos, desadaptado ao clima, incapaz de cultuar a cultura, inacostumado aos costumes, desabituado dos hábitos, desa-bitado, encontra-se em êxodo, em exílio. Expatriado, deportado, refu-giado, banido, imigrante ou retirante, encontra-se prisioneiro do desterro, enclausurado na abertura infinita do Fora. Sem Lei e sem leis, nu, fora do sistema de direitos: as leis lhe são não somente desconhecidas, mas tam-bém incompreensíveis, informuláveis, intraduzíveis. Desamparado, nada lhe é natal. Em sua estranheza, nada é familiar. Os olhos que o observam refletem a imagem de algo sem semelhança. Seu nome não nomeia nada. Sem sobrenome ou memória, perambula cambaleante pela cidade. Até a firmeza da terra desequilibra o corpo que desembarca depois de um longo período em alto-mar, depois de um longo período estancado no tempo que se recusa a passar[268]. O *outro*, em sua radicalidade, encontra-se deslocado de si mesmo, fora de si ou sem si, incapaz de se reconhecer. Encontra-se sujeito às intempéries do céu aberto, ou então flutuando como uma rolha lançada entre as vagas em alto-mar. Jamais em lugar algum, jamais em nenhum lugar, puro limiar, prisioneiro da fronteira.

Na dinâmica com o *outro*, aquele que se encontra na posição de oferecer hospitalidade está em condições bastante diversas. Seu lugar

---

[266] Note-se que de cara não há muitas dúvidas na escrita do Um, ele começa desde já maiúsculo em seu pretenso projeto unificador.

[267] A propósito do problema do Fora/Dentro remeto aos itens **geometria da exclusão**; nau dos insensatos; **pontos de subjetivação; linhas de poder & plano do saber;** sair da casinha – *sintomatologia do Fora.*

[268] Sobre os tempos da loucura ver (PELBART, 1993), especialmente *Rapsódia húngara.*

lhe garante um centro, um Dentro. Está em sua cidade, em sua língua, em sua casa. É ele quem detém o domínio, a propriedade, a ipseidade, a interioridade e, por isso mesmo, a possibilidade de oferecer asilo e hospitalidade. É o senhor da casa, garantidor da sua lei e da Lei que o garante, ordenador da sua economia e da economia da cidade. Sua identidade, seu nome, sua paternidade são atravessados pelo sobrenome como herança, ao mesmo tempo, recebida e deixada, conservada e honrada. Eloquente nos discursos que lhes são próprios, agasalhado na maternidade de sua língua, tem a gramática e o dicionário ao seu lado. O que lhe é estranho rapidamente se familiariza, seja por sedução, apropriação, coerção, força ou simples tradução. Em sua radicalidade, entre *Um & outro*, esse *Um* que recebe o *outro* seria então aquele que se encontra em condições de permanecer o mesmo, identificado a si, abrigado das aberturas do céu e do mar, detentor de sua pequena terra firme, vigia atento e consciente dos seus limites. Sua identidade pessoal avança em vários sentidos e se duplica; acima, na identidade do mundo e mais uma vez na identidade de Deus e, abaixo, é o duplo da integridade do corpo e da unidade mínima da linguagem. Não seria demais dizer que o senhor da casa será desde sempre um homem, adulto, branco, dotado da plenitude de sua razão...

O *outro*, louco ou estrangeiro, nos coloca diante do problema da alteridade. Alteridade agora pode se tornar um outro nome do *outro*. Um *outro nome d'isso*... Entre *Um & outro* uma fenda, uma fissura, um abismo. Nada é identificável, nada é previsível. A alteridade, essa estranha palavra, faz valer a diferença, o disjuntivo, a *diferança*. Falo assim de uma não-relação, de um encontro impossível entre dois que não têm nada em comum. A hospitalidade exige dessa forma o enfrentamento da impossibilidade do encontro entre *Um & outro*, do impossível da convivência, da vivência com o impossível, da convivência impossível. Da criação do comum, da comunicação, da comunidade. Receber o *outro*, abrigá-lo, acolhê-lo em casa, na cidade, na pátria, no mundo é entregar um Spatium no lugar ao qual pertenço, é abrir no lugar que me é próprio um Spatium receptivo, é oferecer existência no lugar que sou, é ofertar um *em*-ca Sa na constelação existencial de uma ca Sa que já não é mais me pertence. Para que haja hospitalidade, é necessário um transalo(u)camento do abismo da *diferança* extraindo um possível dessa condição de impossibilidade. Todavia, esse transalo(u)camento exige alterizar-se diante da alteridade.

Um tal enfrentamento pode ser feito de duas maneiras. Nesse ponto se torna interessante a distinção entre moral e ética como dois modos de estar cara a cara com a alteridade, diante de seu rosto, dois modos de lhe oferecer asilo, de recebê-la. A moral postula a hospitalidade como dever, já a ética faz da hospitalidade um desejo: o desejo de hospitalidade ou a hospitalidade enquanto desejo.

A hospitalidade enquanto dever, enquanto dever moral é condicionada por algo que guardaria em si uma potência de equivalência. Entre *Um & outro*, há a necessidade de um terceiro judicativo, um Deus transcendente que regulará as trocas, seja ele o Homem, a Estrutura, o Mercado, a Linguagem, a Lei, o Dinheiro, o Possível, o Estado, as Faculdades, a Pátria, a Família, a Cultura, a Razão, o Fundamento... De qualquer forma, um terceiro termo, maiúsculo, identificado a si mesmo, que se introduz do alto, triangula, faz as comparações, garante as equivalências das identidades, seleciona e hierarquiza os seus pretendentes. Função supraegoica que, valendo-se de uma unidade de medida despótica, faz todo o teatro da sua operatória, mensurando cada qual a partir de si, organizando as distâncias, produzindo semelhanças, distribuindo as identificações e minguando as diferenças.

Nesse sentido a alteridade se familiariza, sua radicalidade é mitigada, sua diferença é assemelhada. Estamos diante do semelhante e, por aí, se postulam os deveres de hospitalidade. Talvez seja ainda preciso dizer que esse condicionamento da hospitalidade desobrigará do dever de hospitalidade quando a acolhida se fizer necessária ao que foge da equivalência. Assim, se a troca é garantida pelo Homem, o animal ou o monstro ficam de fora; se é garantida pela Razão, os desarrazoados ficam de fora; se é garantida pela Lei, os que conflitam com a lei ficam de fora e assim vai... A hospitalidade exige da alteridade adequação e semelhança sob pena de correção, tratamento, encarceramento, deportação, banimento, exclusão ou extermínio. A disjunção torna-se exclusiva e opera por alternativas dentro do universo dos possíveis lógicos, desencarnados: ou isso, ou aquilo, onde isso não é aquilo e aquilo não é isso. Na dimensão moral há como que uma recusa que condiciona.

Todavia, o plano ético da hospitalidade é de direito anterior ao seu plano moral de tal forma que atribuirei ao estrangeiro, como à visitação, como à alteridade que chega sem aviso, o momento iniciático, genético, inaugural daquilo que já começou, daquilo que não para de começar. Dele, do *outro*, da alteridade não podemos nos furtar. Por meio dele, do seu rosto, dos seus olhos somos seduzidos, arrancados de nós e tomados pela paixão do encontro. A dimensão ética exige que pensemos a hospitalidade como recusa da recusa, onde o encontro já se deu mesmo antes de qualquer condicionamento. Mesmo para banir alguém, só podemos fazê-lo a título de já lhe ter aceitado, de já ter-lhe dito uma espécie de sim. Sim bem-aventurado que é dito mesmo que sem consciência. Se negamos a vinda do louco, do estrangeiro, do *outro*, só podemos fazê-lo em um segundo tempo, no tempo *alterofóbico* da negação do mundo, em uma espécie de niilismo.

Retornemos então para a distinção que fazia entre a moral e a ética da hospitalidade. Como vimos, a moral impunha adequação do *outro* às condições dadas, às condições do hospedeiro. Entendo tal processo como a entificação do *outro*, um estranho processo que freia o próprio processo, produzindo uma naturalização/essencialização do *outro* enquanto diferente; enfim, tem-se uma outridade. O *outro* passa a ser identificado ao negativo como ponto de apoio para construção e reafirmação da identidade do dominador e da própria lógica de dominação.

Já a ética, a ética da hospitalidade, a ética da hospitalidade que desejo, a ética do desejo de hospitalidade, a ética do desejo como hospitalidade, se oferece como abertura ao *outro* sem lhe exigir identidade, correspondência ou equivalência. Não se condiciona a um termo superior, nem exige semelhança à alteridade, não lhe impõe identidade a um termo superior, tão pouco a si mesmo. Tal *ethos* recebe o *outro*

ENXERTO INCIDENTAL: a dialética Mesmo/outro ou uma genealogia do diferente

Sou forçado, antes de avançar, a aludir a um certo modo de conceber os conceitos de Mesmo e outro. *Sob a perspectiva hegeliana da dialética senhor/escravo, tais conceitos são interdependentes pela via da dicotomia e da oposição, de modo que encontramos no que liga o Mesmo e o* outro *uma negatividade ou hostilidade*[1] *original. Assim, podemos encontrar em Simone de Beauvoir o seguinte trecho a propósito da questão do* outro:

---

[1] Não posso me furtar à questão da hostilidade, especialmente quando encontramos uma dupla acepção da palavra latina Hostis: por um lado, hóspede e, por outro, hostil, inimigo. Em Latim temos a expressão *hospes hostis* que significa: "Estrangeiro, inimigo. Máxima antiga que traduz o sentimento de desconfiança e hostilidade para com os estrangeiros" (HOSTIS, 2023). Danichi Mizoguchi, tendo migrado de Porto Alegre para Rio de Janeiro, fala de sua experiência de estrangeiridade com a cidade. Entre vários "sobressaltos diários" cita "a incompreensão da hospitalidade e da agressividade em uma só voz" (MIZOGUCHI, 2016, p. 27).

enquanto *outro* sem condicionar a sua chegada e a sua boa vinda. *Outro como uma potência diferenciante e não como diferença constituída. Tal ethos deseja o outro* e tem o *outro* como desejo, de tal maneira que o *outro* escapa à objetivação e se faz *outro* desejo... e de novo *outro* desejo... e mais uma vez *outro* desejo... outridade... devir-*outro*... transa-lo(u)camento...

Falo do desejo do *outro*, como o desejo que o *outro* apresenta; desejo pelo *outro* como atração irresistível ao *outro*; o *outro* do desejo como insistência do desejo que quer se alo(u)car; do desejo *outro* que deseja o próprio desejo. Hospitalidade, assim como desejo do desejo, recepciona o *outro* tal qual recepciona o desejo. O outramento será a operatória alterofílica necessariamente desejante de diferir de si mesmo.

No entanto, nada é simples, e se a alteridade permanece em sua radicalidade, ainda é preciso enfrentar o problema da impossibilidade do encontro. É preciso fazer da não-relação, da ausência completa de liames, a própria condição do encontro.

Porém, o *ethos* hospitaleiro – para se manter ainda na ética, todavia, em sua fronteira com a ontologia – precisa fazer a escolha da

Os judeus são "outros" para o anti-semita, os negros para os racistas norte americanos, os indígenas para os colonos, os proletários para as classes dos proprietários. Ao fim de um estudo aprofundado das diversas figuras das sociedades primitivas, Lévi Strauss pôde concluir: "A passagem do estado natural ao estado cultural define-se pela aptidão por parte do homem em pensar as relações biológicas sob a forma de sistemas de oposições: a dualidade, a alternância, a oposição e a simetria, que se apresentam sob formas definidas ou forma vagas, constituem menos fenômenos que cumpre explicar os dados fundamentais e imediatos da realidade social". Tais fenômenos não se compreenderiam se a realidade humana fosse exclusivamente um *mitsein* baseado na solidariedade e na amizade. Esclarece-se, ao contrário, se, segundo Hegel, descobre-se na própria consciência uma hostilidade fundamental em relação a qualquer outra consciência; o sujeito só se põe em se opondo: ele pretende afirmar-se como essencial e fazer do outro o inessencial, o objeto.[2]

Sob tal perspectiva, em uma visada sociológica, histórica e antropológica, pode-se afirmar que o Mesmo promove a demarcação de

---

[2] BEAUVOIR, 1980, p. 11-12.

escolha como afirmação trágica. De um outro ponto de vista, quiçá clínico-teológico, pode-se falar do *ethos* hospitaleiro como retorno ou religamento ao dom mediante uma recusa da recusa ou niilismo trans*alo*(u)cado. O *ethos* hospitaleiro, fazendo jus à intencionalidade que lhe é própria, a intencionalidade que não é da consciência, escolhendo essa escolha ou recusando a recusa, apresenta-se em um gesto que inclina e acolhe: *Um* acolhe, recebe, abriga, hospeda e *outro* é acolhido, recebido, abrigado, hospedado. *Um* se faz hospitaleiro enquanto *outro* usufrui da hospitalidade. A hospitalidade vai assim do *Um* ao *outro*, como algo oferecido, dado, doado, gratuito, desejado. É um dom, uma virtude que dá. É o dom da hospitalidade.

Essa direção, esse percurso, esse caminho, o caminho que vai de *Um→ao→outro* se impõe como o lugar onde se desenrola, ao menos se inicia, a cena hospitaleira. Nesse desejo de hospitalidade, nessa posição erótica de *Um* diante do *outro*, sem garantias, sem alvo e sem álibis, podemos assistir extasiados ao curto-circuito da própria direção. Se há hospitalidade, se a hospitalidade se faz acontecimento, no justo momento do acontecimento, já não há mais domínio, já não há mais propriedade. A minha casa, a casa

uma fronteira que cliva o seu domínio como sendo da ordem do sujeito e do essencial. Correlativamente, o outro é renegado aos confins de objeto, do inessencial... São relações de poder que instituem prerrogativas epistemológicas e discursivas que conferem ao Mesmo o centro da humanidade remetendo o outro a humanidades inferiores, marginais ou a inumanidades.

Dessa forma, pode-se acompanhar as relações de poder que deslocam as fronteiras entre o Mesmo e o outro ao longo da história. Ainda que não seja o foco entrar demasiadamente em tal genealogia acho necessário colocá-la em linhas gerais.

No pensamento antigo a questão se apresenta entre o cidadão e o estrangeiro. A abertura ao outro é definida pelo estatuto de estrangeiro. Uma questão a ser levantada é até que ponto a hospitalidade antiga se estende inclusive ao bárbaro ou se limita a um outro cidadão, apenas de uma cidade distante. Seria uma diferença entre um estranho familiar (estrangeiro) ou um estranho não-familiar (bárbaro). Talvez Dionísio seja uma figura a ser analisada.

Porém, pode-se apontar desalo(u)camentos genealógicos importantes no modo em que se cliva a fronteira entre o Mesmo e o outro.

Se até os primeiros séculos de nossa era é a organização política da

sob a qual recebo o *outro*, a casa sob a qual recebo o sem casa; essa casa se faz do *outro*. Sinta-se *em*-caṢa! Sinta a caṢa, sinta essa caṢa que se faz sua! É sua a caṢa, caṢa do *outro*, *outra* caṢa. Eu que hospedo, no justo instante que hospedo, no próprio ato de hospedar torno-me hóspede nessa caṢa me foi desapropriada pelo *outro*. Reversibilidade da hospitalidade ou perversidade de *Eros*. *Um* se faz *outro*, outramento, transalo(u)camento, devir-*outro*.

Pode-se dizer que a direção agora não é mais exclusivamente de *Um* ao *outro* e seria necessário que incluir a direção que vai do *outro* ao *um* em um processo no qual a pretensa universalidade do *Um* é emasculada, logo também o seu maiúsculo: *um↔ao↔outro*. Essa duplicidade do caminho não deixa de estar correta. Porém, ainda não faz jus completamente à erótica da hospitalidade. Essa duplicidade, apesar de abrir a mão às duas direções, ainda poderia sustentar certa posição onde ambos seguiriam o caminho que vai do *outro* ao *um*, ainda que o caminho que vai de *um* ao *outro* permanecesse aberto como possibilidade.

Na erótica da hospitalidade, e se há erótica há de haver hospitalidade, é a reversibilidade e a perversibilidade que entram em jogo:

cidade – a democracia – que modula a clivagem, na Idade Média passa a ser o demoníaco. Com a inquisição, é a bruxa, como figura do feminino, que irá encarnar essa figura do outro, *agora demoníaco. O estranho não-familiar não se encontra mais em terras distantes, afastado pelas fronteiras territoriais e pela organização política da cidade, e sim se insinuando entre os Mesmos, ao lado, em suas próprias terras, em certas práticas das mulheres. O modo de conceber as fronteiras se modulam e é por intermédio de uma marcação de gênero que ela se estabelece. Em função de uma atribuição de maior suscetibilidade ao demoníaco, uma nova organização social irá destituir a mulher de certas práticas, renegando a ela um trabalho reprodutivo não remunerado*[3]. *As análises de Beauvoir sobre o* outro *culminam na afirmação de que a mulher foi constituída nesse lugar de minoração em relação ao homem.*[4]

Em paralelo, outros desalo(u) camentos se apresentam e se conjugam. Mbembe mostra como uma nova ordem econômica de circulação transnacional baseada no tráfico de pessoas, destinadas à escravização, oriundas do continente africano, para as colônias americanas produziram uma nova figura do outro

---

[3] Ver FEDERICI, 2017.

[4] Ver BEAUVOIR, 1980.

o hospedeiro se faz hóspede. Contudo, se há erótica, se há erótica da hospitalidade, não é à duplicidade que se deve render homenagem; se há erótica, deve-se, na reversibilidade, ir além da inversão de posições, quiçá ir além até mesmo da simples troca ou alternância das posições, atingindo assim, a perversibilidade das próprias posições. Uma questão, que não parece uma boa questão, uma questão que assim nem deveria ser assim chamada, ou seja, uma falsa questão poderia interrogar se a reversibilidade faria então do hóspede um hospedeiro. A erótica imediatamente responderia: se o hóspede se faz hospedeiro é somente para que, nesse mesmo instante, o hospedeiro se faça hóspede novamente. A direção não seria assim de $um \leftrightarrow ao \leftrightarrow outro$ e sim de $outro \leftrightarrow ao \leftrightarrow outro$ ou doravante de $outro \rightarrow ao \rightarrow outro \rightarrow ao \rightarrow outro...$ outramento, transalo(u)camento, devir-*outro*, alterofilia, mutualidade, coabitação!

Que a casa onde se acolha seja uma RT, que o senhor do lugar seja um clínico, que o estrangeiro seja um louco, que o próprio possa ser expropriado, espoSado, e que possamos extrair as mais graves consequências clínicas de uma

através do conceito de raça: o negro. A clivagem agora se impõe constituindo o branco europeu enquanto o centro de um mundo em expansão, obviamente do seu ponto de vista. É ele o Mesmo em relação ao outro. *Torna-se ele e sua cultura a figura exemplar da humanidade do Homem e em seu humanismo mais ávido inscreve, por meio de chibatadas, a animalidade, a barbárie, o demoníaco, a infantilidade, a sensualidade desenfreada, no corpo negro enquanto objeto. Negro é a criação imaginária e fabulosa desse novo* outro, *assim como o primeiro conceito com estatuto transnacional.*

Todavia, essa humanidade do homem branco europeu é também uma certa organização do pensamento que eleva a Razão ao seu apogeu, de modo que, se a bruxa instaura o outro na divisão dos sexos, se o negro escravizado inaugura o outro *em sua dimensão transnacional da raça, quiçá seja mediante o desarrazoado que um novo clivo se coloca, o* outro *agora é o desarrazoado que irá culminar no doente mental. O Mesmo — o homem, europeu, branco, portador da razão — encontra o desarrazoado como o perigo a ser esconjurado em si mesmo, no seio da sua cultura*[5].

Em sua bondade humanista, produtora de desumanidades, ainda

---

[5] Ver FOUCAULT, 1991.

*hospitalidade que reverte &
perverte um & outro, um no
outro, um através do outro.
Esses são os votos de uma
clínica que tem o habitar e o
conviver a um só tempo como
modo & meta.*

devir-Nietzsche

O conceito de Fora foi explicitamente formulado por três grandes filósofos: Blanchot, Foucault e Deleuze. Outros filósofos, tais como Klossowski, Bataille e Derrida também se viram às voltas com ele sem, entretanto, explicitá-lo como Fora. Todo conceito tem o seu devir e talvez possamos dar um nome próprio ao Fora. Quiçá o devir desse conceito deva ser nomeado com o nome – nome estrangeiro – daquele que não parou de mostrá-lo sem, entretanto, poder vê-lo, como quem gira em torno da loucura se equilibrando entre forças de atração e repulsão. O nome daquele para quem o Fora era um abismo vertiginoso do próprio pensamento, o nome daquele que vivera o Fora como o mais terrível dos pensamentos. Se o conceito de Fora tem um devir, é de *devir-Nietzsche* que devemos chamá-lo. Devir esse que atravessa todos os filósofos citados acima como uma flecha, como um cao*S* primordial – afinal

temos a perversidade sodomita produzindo o homossexual a ser corrigido[6]. *O Mesmo agora acumula a heteronormatividade em seu estatuto.*

Mas também as crianças são investidas por meio da atenção à masturbação infantil. Toda uma gestão de riscos se coloca[7]. *Agora é o adulto como mais uma figura do Mesmo que vem se somar a esse grande personagem: Homem, Heterossexual, Europeu, Branco, Adulto, Razoado.*

Ainda há uma clivagem produtora do outro *que precisa ser localizada, diz respeito ao que Freud formulou como terceira ferida narcísica, o golpe psicológico que a psicanálise desferiu na cultura, a saber, que nossos instintos sexuais não podem ser inteiramente domados e que nossos processos mentais são inconscientes, só chegando ao nosso conhecimento de forma precária. O ego é um estrangeiro em sua própria casa*[8]. *Esse* outro *que é resultado da separação do Homem em relação a si mesmo e que, muitas vezes, retorna de forma persecutória, como o inumano do seu interior. Um limite interno do Homem ao próprio humanismo.*

---

[6] Ver FOUCAULT, 1988 e ROUDINESCO, 2008.

[7] Ver CASTEL, 1987; FOUCAULT, 1988; ARIÈS, 1978.

[8] Ver FREUD, 1917.

não era Nietzsche quem dizia que era preciso ter cao*S*dentro de si, para poder dar à luz a uma estrela dançante? – do qual cada um dos filósofos se diferencia e que cada um não para de retornar para se duplicar. Mais ainda, que faz com que cada um retorne ao outro para se tornar cada um o duplo do outro.

Todavia, é com Blanchot, Foucault e Deleuze que o conceito do Fora ganhou uma consistência específica. Uma máquina abstrata faz com que o Fora funcione em conjunto nesses três filósofos. Há assim uma recolocação do problema de acordo com cada um dos três, assim como também no interior da filosofia de cada um, porém não vou recompor as relações que esse conceito assume para cada um dos filósofos[269]. Deixarei apenas indicado o campo problemático ao qual esse conceito está ligado em seus pensamentos. Para Blanchot, o Fora responde aos problemas concernentes à crítica literária e, mais especificamente, à escrita, já em Foucault, o Fora responde a problemas concernentes ao ser da linguagem e ao ser do pensamento. E em Deleuze, a problemas metafísicos entendidos a partir de seu empirismo-trans-

Mbembe fala da produção de tal Homem como uma certa subjetividade hegemônica, um certo tipo subjetivo: um espírito encerrado em si mesmo, angustiado, com uma consciência aprofundada, amarrado na fabulação de um mundo interior, empobrecido em sua imaginação, enfim, um espírito que vive em uma relativa clausura:

A Ampliação do horizonte espacial europeu seguiu, pois, lado a lado com um constrangimento e uma retração de sua imaginação cultural e histórica, e até, em certos casos, uma relativa clausura do espírito. De fato, uma vez identificados e classificados os gêneros, as espécies e as raças, resta apenas indicar quais diferenças os distinguem uns dos outros. Essa relativa clausura do espírito não implicou necessariamente a extinção da curiosidade em si. Porém, desde a alta Idade Média até a época das Luzes, a curiosidade enquanto faculdade do espírito e a sensibilidade corporal se manteve inseparável de um impressionante trabalho de fabulação, que, ao incidir sobre mundos outros, borrava sistematicamente as fronteiras entre o crível e o incrível, o maravilhoso e o factual.[9]

---

[269] Indico para o leitor que deseje percorrer tal devir o belíssimo livro *A experiência do Fora, Blanchot, Foucault e Deleuze*, de Tatiana Levy (LEVY, 2003).

[9] MBEMBE, 2018a, p. 40-41.

cendental[270]. Nesse momento ficaremos apenas com a apresentação desse conceito tal qual Deleuze a formulou, a partir de Blanchot e, sobretudo, de Foucault, justamente por colocar os problemas em termos das relações entre o empírico e o transcendental, tal qual estou pensando as relações entre a habitação clínica e a clínica do habitar, entre casa ϟe caϟa.

ao amigo Foucault

No final de junho de 1984 Foucault morreu, mês em que haviam sido publicados os volumes dois e três da história da sexualidade, intitulados *Uso dos prazeres* e *Cuidado de si*. Foucault deixou ainda como legado póstumo um quarto volume quase pronto, *As confissões da carne*. No seu enterro é Deleuze quem rompe o silêncio lendo um trecho do recém publicado *uso dos prazeres*:

> Quanto ao motivo que me impulsionou foi muito simples. Para alguns, espero, esse motivo poderá ser suficiente por ele mesmo. É a curiosidade

Grada Kilomba, no campo de luta do feminismo negro, faz uma brilhante análise a propósito do funcionamento do Homem Branco cindido que nega e projeta sua agressividade e sexualidade sobre o outro em que

> [...] partes *cindidas* da psiquê são projetadas para fora, criando o chamado "Outro", sempre como antagonista do "eu" (self). Essa cisão evoca o fato de que o *sujeito branco* de alguma forma está dividido dentro de si próprio, pois desenvolve duas atitudes em relação à realidade externa: somente uma parte do ego – a parte "boa", acolhedora[10] e benevolente – é vista e vivenciada como "eu" e o resto – a parte "má", rejeitada e malévola – é projetada sobre a/o "*Outra/o*" como algo externo. O *sujeito negro* torna-se então tela de projeção daquilo que o *sujeito branco* teme reconhecer sobre si mesmo, neste caso: a ladra ou o ladrão violenta/o, a/o bandida/o indolente e maliciosa/o. Tais aspectos desonrosos, cuja intensidade causa extrema ansiedade, culpa e vergonha, são projetados para o exterior como um meio de escapar dos mesmos.[11]

Muitas questões podem e devem derivar dessa pequena e rápida análise genealógica das cliva-

---

[270] Uma curiosidade se coloca aqui, Blanchot, o primeiro a nascer e o último a morrer, também o primeiro a formular o conceito, teve a oportunidade de entrar em contato com as formulações dos outros e assim receber as suas influências. Blanchot (★1907 †2003); Deleuze (★1925 †1995); Foucault (★1926 †1984). Pode-se, a título de curiosidade, incluir nessa lista as datas correspondentes aos outros filósofos citados: Bataille (★1897 †1962); Klossowski (★1905 †2001); Derrida (★1930 †2004).

[10] Essa é uma das importâncias de não se perder as complexas relações entre hospitalidade e hostilidade.

[11] KILOMBA, 2019, p. 34-37.

– em todo caso, a única espécie de curiosidade que vale a pena ser praticada com um pouco de obstinação: não aquela que procura assimilar o que convém conhecer, mas a que permite separar-se de si mesmo. De que valeria a obstinação do saber se ele assegurasse apenas a aquisição dos conhecimentos e não, de certa maneira, e tanto quanto possível, o descaminho daquele que conhece? Existem momentos na vida onde a questão de saber se se pode pensar diferentemente do que se pensa, e perceber diferentemente do que se vê, é indispensável para continuar a olhar ou a refletir. [...] o que é filosofar hoje em dia – quero dizer, a atividade filosófica senão o trabalho crítico do pensamento sobre o próprio pensamento? Se não consistir em tentar saber de que maneira e até onde seria possível pensar diferentemente em vez de legitimar o que já se sabe?[271]

A "voz quebrada, velada, alterada pela dor"[272] deixa revelar a grande amizade entre os dois filósofos. Amizade que, apesar do afastamento, havia sido muito produtiva. Foram muitas as celebrações mútuas do pensamento e das práticas um do outro[273]. Doravante, Deleuze continuaria essa aventura filosófica com seu amigo, atravessado pela

gens entre o *Mesmo* e o outro. *O que gostaria de ressaltar é que, a partir de tal clivagem, tomada do ponto de vista social, histórico e antropológico, em uma perspectiva dialética veremos sempre uma relação de exploração, domínio, apropriação, exclusão e extermínio do* outro. *A hostilidade, nesse sentido, parece ser a fundação das relações. No entanto, o esforço aqui é pensar o primado da hospitalidade. O que coloca problemas importantes para a conjugação entre estratégias distintas. Tais estratégias são tanto de pensamento quanto políticas.*

Acontece que na tradição do pensamento da diferença, durante muito tempo, do pós-guerra até muito recentemente, tomou-se o outro *na figura da resistência. O* outro *era via de acesso a um plano de liberdade. Quando surgiu o pensamento decolonial mostrando que o capitalismo tem na sua matriz de base a criação de um* outro *enquanto inimigo, em última instância, como corpos matáveis, surge a necessidade da recolocação do problema. O* outro, *agora, se tornou peça integrante da matriz do capitalismo de* plantation. *Mbembe deixa evidente a função diagramática da produção do* outro *como limite do humano, ou seja, uma peça indispensável de uma Necropolítica assentada no medo, na paranoia, no pavor de ultrapassar esse limiar em que uma vida se torna*

---

[271] FOUCAULT, 1994, p. 13.

[272] ERIBON, 1990, p. 308.

[273] Nesse sentido ver DOSSE, 2010 e ERIBON, 1990.

sua morte. Em 1995 dedicou o seu curso em Vincennes ao pensamento de Foucault e, em 1986, publicou um livro dedicado ao conjunto de sua obra[274]. Um livro que Deleuze concebeu como um duplo do próprio Foucault, um livro de amigos[275]. Amizade e duplo, a proximidade mais próxima que deixa entrever a distância mais longínqua. Como não podia deixar de ser, o Foucault apresentado por Deleuze ganhou feições tão diferentes das de Foucault que uma discussão se levantou à época de sua publicação. Questionava-se

matável[12]. *O que, até muito pouco tempo, tomava-se como caráter elogioso deixou de sê-lo. Porém, o que seria o devir-negro do mundo, segundo Mbembe? Esse devir-negro do mundo, por outro lado, é também uma via revolucionária. O pensamento decolonial não superou a ideia de que o* outro, *enquanto dimensão minoritária, é a via da resistência política, quando não da revolução. Deleuze faz assim a distinção entre dois sentidos de minoria:*

> [...] Minoria designa, primeiro, um estado de fato, isto é, a situação de um grupo que, seja qual for o seu número, está excluído da maioria, ou está incluído, mas como uma fração subordinada em relação a *um padrão de medida que estabelece a lei e fixa a maioria* (grifo nosso). Pode-se dizer, neste sentido, que as mulheres, as crianças, o Sul, o terceiro mundo etc. são ainda minorias, por mais numerosos que sejam. Esse é o primeiro sentido do termo. Mas há, imediatamente, um segundo sentido: minoria não designa mais um estado de fato, mas um devir no qual a pessoa se engaja. Devir-minoritário é um objetivo, e um objetivo que diz respeito a todo mundo, visto que todo mundo entra nesse objetivo e nesse devir, já que cada

---

[274] Esse curso foi transcrito, reunido e publicado em espanhol pela editora argentina Cactus. Um conjunto de 25 aulas entre 25/10/95 e 25/05/96 divididos em três tomos: *El saber* (DELEUZE, 2013), *El poder* (DELEUZE, 2014) e *La subjetivación* (DELEUZE, 2015). Juntos, esses volumes têm aproximadamente 750 páginas que, comparadas aos pouco menos de 100 páginas do livro, mostram o quanto Deleuze ficou às voltas com o pensamento de Foucault até conseguir sintetizá-lo.

[275] Nas palavras de Deleuze: "eu sentia uma verdadeira necessidade de escrever este livro. Quando morre alguém que se ama e admira, às vezes se tem necessidade de lhe traçar o perfil. Não para glorificá-lo, menos ainda para defendê-lo; não para a memória, mas para extrair dele essa semelhança última que só pode vir de sua morte, e que nos faz dizer 'é ele'. Uma máscara, ou o que ele mesmo chamava de um duplo, uma duplicatura. Cada um pode extrair essa semelhança ou essa duplicata à sua maneira. Mas é ele que se assemelha, enfim, a si mesmo, ao tornar-se tão dessemelhante de nós todos. A questão não é dos pontos comuns, ou diferentes, que eu pensava ter com ele. O que eu tinha em comum era necessariamente informe, como um fundo que me permitia falar com ele. Para mim, ele não deixa de ser o maior pensador atual. Pode-se fazer o retrato de um pensamento como se faz o retrato de um homem. Eu quis fazer um retrato de sua filosofia. As linhas ou os traços vêm forçosamente de mim, mas eles só são bem sucedidos se é ele quem vem ocupar o desenho" (DELEUZE, 1992, p. 127).

---

[12] Ver MBEMBE, 2018b.

se era uma obra sobre Foucault ou se o que se apresentava ali era o próprio Deleuze por intermédio de Foucault[276]. Discussão que não interessa tanto, basta a figura onírica de um Deleuze-Foucault com uma mão na careca, sorrindo, de chapéu, com as mãos no bolso do sobretudo, gritando em um megafone, sério, apoiado na beirada de um espelho, que, diante de outro espelho, reflete vertiginosamente o *outro* ao infinito.

pontos de subjetivação

É à vertigem do espaçamento[277] que a experiência do Fora convoca. Deleuze apresenta o problema do Fora na sua relação com o Dentro, sendo a dobra uma operatória subjetivante. Assim, aquilo que chamo de ponto de subjetivação é a constituição de um lado de Dentro do pensamento em estreita relação com o Fora. O Dentro é o Fora dobrado. Deleuze considera a subjetivação, além de uma operatória de constituição de uma vida interior, um

um constrói sua variação em torno da *unidade de medida despótica* (grifo nosso) e escapa, de um modo ou de outro, do sistema de poder que fazia dele uma parte da maioria. De acordo com esse segundo sentido, é evidente que a minoria é muito mais numerosa que a maioria. Por exemplo, de acordo como o primeiro sentido, as mulheres são uma minoria, mas, pelo segundo sentido, há um devir-mulher de todo mundo, um devir-mulher que é como que a potencialidade de todo mundo e, a exemplo dos próprios homens, até mesmo as mulheres têm que devir-mulher. Um devir-minoritário universal. Minoria designa aqui a potência de devir, enquanto maioria designa o poder ou a impotência de um estado, de uma situação.[13]

O *"padrão de medida que estabelece a lei e fixa a maioria", a "unidade de medida despótica" que grifei na citação acima é o que estou chamando de figuras do Mesmo, enfim, Homem, Heterossexual, Europeu, Branco, Adulto, Razoado, e que identificado a parte benevolente de si mesmo projeta sua malevolência sobre o* outro *que, em última instância, tenta eliminar.*

---

[276] Talvez caiba aqui aquilo que dizia Deleuze a propósito do seu modo de fazer história da filosofia: "Eu me imaginava chegando pelas costas de um autor e lhe fazendo um filho, que seria seu, e no entanto seria monstruoso. Que fosse seu era muito importante, porque o autor precisava efetivamente ter dito tudo aquilo que eu lhe fazia dizer. Mas que fosse monstruoso também representava uma necessidade, porque era preciso passar por toda espécie de descentramentos, deslizes, quebras, emissões secretas que me deram muito prazer" (DELEUZE, 1992, p. 14).

[277] Remeto ao item **espaçamento**.

---

[13] DELEUZE, 1978, p. 63-64.

terceiro momento na obra de Foucault, correspondente à crise que levou Foucault, depois de lançar o primeiro volume em 1976, a paralisar o projeto inicial da história da sexualidade e, então, redefini-lo, lançando o segundo e o terceiro volumes somente em 1984.

Para Deleuze, Foucault havia se visto encurralado em sua analítica do poder, sem achar como lhe resistir. Foucault se faz interlocutor de si mesmo: "Alguém me dirá: isto é bem próprio de você, sempre a mesma incapacidade de ultrapassar a linha, de passar para o outro lado, de escutar e fazer ouvir a linguagem que vem de outro lugar ou de baixo; sempre a mesma escolha, do lado do poder, do que ele diz ou do que ele faz dizer"[278]. A subjetivação, na obra de Foucault, ofereceria, desta feita, uma resposta ao poder. Essa resposta que escapa ao poder, portanto que lhe oferece um ponto de resistência, exigiria um outro sobrevoo. Foucault, que até então só havia considerado as formações históricas relativas à Modernidade, vai precisar ir até os gregos e considerar uma outra formação histórica mais ampla e mais difusa da qual a Modernidade é apenas uma parte. O que Foucault descobre com as práticas de si dos gregos, não são

Desta feita, temos duas faces de outro. Uma face exterminável e uma face revolucionária.

Nesse sentido, gostaria de fazer uma distinção entre outridade e outramento, sendo a primeira uma experiência alterofóbica de hostilidade que hierarquiza, explora, domina, escraviza, exclui e extermina e a segunda uma experiência alterofílica de hospitalidade que recebe o outro enquanto outro.

Estou, para fazer tal distinção, me apoiando em Kilomba no campo do racismo:

Dentro dessa infeliz dinâmica, o *sujeito negro* torna-se não apenas a/o "Outra/o" – o diferente, em relação ao qual o "eu" da pessoa *branca* é medido –, mas também "Outridade" – a personificação de aspectos repressores do "eu" do *sujeito branco*. Em outras palavras, nós nos tornamos a representação mental daquilo com o que o *sujeito branco* não quer parecer. Toni Morrison[14] usa a expressão

---

[278] FOUCAULT, 1977a, p. 208. Remeto também ao item **geometria da exclusão**

[14] A autora se refere ao seguinte escrito *Playing in the Dark. Whitennes and the Literary Imagination* (MORRISON, 1982).

modos exemplares e reproduzíveis de uma moral mais conveniente que faria frente às estratégias de poder às quais estamos submetidos e sim um período da história em que, se diferenciando das formas imperiais anteriores, a relação a si começa a ganhar independência da relação com os outros, ao mesmo tempo que a constituição de si se desloca da moral como código, fazendo surgir um conjunto de regras facultativas de si para si mesmo, ou seja, uma ética.

> Por um lado, há uma "relação consigo" que começa a derivar--se da relação com os outros", por outro lado, "igualmente, uma "constituição de si" começa a derivar do código moral como regra de saber. Essa derivação, esse descolamento devem ser entendidos no sentido de que a *relação consigo* adquire independência.[279]

A ética é a resistência ao poder na medida em que escapa, a cada vez, em cada época, às relações de heteroafetação em nome de uma afetação de si sobre si mesmo, ou seja, em nome de uma operatória de auto afetação. Se o poder se define pela afetação da força por uma outra força (hetero afetação) e pela resultante dessa relação, a resistência se definirá pela afetação da força por si mesma (auto afetação), ou seja, pelo movi-

"dessemelhança"[15], para descrever a "branquitude" como identidade dependente, que existe através da exploração da/o "*Outra/o*", uma identidade relacional construída por *brancas/os*, que define a ela/es mesmas/os como racialmente diferentes das/os "*Outras/os*". Isto é, a *negritude* serve como forma primária de Outridade, pela qual a branquitude é construída. A/O "*Outra/o*" não é "*outra/o*" *per se*; ela/ele torna-se através de um processo de absoluta negação.[16]

Acredito não enfraquecer o conceito de outridade ao entendê-lo como uma espécie de hostilidade que constitui o si em antagonismo ao outro *mediante um processo de negação e projeção que expurga de si aspectos indesejáveis criando realidades de exclusão, desumanização e extermínio.*

Já outramento pode ser entendido como a operatória em que a hospitalidade constitui o si na recepção incondicional do outro *enquanto alteridade. Um processo de diferenciação de si e do mundo por meio do* outro, *que altera os limiares de exclusão. Limiares estes que impõem ao* outro *as situações de desumanidade e sofrimento. O outramento visa à inclusão do* outro *em sua alteridade.*

---

[279] DELEUZE, 1988b, p. 107.

---

[15] No original de Toni Morrison a expressão é "*unlikeness*".

[16] KILOMBA, 2019, p. 37-38.

mento da força que se dobra sobre si mesma, constituindo a si mesma como ponto de incidência. A dobra é essa autoafetação entendida como ponto de subjetivação. Assim tanto as práticas de si dos gregos e depois as confissões da carne dos primeiros cristãos[280] são modos diferentes da força se dobrar sobre si mesma criando um Dentro e, com isso, resistir às estratégias de poder[281].

linhas de poder & plano do saber

Para Foucault, em seu profundo nietzschianismo, o poder é relação de forças e a força se define pelo poder ou potência de afetar e de ser afetada, sua espontaneidade e sua receptividade. O objeto da força é sempre a própria força (si mesma ou outra força) assim como o seu ser é a relação (consigo mesmo ou com a outra força). Se nos pontos de subjetivação afetar e ser afetado coincidem através da dobra, nas linhas de poder as forças afetam umas às outras em um combate móvel constante. No nível do poder só existem relações de forças, que nada mais são que ações sobre ações. Incitar/ser incitado, prender/ser preso, desviar/ser desviado, facilitar/ser facilitado, dificultar/ser dificultado, derivar/ser derivado...

As linhas de poder funcionam como um emaranhado virtual de conjugação de singularidades – uma micrológica das forças ou uma microfísica do poder – caracterizada por máquinas abstratas que são chamadas de diagramas. Um diagrama se define por um funcionamento abstrato, sendo que abstrato é aquilo que se distingue de qualquer uso específico, assim como de qualquer substância especificada. É uma função não formalizada, uma forma não finalizada.

Peguemos os dois grandes diagramas do poder descobertos por Foucault em suas análises das formações históricas da Modernidade. O panóptico e a biopolítica são funções não formalizadas que agem sobre uma matéria não finalizada. Isso quer dizer que, por exemplo, o panóptico como estratégia

---

[280] Deleuze evoca o acesso que teve aos manuscritos de *As confissões da carne* (FOUCAULT, 2020) se referindo "às últimas tendências das pesquisas de Foucault" (DELEUZE, 1988b, p. 113). Que cada um desses modos de auto afetação recaísse sobre a sexualidade era o novo projeto da história da sexualidade que fora interrompido prematuramente pela morte de Foucault.

[281] Deleuze aponta o modo de subjetivação moderno em relação aos estratos dos quais escapa: "A luta por uma subjetividade moderna passa por uma resistência às duas formas atuais de sujeição, uma que consiste em nos individualizar de acordo com as exigências do poder, outra que consiste em ligar cada indivíduo a uma identidade sabida e conhecida, bem determinada de uma vez por todas. A luta pela subjetividade se apresenta, então, como direito à diferença e direito à variação, à metamorfose" (DELEUZE, 1988b, p. 113).

disciplinar do poder não é a prisão, apesar de Foucault ter chegado a ele a partir da pesquisa sobre as prisões. Também não é uma escola, nem um hospital, nem um quartel, nem um hospício, nem uma fábrica, mas é aquilo que faz com que todos se pareçam. O panóptico é uma estratégia moderna do poder que se exerce sobre um corpo qualquer em uma multiplicidade pouco numerosa em um espaço fechado. Já os diagramas da biopolítica são estratégias modernas do poder que incidem sobre uma população qualquer, ou seja, uma multiplicidade numerosa em espaço aberto. O panóptico impõe uma tarefa ou um comportamento determinado, já a biopolítica faz a gestão e controla a vida. O primeiro, disciplina e, o segundo, torna provável.[282]

As linhas de poder são, assim, um emaranhado móvel, um diagrama, uma estratégia... são não estratificadas, funções não formalizadas, formas não finalizadas, virtuais, *a priori*, transcendentais. Entretanto, tais linhas seriam uma pura abstração se não estivesse irremediavelmente intrincado em um plano que lhe dá uma nova consistência. As linhas de poder são as condições de possibilidade de um plano, o plano do saber, esse sim estratificado. Assim, em qualquer formação social, entendido como o plano do saber, subsistem as relações de poder que diagramatizam tal formação. Das linhas de poder ao plano do saber tudo se estratifica, o móvel se desacelera, o diagrama se atualiza no arquivo, as estratégias viram estratos, as funções se formalizam, as formas se finalizam, o *a priori* se torna *histórico*, o transcendental se torna empírico. Todavia, seria um equívoco, na dimensão concreta, tomarmos as linhas de poder como apartadas do plano do saber. Distinguir essas duas regiões não implica separá-las. Assim, o que temos é sempre uma complexa relação entre poder e saber, de modo que não se pode mais falar em saber sem remetê-lo às estratégias de poder que o determinam, nem de poder sem remetê-lo às atualizações concretas de saber que o implicam.[283]

---

[282] O pensamento decolonial, como um *neofoucaultianismo*, tem apontado a necessidade de recolocar o problema da biopolítica em conjugação a uma necropolítica. É que Foucault havia, na Soleira da Modernidade, contraposto os diagramas do poder soberano aos diagramas do poder disciplinar e, sobretudo, da biopolítica segundo essa pequena fórmula: o primeiro *mata e deixa viver*, o segundo *faz viver e deixa morrer*. O que o pensamento decolonial vem apontando é que, desde sua origem, a Modernidade estabeleceu formas ativas de matar certos corpos para fazer viver outros. Sendo assim, *deixar morrer* não se opõe a *fazer viver* como aquilo que não interessa ao poder e se revela como uma face do poder que *faz matar* em estrita relação com a outra que *faz viver*. Assim a biopolítica precisa ser conjugada com uma necropolítica numa espécie de *faz morrer-viver*. Ver nesse sentido *Crítica da razão negra* e *Necropolítica* (MBEMBE, 2018a, 2018b).

[283] Deleuze deixa bem claro essa inseparabilidade: "Tenho então dois níveis, o nível do poder puro e o nível do saber na medida em que atualiza as relações de força ou poder. Concretamente, nunca tenho mais do que relações de forças atualizadas. O que me permite distinguir o poder e o saber é uma distinção da razão, quer

A cada estado atmosférico nessa zona corresponde um diagrama das forças ou das singularidades tomadas nas relações: uma estratégia. Se os estratos são da terra, a estratégia é aérea ou oceânica. Mas cabe à estratégia atualizar-se no estrato, cabe ao diagrama atualizar-se no arquivo, à substância não-estratificada cabe estratificar-se. Atualizar-se é, ao mesmo tempo, integrar-se e diferenciar-se. As relações de forças informes se diferenciam criando duas formas heterogêneas, a das curvas que passam na vizinhança das singularidades (enunciados) e a dos quadros que as repartem em figuras de luz (visibilidades). E as relações de forças se integram ao mesmo tempo, precisamente nas relações formais entre ambas, de um lado a outro da diferenciação. É que as relações de forças ignoravam a fissura, que só começa embaixo, nos estratos. Elas têm capacidade de aprofundar a fissura atualizando-se nos estratos, mas também de saltar por cima, nos dois sentidos, diferenciando-se sem deixar de se integrar.[284]

Demoremo-nos um pouco mais aqui nessa passagem de Deleuze, pois parece de suma importância. Passagem essa que é também passagem das linhas de poder ao plano do saber e se digo que é de Deleuze, é porque aqui se intensifica a seu pensamento sobre o de Foucault[285]. Deleuze faz intervir

---

dizer por abstração. Mais uma vez, o concreto só me apresenta misturas de poder-saber. Isso não impede que possamos distinguir – já o fizemos – o puro diagrama e as formações estratificadas, e dizer que as formações estratificadas atualizam, integram e diferenciam – as três de uma só vez – as relações de forças que o diagrama nos apresenta. As relações de forças que o diagrama apresenta são puras emissões de singularidades, enquanto as formações estratificadas são curvas que passam por sua vizinhança. As relações de forças expostas pelo diagrama são matérias não formadas e funções não formalizadas; as formações estratificadas são matérias formadas, substâncias formadas e funções formalizadas, finalizadas" (DELEUZE, 2014, p. 160-161).

[284] DELEUZE, 1988b, p. 129.

[285] Deleuze dedica mais da metade da aula de 28/01/86, subdividida em (parte 2) e intitulada na edição que tenho em mãos como *A passagem do micro ao macro: integração e diferenciação do poder no saber*, a esse problema da atualização. No meio da aula Deleuze faz a seguinte consideração: "Vocês me dirão que nesses exemplos não se trata de ver e falar. Não, não se trata de ver e falar porque Foucault está envolvido nesse momento em um problema completamente diferente. Então cabe a vocês verem se isso lhes convém. Somos forçados a propor uma interpretação. Para fundamentar a minha, novamente, tenho apenas essas duas coisas. [...] Parece-lhes que o problema como eu o defini é um problema verdadeiro para o pensamento de Foucault? Quero dizer: existe efetivamente ou não uma questão com a dualidade ver/falar? Aqueles entre vocês que, depois de ler Foucault, acharem que levantei como essencial um problema que não é essencial para ele, nem sequer poderão colocar o problema. Pode ser que tenham razão. Nesse caso eu me equivoquei. Ou endureci o pensamento de Foucault numa direção que não era a sua. E a meu modo de ver, não há resposta, não tem quem tenha razão, é uma questão de leitura. Se vocês me concederem que a grande divisão ver/falar é fundamental no pensamento de Foucault, então o problema se coloca. [...] É explicitamente resolvido por Foucault? Eu digo não, porque quando Foucault chega às relações de poder já quase não se ocupa mais da grande dualidade ver/falar. Não é sua questão, ele tem tantas outras coisas para fazer! Podemos nós, leitores, fazer a emenda? Eu digo que

o conceito de atualização como chave de sua leitura das relações entre as linhas de poder e o plano do saber. Cabe ao saber atualizar o poder. O poder é assim definido por sua virtualidade e o saber por sua atualidade, sendo a atualização o modo de funcionamento do conjunto. Porém, atualizar, em sua concepção, se define por duas operatórias, a saber, integrar e diferenciar. Entendamos bem o que são essas duas operatórias da atualização. Como vimos, com as linhas de poder, temos somente relações de forças e as forças têm como único objeto a própria força, assim como só existem em relação. Para que haja poder é necessário, no mínimo, duas forças em relação, sendo essas relações transitórias, móveis, difusas, evanescentes, reversíveis... Forças que não comportam ainda formas finalizadas nem funções especificadas. As linhas de poder se definem assim, como um domínio molecular de microrrelações cambiantes. Integrar, como a primeira operatória da atualização, se define, dessa maneira, por finalizar a forma e especificar a função concernente ao conjunto evanescente das relações de força. O que se passa quando as relações de forças informes e inespecíficas se finalizam e se especificam em estratos é o surgimento daquilo que se pode chamar de instituições. O plano do saber, por sua vez, é a formação social histórica composta pelo conjunto mais ou menos disperso das instituições. Daí que o panóptico, que se define, por exemplo, pela pura função não-formalizada de serializar – mas também ordenar, separar, vigiar, organizar, punir etc. – uma pequena multiplicidade em um espaço fechado, possa ser encontrado em tão diferentes instituições, tais como o manicômio, a escola, a fábrica, o quartel etc. Mais ainda, é o panóptico que faz com que, numa formação social, um conjunto disperso de instituições se pareçam entre si, sem que, com isso, ele se pareça como nenhuma delas em particular. É que serializar deixou de ser uma pura função informe e se estratificou ganhado uma função determinada e uma substância específica: colocar em série corpos malucos na fila do refeitório de um manicômio, ou colocar em série corpos de crianças através das carteiras de uma sala de aula, ou colocar em série corpos de trabalhadores na esteira de uma fábrica, ou colocar em série soldados diante da bandeira...

O mesmo vale para o biopoder. Daí também que o dispositivo de uma sexualidade sem sexo, que se define pela pura função não-formalizada de tornar provável uma grande multiplicidade em espaço aberto, ao

---

há uma emenda por se fazer. Parece-me que temos todos os meios de fazê-la quando lhes disse: Atenção, a atualização não procede somente por integração, implica também diferenciação" (DELEUZE, 2014, p. 154-155).

investir, por exemplo, a masturbação das crianças de modo a controlar os destinos dessa sexualidade fazendo com que ela se especifique na divisão entre homens e mulheres. O dispositivo da sexualidade torna provável, a partir de uma sexualidade sem forma e difusa, dois sexos opostos que funcionam como grandes instituições em nossa sociedade.[286]

De acordo com a metáfora deleuziana da citação acima, uma dispersão fluida, aérea ou oceânica, se solidificou perdendo sua fluidez e ganhando densidade como uma terra firme. O diagrama de poder é aéreo ou oceânico e se solidifica nos arquivos terrestres do saber. O arquivo se define então como a reunião, em determinada formação social, das condições históricas para que algo possa ser, por um lado, enunciado e, por outro, evidenciado, assim como as condições históricas para que ocorram as variações dos próprios enunciados e das próprias evidências. Assim, os arquivos não variam historicamente, e sim *com* a história. A história assim, não se diferencia das condições da própria história.

Todavia, o arquivo se mostra dividido em duas grandes partes, tal como são as rachaduras da própria terra com suas placas tectônicas móveis e seus abalos sísmicos. O arquivo é audiovisual, nele está contido falar, ver e, sobretudo, uma diferença irreconciliável entre os dois. Assim, uma instituição pode ser dividida entre as práticas discursivas e as não discursivas. Isso porque atualizar consiste não só em integrar, mas também em diferenciar como uma segunda operatória. Por um lado, diferenciar é, por si só, passar do domínio não-estratificado ao estratificado, do diagrama ao arquivo, do poder ao saber. Entretanto, por outro lado, diferenciar é rachar, dividir, separar os estratos, o arquivo, o saber. Tudo se passa como se a solidificação não pudesse se integrar completamente e precisasse criar um espaço, uma fenda, uma fissura entre os estratos, por onde um pouco de fluidez pudesse subsistir. Fissura ou fenda entre dois grandes estratos com suas bordas das quais, de tempos em tempos, pedaços se soltam, se esfarelam e se dispersam no emaranhado difuso das linhas de poder. Fissura por onde novas atualizações ganham lugar nos estratos, solidificações que vêm compor as transformações dos próprios estratos, introduzindo outras camadas. Uma grande rachadura cruza de ponta a

---

[286] Ver nesse sentido *História da sexualidade vol.1, a vontade de saber* (FOUCAULT, 1988) e as brilhantes análises de Preciado que colocam em questão os mecanismos de poder que dividem a multiplicidade dos sexos binariamente entre homem e mulher. Ver especialmente *Manifesto contrassexual, práticas subversivas de identidade sexual* (PRECIADO, 2014) e *Testo junkie, sexo, drogas e biopolítica na era farmacopornográfica* (PRECIADO, 2018).

ponta o plano do saber e é nessa rachadura que subsistem as linhas de poder. Ocorre que as linhas de poder se encontram elas mesmas nessa rachadura, nesse *Spatium*. Uma grande cordilheira vulcânica não para de derramar sobre a terra a lava informe que esfria e se desacelera dando novas formas e dimensões à própria terra, modificando sua realidade.

Todavia, pode-se dizer que o *Spatium* que se apresenta como diferença e, com isso separa e une as dimensões do ver e do falar no plano do saber, já se encontrava, desde sempre, intrínseco às próprias linhas de poder. É que nas linhas de poder ele não se apresenta como diferença finalizada, mas como diferenciação não formalizada. A diferenciação deriva ela mesma das próprias características das forças, já que a relação de forças exige que uma afete e outra seja afetada, uma guarde características espontâneas e a outra características receptivas. Ocorre que entre a espontaneidade e a receptividade *há* um *Spatium*. Por um lado, uma força enquanto espontaneidade, poder de afetar e função não-formalizada; por outro lado, outra força enquanto receptividade, poder de ser afetado e matéria não-formada[287]. A espontaneidade como uma qualidade pura da força se atualiza dando origem a um estrato e a receptividade, como outra qualidade pura da força, se atualiza em outro. Cada estrato tem assim uma qualidade específica: a espontaneidade de um *há linguagem* de um lado e a receptividade de um *há luz* de outro. O plano do saber é composto, assim, por uma dupla entrada que descobre a linguagem como condições das palavras e os regimes de luz como condições das coisas[288]. As formações sociais, as instituições estão divididas em falar e ver. O que

---

[287] Deleuze fala dessa complexa relação: "Em cada formação, a forma de receptividade constitui o visível, e a forma de espontaneidade constitui o enunciável. Certamente, essas duas formas não coincidem com os dois aspectos da força ou as duas espécies de afetos, receptividade do poder de ser afetado e espontaneidade do poder de afetar. Mas aquelas derivam destes, encontram neles as suas 'condições internas'. É que a relação de poder não tem forma em si mesma e coloca em contato matérias não-formadas (receptividade) e funções não-formalizadas (espontaneidade), enquanto as relações de saber, de cada lado, tratam de substâncias formadas e de funções formalizadas, ora sob a espécie receptiva do visível, ora sob a espécie espontânea do enunciável. As substâncias formadas se distinguem pela visibilidade, e as funções formalizadas, finalizadas, se distinguem pelo enunciado. Não se deve, então, confundir as categorias afetivas de poder (do tipo 'incitar', 'suscitar' etc.) com as categorias formais de saber ('educar', 'tratar', 'punir'...) que passam por ver e falar, para atualizar as primeiras. Mas é justamente por isso, em virtude desse deslocamento que exclui a coincidência, que a instituição tem a capacidade de integrar as relações de poder, constituindo saberes que as atualizam e as remanejam, redistribuem-nas. E, conforme a natureza da instituição considerada, ou melhor, conforme a natureza de sua operação, as visibilidades de um lado e os enunciados do outro atingirão esse ou aquele limiar, que os tornará políticos, econômicos, estéticos..." (DELEUZE, 1988b, p. 84-85).

[288] A rigor, a receptividade seria uma qualidade de todo o esquema sensorial, não somente do ver, mas no que tange aos nossos modos hegemônicos de conhecer o verdadeiro, a pregnância da visão se justifica.

atravessa o limiar do verdadeiro em uma formação social é o que, de uma parte, é possível para essa formação enunciar e, de outra parte, o que se apresenta como evidência observável.

A relação entre falar e ver não é de identidade e sim de diferença pura. Se falarmos como Blanchot, a relação é sobretudo uma não-relação que se pode chamar de Fora. A junção é disjunta, é uma relação diferencial, é uma distância absoluta onde não se fala do que se vê e não se vê aquilo que se fala. Há uma disjunção no arquivo que é o inarticulado da articulação.

Por exemplo, se tomarmos a analítica de Foucault acerca da loucura, veremos essa disjunção mais claramente. Na Idade Clássica, em um polo do arquivo, a internação e o asilo aparecem como uma nova maneira de ver e de fazer ver o louco, instaurando um regime de visibilidades. É uma evidência, uma percepção histórica, uma sensibilidade que reúne os loucos, os vagabundos, as prostitutas, os ociosos, os depravados, os criminosos etc. em torno da prática da internação, localizando-os no asilo. Todas essas figuras são percebidas como participando de uma mesma evidência, a evidência do que se deve fazer com elas: interná-las; e a evidência de que o lugar de tais figuras é no asilo. Esse regime de visibilidade varia de acordo com novos dia-

ENXERTO INCIDENTAL: *nome não*

1993. Obra tríplice de Arnaldo Antunes. A palavra Nome *nomeia ao mesmo tempo a obra e cada parte dela.* Nome *é também o nome do disco, do livro e do home vídeo. E em cada um encontramos esse fragmento que se chama* Nome não*. Peguemos a experiência audiovisual do home vídeo[1]. Temos um conjunto de séries sobrepostas. Façamos uma extração. Enquanto a letra da música se desdobra em dizer que o nome dos bichos não são os bichos, que o nome das cores não são as cores e que o nome dos sons não são os sons, as imagens aparecem na seguinte sequência:*

escreve-se a palavra cavalo *no dorso de um cavalo branco;*

escreve-se a palavra vaca *no dorso de uma vaca preta;*

escreve-se a palavra vaca *no dorso de uma vaca preta;*

escreve-se a palavra preto *no dorso de uma vaca preta;*

escreve-se a palavra cavalo *no dorso de um cavalo branco;*

---

[1] Ver ANTUNES, 1993b.

gramas de Poder-Saber, não será o mesmo nos diagramas da Idade Média, nem da Renascença. Todavia, tomando ainda o exemplo da loucura na Idade Clássica, no outro polo do arquivo, temos outro regime de funcionamento, o regime discursivo, de dizibilidades, no qual o que está acontecendo é algo completamente distinto. O que se diz sobre a loucura não tem exatamente relação com o que se faz com ela. Os enunciados produzidos pela medicina, pelo direito, pela literatura etc. discursam e entendem a loucura como o grau máximo da desrazão, um conceito chave desse regime de enunciados. Enquanto o discurso diz respeito,

escreve-se a palavra leite no dorso de uma vaca preta; escreve-se a palavra animal

Essa série, junto a todas as outras, vai se acelerando e as palavras vão se misturando nos dorsos dos bichos até o ponto de loucura, no qual se dissolve junto à água da mangueira que limpa os animais.

sobretudo, à medicina e ao direito, a internação e o asilo estão ligados à filantropia. São regiões distintas, praticadas por personagens distintos, em lugares distintos. Esses dois regimes, que não têm absolutamente nada a ver um com o outro, no arquivo audiovisual, estabelecem um sistema de pressuposição recíproca. Pressuposição recíproca é a expressão que Foucault usa para expressar a relação entre instâncias que, a princípio, não tem nenhuma relação, assim não se vê o que se fala e não se fala o que se vê. Ver e falar estão em uma relação de pressuposição recíproca.

a grande ficção de Foucault

Façamos agora um resumo às avessas daquilo que Deleuze chamou de "a grande ficção de Foucault"[289]. Tomemos o desenho que Deleuze apresentou no livro sobre Foucault para entendermos como tudo isso funciona em conjunto:

---

[289] "'Nunca escrevi senão ficções...' Mas nunca a ficção produziu, tanto, verdade e realidade. Como poderíamos contar a grande ficção de Foucault?" (DELEUZE, 1988b, p. 128).

A GRANDE FICÇÃO DE FOUCAULT[290]

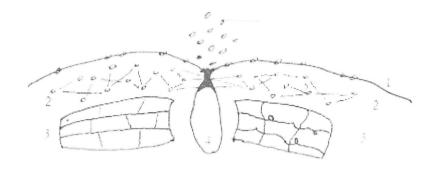

1 – Linha do lado de Fora
2 – Estratégica (linhas de poder)
3 – Estratos (plano do saber)
4 – Dobra (pontos de subjetivação)

A linha do Fora demarca a fronteira com aquilo que é o impensável do pensamento, o inimaginável da imaginação, com imemorial da memória, com o insensível da sensibilidade, com o imperceptível da percepção, com o indizível da fala, com o invisível da visão. Os pontos acima da linha do Fora compõem o próprio Fora. São pontos em velocidade absoluta que percorrem um espaço sem distância, o Ƨpatium, estabelecendo relações que se desfazem ao mesmo tempo que se fazem. Singularidades selvagens. Chamemos esse espaço de cao Ƨcomo uma forma de nomear o inominável.

As linhas de poder ou zona estratégica correspondem ao diagrama. É como uma desaceleração das partículas, que na figura acima cria linhas. A zona estratégica nada mais é que a recorrência de certas relações em um grau ainda abstrato. Pode-se chamar de máquina abstrata ou transcendental segundo outras referências do próprio Deleuze ou de *a priori* segundo o próprio Foucault.

O plano do saber ou os estratos são as dimensões empíricas, a parte mais desacelerada e mais coagulada da realidade, a história. É como se as linhas abstratas do poder tivessem se estruturado nas falas e nas evidências do dia a dia. É assim o arquivo audiovisual.

---

[290] Imagem reproduzida a partir do livro de Deleuze sobre Foucault (DELEUZE, 1988b, 128). O título e a legenda foram adaptados de acordo com os termos que estou usando.

Os pontos de subjetivação correspondem aos modos éticos como cada existência oferece maior ou menor resistência ao poder, dobrando o Fora em um Dentro que se difere da máquina abstrata do poder.

Temos, assim, uma *arquitetura das rachaduras do Fora* como um grande sistema de heterogeneidades em pressuposições recíprocas. A ca ſa de Foucault comporta o estranho ſ como uma rachadura que a percorre de ponta a ponta, como um ſpatium que insiste, como um Fora em seu interior. As palavras rachadas pelo Fora revelam enunciados & as coisas rachadas pelo Fora revelam visibilidades. Mas *há* também a rachadura do Fora entre os enunciados & as visibilidades no plano de saber. *Há* ainda a rachadura entre o plano do saber & as linhas de poder. Ademais *há* rachadura do Fora nas linhas de poder enquanto forças que afetam & forças que são afetadas. E, sobretudo, *há* a rachadura do Fora na própria subjetivação como ponto de coincidência entre a força & si mesma.

sair da casinha – *sintomatologia do Fora*

Chamemos uma constelação de pontos de subjetivação de membrana[291] da subjetividade. Havíamos visto que os pontos de subjetivação correspondiam a uma dobra do Fora formando o Dentro. É que os focos de subjetivação funcionam como uma membrana que, a um só tempo, separa e coloca a subjetividade em contato, por um lado, com as partículas selvagens em velocidade infinita do Fora e, por outro lado, com os sedimentos do complexo arquitetônico de Saber-Poder. A membrana contorna uma região, cria um *topos*, fruto de uma envaginação, de uma dobra, de um prega. Ao dobrar-se, a membrana agora circunscreve uma quantidade qualquer de partículas intensivas selvagens vindas do Fora. Ocorre que esse novo *topos* é constituído pelas partículas que se desacele-

---

[291] Membrana entendida topologicamente, tal qual Gilbert Simondon a entende no que diz respeito ao vivo: "[...] no indivíduo vivo, o espaço de interioridade com seu conteúdo desempenha, em seu conjunto, um papel para a perpetuação da individuação; há ressonância e pode haver ressonância porque o que foi produzido por individuação no passado faz parte do conteúdo do espaço interior: todo o conteúdo do espaço interior está topologicamente em contato com o conteúdo do espaço exterior sobre os limites do vivente; não há, com efeito, distância em topologia; toda a massa de matéria viva que está no espaço interior está ativamente presente no mundo exterior, sobre o limite do vivente: todos os produtos da individuação passada estão presentes sem distância e sem atraso. O fato de fazer parte do meio de interioridade não significa apenas 'estar dentro', no sentido euclidiano, mas estar do lado interior do limite, sem atraso de eficácia funcional, sem isolamento, sem inércia. O vivente não interioriza apenas assimilando; ele condensa e apresenta tudo aquilo que foi elaborado sucessivamente: essa função de individuação é espaçotemporal; seria preciso definir, além de uma topologia do vivente, uma cronologia do vivente associada a essa topologia, tão elementar quanto esta e tão diferente da forma física do tempo quanto a topologia é diferente da estrutura do espaço euclidiano" (SIMONDON, 2020, p. 340-341).

ram de sua velocidade infinita, deixando de ser eventos instantâneos, ou *mens momentanea*, como diria Hume[292]. Entram em velocidades relativas e criam trajetos no espaço, a própria membrana é o espaço dos seus trajetos, seu corpo. Com efeito, surgem repetições em suas relações e essas nada mais são que um mínimo de duração no tempo. São os hábitos se contraindo e o espírito nascendo. Sobretudo, o que acontece com as partículas intensivas selvagens é uma desaceleração que confere, às suas relações, qualidades espaço-temporais.[293]

A dobra, assim, propicia a passagem da velocidade infinita do Fora para uma velocidade relativa do Dentro. As relações entre intensidades puras ganham qualidades específicas, viram regiões, lugares, posições, ganham sequência, nasce o antes e o depois. Por um lado, a membrana assim dobrada coloca o Dentro em contato com os complexos arquitetônicos de Poder-Saber, seus diagramas e arquivos; mas, por outro lado, coloca o Dentro em contato com o lado de Fora e suas partículas intensivas em velocidade infinita. A membrana que se curva sobre si mesma, constituindo um Dentro a partir do Fora, coloca em contato, mas colocar em contato aqui quer dizer resistir no sentido de consistir, já que ela nada mais é que uma constelação, mais ou menos consistente, de pontos de resistência: resiste ao Fora absoluto e às suas partículas intensivas velozes e selvagens, impedindo que elas entrem como cometas no Dentro, criando catástrofes; resiste, também, na medida em que seleciona e filtra as partículas intensivas que participarão das relações do Dentro, garantindo as trocas; resiste, ainda, desacelerando as partículas intensivas para que só entrem à medida que suas velocidades deixem de ser absolutas e se tornem relativas umas às outras, operando mudança nos regimes de espaço e tempo. As membranas resistem, ainda, impedindo que as partículas do Dentro escapem indiscriminadamente para o Fora ou para as zonas de Poder-Saber, esvaziando as relações do Dentro; resistem como Soleiras das recorrências e repetições imanentes ao Dentro, criando uma consistência interna. As membranas resistem, uma vez mais, às diagramatizações impostas pela arquitetura de Poder-Saber, às suas estratégias disciplinares e biopolíticas e aos arquivos da história com suas evidências e enunciados, garantindo que as relações não se solidifiquem nas relações já dadas de determinadas formações sociais ou instituições.

---

[292] Ver HUME, 2001.

[293] Sobre o problema do Hábito remeto aos itens **ca Sa dos pequenos hábitos** e **hábito, habitar, habitat**.

A subjetividade é assim a criação de um lugar e uma duração mínima, é a retenção criadora de um *para-si*, numa repetição diferenciante. A subjetividade é um lugar, uma região, um *em*-ca*S̸a*, um *para-si* que, com sua consistência própria. É resistência. Por um lado, os riscos de perda de consistência e, consequente dissolução da vida na poeira cósmica do Fora; por outro lado, os riscos de ganho excessivos de consistência e, consequente endurecimento, solidificação, sedimentação, enquadramento e estratificação da vida nas grades das realidades já constituídas pela arquitetônica de Saber-Poder.

Mas eis que a membrana da subjetivação se rompe e alguém sai da casinha! Vai pro espaço! Pira! Fica aloucado! Perde um parafuso! Fica zureta! Perde a cabeça! Não fala mais lé com cré! Surta! Fica tantã! Endoida! Adoida! Totozinho da cabeça! Parece que comeu merda! Vira um débil mental! Fica biruta! Psicotiza! Vira um destrambelhado! Fica vendo coisas! Abre um quadro! Fica lé lé da cuca! Fica pancada! Desorganiza! Vira um tresloucado! Vira um cabeça de camarão! Torna-se um lunático! Fica esclerosado! Fica gagá! Vira um debiloide! Fica amalucado! Torna-se um mongol! Vira um desatinado! Fica abobado! Perde o juízo! Pira o cabeção! Enlouquece de vez! Vira louco varrido! Enlouquece de pedra e cal! Vai à loucura! Fica maluco de pedra! Dá um *tilt*! Perde o rumo! Fica fora de si! Perde o tino! Fica maluco de atar! Fica desmiolado! Fica zoado da cabeça! Vira um desvairado! Fica completamente desorientado! Perde a razão! Não bate bem da cachola! Perde o bom senso! Fica desnorteado! Fica desorientado!...

Toda sorte de coisas pode se dar nesse sentido. Ser dragado para além da linha do Fora e se dissolver em meio às partículas selvagens, ou partículas selvagens podem invadir o interior como cometas, raios de luz, velocidades vertiginosas. Ou então ficar colado a um estrato qualquer, ser esquadrinhado por algum diagrama, ser soterrado em algum arquivo... Bem, quando é de loucura que se trata as coisas mais inusitadas podem acontecer, mas estou falando certamente de algum processo em que a subjetivação se rompe ou que se dá de formas esquisitas. Se esvaziar de sua substância vital interna e a vertigem de ser aspirado pelo mais gasoso ou ser chapado no mais sólido. "A invaginação da linha do Fora desencurva-se, restituindo a interioridade que ela constituía à pura exterioridade, expelindo-a para o turbilhão das forças do qual ela não passava, enquanto subjetividade, de uma dobradura desacelerada".[294]

É ainda Pelbart que desdobra a ficção deleuze-foucaultiana na clínica da loucura, permitindo enxergar seus fenômenos pela ótica catastrófica do rompimento da membrana e seu consequente desmoronamento subjetivo, produzindo, assim, toda uma sintomatologia que pode ser chamada de *sintomatologia do Fora*, de acordo com as três dimensões: Fora, poder e saber.

Sintomatologia do Fora em relação ao próprio Fora:

> O [...] *Fora* irrompe com suas partículas singulares e não ligadas, no jogo selvagem e aleatório das forças e entre-forças, vertiginosa tempestade de fluxos (corpo dilacerado, objetos parciais, pedaços, intensidades travessas, não significadas). Trata-se dos Elementos, na indeterminação e indecisão de seu devir. Devir-louco, diria Deleuze. Sugado pelo vórtice, o nome próprio do sujeito é arremessado ao entrechoque de uma multiplicidade virginal – ou apocalíptica. Não há aí o consolo de uma forma, a tranquilidade de uma organização, a promessa de uma consistência. Nem unidade, nem acúmulo possível. Ductilidade turbilhonar do puro devir das partículas elementares. A irrupção do Fora distende o sujeito louco segundo a diagonal do Acaso.[295]

Sintomatologia do Fora em relação ao poder:

> O plano estratégico [...] é o do não estratificado, e corresponde aos *diagramas do Poder*. Indefeso contra esse plano (isto é, sem mediação alguma), o sujeito-louco o assimila em sua pureza de máquina abstrata, e adere ao seu funcionamento na forma direta ou invertida. Sentir-se observado, vigiado, pode ser a incorporação sem transição do diagrama panóptico; ter o sentimento de ser um número, controlado, planejado e manipulado, pode derivar do diagrama pestilento, que é esquadrinhador, em sua versão informatizada. É raro incorporar um diagrama puro, já que a zona estratégica é um campo de batalha, onde se confrontam diferentes diagramas e se geram novos. Daí também a virulência arrebatadora com que os delírios de conteúdo político, sejam eles imperiais, revolucioná-

---

[294] PELBART, 1989, p. 139.
[295] PELBART, 1989, p. 139.

rios ou anárquicos acometem o sujeito na loucura. Ele se converte numa superfície de projeção do enfrentamento diagramático próprio ao plano estratégico, e reflete o ardor desse combate.[296]

Sintomatologia do Fora em relação ao saber:

> No *plano do Saber*, em que a fissura central constituída pela zona de subjetivação repartia os estratos em visibilidades e enunciados, com o desmoronamento do dique subjetivo as duas formas de saber se interpenetram de um modo novo. Se antes já havia entre elas guerra, capturas, entrelaçamentos, haverá agora mútua diluição. As palavras viram coisas, corpos, matéria sonora, os objetos viram signos, a disposição dos móveis numa sala pode ser um enunciado persecutório, enquanto as frases podem deslizar para o registro do ruído. O campo de visibilidade, que comportava, como vimos, complexos multissensoriais, se desarticula enquanto campo para misturar-se desordenadamente com sons, palavras, frases, mas também mistérios, personalizações, animismos. O regime da discursividade se fragmenta, perdendo seu primado (perdeu-se a dimensão do simbólico, diriam os psicanalistas). Luminosidade e sonoridade se confundem, gestos e sons retornam à sua implicação original que o texto de Brisset nos sugeriu, quando fez a língua recuar para sua hipotética origem. A loucura evoca aqui, de forma frustrada, parte do ideal da poesia contemporânea: resgatar na palavra sua dimensão sensível de coisa, gesto e matéria sonora. Na loucura as curvas sonoras se entrelaçam com os feixes luminosos numa indiscriminação que evoca, miticamente, o estado do Universo antes que Deus separasse as águas das trevas e a luz da escuridão.[297]

Todo um universo de comportamentos, afetos, percepções, pensamentos podem ser relacionados ao Fora, constituindo essa *sintomatologia do Fora*. Para nós, sair da casinha é isso: romper a membrana da subjetivação, e, com isso, não conseguir mais transitar entre as dimensões do Fora, do poder e do saber.

---

[296] PELBART, 1989, p. 139.
[297] PELBART, 1989, p. 140.

entre a residência e o terapêutico, genealogia dos paradoxos

A Segunda Guerra Mundial levou o horror ao limite, deixando a imagem dos campos de concentração e de extermínio nazistas como uma fotografia estourada da arquitetura das instituições de sequestro da liberdade. Com efeito, o manicômio vai ser sistematicamente criticado pelos movimentos antimanicomiais e de reforma psiquiátrica como um espaço concentracionário, monumental, burocratizado, tecnicizado, desumanizado etc. Com isso, novos espaços serão buscados como lugares alternativos para a loucura. Porém, em qual arquitetura caberá esses descabidos e sem cabimento? Vieceli, falando mais especificamente da reforma psiquiátrica brasileira mostra que

> [...] na impossibilidade de propor novos espaços construídos, de uma arquitetura planejada para o fim a que se propunha, grande parte do movimento defendeu, para a implantação dos novos serviços, um tipo de arquitetura que, afastando-se das formas e da escala institucionais, aproximava-se de uma escala menor e mais humana e das formas mais acolhedoras das arquiteturas residenciais. Desse modo, através de uma arquitetura de caráter residencial, menor peça do jogo que compõe a cidade e que se acomoda nesta sem o alvoroço de um palácio manicomial, buscou-se desfazer a imagem estigmatizada dos lugares da loucura como monumentais, incomuns, segregados, lugares fechados, burocratizados e exclusivamente clínicos ou ambulatoriais. A arquitetura da casa, residência unifamiliar, assume, a partir de então, a tarefa de acolher a nova função e o novo público, e de dar vazão ao funcionamento de um novo equipamento de saúde mental nas cidades em todo o país.[298]

A RT surge, assim, como dispositivo clínico e político. Porém, no nível de análise em que me situo, vejo surgir duas linhas genealógicas. Genealogias são linhas de precursão do presente e a partir do presente, no sentido que definem os precursores, as influências, as inspirações, as antecedências nos limites da atualidade. No caso deste livro, são norteadas e norteadoras pelas questões afetivas e concretas das experiências limites pelas quais passei e passo, forçando a clínica a pensar, sentir e fazer diferentemente. Como ensinou Nietzsche, as influências

---

[298] VIECELI, 2014, p. 145.

são acontecimentos. Não temos uma influência antes de escrevermos, mas a produzimos no momento mesmo da escrita, enquanto acontecimento. A palavra que será escrita agora, como acontecimento que é quase-causa de outros acontecimentos, determinará se recebo a influência de um lugar ou de outro, determinará quais outros acontecimentos são suas quase-causas e de que outros acontecimentos estes são suas quase-causas[299]. Não temos as influências para que, só então, comecemos a escrever. Escrevendo inscrevemos nossos antecessores e sucessores em linhas intensivas que expressam uma região de potência mútua. É assim que desejo contar a história da caSa, não somente como os relatos monumentais do vivido, mas como o que liga a caSa a um passado e a um futuro numa espécie de eterno retorno, que pode ser entendido, ele mesmo como o *a priori histórico* caSa. É que a genealogia, como linhas intensivas de poder-potência está intrinsecamente ligada a uma pesquisa arqueológica. O *a priori histórico* é uma expressão certamente aporética criada por Foucault justamente na Soleira entre sua arqueologia e a genealogia firmando a pesquisa não na sequência cronológica da história, mas sim em uma lacuna que excede o caráter fenomenal dos próprios acontecimentos.

> [...] a arqueologia que aqui está em questão, ainda que estreitamente ligada à história, isto é, à paciente e minuciosa reconstrução de fatos e eventos em uma cronologia, não coincide com esta. Isso se dá porque ela sempre se mantém em relação com o que Foucault chamava de, com uma expressão por certo paradoxal, o *a priori histórico*, isto é, com um princípio, uma arché, que, mesmo não sendo meta-histórica, não pode todavia ser situada em uma cronologia. Trata-se não tanto de uma origem, mas de uma lacuna entre o ponto de insurgência de um fenômeno e a tradição das fontes que o transmitem. A aposta da arqueologia é que justamente essa lacuna, esse excesso do fenômeno em relação a sua tradição histórica, torna-o compreensível para além do contexto das causas e consequências sobre o qual se debruça a investigação historiográfica.[300]

---

[299] Ver o cap. *Da comunicação dos acontecimentos* da *Lógica do sentido*. "as relações dos acontecimentos entre si, do ponto de vista da quase-causalidade ideal ou noemática, exprimem, em primeiro lugar, consequências não-causais, compatibilidades ou incompatibilidades alógicas" (DELEUZE, 1998, p. 177). Segundo o estoicismo lido por Deleuze, há duas séries às quais um acontecimento está ligado: a primeira é o acontecimento enquanto efeito incorporal que emerge das misturas dos corpos e a segunda é como quase-causalidade que une cada acontecimento a um Acontecimento unívoco.

[300] AGAMBEN, 2019, p. 3.

Por ora irei separar, segundo paradigmas clínicos e políticos, aqueles que precisam de uma habitação clínica em dois grandes subgrupos que acabam por revelar dois encaminhamentos para os paradoxos entre as palavras residência e terapêutica, entre habitar e clinicar. Cabe ressaltar que, para nós, a causalidade específica que torna uma RT algo necessário para alguém é o atritamento da loucura com a casa moderna, burguesa e neurótica. O que vai diferir nas linhas que separarei a seguir serão os endereçamentos dados para esse atritamento, assim temos:

1. Os descabidos: aqueles que, pelo esgotamento, recrudescimento e exasperação das relações, foram aprisionadas nos manicômios e lá permaneceram habitando por anos, às vezes décadas, em certos casos tendo inclusive nascidos no seu interior. Com isso, perderam todas as referências possíveis do que seria uma outra forma de habitar o mundo e a vida que não a forma manicomial, gerando, desta feita, uma espiral de adoecimentos de si. Esses necessitam, de alguma maneira, serem desalo(u)cados dos manicômios. Essa linha tende a afirmar a RT como um habitar separado da clínica.

2. Os sem cabimento: aqueles que, pelo mesmo esgotamento, recrudescimento e exasperação das relações em suas casas de origem entram em uma espiral de adoecimento de si e da própria casa e que, por isso mesmo, precisam ser desalo(u)cados dela. Essa linha tende a afirmar a RT enquanto clínica do habitar.

Na primeira linha, a dos descabidos, que nomearei provisoriamente como Serviços Residenciais Terapêuticos (SRTs), a necessidade de uma habitação clínica se constitui a partir da saída das pessoas dos grandes manicômios. São iniciativas que respondem de uma forma mais global às políticas de desmonte dos manicômios e visam uma aplicação em grande escala. Essa linha tem grandes pontos de apoio, tais como as leis que vão no sentido das reformas psiquiátricas nos diversos países, uma discursividade mais concisa, formalizada e talvez mais consensual e têm especialmente a presença concreta dos manicômios como contraponto. Nessa linha temos, por exemplo, a portaria 106/2000 do Ministério da Saúde do Brasil. Nessa Portaria os Serviços Residenciais Terapêuticos ganham sua primeira formulação oficial como dispositivo substitutivo aos hospitais psiquiátricos. Essa formulação foi resultado de algumas experiências importantes que foram empreendidas, a partir dos anos 1980, no município de Santos e de

São Paulo[301]. Iniciativas essas que têm como referência o que havia sido criado na Itália pelo movimento da psiquiatria democrática, especialmente no desmonte do Ospedale Psichiatrico Provinciale de Trieste[302].

Porém, em uma segunda linha genealógica, a dos sem cabimento, que nomearei doravante como ca ʃa, coloca-se mediante algumas ações isoladas e circunstanciais, em que a habitação clínica se constitui a partir da saída das pessoas da casa das suas famílias ou das suas casas de origem. Sendo assim, essas iniciativas respondem a circunstâncias locais e são, em sua grande maioria, de pequena escala. Essa linha é bastante fugidia e não é de imediato que encontramos sua continuidade, visto que são pontos singulares que irrompem na história e que se espalham através de um arco de tempo longo. Também as formações discursivas em que se inserem são poucas e muitas vezes distantes umas das outras. São experiências como as de evacuações de crianças na Inglaterra durante a Segunda Guerra, empreendidas, estudadas e relatadas por Winnicott[303]; a experiência de Kingsley Hall, empreendida pela antipsiquiatria nos anos 1960, em um subúrbio de Londres[304]; a experiência de Deligny com os auti ʃtas[305] ou, mais recentemente, iniciativas como a República[306] realizada pelo hospital-dia A Casa, no final dos anos de 1990, em São Paulo, assim como as experiências da ca ʃa que é o campo de análise deste livro.

Essas duas linhas não são absolutas. Em determinados pontos se cruzam e se compõem uma com a outra, já em outros se opõem e se combatem, em outros seguem paralelas, sem se encontrar, como se fossem completamente independentes. Fato é que, de uma forma ou de outra, trazem o problema da habitação clínica como proposta de intervenção, especialmente no que diz respeito à luta antimanicomial.

Um dos pontos de cruzamento entre essas duas linhas genealógicas me parece de fundamental importância para a pesquisa que estou empreendendo sobre as habitações clínicas. Esse ponto indica algo acerca da posição do trabalhador, ou seja, sobre aquele que seria o clínico dessa habitação. Nas duas linhas, encontra-se a figura do at como sendo esse trabalhador[307].

---

[301] Ver CESARINO, 1989.

[302] Ver NICÁCIO, 1989.

[303] Ver WINNICOTT, 2014.

[304] Ver BARNES & BERKE, 1983.

[305] Ver DELIGNY, 2007, 2015.

[306] Ver DIAS; BREYTON & GOLDMAN, 1997 e CAUCHICK, 2001.

[307] Remeto aos itens ca ʃa República e o *at morador*; paradoxos entre trabalhar e morar – habitar a ca ʃa; ca ʃa-ca ʃal, sair de casa e os *sem casa*.

analisador: dormir na residência terapêutica

Foge à memória a data em que fui convidado pela então assessora dos SRTs da superintendência de saúde mental do Rio de Janeiro para participar do espaço de formação continuada dos profissionais que coordenavam as residências terapêuticas do município. Talvez por volta de 2011. O convite se deu mais em função da experiência com o AT do que efetivamente com a RT. Isso porque a função de coordenação de RT ganhara no município o nome de acompanhante terapêutico. Era uma reunião em que estavam cerca de 80 trabalhadores, em sua maioria pessoas que exerciam o cargo de at, muitos deles responsáveis pela coordenação de mais de uma casa e coordenadores de segmento. Uma conversa muito produtiva, entretanto, houve também um choque. Em dado momento, tomado pela estranheza em relação a uma espécie de distanciamento entre os ats e os moradores, uma questão analisadora surgiu. Perguntei ao grupo quem já havia dormido em alguma das residências terapêuticas do município. Diante dessa pergunta o óbvio rachou, pois era óbvio para mim o comum daquela experiência assim como era óbvio para aquelas pessoas que os ats não dormiam e nem deveriam dormir na residência. Diante da quebra das obviedades e da estranheza desse modo produzida, uma única pessoa respondeu, um pouco constrangida, que havia dormido uma noite, todavia, não por opção dela, muito menos como parte do trabalho e sim por conta de uma tempestade que alagou as ruas ao redor e que a impedira de sair da RT. Sendo assim, havia, na verdade, ficado presa na RT.

Espero percorrer essas duas linhas de modo que possa extrair algumas consequências desse (des)encontro, mas antes uma digressão...

HOSPITALIDADES: *em*-ca*sa*, o *s*patium receptivo

A expressão imperativa *sinta-se em casa* traduz uma hospitalidade condicionada e como imperativo sentimental se torna profundamente ambivalente. Aquele que recepciona ordena ao *outro* que sinta a morada como sua, todavia, não é certo que a forma imperativa produza alguma alteração na ordem dos poderes e das propriedades estabelecidas. Assim, ao hóspede é imposto a obrigação de sentir a morada como sua, no entanto, sem sê-la. É que a hospitalidade, para que seja hospitalidade, requer a recepção ao *outro*, porém exige mais que a oferta de um lugar já constituído. O gesto hospitaleiro transborda o oferecimento dos lugares, ainda que nele esteja contido o desejo de que o *outro* realmente *senta-se em casa*. Não que não se possa receber o *outro* em diversos lugares já constituídos, por exemplo, em um país, em uma cidade, em um grupo, em uma língua, em uma consciência, em um corpo, em um coração... Entretanto, só haverá hospitalidade se o que se oferta, se o que se doa, se o que se entrega são as próprias condições para o sentimento de estar *em casa*. Consequentemente, a ética da hospitalidade, a hospitalidade não condicionada, portanto, a hospitalidade incondicional, não pode ser pensada somente sob a forma do sentimento de um *em casa*. Ocorre que as condições do *em casa* não são exatamente um sentimento, são menos ou mais que o sentimento regozijante do *sentir-se em casa*. Como diria Artaud:

> Os sentimentos atrasam,
> as paixões atrasam,
> as instituições atrasam,
> está tudo a mais, nesse demais sempre a pesar sobre a
> existência, ela própria uma ideia a mais,
> filósofos, sábios, médicos, padres, pouco a pouco, de mansinho e brutalmente, têm-nos feito esta vida falsa
> [...]
> Quando a minha mão arde,
> há o fato nu da mão arder,
> não a ideia desse acontecer,
> ter o sentimento de me arder a mão é entrar num domínio
> diferente...[308]

É que os sentimentos dizem respeito aos lugares constituídos que, enquanto estruturas da sensação, distribuem sujeitos e objetos de acordo com os desígnios das próprias estruturas como muito bem mostrou Roland Barthes no seu *Fragmentos de um discurso amoroso*[309]. Cabe então fazer uma distinção entre o sentimento de *estar em casa* como lugar e a caſa como ſpatium, isto é, a condição de possibilidade do *em casa*, o seu cspaçamento. Ocorre que o ſpatium é uma espécie de intuição pura do espaço onde passeiam quantidades intensivas, elementares, não qualificadas... ſpatium é *khôra*, o lugar dos lugares, o *locus* que se doa, onde se recebe e sempre

---

[308] ARTAUD, 1993, p. 21-22.

[309] Ver BARTHES, 1981.

pronto a receber novamente[310]. Estar *em casa* é já estar na receptividade pura já que o *em casa* é um entregar-se e um recolher-se – em-caſamento – na impropriedade da caſa sem, no entanto, perder a plena receptividade. Resta que a abertura do Fora se encontra recolhida na caſa, segundo seu princípio da receptividade incondicional.

Mizoguchi faz uma diferença importante entre os conceitos de lugar e espaço, identificando lugar ao esquadrinhamento e fechamento do espaço tal qual um mapa onde tudo se identifica. Propõe assim um "estranhamento sem álibis"[311] através de uma viagem metodológica no intuito de ir "desfazendo os lugares e abrindo os espaços em movimentos que jamais se irão concluir em lugares"[312]. O autor encontra junto à geógrafa britânica Doreen Massey três assertivas a propósito do espaço.

> A primeira destas assertivas reconhece o espaço como sendo construído através de interações, desde a imensidão do global até o intimamente pequeno [...]. A segunda compreende o espaço como a esfera de possibilidade da existência da multiplicidade, na qual distintas trajetórias coexistem – o espaço tomado como a esfera, portanto, da coexistência da heterogeneidade [...]. A terceira, última e fundamental reconhece o espaço estando sempre em construção – jamais acabado, nunca fechado.[313]

Interação, multiplicidade e inacabamento são os desígnios de um Spatium que jamais se fecha sobre os lugares, deixando advir o alhures e o nenhures, se oferecendo aos descabidos e aos sem cabimento, ao mesmo tempo, que estes oferecem o estranhamento sem álibis. Desta feita, afirmo o primado da caſa como espaço do *em casa*. E como a caſa não se separa do *em casa*, usarei, doravante, o termo em-caſa para expressar esse complexo a um só tempo empírico e transcendental. E que o em-caſa seja já uma potência de estranhar sem álibis onde o estrangeiro, o louco, o *outro*, não para de desestabilizar o próprio sentimento de *estar em casa*. A caſa então como Spatium desestabilizador dos lugares do *em casa* e o em-caſa como operatória de reversibilidade & perversibilidade infinita de Um no *outro*, o em-caſamento de *outro* através do *um & outro*, do *um* através do *outro*.

---

[310] Remeto aos itens *khôra*; **espaçamento**.

[311] MIZOGUCHI, 2016, p. 56.

[312] MIZOGUCHI, 2016, p. 51.

[313] MIZOGUCHI, 2016, p. 52.

Assim, o *em*-ca ſa não é exatamente um sentimento, mas pressupõe, sobretudo, estranhamento de si como entrega e recolhimento no ſpatium. Desalo(u)car aquilo que sobra, o resto, os *a mais* que constituem os sentimentos, pois, eles demoram, eles atrasam, são demasiado pesados. Entregar-se ao ſpatium que lhe foi entregue é não se limitar aos sentimentos para atingir o fato nu do corpo, do corpo *em*-ca ſa, nu *em*-ca ſa. Corpo nu *em*-ca ſa, corpo como *em*-ca ſa, enquanto fato nu. Corpo, ca ſa, fato nu. Habitar o corpo, habitar a ca ſa, estar despido, estar *em*-ca ſa!

> Mas ele [Artaud] nunca perdeu o sentido intenso da vida e o corpo como gênese, ou autogênese, como força intensa, impermeável, móvel sem limites que não se deixaria determinar nem mesmo pelos termos como *bios* ou *zoé*. A vida é para Artaud indeterminável, em todos os sentidos, enquanto a sociedade é feita pela infâmia, o tráfico, o comércio que não cessa de sitiar a vida e sobretudo a vida do corpo.[314]

O *em*-ca ſa, uma entrega ao espaço imanente, ao ſpatium, ao corpo intenso, a ca ſa. Espaço de vida. O *em*-ca ſa como ſpatium da vida, o nu da vida que é *uma vida*[315]. Entregar-se ao ſpatium, entregar o *eu* ao ſpatium, entregar o *eu* como quem se esquece ou dorme entregue à cama, entregue ao ſpatium, entregue à noite, inconsciente. Blanchot fala da noite como Fora e do sono como a entrega ao ſpatium:

> O sono é [...] a intimidade com o centro. Não estou disperso mas inteiramente reunido onde estou, nesse ponto que é a minha posição e onde o mundo, pela firmeza do meu apego, se localiza. Onde durmo, fixo-me e fixo o mundo. Aí está a minha pessoa, impedida de errar, não mais instável, dispersa e distraída, mas concentrada na estreiteza desse lugar onde o mundo se recolhe, que eu afirmo e me afirma, ponto em que ele está presente em mim e eu ausente nele, por uma união essencialmente extática.[316]

Entregar-se ao lugar sem espessura, infinitamente estreito, indecomponível, sem distâncias, é estar onde a ausência de si se une ao mundo inteiramente recolhido. É entregar-se a parte que é o mundo todo e que insiste em cada ponto de subjetivação sem sujeito. Limite da experiência de estreitamento do espaço até o ponto de fixação, de segurança, onde, no

---

[314] UNO, 2007, p. 49.

[315] Remeto ao item *vida nua, uma vida*.

[316] BLANCHOT, 1987, p. 267.

entanto, está-se ausente, ponto onde cabe todo o mundo menos o *eu*, ponto sem sujeito que, no entanto, reúne as condições do próprio sujeito. Ilha deserta e desertada que se confunde com o próprio mar. Porém, a fixidez desse ponto, desse lugar não é estática e sim extática. Epifania de ſoleira do mundo. Sua fixidez no espaço aquém de uma fixação no tempo, é movente em ſe a segurança é cósmica. Freia-se todo o deslocamento relativo no espaço até o ponto onde o estático encontra o seu avesso, o ponto ſ, o ponto elástico que se estica, em ſtransalo(u)cado, escrito em uma linha torta na qual a vida é apenas *uma vida*, linha extática do avesso que é a vida se dobrando, se desdobrando e se redobrando, plano de imanência. Epifania do sono como um mergulho no ſaberto do espaço, em seu ponto-linha- -plano estreito e cambiante em ſ, no ſpatium sem lugar, na ca ſa.[317]

Blanchot continua falando da experiência ſoleira do sono, da entrega ao lugar sem distâncias, não como um abandono ou um desfalecimento indesejado, mas como uma atitude na qual se emprega uma força ativa para deter-se, para se deter, para deter o *eu* por si mesmo. Entregar-se ao sono é uma força ativa, mesmo que em prol de uma pura passividade. Atividade de tornar-se passivo. Todavia, para ele, deter-se é se estabelecer no ponto estreito onde não há mais possíveis e, assim, reestabelecer-se.

> É verdade que, no sono, parece que me fecho em mim, numa atitude que recorda a felicidade ignorante da primeira infância. Isso pode ser mas, no entanto, não é a mim só que me confio, não me apoio contra mim mesmo, mas contra o meu mundo que se tornou em mim a estreiteza e o limite do meu repouso. O sono não é normalmente um desfaleci- mento, o abandono desencorajado do meu ponto de vista viril. O sono significa que, num certo momento, sob pena de me perder na vagabundagem, devo deter-me, transformar virilmente a instabilidade dos possíveis num só ponto de parada contra o qual me estabeleço e me restabeleço.[318]

ſpatium onde o *eu* mergulha na epifania de sua ausência enquanto entrega, onde não há mais possíveis e que é, por sua vez, condição de todos os lugares possíveis, espaço potencial. As possibilidades se freiam junto àquele que dorme e para aquele que dorme nada mais é possível. *Locus*

---

[317] O problema do ſremete aos itens ca ſa; ca ſa Deligny; HOSPITALIDADES: e as *Leis da Hospitalidade* (Klossowski); ca ſa-ca ſal, sair de casa e os *sem casa*; ca ſa barroca; khôra; ſda ca ſa ou o ſ da ca sa; *ENXERTO INCIDENTAL: o* ſpicótico *e seu traçar.*

[318] BLANCHOT, 1987, p. 268.

do *si*, mas não mais *si mesmo* e sim o *si outro*. Toda a questão passa a ser a epifania e o êxtase do sono como experiência da ausência de experiência, ou da experiência nua. Experiência da noite que não se experiencia, experiência do lugar sem espessura onde todos os gatos são pardos. Desta feita, somente o insone, aquele que não dorme, pois não se entrega, sabe o que é a noite, todavia, sob pena de perdê-la. A insônia é exatamente aquilo que a noite não é: a espera do dia para que, enfim, se durma. Aquele que dorme é noite sem sabê-lo.

O autor continua falando dessa estranha experiência e invoca a autoridade do corpo como afirmação primordial, à qual nos lançamos ao dormir. A vigília não se desfaz durante o sono, apenas não estabelece mais distância com o corpo – diria com a caSa. Não há mais distância percorrível entre vigília e corpo. Todas as distâncias se borram deixando entrever a verdade do lugar.

> A existência vígil não se desfaz nesse corpo adormecido junto ao qual as coisas permanecem; ela retira-se da distância que é a sua tentação, retorna à afirmação primordial que é a autoridade do corpo, não separado mas plenamente de acordo com a verdade do lugar.[319]

Entretanto, aquele que dorme sem si, por fim, acorda e se surpreende ao acordar. Acorda-se da noite, do corpo nu, da caSa. Acordamos e somos obrigados a voltar, a nos vestirmos novamente nos invólucros da nossa vida cotidiana, dos nossos hábitos, do nosso caráter... Acorda-se *em*-caSa, no lugar sem o qual não teria sido possível entregar-se inconsciente ao sono. E a surpresa de acordar estabelece novamente as distâncias.

> Surpreende-se porque, ao sair do sono, tudo se reencontra, é esquecer que nada é mais seguro do que o sono, que o sentido do sono é, precisamente, ser a existência vigilante reunindo-se na certeza, relacionando todas as possibilidades errantes com a fixidez de um princípio e saciando-se nessa certeza, de tal modo que, pela manhã, o novo possa acolhê-lo, que um novo dia possa começar.[320]

Surpresa de acordar que é reencontro e esquecimento. E aquilo que se esquece é o sentido do sono, ou seja, uma existência vigilante em proximidade absoluta com o corpo, saciada na certeza, que relaciona todos

---

[319] BLANCHOT, 1987, p. 268.
[320] BLANCHOT, 1987, p. 268.

os possíveis ao seu princípio, à sua condição, em prol da novidade de um dia, um novo dia.

Afirmo que a caſa da hospitalidade tem seu corpo, sua noite, seu sono, seu Fora. Toda a vida da caſa à noite, mas também a vida *em-*caſa que se qualifica durante o dia... Noite e dia *em-*caſa como reversão do dia na noite e da noite no dia... A hospitalidade, enquanto entrega da caſa ao *outro* e a entrega ao *si outro*, constitui o *em-*caſa. E se o gesto hospitaleiro começa com o imperativo do *sinta-se em casa* é somente para ir mais além, pois lança para o lugar sem distância, para essa outra espécie de espaço, Ƨpatium, para a caſa de ninguém, para a caſa sem propriedades, inapropriada. Anne Dufourmantelle, interlocutora de Derrida no seu livro acerca da hospitalidade, diz sobre o gesto hospitaleiro e a sua relação com o lugar:

> Ora, a hospitalidade não pode ser oferecida senão aqui e agora em alguma parte. A hospitalidade dá como impensada, em sua "noite", essa relação difícil, ambivalente, com o lugar. Como se o lugar que estava em questão na hospitalidade fosse um lugar que não pertencesse originariamente nem àquele que hospeda, nem ao convidado, mas ao gesto pelo qual um oferece acolhida ao outro – mesmo e sobretudo se está ele próprio sem morada a partir da qual pudesse ser pensada essa acolhida.[321]

A caſa, tomada como lugar nu, não designa mais um objeto qualquer ao lado dos outros objetos, como essa mesa, essa taça, esse livro, esse prédio à minha frente. A caſa designará esta outra espécie de lugar com o qual o impensado da hospitalidade estabelece uma relação ambígua, paradoxal, aporética: Ƨpatium onde habitam as condições da própria hospitalidade, sua incondicionalidade.

Poderia chamar esse lugar de distância indecomponível, de plano de imanência, condição de impossibilidade, transcendental, Ƨpatium, Fora, a brancura da tela, fundamento sem fundo, Soleira, sonho sem sonhador, amor inventado, espelho sem narciso ou o através do espelho, transferência-contra-transferência, quiçá transferência-a-favor-transferência, transalo(u)camento, khôra... Tantos

---

[321] DUFOURMANTELLE In: DERRIDA & DUFOURMANTELLE, 2003, p. 58-60.

nomes que jamais fazem jus ao que se esquiva na epifania do seu sono... Mas insistirei em chamá-lo de caSa, sustentando assim o paradoxo do lugar na sua relação com a RT.

serviços residenciais terapêuticos e psiquiatria democrática italiana

Como visto acima, quando conversava com o ats da rede municipal sobre dormir na RT, me vi espantado, estranhando, estrangeiro entre os parceiros, constrangido entre os próximos. Não mais espantado, estrangeiro e constrangido que esses mesmo próximos em relação a minha experiência tão cotidiana de dormir na caSa. É que se contava somente uma noite que um dos mais de 80 ats havia dormido em uma das RTs. Para mim, prática tão evidente e tão importante...[322] Tentemos entender o que se passava... Exploremos então, a primeira linha genealógica já mencionada, a dos descabidos, aquela que diz respeito aos serviços residenciais terapêuticos.[323]

A reforma psiquiátrica brasileira foi profundamente marcada pelo que ficou conhecido como psiquiatria democrática italiana encampada por Franco Basaglia, Franco Rotelli, entre outros, a partir do início dos anos de 1960. Época em que se deu a tentativa de transformação do hospital psiquiátrico de Gorizia em uma comunidade terapêutica[324] que, apesar de muitos avanços, culminou, depois de 11 anos, com a recusa da administração local em fechar o hospital para abrir dispositivos externos. Em resposta a tal recusa, os técnicos que já não desejavam mais permanecer em uma comunidade isolada do resto da sociedade organizaram uma demissão coletiva. Esbarrava-se, assim, em barreiras políticas até então intransponíveis que impediam os avanços para fora dos muros, avanços esses, que eram almejados a partir de todo trabalho de vitalização das relações internas ao próprio manicômio. Todavia, essa demissão coletiva se realizou, sobretudo, como um ato político, por meio de uma bela carta aberta dos profissionais aos internos do hospital, gerando assim uma comoção e um grande debate acerca da situação manicomial por intermédio da imprensa. Pela primeira vez a questão das práticas psiquiátricas foi para além do escopo dos especialistas e ganhou um amplo debate na

---

[322] Remeto ao item **analisador: dormir na residência terapêutica.**

[323] Remeto ao item **entre a residência e o terapêutico, genealogia dos paradoxos.**

[324] Mais à frente apresentarei o conceito de comunidade terapêutica na perspectiva de seu idealizador Maxwell Jones. Remeto ao item **caSa Kingsley Hall.**

sociedade em geral, colocando em cena a questão da loucura como uma questão mais ampla que trata, não só do que fazemos com os nossos loucos, mas o que fazemos com a nossa loucura.

Assim sendo, Gorizia se tornou a experiência prática modelo para muitas outras que se espalharam pela Itália, com especial destaque para a experiência na cidade de Trieste. Se em Gorizia a instituição pode ser negada, já em Trieste, enquanto outra experiência modelo, a instituição precisava ser inventada. A negação do manicômio fez ver que era necessário muito mais, era necessário a criação de instituições que permitissem um deslocamento social em relação à própria loucura, como disse Rotelli em 1988: "a instituição que colocamos em questão nos últimos vinte anos não foi o manicômio, mas a loucura"[325]. O que precisava ser inventado era justamente uma série de dispositivos que funcionassem fora do manicômio, rompendo gradativamente com a separação entre o tratamento e a sociedade, no intuito de serem criadas possibilidades de existência. Entretanto, o processo de desinstitucionalização da loucura exigia colocar em questão não somente paradigmas clínicos, mas também outros paradigmas. Desta feita, a desinstitucionalização foi progressivamente mudando o estatuto jurídico dos pacientes. De um paciente que era coagido a um paciente voluntário, posteriormente ganha o estatuto de hóspede resgatando a função de hospitalidade do hospital, depois foi eliminado as diversas tutelas jurídicas, para, enfim, se estabelecer todos os direitos civis. Temos, com isso, não mais um doente a ser tratado coercitivamente, mas um hóspede a ser acolhido em sua existência. São realmente novos paradigmas para a loucura, e é disso que se trata, para além do desmonte do dispositivo do manicômio.

Talvez o principal paradigma do qual derivam todos os outros seja epistemológico e prático, que liga a psiquiatria, como área da medicina ou seu objeto, à doença mental. O objeto da psiquiatria foi construído a partir de uma simplificação operada pelo modelo da doença. A doença, assim, havia sido superposta à existência do paciente de modo que o modelo problema/solução estabilizava em uma suposta doença a ser curada em ambiente controlado, pobre de variáveis – leia-se manicômio – visando ao reestabelecimento e à restituição de uma plena normalidade. A mudança do objeto da psiquiatria exigia que se passasse a enxergar não a entidade

---

[325] ROTELLI, 1988, p. 89.

abstrata doença e sim a complexidade existencial de um corpo em sofrimento como parte integrante de um campo social.

Junto ao paradigma da doença funcionava um outro que fazia com que esse doente fosse visto como perigoso. A periculosidade, ligada à doença, justificava o manicômio como método, na verdade "a instituição em questão era o conjunto de aparatos científicos, legislativos, administrativos, de códigos de referência cultural e de relações de poder estruturados em torno de um objeto bem preciso: 'a doença', à qual se sobrepõe no manicômio o objeto 'periculosidade'"[326].

A mudança de objeto da psiquiatria proposto e posto em operação pela psiquiatria democrática italiana visava assim a passagem de um objeto estático: a doença/periculosidade à qual deveria se curar longe do universo existencial e social para um objeto onde uma existência em sofrimento está sempre às voltas com o campo social que lhe concerne, ou seja, um objeto em permanente desequilíbrio para o qual a criação de instituições deve responder, de modo que uma instituição jamais fosse dada e sempre inventada.

> Mas se a instituição muda, se as antigas instituições são demolidas, as novas instituições devem estar à altura do objeto, que não é mais um objeto em equilíbrio, mas está, por definição (a existência/sofrimento de um corpo em relação com o corpo social), em estado de não equilíbrio: esta é a base da instituição inventada (e nunca dada).[327]

O par desinstitucionalização/institucionalização marcará profundamente, para a psiquiatria democrática, o que será a clínica, de modo que o processo de criação das novas instituições é o que será o avatar da terapêutica. Há uma correlação entre a mudança dos objetos da psiquiatria – da doença para a existência/sofrimento – e o desmonte de todo o aparato manicomial, visando à criação de instituições substitutivas. Assim sendo,

> [...] a terapia não é mais entendida como a perseguição da solução/cura, mas como um conjunto complexo, e também cotidiano e elementar, de estratégias indiretas e mediatas que enfrentam o problema em questão através de um percurso crítico sobre os modos de ser do próprio tratamento[328].

---

[326] ROTELLI, 1988, p. 90.
[327] ROTELLI, 1988, p. 91.
[328] ROTELLI, 1986, p. 29.

A emancipação terapêutica é o que entra no lugar de qualquer objetivo de cura. E emancipação terapêutica quer dizer, a um só tempo, a emancipação dos pacientes/hóspedes em relação prática com o estatuto de até então e a emancipação da terapêutica – leia-se psiquiatria, enfermagem, psicologia etc. – das amarras epistemológicas, cientificistas, jurídicas, administrativas, de códigos de referência, de relações de poder, de modo que permanecendo no campo da

> [...] "clinica", a questão colocada pela desinstitucionalização é que não poderemos imaginar uma psicopatologia e uma clínica que não incorporem na análise, e depois na prática terapêutica e de transformação, as estruturas existentes, os operadores, o campo psiquiátrico. A emancipação terapêutica (que se torna o objetivo substituto da "cura") só pode ser (cientemente) a mobilização de ações e de comportamentos que emancipem a estrutura inteira do campo terapêutico.[329]

Gostaria ainda de lembrar o marco que se tornou fundamental na experiência italiana. Todo esse processo que começou com a luta dos trabalhadores e pacientes, e que depois chegou até à opinião pública, acabou por culminar na criação da primeira lei que determinou a extinção progressiva dos manicômios em um território nacional e a consequente instauração de serviços substitutivos. A Lei 180, de 13 de maio de 1978, que ficou conhecida como Lei Basaglia.[330]

---

[329] ROTELLI, 1986, p. 31.

[330] Guattari, em agosto de 1990, em uma conferência na Casa França-Brasil, no Rio de Janeiro, fez uma leitura em sobrevoo a propósito da experiência italiana, considerando o que, em seu ponto de vista, teriam sido os erros e acertos de tal iniciativa. Em suas palavras: "A corrente italiana 'Psiquiatria Democrática', em torno de seu líder carismático, Franco Basaglia, por sua vez, não se embaraçava com tais considerações teóricas sobre a gênese da esquizofrenia ou sobre as técnicas de tratamento. Concentrava o principal de sua atividade no campo social global, aliando-se aos partidos e aos sindicatos de esquerda com o objetivo de conseguir pura e simplesmente que os hospitais psiquiátricos italianos fossem fechados. Foi o que, finalmente, conseguiu obter, há dez anos, com a Lei 180, cuja adoção, infelizmente, quase coincidiu com a morte de Franco Basaglia. De modo geral, os hospitais psiquiátricos foram fechados em péssimas condições, quer dizer, sem que fossem efetuadas soluções reais de reforma. Os doentes foram deixados ao abandono, como havia sido o caso, nos EUA, com o 'Kennedy act', que levou ao fechamento de grandes hospitais psiquiátricos americanos, por razões unicamente econômicas, e a lançar nas ruas dezenas de milhares de doentes mentais. Na Itália, associações de famílias de doentes mentais se constituíram para pedir a reabertura dos antigos asilos. A solução que consistia em implantar serviços psiquiátricos no seio dos hospitais gerais revelou-se ilusória, sendo esses serviços isolados e tratados como parentes pobres. É necessário dizer que muito chão havia sido percorrido entre as discussões iniciais em torno desse projeto e a instauração efetiva da Lei 180. A ideia da supressão dos hospitais psiquiátricos aparecera no contexto da efervescência social dos anos 60, favorável a inovações de todos os tipos. Mas, em 1980, a vaga contestatória e criativa havia se enfraquecido, dando lugar a uma nova forma de conservadorismo social. Seja como for, os renovadores italianos da psiquiatria haviam tocado em

serviços residenciais terapêuticos na reforma psiquiátrica brasileira

A reforma psiquiátrica brasileira seguiu, em linhas bastante gerais, a reforma italiana. Não é meu objetivo recontar essa história exaustivamente que, apesar de ter pegado carona no modelo italiano, tem suas origens em contextos bem diferentes tais como a reforma sanitária e os movimentos de redemocratização.

Fato é que, tal qual aconteceu na Itália, nós também construímos uma lei com as mesmas bases, a Lei 10.216, de 6 de abril de 2001, conhecida como Lei da Reforma Psiquiátrica ou Lei Paulo Delgado, que tramitou no congresso por 12 anos, desde 1989, até ser aprovada. Todavia, focarei dentro da reforma psiquiátrica brasileira apenas no surgimento dos dispositivos residenciais. Quanto a estes, temos um marco importante que se deu um ano antes que a Lei 10.216, com a Portaria 106, de 11 de fevereiro de 2000. Essa portaria instituiu os SRTs em Saúde Mental, no âmbito do Sistema Único de Saúde, para o atendimento ao portador de transtornos mentais. A instituição desse serviço, por meio dessa portaria, teve como objetivo, além de sua formalização, garantir a permanência de recursos econômicos da área da saúde mental, já que transfere o custo de uma internação para uma vida fora do hospital.

---

uma dimensão essencial do problema: só uma sensibilização e uma mobilização do contexto social poderiam criar condições favoráveis a transformações reais. Algumas experiências como a de Trieste eram uma prova viva disso. Em seu filme 'Fous à délie', Marco Bellochio mostrava o exemplo de doentes graves que eram acolhidos em empresas industriais por militantes sindicais que declararam que sua presença modificava em um sentido mais humano o clima reinante nos ateliês. O caráter idealista dessas experiências nos faria talvez hoje em dia sorrir, quando se vê a evolução das empresas cada vez mais informatizadas e robotizadas, mas a visada global dos italianos permanece correta. Recentrar a psiquiatria na cidade não significa implantar aí mais ou menos artificialmente equipamentos e equipes extra-hospitalares, mas reinventá-la, ao mesmo tempo que se desenvolvem outras práticas sociais com a ajuda direta das populações concernidas. [...] As equipes de Trieste se concentram na reconversão dos equipamentos psiquiátricos existentes para uma abertura não somente para a cidade – como o haviam preconizado, de uma forma um pouco formal, os defensores franceses da política do 'Setor' – mas na direção de uma abertura para o social. Existe aí uma nuança importante. Podem-se criar equipamentos psiquiátricos ágeis no seio do tecido urbano sem por isso trabalhar no campo social. Simplesmente miniaturizaram as antigas estruturas segregativas e, apesar disso, interiorizaram-nas. Completamente diferente é a prática desenvolvida em Trieste atualmente. Sem negar a especificidade dos problemas que se colocam aos doentes mentais, as instituições instaladas, como as cooperativas, dizem respeito a outras categorias de população que têm igualmente necessidade de assistência. Não se separam mais assim artificialmente as questões relativas à toxicomania, às pessoas que saem das prisões, aos jovens em dificuldade etc..., o trabalho realizado no seio das cooperativas não é uma simples ergoterapia; ele se insere no campo social real, o que não impede que condições particulares sejam obtidas para os diferentes tipos de handicaps. Caminha-se, então, aqui no sentido de uma dessegregação geral" (GUATTARI, 1990, p. 193-196).

A história da reforma psiquiátrica brasileira pode ser contada de muitas maneiras, não obstante, me interessa contá-la a partir dos SRTs e, mais especificamente, das residências terapêuticas. Tirando as leis e portarias que regulamentam esses serviços, a literatura que temos a respeito das residências terapêuticas não é muito vasta nem muito diversificada, com destaque para o número 22 dos cadernos do IPUB[331], publicada em 2006, de modo que optei por fazer uma análise apenas de uma cartilha preparada pela prefeitura do Rio de Janeiro, intitulada *As residências terapêuticas no município do Rio de Janeiro: habitando a casa, a cidade e a vida*, publicada em 2014. Segundo as autoras, essa publicação que atendia a "[...] solicitação de alguns acompanhantes terapêuticos por material escrito que pudesse ser adjuvante ao processo de conversação com o público leigo do território de inserção de cada uma das Residências Terapêuticas"[332]. Essa cartilha, produzida por gestoras, se destina a habitar a interseção entre os profissionais das residências terapêuticas, os moradores e o público leigo, fugindo assim à complexidade discursiva que exigiria uma iniciação mais especializada. Por não se destinar aos profissionais da reforma, ela apresenta uma fotografia estourada de uma certa concepção de RT. Considero assim um material representativo do modo que se entende as residências terapêuticas no âmbito estatal. Repare que usei o termo estatal para diferenciar do termo público, por entender que público não se resume ao estatal, assim como nem sempre o estatal assume uma lógica publicizante, podendo assumir mesmo uma lógica privatizante.

A cartilha começa situando a reforma psiquiátrica brasileira, versando sobre os SRTs como um dos serviços substitutivos ao manicômio, mais especificamente como uma das estratégias ligadas aos Centros de Atenção Psicossocial (CAPS) no redirecionamento do modelo hospitalocêntrico para o modelo capscêntrico.

> Os CAPS são serviços estratégicos para reorientação do modelo hospitalocêntrico, e são responsáveis pela gestão local ou territorial das residências terapêuticas, dispositivos que, junto aos CAPS, constituem a rede substitutiva em saúde mental no âmbito do morar.[333]

---

[331] Ver ALBUQUERQUE, 2006.

[332] SOBREIRA & D'ALMEIDA, 2014, p. 6.

[333] SOBREIRA & D'ALMEIDA, 2014, p. 8.

Em seguida, define o que são as residências terapêuticas em relação às estratégias de desinstitucionalização para depois apresentar as leis e portarias[334] que garantem tal processo:

> As Residências Terapêuticas (RTs) surgem no contexto da Reforma Psiquiátrica como estratégias do processo de desinstitucionalização, destinando-se aos usuários com transtorno mental, egressos de longas internações psiquiátricas, que não possuem suporte social e laços familiares sólidos [...] Tratam-se de casas ou apartamentos alugados e inseridos na comunidade, com suporte cotidiano de uma equipe denominada seguimento, vinculada aos CAPS de cada território, visando a reinserção social dos moradores por meio da garantia do exercício de cidadania plena e da construção de um lar.[335]

Nesse trecho, uma nota explicita o que é uma equipe de seguimento: "As equipes de seguimento são construídas, no município do Rio de Janeiro, por coordenador, acompanhante terapêutico e cuidadores. Esta equipe mínima é responsável pelo acompanhamento dos moradores nas Residências Terapêuticas"[336]. Acredito que quando se fala de desinstitucionalização, certamente não se está falando de uma simples desospitalização, e sim da desinstitucionalização da loucura como um processo muito mais amplo tal qual aparece nas formulações da psiquiatria democrática italiana. Nesse trecho também fica clara a vinculação das residências terapêuticas ao CAPS, sendo este o centro ordenador da rede, ou seja, a passagem de um modelo hospitalocêntrico para o modelo capscentrado.[337] Esse é um dos grandes princípios da reforma psiquiátrica brasileira. Todavia, surge a equipe de seguimento como aquela que fica entre o CAPS e a RT, sendo essa equipe composta por três personagens, ao menos no município do Rio de Janeiro. O coordenador de segmento, que é aquele que faz a ponte entre um conjunto de residências terapêuticas e os CAPS, entretanto, se encontra mais próximo ao CAPS. Já o at está mais junto às residências, em

---

[334] Além da lei 10.216 e da portaria 106, a cartilha cita ainda a Portaria 3090, de 23 de dezembro de 2011, que "estabelece que os SRTs sejam definidos em Tipo I e Tipo II, definidos de acordo com as necessidades específicas de cuidado de cada morador, e destina recursos financeiros para seu incentivo e custeio" (BRASIL, 2011), a lei 10708 de 31/07/203 que institui o programa De Volta para Casa e a lei municipal nº 3400 que institui bolsas auxílio de um salário mínimo para as RTs e dois salários para Moradias assistidas.

[335] SOBREIRA & D'ALMEIDA, 2014, p. 9.

[336] SOBREIRA & D'ALMEIDA, 2014, p. 9.

[337] Cabe lembrar aqui que desde da regulamentação da Rede de Atenção Psicossocial (RAPS) em 2011, ao menos formalmente, essa toma o lugar de ordenadora da rede de saúde mental transformando o CAPS em um dos atores da rede ao lado dos outros.

uma espécie de coordenação direta de cada RT. Por fim, os cuidadores se encontram na lida direta como os moradores. Sendo que, desses últimos, não é exigida nenhuma formação específica de terceiro grau ou técnica, enquanto das duas outras categorias já se exige uma formação acadêmica, especialmente nas áreas ligadas à saúde ou assistência. Na prática, temos uma grande maioria de psicólogos, ainda que encontremos assistentes sociais e enfermeiros em menor escala, exercendo essas funções de coordenador de segmento e de ats.

Ocorre que uma divisão social do trabalho se impõe. Na escala hierárquica superior são pressupostos saberes mais técnicos e especializados, especialmente no que diz respeito a critérios diagnósticos e técnicas de tratamento e assistência, revelando o intricamento, tão explorado por Foucault, entre saber e poder. Além de que tal divisão impõe regimes de trabalhos distintos. Enquanto os coordenadores e acompanhantes são contratados por cargas horárias menores, muitas vezes mais flexíveis e se dividem entre reuniões, tarefas burocráticas e a atenção aos moradores, os cuidadores são contratados por esquema de plantões e ficam praticamente o tempo todo na lida direta com os moradores, cabendo a eles a sustentação concreta do dia a dia. Por exemplo, se um coordenador ou acompanhante falta por algum motivo isso não interfere drasticamente na residência, já uma falta de um cuidador impõe a urgência de alguém o substituir, senão a RT fica completamente desamparada. Também há uma diferença significativa na relação de remuneração e horas de trabalho. Os cuidadores recebem bem menos e trabalham muito mais horas... Tal divisão social do trabalho, que coloca o trabalho intelectual e especializado de um lado e um trabalho braçal do cotidiano do outro, parece refletir a direção mais geral de que a RT não é lugar de tratamento e sim de moradia, cabendo ao CAPS e, quiçá, a outros dispositivos, o tratamento. Tal direção geral é explicitamente expressa na frase seguinte do parágrafo que citei acima: "Nesse sentido, acredita-se que possuir um lar é apropriar-se deste espaço de maneira singular, cabendo à equipe de cuidados sustentar a devida distinção entre local de morar e o de tratar ou, de outro modo, entre tratamento e moradia".[338]

Entendo que tal direção tem o sentido de não saturar o espaço de moradia como saberes e práticas excessivamente técnicas, correndo o risco de reproduzir os paradigmas problema/solução, doença/cura, tão

---

[338] SOBREIRA & D'ALMEIDA, 2014, p. 9.

questionados pela psiquiatria democrática italiana. Tudo se passa como se ao estabelecer uma distinção e uma separação rigorosa entre tratamento e moradia se caminhasse na direção da emancipação terapêutica da qual falava Rotelli. E parece serem esses mesmos os motivos da segmentação que separa tratamento e moradia:

> Para o acompanhamento e suporte aos moradores das RTs, há uma equipe mínima composta por coordenador de segmento, acompanhante terapêutico (at) com formação acadêmica superior em saúde, e cuidadores em saúde mental. Esta equipe de suporte diário privilegia o cuidado na casa e na região onde estão localizadas as RTs, expandindo-se gradualmente pela cidade. Sendo assim, não se constitui como equipe responsável pelo tratamento do morador, embora tenha papel fundamental nesse agenciamento, que deve ocorrer no CAPS e em outros serviços de saúde. Busca-se, deste modo, resguardar a RT como espaço de habitação e não de tratamento, como outrora se constituiu o manicômio de forma totalizante. Prioriza-se que o acompanhamento cotidiano nas casas seja permeado pelas experiências e interesses de cada morador. Este trabalho se inscreve no importante processo de apropriação e pertencimento da casa pelos integrantes, o que representa uma mudança fundamental de paradigma em relação ao sofrimento/loucura e a sua relação com o habitar.[339]

Além da afirmação da divisão social do trabalho da qual falei, caracterizada pela "formação acadêmica superior em saúde", aparece também uma diferença não muito nítida entre cuidar e tratar, que parece denegar tal divisão social. Cuidar parece se dizer do dia a dia da casa e tratar de funções muito bem determinadas de especialistas da área da saúde. Assim, a equipe de segmento como um todo não trata, apesar de ser fundamental para que haja tratamento. A equipe de segmento como um todo cuida, apesar da necessidade dela de ser composta por alguns membros com formação acadêmica superior, justo os que estão na escala hierárquica superior...

Importante notar que a figura do at aparece na composição da equipe como um cargo e acredito que isso tem consequências, pois é por intermédio dele que se pensa o cuidado não só na residência, mas tam-

---

[339] SOBREIRA & D'ALMEIDA, 2014, p. 17-18.

bém na localidade e na cidade.[340] Todavia, não posso deixar de mencionar toda a defesa que fiz, em outra ocasião[341] de que haveria uma clínica do AT, a saber, que onde a clínica acontece há AT, de tal modo que não tem sentido uma separação entre cuidado e clínica.[342]

Todavia, parece que há um impasse importante no sentido político do que seria o terapêutico ou clínico. Digo sentido político da clínica pois é, sobretudo, de desinstitucionalização que se trata, não só da loucura e seus lugares como da própria clínica. E a RT, que guarda no seu próprio nome o paradoxo de colocar lado a lado residência e terapêutico, portanto, morar e tratar, parece levar o impasse ao seu paroxismo. Afinal, há ou não clínica na RT? Quais as diferenças entre cuidar e tratar? Haveria uma clínica que não cuida, portanto, uma clínica descuidada? Haveria um cuidado que não seria ele mesmo clínico?[343] Radicalizando, cuidadores cuidam, psis tratam, e o at, o que faz?

Para ajudar a avançar na questão, pode-se extrair um trecho importante do texto *As residências terapêuticas em saúde mental* de Patrícia Albuquerque & João Ferreira:

> A inserção de cuidadores, por sua vez, auxilia na gestão da casa, na construção do cotidiano e na exploração dos recursos locais, em direção ao laço social possível. Dito de outro modo, o *saber leigo* introduz outro registro na dinâmica do cuidado e diminui bastante o risco de reprodução da matriz institucional na casa.[344]

A questão parece se apresentar em uma certa dicotomia entre *saber leigo* e *saber técnico*, entre cuidadores e profissionais especializados. Como visto, essa segmentação se sustenta, todavia, na própria divisão social do trabalho.

Porém, por que a *gestão da casa*, a *construção do cotidiano*, a *exploração dos recursos locais*, o *direcionamento ao convívio social*, entre tantos outros *saberes leigos*, não seriam funções clínicas? Digo mais, por que não

---

[340] Porém a cartilha, quando vai descrever a função do at, reafirma mais uma vez o seu caráter não clínico: "Os acompanhantes terapêuticos, embora sejam profissionais de nível superior, não realizam atividades de cunho psicoterapêutico que demarquem o ambiente de tratamento do paciente. O foco do trabalho destes profissionais está na formação de uma rede de proteção social e na construção, junto aos moradores, de diferentes possibilidades de se estar no cotidiano da cidade e da vida, o que implica, inclusiva, na desconstrução dos estigmas em torno da loucura e do sujeito em sofrimento" (SOBREIRA & D'ALMEIDA, 2014, p. 18).

[341] Ver ARAÚJO, 2005/2025.

[342] Importante notar também que o at se torna uma figura intercessora entre as duas linhas genealógicas que estamos estudando, já que na segunda linha ele também aparecerá como o trabalhador da RT.

[343] Recordo Winnicott falando que as mães são as melhores terapeutas de seus bebês...

[344] ALBUQUERQUE & FILHO, 2008, p. 55.

seriam exatamente essas as funções que caracterizariam a clínica da RT? Não haveria uma clínica do habitar? Voltando ao nosso analisador dormir. Os cuidadores certamente conhecem toda uma clínica que envolve o dormir... e o acordar... e o comer... e o arrumar... e o sair... e o chegar... e a rua... e a casa...

> *Reside aqui um dos critérios de distinção das duas linhas genealógicas que estão sendo estudadas, a saber, a que nomeio como SRTs e a que chamo de caSa: a afirmação ou a recusa de que a RT seja como um dispositivo clínico, do habitar como função clínica, sobretudo, da RT como a clínica do habitar.*

Assim, há um paradigma geral na linha genealógica dos SRTs, que regula o que seria uma RT, que é produzir uma separação bastante rígida entre aqueles que moram e aqueles que trabalham, mediante a afirmação de que a RT não seria um dispositivo de tratamento, somente de moradia. Segundo essa perspectiva, o tratamento ocorre no CAPS e não na RT. Entendo a boa vontade em dar aos usuários uma moradia, todavia essa parece ser pensada segundo um modelo de propriedade que, ao menos no nível das intenções, tenderia a reproduzir o modelo normatizado de casa, a casa moderna, com todo o seu ideário. Ocorre que, com isso, parece não entrar em questão o modelo do que é tratamento, isto é, a clínica. Esta parece ficar restrita ao que se passa nos CAPS, ou seja, aos atendimentos ambulatoriais, às psicoterapias, às consultas médicas, às retiradas de medicação, à assistência e garantia de benefícios, às oficinas, aos dispositivos de grupo. Uma lógica que enrijece a direção para Dentro do CAPS – quando este deveria ter uma direção para Fora. Uma lógica que pode ainda sustentar graus de especialismos clínicos indesejados, ainda que pese o entendimento do CAPS como espaço de convivência...

Porém, o que estou chamando de clínica do habitar e que extraio das experiências das habitações clínicas, parece ser perdida ou simplesmente deixa de entrar na conta do que é entendido como tratamento. Então o que seria o terapêutico da residência? Como afirmo antes, tal dispositivo teria a sua razão específica de ser no padecimento do que chamei de questão casa. Parte fundamental do sofrimento de quem precisa de uma RT como dispositivo político de tratamento está em função da própria experiência de morar, de habitar, que se encontra, de alguma forma, adoecida. Assim, há uma terapêutica que precisa se dar, enquanto terapêutica, por meio do morar, do habitar. Habitar, morar, não acontecem de forma espontânea, especialmente para aqueles que padeceram justamente nessa questão. Espontaneamente, corre-se o risco de se reproduzir os padecimentos em questão, seja a impossibilidade de habitar sozinho, com os outros ou de nenhum outro modo que não a forma manicomial.

Nesse sentido, afirmo que

O que é exigido daqueles que, a princípio, são os trabalhadores dessa clínica é o conjunto articulado entre os saberes técnicos e os saberes leigos sobre o habitar, todavia, tal articulação exige que os saberes técnicos estejam subordinados aos saberes leigos sobre o habitar deste que preservem uma capacidade crítica sobre o modelo neurótico, burguês e intimista. Assim como é necessário que esse conjunto de saberes não esteja estancado em figuras especificadas, em funções formalizadas ou em lugares específicos.

De cara, o que é convocado daqueles que trabalham em uma RT, sejam eles cuidadores, enfermeiros, psicólogos ou qualquer outro título que tenham, são as *tecnologias leves do habitar*, e leve não quer dizer simples... Há toda uma desinstitucionalização da clínica que passa por aí... Tomemos um exemplo: um trabalhador, seja ele de que formação técnica for, que passa suas horas trabalhando em uma RT, pode ser um tempo curto de algumas horas, um tempo longo de alguns dias ou mesmo morar na residência. Essa pessoa habita a residência, compõe seus hábitos de moradia com os hábitos daquela residência. Faz suas necessidades na casa – come, usa o banheiro, dorme, descansa, conversa, assiste TV, usa o celular, se diverte, troca de roupas, entre outras – em suma, habita a residência com o que tem e como pode. Seus saberes sobre limpeza e arrumação, sobre manutenção e funcionamento dos ambientes e dos objetos, sobre higiene pessoal, sobre processos de subjetivação, sobre ocupar-se com os outros, sobre deixar que os outros se ocupem dele, sobre lidar com o sofrimento, sobre conviver, sobre se relacionar com a vizinhança, enfim, os infinitos saberes e estratégias do morar entram em jogo e precisam ser articulados com as especificidades dos adoecimentos de cada um, inclusive dos seus próprios. E se digo que entram em jogo é no sentido de um jogo onde os hábitos de cada um individualmente entram como peças do tabuleiro criando o próprio tabuleiro que, no caso, é o próprio morar. Não há hábitos certos ou errados, hábitos bons ou ruins, hábitos normais ou doidos e sim um processo em que os hábitos adquiridos, sejam eles de que ordem forem, derivam na criação de novos processos de habituação, ou seja, em uma habitação ou um habitat.

> *Uma RT é um dispositivo clínico-político que força a clínica a adentrar cada canto das múltiplas dimensões de uma moradia, sobretudo uma moradia coletiva e coletivizante, singular e singularizante...*

Outro critério de distinção entre as linhas genealógicas dos serviços residenciais terapêuticas e da caṢa diz respeito à pergunta: *a quem se destinam as residências terapêuticas?* Havia localizado a causalidade específica das residências terapêuticas no atritamento da loucura com um certo modo de habitar que chamei de casa moderna burguesa, aquilo que chamei de questão casa[345]. Havia feito uma distinção que colocava na linha genealógica dos SRTs uma prevalência de moradores de longa internação egressos dos manicômios e na linha genealógica da caṢa a prevalência de moradores vindos de suas casas de origem. Chamei os primeiros de *descabidos* e os segundos de *sem cabimento*.[346] Vejamos o que a cartilha diz:

> Diante do desafio de pensar estratégias para viabilizar a saída do enorme quantitativo de pessoas que se encontravam internadas nos hospitais psiquiátricos há muitos anos, e que geralmente haviam perdido todas as referências familiares e os laços com a vida comunitária, surgem as primeiras RTs, com denominações diversas, como lares abrigados, moradias assistidas, entre outras.[347]

> São destinadas, prioritariamente, aos portadores de transtornos mentais oriundos de internação psiquiátrica em hospitais cadastrados no SIH/SUS ou em hospitais de custódia e tratamento psiquiátrico, e que, apesar de estarem em condições de alta, continuam no hospital por ter se tornado inviável seu retorno familiar, seja devido à ausência da família ou pela impossibilidade desta em dar-lhes suporte adequado.[348]

---

[345] Remeto ao item **questão casa**.

[346] Remeto ao item **entre a residência e o terapêutico, genealogia dos paradoxos**.

[347] SOBREIRA & D'ALMEIDA, 2014, p. 12

[348] SOBREIRA & D'ALMEIDA, 2014, p. 11. Cabe ressaltar que, nesse ponto, a cartilha é quase uma reprodução do texto da própria lei 106 que define com muita clareza quais são as pessoas destinadas a uma RT: "Art. 1º – Criar os Serviços Residenciais Terapêuticos em Saúde Mental, no âmbito do Sistema Único de Saúde, para o atendimento ao portador de transtornos mentais.

Fica evidente que, nessa linha genealógica, a RT é pensada para aqueles que viveram ou vivem longos períodos de internação. Essa é a sua razão de ser, e, certamente, é uma nobre e necessária razão, com a qual não deixo de concordar. Porém, praticamente veda o acesso às residências terapêuticas para pessoas que precisam sair de suas casas de origem, sob pena de muitas formas de adoecimento grave. Talvez essas continuem a encher os manicômios, ainda que haja barreiras fundamentais para impedir a longa permanência, como as colocadas pela Lei 10.216.

É que a família, a casa da família, parece ser, por princípio, uma opção melhor do que uma RT. Desta feita, só é indicado uma RT quando o retorno para a casa da família não for possível. Como se houvesse um princípio de que a loucura é de sua família e não de todos, correndo o risco de lançar os *descabidos* novamente para uma condição de *sem cabimento* que, talvez, e somente talvez, seja a própria razão de ele ter parado em um manicômio. Como se, por princípio, a casa da família fosse a melhor a oferecer. Talvez esse princípio colabore com a idealização daquilo que chamei de casa neurótica burguesa e seus modos de habitar e quando penso em uma RT, penso justamente nesse modelo...

Acredito que, em nome da saúde mental, deveria ser direito – e não um dever – de todos, especialmente dos loucos, um dia sair das suas casas de origem. Assim como deveria ser direito – e não um dever – de todas as famílias que seus loucos saiam um dia de casa...

Penso especialmente em uma questão, ao mesmo tempo fantasmática e concreta, que perpassa um imenso número de famílias que cuidam de seus entes loucos, questão certamente muitas vezes ouvida por qualquer um que trabalhe com saúde mental, questão certamente determinante do

---

Parágrafo único - Entende-se como Serviços Residenciais Terapêuticos, moradias ou casas inseridas, preferencialmente, na comunidade, destinadas a cuidar dos portadores de transtornos mentais, egressos de internações psiquiátricas de longa permanência, que não possuam suporte social e laços familiares e, que viabilizem sua inserção social.

Art. 2º – Definir que os Serviços Residenciais Terapêuticos em Saúde Mental constituem uma modalidade assistencial substitutiva da internação psiquiátrica prolongada, de maneira que, a cada transferência de paciente do Hospital Especializado para o Serviço de Residência Terapêutica, deve-se reduzir ou descredenciar do SUS, igual nº de leitos naquele hospital, realocando o recurso da AIH correspondente para os tetos orçamentários do Estado ou município que se responsabilizará pela assistência ao paciente e pela rede substitutiva de cuidados em saúde mental.

Art. 2º-A – Os SRT deverão acolher pessoas com internação de longa permanência, egressas de hospitais psiquiátricos e hospitais de custódia.

Parágrafo único - Para fins desta Portaria, será considerada internação de longa permanência a internação de dois anos ou mais ininterruptos" (BRASIL, 2001).

modo como cada família lida com seu ente, questão com mil desdobramentos que pode ser formulada da seguinte forma: *o que será dele quando a gente morrer?* Com especial atenção para os irmãos, para quem, muitas vezes, essa missão futura é destinada, carregando-a por toda a sua vida...

Para finalizar a passagem por essa linha genealógica dos SRTs, gostaria apontar ainda uma questão que aparece na cartilha – e certamente haveria outras – que está mais próxima da linha genealógica da ca$a. É a questão que diz respeito ao próprio habitar, ainda que uma clínica permaneça de certa forma, negada. A cartilha inicia a sua conclusão falando a propósito da experiência multidimensional do habitar:

> Habitar uma casa pressupõe a possibilidade de vir a se construir um lar, a partir das relações de pertencimento e de afetos ali engendradas. Porém, o habitar não se restringe ao espaço circunscrito pela construção arquitetônica, ampliando-se multidimensionalmente ao bairro, à cidade, à vida, e à dimensão dos encontros com tantas e diferentes situações.[349]

Habitar não diz respeito unicamente ao morar, mas a habitar o mundo, se confundindo com a própria vida. Assim, o que chamo de clínica do habitar está interessada, especialmente, nos modos de habitar, na construção de modos singulares de habitar, que correspondem, por sua vez, aos modos como se constrói um *para-si* correlativo ao modo de estar no mundo, habitando o mundo, aos modos de vida.[350] Uma casa, tomada com imóvel, é apenas um ponto no meio do mundo de onde todo um exercício clínico do habitar pode começar e para onde o habitar retorna a cada dia, a cada noite... E dorme...

Tracei, não de forma exaustiva, essa linha genealógica em que a RT aparece entre os serviços substitutivos ao manicômio, vinculando-a às políticas de Estado. Entendo de cara a necessidade dessas políticas e de modo algum me contraponho a ela. Estamos lidando com uma política que tem a necessidade de ser extensiva, de regulamentar as práticas em escalas de grandezas municipais, estaduais e federais, e isso tem implicações de padronização a serem enfrentadas.

Não deixo de ser sensível também ao que acontece no dia a dia de uma RT, mesmo tomada na perspectiva que separar o habitar do tratar. Acredito e afirmo que por baixo de um endurecimento maior, a clínica do habitar se impõe como a grama que nasce nas rachaduras do cimento

---

[349] SOBREIRA & D'ALMEIDA, 2014, p. 19.

[350] Remeto ao item *vida nua, uma vida*.

operando seus efeitos. A esse respeito gostaria de render minhas homenagens, especialmente aos cuidadores que, talvez, longe das discussões mais técnicas, detenham o verdadeiro *know-how* dessa clínica.

Agora passemos para a segunda linha genealógica, a linha da caſa.

caſa na guerra

O cenário é a Inglaterra, durante a Segunda Guerra Mundial. O momento é o da guerra total: quando não se faz mais diferença entre combatente e não combatente, entre civil e militar. Todos os cidadãos, assim como todos os recursos dos países em guerra, são considerados parte do esforço de guerra. Busca-se a destruição completa de uma região ou um país, assim como da sua população. Hitler começou a usar essa estratégia para fazer a guerra chegar ao solo britânico. Aparentemente, queria fazer os ingleses sentirem na pele os efeitos da guerra, abalando a sua moral, e provocar uma pressão política interna que obrigasse Winston Churchill, primeiro-ministro britânico, a recuar e a assinar um acordo de paz. Mas todos sabem – ao menos deveriam saber – que não há paz onde se alastra o fascismo, sendo a destruição progressiva e generalizada a sua única paixão.[351]

A Grã-Bretanha, sendo uma ilha, está separada geograficamente do continente europeu pelo Mar do Norte. Como, desde o final do séc. XVII, a Marinha Real Britânica era a mais poderosa do mundo, só restava para os alemães a opção aérea. A então poderosa *Luftwaffe*, força aérea de Hitler, passou a despejar, noite após noite, toneladas de bombas incendiárias sobre Londres e outras importantes cidades, produzindo cenários de caoſe destruição. Churchill não recuou, pelo contrário, respondeu na mesma moeda, levando os efeitos destrutivos da guerra pela primeira vez ao solo alemão.

Diante dos ataques constantes ao seu território, o governo inglês criou um plano de evacuação das crianças e adolescentes para regiões mais afastadas das grandes cidades, onde ficariam mais protegidas dos bombardeios. Winnicott foi nomeado psiquiatra consultor do Plano de Evacuação Governamental. Crianças e adolescentes foram enviados para casas de outras famílias que as acolhiam nesse esforço de guerra. Porém,

---

[351] Ver em DELEUZE & GUATTARI (1996, p. 111-115) a diferença entre Estado totalitário e Estado fascista. "[...] no fascismo, o Estado é muito menos totalitário do que *suicidário*. Existe no fascismo um niilismo realizado. É que, diferentemente do Estado totalitário, que se esforça por colmatar todas as linhas de fuga possíveis, o fascismo se constrói sobre uma linha intensa, que ele transforma em linha de destruição e abolição puras" (DELEUZE & GUATTARI, 1996, p. 113).

para algumas dessas crianças, essa troca de casas não parecia ser possível. Para essas foram criadas casaʃassistidas. Winnicott, juntamente com Clare Winnicott[352], ficou assim responsável por "cinco 'lares' para crianças que eram perturbadas demais para serem colocadas em casas de famílias comuns"[353] como conta Clare Winnicott na introdução do livro *Privação e delinquência*[354]. Considero esses lares uma espécie de precursores da caʃa, de qualquer forma, uma habitação clínica.

Winnicott extraiu dessas experiências consequências teóricas e técnicas extremamente importantes para a sua obra, especialmente uma leitura própria da delinquência, e, a partir dessa leitura, modulou diversos aspectos da sua teoria do desenvolvimento psíquico na relação mãe-bebê. A mãe passou a ser entendida como ambiência e o espaço de onde emergem os próprios termos mãe-bebê passou a ser entendida com espaço transicional ou potencial. Reencontra-se aqui o espaço miraculoso do *entre,* o & conectivo extático, a epifania da ʃoleira, o primado do segundo e tantas outras figuras desse estranho espaço pelo qual já passamos, mas não é isso que abordarei agora. Por ora, ficarei com a sua explicação do delinquente, do inadaptado, como aquele que precisa de uma habitação clínica.[355] Delinquente, mais

---

[352] Assistente Social Psiquiátrica, futura psicanalista que, em 1951, se tornaria a segunda espoʃa de Winnicott. Nessa época, ainda solteira, seu nome era Clare Britton. Ver ROUDINESCO & PLON, 1998.

[353] CLARE WINNICOTT In: WINNICOTT, 2012, p. XIII.

[354] WINNICOTT, 2014. Em inglês o termo é *deprivation*. Não entendo o motivo pelo qual é costume traduzi-lo como *privação*, inclusive na edição que estou usando. Isso não seria um grande equívoco se privação não fosse também um conceito. Para afastar qualquer indício de confusão entre os conceitos, usarei o termo deprivação. Conceitualmente a privação diz respeito à situação em que a criança não chega a ter as provisões emocionais que necessita. Seria a explicação possível para algumas pʃicoses. Já deprivação é o caso em que a criança teve as provisões emocionais de maneira suficientemente boa, mas que deixou de tê-las de forma abrupta. Tem a ver com um abalo no desenvolvimento da capacidade de perder, gerando o que Winnicott chamou de *tendência antissocial*. Ver WINNICOTT, 1956.

[355] "Durante a Segunda Guerra, Winnicott foi nomeado psiquiatra consultor do Plano de Evacuação Governamental de uma área de recepção da Inglaterra e, segundo Clare Winnicott, que fazia parte de sua equipe como assistente social, o exercício dessa função teve um profundo efeito sobre ele. Winnicott teve que ver-se frente a frente, em larga escala e de modo concentrado, com o desfazimento dos lares, com a desintegração maciça da vida familiar e pôde observar os efeitos, nas crianças e nos adolescentes, da separação e da perda. À situação global acrescia o fato de que as crianças pelas quais Winnicott tornava-se responsável eram exatamente aquelas que, tendo já apresentado dificuldades em seus próprios lares, antes da guerra, requeriam providências especiais e não podiam ser instaladas, como estava previsto nos planos de evacuação, em lares comuns que as "adotariam". Winnicott constatou ainda que, para essas crianças, a guerra era não apenas secundária como chegava a ser benéfica: elas viam-se removidas de uma situação intolerável em seus próprios lares, para a qual não encontravam saída, e eram postas em uma nova situação, na qual poderiam, talvez, obter ajuda. Essa foi a experiência que propiciou a Winnicott material para a formulação de sua teoria sobre a delinquência e os distúrbios de caráter, manifestações clínicas englobadas no que ele designou *tendência anti-social*. Foi também a partir daí que alguns aspectos teóricos peculiares de uma ainda incipiente teoria do amadurecimento pessoal foram se delineando com maior clareza. Esses aspectos dizem respeito à importância do ambiente na etiologia dos transtornos psíquicos" (DIAS, 2002).

uma figura do *outro* que chega à caſa para ser acolhido, mais uma figura do estrangeiro, mais uma figura da loucura, mais uma figura do hóspede...

O delinquente, para ele, se explica pelo que chamou de tendência antissocial. A noção de tendência não permite colocar a tendência antissocial como mais uma categoria psicopatológica ao lado das outras. Enquanto tendência, ela pode estar presente em um pſicótico, em um autiſta, em neurótico, em um neuropata...; consolidada, essa tendência pode se tornar uma perversão; pode estar presente em um bebê, em uma criança, em um adolescente ou em um adulto. De certa forma, qualquer um pode apresentar essa tendência, desde o momento que sofra, de seu ponto de vista, um abalo demasiado insuportável na sua ambiência. Já o antissocial diz respeito a comportamentos que impelem o ambiente, que convocam exaustivamente a atenção dos outros, que atacam qualquer um que se prontifique a lhe prestar cuidados e assistência. O roubo e a mentira são, nas crianças, os comportamentos antissociais mais comuns, porém, são infinitas as maneiras de provocar o ambiente. Isso se daria por uma deprivação, ou seja, uma criança que chegou a possuir um ambiente suficientemente bom, mas que o perdeu por razões externas a si mesma. Da posição que está na relação, lhe é retirado injustamente, pelo próprio ambiente, aquilo que era a base da sua ambiência, fazendo com que ela exija do ambiente aquilo que lhe foi retirado. Seu comportamento antissocial é a sua esperança, ela ainda está lutando por aquilo que lhe é de direito e lhe foi roubado. Deixar de ter esses comportamentos é sucumbir na desesperança e na morte psíquica.[356] São muitos os motivos que podem causar uma deprivação, por exemplo, uma mãe que de repente deprime, retirando-se afetivamente da relação. No caso, o afeto que ligava mãe e bebê é seu de direito e lhe foi retirado pelo ambiente. Outro exemplo é o do leite que repentinamente seca, forçando a um desmame prematuro. No caso, o peito é da mãe, mas o leite é de direito da criança, pois ela é a razão que o faz jorrar.[357] Ser deprivada do leite pode ser um abalo existencial de tamanha proporção que faz com que a criança ataque o ambiente como quem luta pela sua vida.[358]

---

[356] Ver WINNICOTT, 1956, 2014.

[357] Ver DOLTO, 1992.

[358] Lembremos da apresentação feita de Lucas no **ENXERTO INCIDENTAL: *vamos tomar um sorvete?*** Lucas aparece também no item **caſa em deriva** como o morador que parecia não caber na caſa.

Winnicott percebeu que a evacuação das crianças e adolescentes, ou seja, a retirada repentina das suas casas e famílias provocava, em alguns, comportamentos antissociais, gerando assim essa tendência. Foi a partir desse momento que ele começou a elaborar o conceito de deprivação. Tal experiência levou Winnicott a considerar a evacuação uma tragédia do ponto de vista psíquico, apesar de reconhecer a sua necessidade em função da guerra.

> A evacuação tinha que ser feita. [...] Mas, para mim, a evacuação é uma história de tragédias; ou as crianças estão emocionalmente perturbadas, talvez além dos limites que permitem a sua recuperação, ou então as crianças sentem-se felizes e são os pais que sofrem, com a implicação de que não são necessários nem mesmo aos seus próprios filhos. Para mim, o único êxito que o plano pode reivindicar é o de fracassar.[359]

Quanto às técnicas de tratamento, Winnicott, no texto específico a propósito da tendência antissocial, faz uma rígida e estranha divisão. Fala que a tendência antissocial não se trata com psicanálise e sim com manejo do ambiente, reservando à psicanálise o trabalho com a interioridade subjetiva.[360] Acredito que essa divisão respondia, à época, a difíceis negociações e conflitos entre as instituições psicanalíticas inglesas, mas isso é outra história...[361]

Agora, é necessário adentrar um pouco mais nesses *lares da guerra*. A despeito do horror e da tragédia a eles ligados, são quatro os aspectos dessa experiência que ligam esses lares à linha genealógica da caSa. O primeiro diz respeito à origem de seus moradores; o segundo à experiência de moradia, ao menos em parte, daqueles que cuidam; o terceiro à formação profissional coincidindo com a criação da própria caSa, ou seja, passando pelo próprio habitar; o quarto, ao entendimento de que a clínica se dá no próprio habitar.

As crianças evacuadas partiam das suas casas de origem, mas umas iam para casas de outras famílias, enquanto outras iam para esses lares. O que

---

[359] WINNICOTT, 1941, p. 19.

[360] No item **paradoxos entre trabalhar e morar – habitar a ca Sa** pode-se ver como essa posição de Winnicott muda radicalmente no final de sua vida, atribuindo tal perspectiva ao começo de sua carreira.

[361] Ver ROUDINESCO & PLON, 1998, especialmente os verbetes sobre Winnicott, Klein e Anna Freud.

parece diferenciar os dois grupos é que o segundo, antes mesmo da guerra, já vivia conflitos intensos em suas casas de origem. Conta Clare Winnicott,

> [...] as crianças que passaram à responsabilidade de Winnicott eram aquelas que necessitavam de providências especiais porque não podiam ser instaladas em lares comuns. Em outras palavras, já estavam em dificuldades em seus próprios lares, antes da guerra. A guerra foi quase secundária para eles, quando não positivamente benéfica (e isso não foi raro), na medida em que as removeu de uma situação intolerável, colocando-as numa situação em que poderiam encontrar – e frequentemente encontravam – ajuda e alívio.[362]

É difícil saber a natureza das dificuldades que tais crianças se encontravam e se realmente o desalo(u)camento de suas casas de origem e o realo(u)camento seria a melhor opção. O imperativo da guerra não deixava muitas alternativas. Porém, fato é que essas crianças não puderam, como vimos na citação acima, *ser instaladas em lares comuns*. O conflito que viviam em suas casas de origem se tornaram conflitos com esses *lares comuns* e com os seus modos de habitá-los. Diz-se no cotidiano *criança sem modos*. Talvez sem modos possa significar não uma ausência de modos, mas sim que os seus modos de habitar a vida não se enquadram na casa burguesa e neurótica. A seu modo, estes padeciam da questão casa.[363]

O segundo aspecto consiste na experiência de ao menos parte daqueles que cuidam morarem também nesses lares. Pessoas que, como intervenção de cuidado, colocam-se como moradoras na mesma caSa. Trabalhar e morar passam a coincidir, o caso mais concreto em que a habitação clínica dá a ver a clínica do habitar. Para crianças que, por um motivo ou por outro, se chocam com os lares comuns, um novo comum enquanto lar. Comum agora não é mais tomado no sentido de normal, e sim no de comunidade, de convívio, de coabitação... Uma outra caSa, hospitaleira ao *outro,* uma caSa em que a loucura possa se modular do negativo para o positivo. Possa ser transalo(u)cada. Assim, desalo(u)car e realo(u)car pode significar justamente essa modulação através dessa nova caSa comum. Clare Winnicott, na passagem a seguir, deixa evidenciado que nesses lares era o próprio habitar que era clínico.

---

[362] CLARE WINNICOTT, 1983, p. XI-XII.

[363] Remeto aos itens **questão casa; a casa burguesa; a casa íntima; a casa neurótica**.

Percebi que minha primeira tarefa era tentar criar um método de trabalho para que todos nós, inclusive Winnicott, pudéssemos aproveitar ao máximo suas visitas semanais. Os membros da equipe que viviam nos "lares" recebiam o impacto pleno da confusão e desespero das crianças e dos problemas de comportamentos resultantes. Pediam para serem instruídas sobre *o que fazer* e frequentemente solicitavam, desesperados, ajuda sob a forma de instruções precisas. Levou tempo para aceitarmos o fato de que Winnicott não assumiria – e, de fato, não poderia assumir – esse papel, uma vez que não estava, como eles, permanentemente disponível e envolvido nas situações da vida cotidiana. Gradualmente, foi reconhecido que todos nós devíamos assumir a responsabilidade por fazer o melhor que pudéssemos com cada criança nas situações que surgiam no dia a dia. Depois, refletíamos sobre o que fora feito e discutíamos os casos com Winnicott, com a maior franqueza possível, quando ele nos visitava. Acabou sendo uma boa forma de trabalho, e a única possível naquelas circunstâncias.[364]

O que nos leva ao terceiro aspecto, que diz respeito à formação do trabalhador. Experiência necessariamente tateante, sem referências, que exigia que a formação daqueles que trabalhavam se desse mediante o próprio ato de habitar a caſa. Um trabalho sem modelos exigia a própria modulação de formas de trabalhar por meio do habitar e vice-versa. A habitação clínica formando o clínico na medida em que esse habita a própria clínica.

Quanto ao quarto aspecto, é aquele que destitui do clínico o poder sobre a clínica e reconhece no próprio habitar a clínica. Habitação clínica e clínica do habitar se espelham de tal forma que as intervenções são tomadas pela sua dimensão impessoal. Concluo assim essa experiência precursora da caſa com uma fala de Winnicott acerca da terapia, leia-se clínica do habitar, exercida nesses lares: "O primeiro fator essencial é conseguir que cada criança seja adequadamente alojada, e em muitos casos o alojamento adequado funciona por si só como terapia, desde que se dê tempo ao tempo".[365]

---

[364] CLARE WINNICOTT, 1983, p. XIII.

[365] WINNICOTT, 1948, p. 81.

ca ʃa Kingsley Hall

Se passarmos em revista a literatura do AT, encontraremos a experiência antipsiquiátrica, como um certo ponto de apoio para o surgimento do AT, especialmente no Brasil. Porém, tais referências enfatizam os experimentos antipsiquiátricos da vila 21 e das comunidades terapêuticas de um modo geral.[366]

Maxwell Jones foi o criador da noção de comunidade terapêutica e vinha desde a Segunda Guerra definindo e implementando suas estratégias nos hospitais Henderson e Singleton. Profundamente tocado por experiências psicoterápicas de grupo, introduziu nas práticas desses hospitais reuniões, assembleias, atividades grupais e laborativas, entre outros dispositivos de cunho sociocultural. A ideia era que a unidade de tratamento se tornasse ela mesma uma espécie de comunidade, tornando terapêutico a própria ambiência onde todos os participantes estariam ativamente envolvidos. Nas palavras do próprio autor:

> O tipo de sistema social resultante é denominado geralmente de comunidade terapêutica ou, em termos de processo social, terapia ambiental. Assinalei em outra parte que a distinção entre comunidade terapêutica e outros centros semelhantes de tratamento reside no modo como se capitalizam conscientemente no tratamento os recursos de instituição, de equipe, dos pacientes e de seus parentes. Isso implica, portanto, acima de tudo uma mudança no status comum dos pacientes e em muitos aspectos das atividades gerais da unidade. Isso em contraste notável com seu papel passivo, receptivo, característico do tratamento convencional.[367]

Já a vila 21 foi uma experiência empreendida por David Cooper, entre janeiro de 1962 e abril de 1966, em um hospital psiquiátrico com 2 mil leitos a noroeste de Londres. O relato de tal experiência está documentado em seu livro de 1967, intitulado *Psiquiatria e antipsiquiatria,* e consistiu na implementação de uma espécie de comunidade terapêutica neste hospital. Ela se tornou uma experiência importante por marcar uma ruptura tanto com a noção de comunidade terapêutica quanto com a instituição psiquiátrica de modo geral, dando ensejo a uma posição política mais revolucionária e menos reformista. A vila 21 acabou funcionando como um laboratório onde

---

[366] Ver HERMANN, 2012; METZGER, 2017; CHAUI-BERLINCK, 2012.

[367] JONES, 1972, p. 88-89.

algumas teses antipsiquiátricas se confirmaram, especialmente no que diz respeito às limitações de um progressismo psiquiátrico e institucional.

> O resultado é o estabelecimento dos limites da mudança institucional, e se constatou que esses limites são, de fato, muito estritamente traçados, mesmo num hospital psiquiátrico progressista. A conclusão é que, se semelhante unidade deve continuar se desenvolvendo precisa ter lugar fora dos confins da instituição mais ampla, a qual foi impelida, fisicamente, para fora da comunidade, da matriz dos mundos familiais, onde surgem seus verdadeiros problemas e onde jazem as respostas a estes. De modo específico, os funcionários que trabalham na unidade precisam ser liberados do sistema de dominação por categorização, hierarquizado e paternalista. A unidade deve, em última instância, se tornar um lugar que as pessoas escolhem para vir a fim de fugir, com orientação autêntica, do processo inexorável de invalidação, que as tritura lá "fora". É isso que ela deve se tornar, ao invés de um lugar por meio do qual "os outros" tortuosamente se livram de sua própria violência escassamente percebida, mediante um sacrifício humano, com certificado médico, aos deuses de uma sociedade, que parece determinada a naufragar e afundar na lama de suas ilusões.[368]

E, conclui Cooper, lançando as práticas antipsiquiátricas para além dos muros do hospital, para o seio das próprias comunidades:

> Tivemos muitos devaneios acerca da comunidade psiquiátrica ideal, ou melhor, antipsiquiátrica, porém creio que possuímos agora, através de um processo de desmistificação, suficientemente delineada a natureza verdadeira da loucura psiquiátrica e suficientemente elaboradas as nossas necessidades práticas para que possamos dar um passo à frente. [...] E um passo à frente significa, em definitivo, um passo para fora do hospital de doenças mentais e para dentro da comunidade.[369]

Esse passo para fora do manicômio e para dentro da comunidade será dado em Kingsley Hall, um *espaço privilegiado*, o *local*, o *lugar*[370]. O

---

[368] COOPER, 1967, p. 133.

[369] COOPER, 1967, p. 134.

[370] Destaco a problemática do *lugar* para pensar as estratégias de luta antipsiquiátrica desenvolvidas a partir da experiência de Kingsley Hall. Nesse sentido, Foucault, no resumo do seu curso de 1973-1974, intitulado *O poder psiquiátrico*, diferencia despsiquiatrização de antipsiquiatria, sendo a primeira a tentativa de inverter as relações de saber a favor do louco de modo que lhe restitua a verdade acerca da sua loucura, e a segunda a diversidade de estratégias de luta que têm como alvo a instituição, entendida como lugar de distribuição das relações do poder psiquiátrico. Na lista de estratégias que Foucault elenca, se encontram, entre outras, as experiências do Gorizia, trabalhada no item **serviços residenciais terapêuticos e psiquiatria democrática**

livro *Viagem através da loucura*, escrito a quatro mãos por Mary Barnes & Joseph Berke, é um dos mais vívidos relatos de uma experimentação radical com a loucura fora do meio hospitalar, em que as ideias de casa, de viver com, de habitar, de acompanhar, ganham outro estatuto.[371]

> Eventualmente, durante o outono, um de nós saía com Ronnie[372] para dar uma olhada numa ou noutra casa, que com certeza, era "a" casa que procurávamos para a nova comunidade. Mas demorou ainda um ano para ela ser encontrada. Então, Kingsley Hall foi o seu nome. [...] Em meados de setembro, e pouco antes, tive de voltar aos Estados Unidos, a fim de concluir meu curso de medicina. Encontrei Mary Barnes pela primeira vez. Depois do encontro, nunca sonhei que dentro de dois anos o resultado final da relação de Mary com Ronnie, e a minha própria, iria levar-nos ambos a viver em Kingsley Hall, o lugar onde eu a ajudaria a atravessar uma profunda experiência emocional de morte-renascimento.[373]

Encontra-se com efeito um *lugar* longe dos manicômios, onde pudesse funcionar essa ca$a, essa espécie de comunidade alternativa, capaz de suportar as experimentações de uma loucura longe das repressões que impedem o seu livre curso, onde pudesse acontecer um mergulho de morte e renascimento até confins de si mesmo, da humanidade e, quiçá, do universo. E esse *lugar* é um prédio, Kingsley Hall é o nome desse prédio, e que nome...

---

italiana, da vila 21 e de Kingsley Hall, enfatizando, a respeito dessa última, a especificidade da construção de um *lugar privilegiado* que faz frente ao lugar da instituição. Nas palavras de Foucault: "Ora, é à instituição, como lugar, forma de distribuição e mecanismo dessas relações de poder, que a antipsiquiatria se opõe. [...] Parece-me que seria possível situar as diferentes formas de antipsiquiatria de acordo com sua estratégia em relação a estes jogos do poder institucional: escapar delas na forma de um contrato dual e livremente consentido por ambas as partes (Szasz); construção de um *espaço privilegiado* em que elas devem ser suspensas ou expulsas, se vierem a se reconstituir (Kingsley Hall); identificá-las uma a uma e destruí-las progressivamente no interior de uma instituição de tipo clássico (Cooper, no pavilhão 21); conectá-las às outras relações de poder que já puderam determinar, no exterior do asilo, a segregação de um indivíduo como doente mental (Gorizia). As relações de poder constituíam o *a priori* da prática psiquiátrica: elas condicionavam o funcionamento da instituição asilar, distribuíam as relações entre os indivíduos, regiam as formas de intervenção médica. A inversão própria da antipsiquiatria consiste em colocá-las, ao contrário, no centro do campo problemático e a questioná-las de maneira primordial" (FOUCAULT, 2006, p. 451-452; FOUCAULT, 1997, p. 55).

[371] Destaco a profunda influência da experiência de Kingsley Hall na construção da ca$a. Nesse sentido, ainda guardo vividamente, sobre esse livro, uma memória de 1997, quando fui passar a minha primeira noite acompanhando um paciente. Este tivera alta naquele dia, todavia suas condições não permitiam que ficasse sozinho. Nessa primeira noite ao lado de um acompanhado, não consegui dormir, em parte pela tensão de iniciante, em parte por estar totalmente absorvido pela leitura desse livro. O livro ressoava e ampliava o que eu estava vivendo de tal modo que deixou uma marca indelével em minha experiência clínica.

[372] Ronald Donald Laing.

[373] BERKE In: BARNES & BERKE, 1983, p. 107-108.

Kingsley Hall, com todo esse estofo de experimentações desde a sua fundação, é, então, o prédio que iria sustentar e acolher a mais desconcertante das viagens, a viagem através da loucura. Metanoia é o nome dado a essa viagem pelos confins do transcendental[374], entendido como o self, a humanidade, a cultura, o universo. Uma viagem curativa de morte e de renascimento, de ida e de volta, ou, como é mais comum na linguagem antipsiquiátrica, de descida e de subida. O movimento da loucura seria, nele mesmo, uma viagem, um mergulho que não passa de uma tentativa normal e saudável de renovação profunda do self e do mundo em geral. Através de um eu interior, que retorna das profundezas de um *outro mundo*, banhado nas origens arquetípicas e cósmicas da humanidade, portanto, através de um eu interior fortalecido, de um si mesmo mais autêntico, de um self mais verdadeiro, seria a própria cultura, conforme os preceitos contra culturais, curada de seus adoecimentos.

Por isso, Ronnie, seus amigos e colegas queriam muito conseguir uma casa na qual pudessem viver e, pessoalmente, fornecer um sistema eficiente de apoio básico para uma ou duas

---

[374] Remeto ao item *sair da casinha – sintomatologia transcendental*, em que é desenvolvida a noção de metanoia ligada ao problema do transcendental.

ENXERTO INCIDENTAL: *o que dizem as paredes de um prédio*

Kingsley Hall está localizada no bairro de East End, um subúrbio de Londres, e foi construída pelas irmãs e educadoras Doris Lester e Muriel Lester com a herança deixada por seu irmão Kingsley Lester em 1914, com a finalidade de se tornar um centro comunitário que pudesse levar educação, lazer e assistência à região. Tal mandato fez de Kingsley Hall um palco importante para diversos acontecimentos políticos e históricos.

As duas irmãs, em 1912, já haviam iniciado

[...] uma escola infantil nos números 58 e 60 de Bruce Road. As crianças eram alimentadas, vestidas e cuidadas por um xelim (cinco pence por dia). Quando as mães não podiam pagar as taxas, os filhos eram patrocinados por uma rede de apoiadores mais ricos. O serviço foi logo expandido para incluir atividades para grupos de idosos com o objetivo de proporcionar o desenvolvimento de toda a pessoa – a mente, o corpo e o espírito – em um ambiente que reunia as pessoas inde-

pessoas em "viagem" psicótica. Desse modo, esperavam aprender alguma coisa sobre a totalidade da experiência psicótica, e não apenas sobre a fase de desintegração. Também queriam ver se a psicose era o recurso de que nossa cultura dispõe para uma renovação arquetípica do eu interior. Os cerimoniais de muitas culturas, de maneira alguma primitivas, forneciam provas substanciais de que tal ponto de vista era correto.[375]

No entanto, o mundo adoecido, a cultura reprimida e repressora, projeta o seu adoecimento nos que partem para a viagem de cura, atribuindo aos mesmos a pecha de esquizofrênicos, de doentes e, com isso, impedindo e interrompendo o mergulho, deixando-os perdidos no meio do caminho, sem acharem mais o caminho nem de ida, nem de volta. Essa interdição do processo natural da Metanoia se dá, sobretudo, por meio da psiquiatria, que, junto a todo o seu aparato de hospitais, medicamentos, diagnósticos etc., teria assim a incumbência social de reprimir esses mergulhos, mas a antipsiquiatria, por sua vez, teria a incumbência contracultural de criar condições para tais. Condições essas que passam pelo *lugar*.

Talvez nenhuma época na história da humanidade tenha a tal

pendentemente de classe, raça e religião.[1]

Com a herança deixada pelo irmão, Doris e Muriel Lester, em 1915, compraram uma velha capela e reformaram-na com a ajuda dos moradores da região. Nesse endereço – poucas quadras da escola – foi criado o centro comunitário, que ganhou o nome Kingsley Hall, em homenagem ao irmão falecido.

Era uma "casa do povo", onde amigos e vizinhos, operários, operárias e filhos de Bow[2] se reuniam para "adoração, estudo, diversão e amizade". O local passou a ser conhecido como Kingsley Hall, e funcionava uma creche, além de eventos sociais, shows e escola de adultos. Futebol, cultos de domingo e esquemas de férias de verão também foram iniciados.[3]

Nas carteirinhas de membros podia-se ler o seguinte escrito: "um lugar de comunhão no qual as pessoas podem se encontrar para relações sociais, educacionais e recreativas sem barreiras de classe, cor ou credo".[4] Durante a Primeira Guerra, as irmãs Lester se mantiveram pacifistas, período em que funcionou em Kingsley Hall uma cozinha comunitária, assim como abrigo para os

---

[1] HALL, 2023, sem página.

[2] Uma Área de East End.

[3] HALL, 2023, sem página.

[4] HALL, 2023, sem página.

[375] BERKE In: BARNES & BERKE, 1983, p. 107.

ponto perdido contato com esse processo curativo natural, que envolve algumas das pessoas a quem chamamos esquizofrênicas. Nenhuma época a desvalorizou de tal modo, nenhuma lhe impôs tais proibições e obstáculos. Em vez do manicômio, uma espécie de fábrica para o conserto de panes humanas, precisamos de *um local* onde as pessoas que viajaram mais longe e, por conseguinte, talvez estejam mais perdidas que os psiquiatras e outras pessoas sadias, encontrem seu caminho mais profundamente no espaço e no tempo interiores e possam regressar. Em vez do cerimonial degradante do exame psiquiátrico, diagnóstico e prognóstico precisamos, para aqueles que se encontrem preparados para tal (em terminologia psiquiátrica aqueles que estão a ponto de sofrer um colapso nervoso), um cerimonial de iniciação, através do qual ela será guiada com pleno encorajamento e sanção social, no espaço e no tempo interiores, por pessoas que ali estiveram e regressaram. Do ponto de vista da psiquiatria, seria como se os ex-pacientes estivessem ajudando aos futuros pacientes a enlouquecerem.[376]

É necessário abrir um espaço no mundo, criar um *local* onde a viagem possa acontecer protegida dos adoecimentos da cultura, de preferência habitado por outros que, de

chamados Air Raid Wardens[5]. Ao final da guerra, as duas irmãs se uniram a uma "marcha à Câmara do Comuns exigindo que o leite fosse enviado para a Alemanha, onde as pessoas estavam morrendo de fome. Uma criança alemã foi adotada pelos membros do Kingsley Hall, que pagaram para ela ficar com uma família local por dois anos".[6]

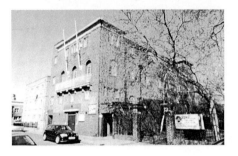

---

[5] Durante os ataques aéreos empreendidos por bombardeiros Zeppelins, os Air Raid Wardens formavam uma brigada de guardas que garantia a efetividade do blecaute (uso de pesadas cortinas e venezianas em todas as janelas para evitar que a luz dos imóveis servissem de marcadores para os ataques inimigos), que tocava as sirenes de ataque aéreo e guiava as pessoas com segurança para abrigos antiaéreos públicos, que fornecia e verificava as máscaras de gás. Sendo uma brigada especializada em descontaminação por gás, evacuava áreas em torno de bombas não detonadas, resgatava pessoas sempre que possível de propriedades danificadas pelos ataques, localizava acomodações temporárias para aqueles que tinham suas casas bombardeadas, prestava os primeiros socorros e fornecia relatos ao centro de controle sobre incidentes, incêndios etc. Frequentemente, quando as linhas telefônicas eram danificadas pelos bombardeios, os escoteiros ou membros da Brigada de Meninos com idade entre 14 e 18 anos cumpriam o papel de mensageiros ou corredores, recebiam mensagens verbais ou escritas de guardas antiaéreos e as entregavam ao posto do setor ou ao centro de controle. Os Air Raid Wardens eram também uma espécie de brigada de incêndio. Foram os precursores do conceito de Defesa Civil.

[6] HALL, 2023, sem página.

---

[376] LANG, 1974a, p. 95.

alguma forma, já fizeram a viagem e, por isso mesmo, estão mais habilitados para acompanhá-la. Essa ca Sa, esse *local*, esse ambiente, precisa ser, ao mesmo tempo, poroso e firme. Poroso, pois precisa estar aberto para que a viagem aconteça, mas também firme, pois a viagem, que se dará por outras dimensões do espaço e do tempo, o que Laing chama de espaço e tempo interiores, tem o potencial de dissolução dos espaços e tempos organizados desse mundo. Mas vamos à viagem em si. Laing é sistemático e enumera o que compõe as duas etapas da viagem, sua descida e sua subida:

> O que ocorre, então, é uma viagem:
>
> I de fora para dentro;
> II da vida para uma espécie de morte;
> III do progresso para um regresso;
> IV do movimento temporal para a imobilidade temporal;
> V do tempo mundano para o tempo eônico;
> VI do ego para o *self*;
> VII do lado de fora (pós--nascimento) de volta ao seio de todas as coisas (pré-nascimento.
>
> E, então, subsequentemente, uma viagem de regresso
>
> 1 do interior para o exterior;
> 2 da morte para a vida;

As irmãs Lester mantiveram ainda estreita ligação com as Suffragettes, fazendo campanha pelo voto das mulheres mesmo sob forte ameaça. Em 1923 construíram, como parte de Kingsley Hall, a Casa das Crianças, uma creche que trazia como pedras fundamentais os seguintes ideais: Visão, Natureza, Ritmo e Música, Beleza, Saúde, Educação, Maternidade, Internacionalismo e Companheirismo. Em 1926, durante uma greve geral, Kingsley Hall serviu ainda de refeitório e abrigo para os trabalhadores. Tal experiência exigiu acomodações maiores, foi assim que surgiu um novo prédio para Kingsley Hall, construído em Powis Road com fundos de pessoas da região e doações de algumas pessoas ricas. Em 14 de julho de 1927, foi feita uma cerimônia de colocação de tijolos onde cada doador assentava um tijolo representando um dos seguintes ideais: Música, Cidadania, Drama, Educação, Céu Aberto, Cidade, Arquitetura, Arte, Clube das Mulheres, Política, Serviço, Subúrbio, Comércio, Irmandade Mundial, Amizade, Literatura, Kingsley Hall Clube entre outras. Em 15 de setembro de 1928, o edifício foi inaugurado, tendo unidades residenciais, clube, sala de jantar, cozinha, escritório e espaço de culto.

3 do movimento retroativo para o movimento novamente progressivo;
4 da imortalidade de volta à mortalidade;
5 da eternidade de volta ao tempo;
6 do *self* para um novo ego;
7 de uma fetalização cósmica para um renascimento existencial.[377]

Essas etapas podem ser encontradas, de alguma forma interrompidas, naqueles que são chamados de esquizofrênicos, mas são necessárias, em maior ou menor grau, para todos que têm necessidade de uma sociedade livre de seus adoecimentos. Assim, Laing menciona uma possível tradução desse rol (de etapas para própria linguagem psiquiátrica, entretanto, se furta de fazê-la.

> Deixarei o caso com aqueles que desejam traduzir os elementos acima deste processo perfeitamente natural e necessário para a linguagem da psicopatologia e da psiquiatria clínica. O processo pode ser necessário a todos nós, numa forma ou noutra, e poderia ter uma função central numa sociedade verdadeiramente sadia.[378]

Kingsley Hall será, assim, o *lugar* onde essas viagens terão garantidas as suas condições e com

Em 1931, Kingsley Hall hospedou, durante 12 semanas, Mahatma Gandhi. Este havia ido à Inglaterra para uma série de palestras a propósito do futuro da Índia. Segundo relato de Lylie Valentine,

> Muriel nos disse que Mahatma Gandhi (em cujo ashram ela havia ficado na Índia) viria para a Mesa Redonda. Ele se recusou a ficar em um hotel, mas viria se pudesse viver com a classe trabalhadora, então ele deveria ficar em Kingsley Hall... quando ele chegou, acho que todas as pessoas em East London esperaram do lado de fora para vê-lo... além de fazer o trabalho dele com o governo, ele passava muito tempo conosco. Ele visitou a Escola Infantil e todas as crianças o chamavam de Tio Gandhi. Todas as manhãs, às seis horas, após suas orações, ele passeava ao longo do canal, conversando com operários no caminho... Havia

---

[377] LANG, 1974a, p. 95-96.
[378] LANG, 1974a, p. 96.

isso se torna o mais radical protótipo, de uma cultura livre da psiquiatria. Uma espécie de sociedade alternativa que gira em torno das viagens esquizofrênicas. Segundo Roudinesco:

> Em pouco tempo, Kingsley Hall torna-se o símbolo de uma verdadeira revolução antipsiquiátrica. Além de hospedaria, a casa é um local de passagem onde se realizam diferentes seminários. Ali se praticam a tecelagem, a ioga e as danças indianas. Ali se encenam peças teatrais e se projetam filmes. Os visitantes afluem muito depressa de todos os países e aprendem a partilhar a vida da comunidade: iniciam-se, ao mesmo tempo, na viagem dos esquizofrênicos.[379]

Todavia, para além das formulações teóricas do que é uma viagem esquizofrênica, e da experimentação contracultural que Kingsley Hall propiciou, há a necessidade de colocarmos em análise a ordem prática do que lá acontecia. Assim, passamos ao relato que Mary Barnes fez das suas descidas e subidas e de Joseph Berke, que a acompanhou nessa viagem através da loucura. Mary Barnes, que há mais de dez anos tinha crises intensas, já havia passado por internações em hospitais psiquiátricos, mas buscava uma nova experiência em que pudesse ir

algo nele que sempre vive com as pessoas.[7]

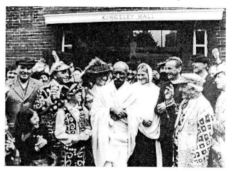

Sua estadia em Kingsley Hall e sua impertinência em não sair de East London obrigou uma série de personagens importantes a irem até o subúrbio para poder encontrá-lo. Desde Charlie Chaplin até políticos importantes, passando por arcebispos e outras personalidades. No Jardim de Kingsley Hall, Gandhi deixou uma árvore plantada. Posteriormente, em 1980, para as filmagens sobre a vida de Gandhi, o prédio recebeu uma grande reforma que deu a ele uma nova vida.

Muitas outras histórias de luta política e de movimentos sociais cercam Kingsley Hall, todavia, seria a experiência antipsiquiátrica a mais desconcertante...[8]

---

[7] HALL, 2023, sem página.
[8] As três imagens que aparecem nesse enxerto foram reproduzidas a partir das seguintes fontes: a primeira e a terceira do site https://compassionatementalhealth.co.uk/venue-kingsley-hall; a segunda do livro *The residents*, HARRIS, 2012;

---

[379] ROUDINESCO, 1988, p. 527.

mais fundo em sua loucura, de tal forma que seu mergulho produzisse uma real renovação de si mesma. Mary Barnes relata sua chegada ao *lugar* onde a sua viagem seria possível:

> Em 1953, quando estava há um ano no Saint Bernard Mental Hospital, fui colocada numa cela acolchoada. Sentia-me tão mal que fiquei deitada sem me mexer ou comer, nem urinar ou defecar. Não me deixaram morrer, alimentaram-me através de um tubo. Queria que tomassem conta de mim. Eu não sabia então, mas só agora, que estava tentando voltar para dentro de minha mãe, nascer outra vez, crescer de novo, direito, livre de toda confusão. [...] O Dr. Theodor A. Werner, um analista, tirou-me do St. Bernard. Aquele não era o lugar para eu ir ao fundo e subir novamente. O Dr. R. D. Laing, Ronnie, arranjou o lugar para isso. Ele me disse, quando conseguiu o lugar, que era onde Gandhi ficava, quando estava em Londres. [...] Fiz uma pesquisa sobre Gandhi na biblioteca e fui até onde calculei que fosse o lugar. Começava a primavera de 1965. Quando cheguei perto do local, estava escuro e chovia, e ouvi um grupo de meninos gritando. Estava com medo, desolada e perdida. Não sabia que estava quase chegando, e voltei. [...] Fui outra vez, de dia, e então vi a placa azul dizendo que Gandhi morara ali. Eu descobrira o "lugar". [...] Acima da porta estava escrito: "Kingsley Hall".[380]

Nesse *lugar*, Mary fez muitas descidas e subidas, mas, segundo Berke, a descida mais profunda se deu logo no início, de modo que as descidas subsequentes foram progressivamente menos profundas, como se a sua cura fosse se dando em camadas que iam do mais profundo ao menos profundo. Berke fala que essa primeira descida de Mary foi a que durou mais tempo e a que ameaçou a sua vida mais gravemente, chegando à soleira entre a vida e a morte. Limiar esse que deixa revelar algo acerca da própria vida em sua crueza[381], o ponto de loucura no qual ela não se distingue de uma estranha lucidez.

> Quando me mudei para Kingsley Hall, em setembro de 1965, Mary estava refestelada no quarto em frente à cozinha. Ficava deitada nua, coberta por um lençol, num estado crepuscular (acordada, dormindo, sonhando, tudo de uma só vez), sobre um colchão. Fiquei horrorizado de ver como ela estava magra, quase como um daqueles cadáveres meio vivos que o Exército libertou de Auschwitz depois da guerra. Eu disse "olá", ela

---

[380] BARNES In: BARNES & BERKE, 1983, p. 15-16.

[381] Remeto ao item *vida nua, uma vida*.

> abriu os olhos, imediatamente me reconheceu e sussurrou um cumprimento. Isso me surpreendeu. Não pensava que uma pessoa em seu estado pudesse ser tão lúcida.[382]

Nessa passagem, é importante destacar dois aspectos: a mudança de Berke para Kingsley Hall, tornando-se, dessa forma, um morador e o processo de descida de Mary até as Soleiras da vida.

O primeiro aspecto é a experiência de moradia que então se revela. Há de se morar nessa caSa, nesse *lugar*, onde a viagem através da loucura se dará. Não só aquele que empreende a viagem, mas também aquele que, na viagem, a acompanha. Não basta *Um* para que a viagem se faça, nem mesmo dois são suficientes, se o segundo for um outro *Um*. Para que a viagem atinja o transcendental, a Soleira de renascimento entre a vida e a morte, há de serem muitos, multiplicidades. Um e *outro* precisam perder a sua unidade na viagem que vai para além do ego. Dissolução do ego, n-1, devir-*outro*. E o espaço é como a base da viagem, o onde da viagem. Mas seria, sobretudo, um espaço vazio, improdutivo, se ele não fosse povoado de distâncias positivas e indecomponíveis, de intensidades, de afetos diferenciais, de objetos parciais... O espaço assim concebido é aquilo que estou nomeando, junto a Deleuze, de Spatium. É necessário que o Spatium seja uma morada, que seja caSa, que seja habitado. Só assim as quantidades intensivas livres podem se juntar, se reunir, se religar, se caSa, se qualificar. Devir-lugar do espaço. Há como um primeiro processo de descida, que é uma desorganização do corpo, uma dessubjetivação do sujeito. E aí entra o segundo aspecto que queria destacar: Mary Barnes se tornara, ao menos aos olhos daquele que a acompanhava, um daqueles mortos-vivos de Auschwitz. Devir-*muçulmano* de Mary[383]. Mary é despedaçada no

---

[382] BERKE In: BARNES & BERKE, 1983, p. 271.

[383] Remeto aos itens **Fora da casinha** – *sintomatologia do corpo-espaço*; **Dentro da casinha** – *sintomatologia das situações extremas*; *vida nua, uma vida*. É de se notar como se dão as ressonâncias entre certos estados emocionais ligados à loucura e às experiências extremas nos campos de concentração, mesmo em um dispositivo que, a princípio, tem sua razão de ser, no enfrentamento das situações de extremo confinamento. Vai, nesse sentido, o relato de Francis Gillet acerca do uso de DMT (N-dimetiltriptamina - uma substância que ocorre naturalmente em várias plantas, a mais conhecida provavelmente sendo a ayahuasca) ocorrido em Kingsley Hall: "Um grupo de nós no Hall estava interessado em experimentá-lo. Assim que eles injetaram, desabamos na cama; não conseguíamos ficar em pé. Estávamos em um quarto pequeno. Eu tive uma visão de mim mesmo como um judeu morto sendo empurrado para uma vala comum em Auschwitz. Foi uma experiência intensamente forte. Era o fim da vida, o fim da existência. Eu me senti muito morto naquele momento. [...] Tomei uma vez e mudou minha vida para sempre. Apenas uma vez realmente abalou minha mente, e nunca mais pensei da mesma forma sobre qualquer coisa" (HALL, 2012, sem página). Esse relato levanta uma outra importante questão que, no entanto, só irei mencionar: a relação da viagem da loucura e as drogas psicodélicas. É nesse mesmo contexto contracultural que o uso da droga alucinógena ganhou sentido clínico-político. A propósito do sentido de como a droga alterou os modos de percepção

meio da caⵚa. Melhor, Mary é despedaçada diante da cozinha da caⵚa. E o despedaçamento é também do lugar. Mary não se desfaz se a própria caⵚa não se desfizer. Mary é homóloga à caⵚa. É o que, de alguma forma, Berke aponta ao descrever os ambientes da caⵚa, especialmente a cozinha.

> Essa cozinha era o coração da comunidade, bem como o centro de convivência. Uma rápida olhada, ou cheirada, no aposento, imediatamente colocaria a pessoa em contato com o pulso emocional da comunidade. Se estivesse limpo, ou recém-pintado, as garrafas de leite colocadas embaixo, o lixo removido, e a comida empilhada até em cima na despensa, então as coisas estavam indo bem. Se garrafas de leite vazias deslizassem num canto com leite derramado, ou a lata de lixo estivesse transbordando, ou as paredes parecessem uma abstração de Jackson Pollock, mas com gema de ovo no lugar da tinta, e se a despensa estivesse vazia, então as coisas não iam lá muito bem. [...] Durante os cinco anos em que Mary Barnes viveu em Kingsley Hall, ela deu um jeito, pessoalmente, de ocupar dois dos quartos do apartamento, uma ou duas das celas, três dos quatro primeiros quartos térreos, a sala de meditação, a capela e também o porão, aonde se chegava descendo pela passagem dos fundos. Os outros cômodos tendiam a ser ocupados por suas pinturas. Vejam só, não era habitual para ela viver em mais de um lugar ao mesmo tempo.[384]

A caⵚa, a ambiência, o *lugar* se desfaz tal qual Mary que se espalha em pedaços por todos os cantos. E aí reside algo que um dispositivo residencial evidencia. Tal qual o *lugar* se fragmenta, se desarticula, junto com os processos de dessubjetivação, junto às crises, o inverso também é verdadeiro. A desarticulação material do ambiente também pode gerar a desarticulação subjetiva. Na verdade, trata-se de uma desarticulação, só que funciona tanto no registro material da caⵚa, no registro coletivo da convivência quanto no registro individual de um sujeito. E é essa percepção que possibilita também uma múltipla entrada para intervenções. Por exemplo, às vezes o acolhimento da crise de um morador pode passar pelo movimento de limpeza da sala ou pelo conserto de uma descarga que está vazando, mesmo se quem está em crise não participa diretamente da limpeza ou do reparo da descarga. Às vezes, uma saída com um outro

---

da realidade no mundo, produzindo uma micro percepção ou percepção molecular, ver DELEUZE & GUATTARI, 1997a, p. 76-81; RODRIGUES, 2016.

[384] BERKE In: BARNES & BERKE, 1983, p. 270-271.

morador é o que vai produzir um acolhimento. Às vezes pode ser uma intervenção direta com o sujeito que produzirá uma arrumação da sala ou a reparação da descarga[385]. Nessa ordem de intervenções rizomáticas, nunca se sabe ao certo o que será ativado nos diversos registros, a arrumação da sala por um pode acolher outro que não está bem e, ao mesmo tempo, mobilizar outro para ir à rua enquanto um outro se fecha no quarto. A caSa é sempre um grande rizoma de afetos circulantes.

Assim, aquele que acompanha a viagem, só a acompanha na medida em que embarca, de alguma forma, na dissolução que a própria viagem propõe. Nesse sentido, é oportuno apresentar um dos momentos mais difíceis, relatados por Berke enquanto acompanhante de Mary. O episódio dramático de Mary com a sua própria merda, pois esse elemento, a merda, faz certamente parte, de inúmeras formas, do dia a dia de quem trabalha em um dispositivo residencial. Vamos ao relato de Berke:

> Um dia, Mary me submeteu ao teste final de meu amor por ela. Cobriu-se toda de merda e esperou para ver qual seria minha reação. Seu relato do incidente diverte-me, devido à sua confiança cega de que sua merda não podia desconcertar-me. Garanto a vocês que o contrário aconteceu. [...] Quando eu, sem suspeitar de nada, entrei no salão de jogos e fui abordado por Mary Barnes cheirando a podre, com a aparência muito pior do que a do monstro da lagoa Negra, fiquei aterrorizado e nauseado. Minha primeira reação foi escapar, e caminhei para longe o mais rápido que pude. Felizmente, ela não tentou seguir-me. Eu a teria surrado com o cinto. [...] Lembro-me muito bem de meus primeiros pensamentos: "Isto é demais, dá para derrubar. Daqui para a frente, ela que vá para o inferno, que tome conta de si mesma. Não quero mais saber dela". [...] Já a meio do caminho, quando descia as escadas da frente, quase saindo da casa, senti uma leve mudança de estado de espírito: "Pare um minuto. Por que está tão agitado? É apenas merda. Que há de errado com a merda? [...] Não é nada diferente do material que ela usava em suas primeiras pinturas na parede. Tocar a merda dela não vai matar você. Vai, sim. Não, não vai. Pare de misturar a merda dela com a sua. A merda dela é apenas merda. Não vai lhe arrancar nenhum pedaço voltar e ajudá-la a se limpar, e, se você não fizer isso, nunca mais vai ter nada a ver com ela. É isso que quer?"

---

[385] Remeto ao item ***ENXERTO INCIDENTAL: a arte de percorrer e habitar*** khôra.

[...] O último ponto foi o argumento decisivo. Eu gostava de Mary e não queria desistir de meu relacionamento com ela. Sabia que se não voltasse e encarasse aquela pobre e infeliz criatura coberta de merda eu nunca mais poderia encará-la ou a qualquer outra pessoa como ela, novamente. [...] Não foi fácil. Praticamente, tive de me empurrar pelas escadas acima, outra vez. Mary ainda estava no salão de jogos, com a cabeça curvada, soluçando. Murmurei algo como: "Ora, ora, está tudo bem. Vamos subir e arranjar um bom banho quente para você". [...] Levei pelo menos uma hora para deixar Mary limpa. Ela estava uma sujeira só. Havia merda por toda parte, no cabelo, debaixo dos braços, entre os dedos dos pés. Tive visões da personagem principal de um filme de terror bem antigo, *O fantasma da múmia*, quando a (ou o?) múmia ergue-se de um pântano. [...] Não se pode negar isso a Mary. Ela é extraordinariamente capaz de conjurar o pesadelo favorito de qualquer um, e encarná-lo para a pessoa. Até aquele dia, entretanto, ela não obtivera sucesso comigo. Quando obteve, foi estrondoso. [...] Durante o banho, eu lhe falei, em tom de brincadeira, a respeito de todos os monstros que ela me lembrava. Com alguma hesitação e, depois, com risadas sinceras, ela aderiu às minhas repulsivas reminiscências. Enquanto isso acontecia, a parte "racional" de minha mente teve uma iluminação. "Mary só estava tentando exercitar/exorcizar sua perturbação. A merda é sua raiva, sua ruindade. Mas é também ela própria, uma parte importante dela própria. Como pode amar a si mesma, se não pode amar sua merda? Se não pode amar sua merda, 'Joe' poderá? Quem é 'Joe'? 'Joe' é sua própria bondade, que ela projetou em mim, misturada comigo, aumentada pela minha bondade e depois introjetada, de volta, nela mesma. 'Joe' é o julgamento final. [...] Ela deve ter ficado muito assustada temendo que 'Joe' se assustasse com sua merda. Se 'Joe' se assustasse, ela sentiria que, absolutamente, não podia ser amada. O fato de eu ter ficado com ela significava que 'Joe' não ficou assustado, e ela ainda podia amar a si mesma, não importa a dose de 'ruindade' dentro dela". [...] Naquela noite, Mary foi para a cama limpa, bem alimentada (leite quente com mel) e razoavelmente satisfeita, por ainda haver alguma bondade no mundo. Fui para a cama exausto.[386]

---

[386] BERKE In: BARNES & BERKE,1983, p. 308-310.

Desde Freud, sabe-se que representantes da merda, enquanto objeto da sexualidade anal, reaparecem na clínica com neuróticos, especialmente como avatar das construções egoicas, mediante os sentimentos sociais de nojo, vergonha e culpa.[387] Todavia, uma clínica das psicoses, sobretudo nos dispositivos residenciais, em que estão em jogo graus diversos de dissolução do ego, para falar como os antipsiquiatras, quando não situações em que um ego nem chegou a se constituir, certamente exigem um manejo da merda não só por meio dos seus representantes, mas também da merda propriamente dita. Esses manejos da merda, que passam por sua manipulação objetiva, exigem de quem é inexoravelmente convocado a tal tipo de intervenção, a literalmente tocar os modos próprios de construção dos sentimentos de culpa, vergonha e, sobretudo, nojo.

Por essas e outras, não era fácil viver em Kingsley Hall. No livro de *The residents, stories of Kingsley Hall*, de 2012, Dominic Harris recolheu relatos e fotos de 13 pessoas que conseguiu encontrar das, aproximadamente, 130 pessoas que lá viveram. Algo que fica marcado nesses relatos é um *apesar de*. Apesar de tudo que se passou lá, todos destacam a experiência como fundamental para o modo de viverem os seus padecimentos e para suas vidas de modo geral. Nas palavras de Pamela Lee: "Apesar das dificuldades e da controvérsia que cercava o Kingsley Hall, foi um lugar onde me senti acolhida e compreendida. Havia uma sensação de liberdade e aceitação, onde as pessoas podiam expressar seus pensamentos e emoções sem serem julgadas".[388] Os relatos dizem de muitas experiências limite em relação aos outros residentes e a si mesmas. Dão conta de um certo fechamento da casa sobre a própria casa e de um isolamento em relação à comunidade, não por terem as portas fechadas, mas sim pelo que lá dentro acontecia. Situada em um bairro operário, se tornou uma espécie de ilha na vizinhança.

> Lembro-me de que as pessoas ao nosso redor [moradores locais] na verdade não gostavam muito da gente. Havia um sentimento muito negativo em relação a nós – não havia

---

[387] Há na literatura psicanalítica um vasto número de texto que abordam, sob diversos aspectos, a sexualidade anal, especialmente quando se fala de neurose obsessiva. Destaco aqui dois importantes textos. O primeiro de 1921 de Karl Abraham, que é um estudo bastante completo da caracterologia anal, *Contibuições à teoria do carater anal* (ABRAHAM, 1921) e a conferência de 1965, de André Green, proferida na Sociedade Psicanalítica, que versa a propósito do objeto anal, intitulado *Metapsicologia da neurose obsessiva* (GREEN, 1965). Quanto a uma crítica da vinculação entre merda e dinheiro no pensamento psicanalítico ver *El inconsciente no está estructurado como un linguaje* de Félix Guattari (GUATTARI, 2013b). Sobre uma genealogia da merda articulada com a loucura na passagem da soberania para disciplina ver FOUCAULT, 2006.

[388] HALL, 2012, sem página.

> um espírito comunitário muito bom. Estávamos tão isolados das pessoas ao nosso redor, porque se eles nos vissem, simplesmente nos ignoravam. Eles realmente não gostavam da gente.[389]

Junto às dificuldades internas à própria convivência e à hostilidade da vizinhança, a experiência gerou muitas controvérsias nos meios ligados às diversas lutas no campo psiquiátrico. Eram muitas as críticas, e o livro *Viagem através da loucura*, lançado em janeiro de 1973, reacendeu os olhares para a experiência que já se encerrara havia pelo menos dois anos. Em maio de 1973, Guattari[390] escreveu um texto profundamente crítico intitulado *Mary Barnes ou o Édipo antipsiquiátrico*. Apesar de reconhecer a iniciativa de vanguarda, Guattari mostra como Mary Barnes respondia aos postulados teóricos da própria antipsiquiatria. Era como se ela estivesse performando as formulações antipsiquiátricas acerca da loucura, atendendo ao que dela se esperava para ser uma experiência modelo da antipsiquiatria. Guattari denuncia assim uma questão Edípica de tipo histérica, camuflada de psicose[391]. Kingsley Hall, ao invés de favorecer a viagem esquizofrênica, teria reproduzido uma espécie de família edípica e edipinianizante e isso por manter a família na origem da própria esquizofrenia. A antipsiquiatria teria, a partir da interpretação, do familiarismo e da transferência, em suma, de seu psicanalismo, rebatido os fluxos de desejo sobre uma grande cena edípica.

> A neurose familiarista de Mary é completamente diferente: ela está continuamente reconstituindo pequenas terri-

---

[389] HALL, 2012, sem página.

[390] Anos depois, em 1990, Guattari avalia a experiência antipsiquiátrica inglesa: "Foi então que conheci Ronald Laing e David Cooper, que deveriam [...] tornar-se amigos e inspiradores, embora eu nunca tenha me valido de sua 'antipsiquiatria'. Deixando de lado alguns exageros demagógicos aos quais ela dará lugar (do tipo: 'a loucura não existe', 'todos os psiquiatras são policiais'), o movimento antipsiquiátrico teve o mérito de abalar a opinião a propósito do destino que a sociedade reservava aos doentes mentais – o que as diferentes correntes renovadoras da psiquiatria europeia não haviam jamais conseguido fazer. Infelizmente, a revelação para o grande público do sentido da loucura, através de filmes como 'Family life', de Kenneth Loach, ou as obras de Mary Barnes, não era acompanhada de nenhuma proposição verdadeiramente concreta para reformar a situação. Experiências comunitárias como a de 'Kingsley Hall' em Londres permaneciam exceção e pareciam dificilmente generalizáveis para transformar a psiquiatria inglesa em seu todo" (GUATTARI,1990, p. 192-193).

[391] Inclusive Berke avalia essa possibilidade, mas para, em seguida, negá-la. "Alguns médicos poderiam considerar esse comportamento como uma forma de 'histeria'. Mas esse rótulo é, em geral, aplicado a uma pessoa que dissimula papéis ou personalidades, muitos dos quais surgem da identificação com outros indivíduos. Mary não era assim. [...] Mary elegera-se para a posição de chefe das cobaias, embora a natureza da experiência tivesse sido determinada por ela. O fato de Mary ter sua 'viagem' toda planejada anos antes de ter ouvido jamais falar de Laing, ou Berke, ou do resto de nós, tende a mitigar as críticas de que ela estava simplesmente representando nossas fantasias para nós" (BERKE In: BARNES & BERKE, 1983, p. 273-274).

torialidades familiares; é uma espécie de vampirismo do "calor humano". Mary se agarra à imagem do outro; por exemplo, ela pediu a Anna Freud que a analisasse – mas, na sua cabeça, isto significava que ela se instalariam na casa Anna com seu irmão e que eles passariam a ser seus filhos. É esta operação que ela tentou recomeçar com Ronnie e Joe. [...] O familiarismo consiste em negar magicamente a realidade social, evitar todas as conexões com os fluxos reais. somente são possíveis o sonho e o isolamento infernal do sistema conjugal-familiar, ou então, nos grandes momentos de crise, um pequeno território fedendo a urina para se retirar, solitário. Foi assim que Mary Barnes funcionou em Kingsley Hall, como missionária da terapêutica de Laing, como militante da loucura, como profissional. [...] Graças a essa confissão, aprendemos mais da antipsiquiatria do que com a leitura de uma dúzia de obras teóricas sobre o assunto. Podemos, finalmente, entrever as sequelas do "psicanalismo" nos métodos de Laing e de seus amigos.[392]

Antes, em 1972, Guattari, já havia, junto a Deleuze, no *Anti-Édipo*, assumido uma posição extremamente crítica em relação ao familiarismo presente nas leituras, sobretudo, de Cooper e Laing, apesar de um elogio, também contundente ao último, pela sua sensibilidade e entendimento em relação às viagens esquizofrênicas.

Talvez esta contradição seja particularmente perceptível em Laing, porque ele é o antipsiquiatra mais revolucionário. Porém, no próprio momento em que rompe com a prática psiquiátrica, buscando consignar uma verdadeira gênese social da psicose e reclamando como condição da cura a necessidade de uma continuação da "viagem" enquanto processo e de uma dissolução do "ego normal", ele volta a cair nos piores postulados, o familista, o personológico e o egóico, de modo que os remédios invocados não passam de uma "confirmação sincera entre pais", um "reconhecimento de pessoas", uma descoberta do verdadeiro eu ou si mesmo à Martin Buber. Além da hostilidade das autoridades tradicionais, talvez seja esta a razão do atual fracasso das tentativas da antipsiquiatria, da sua recuperação em proveito das formas adaptativas de psicoterapia familiar e de psiquiatria de setor, e do retiro do próprio Laing no Oriente.[393]

---

[392] GUATTARI, 1973, p. 203.
[393] DELEUZE & GUATTARI, 2010, p. 478.

Em 14 de novembro de 1973, no Collège de France, na segunda aula de sobre *O poder psiquiátrico*, foi a vez de Foucault estabelecer a sua crítica ao tipo de discurso e de práticas presentes em Kingsley Hall, apesar de reconhecer os movimentos antipsiquiátricos como modos de enfrentamentos concretos que visavam diretamente as relações de poder estabelecidos pela psiquiatria. Foucault começa a aula evocando a cena de Pinel libertando os loucos das correntes, a cena inaugural da psiquiatria moderna. A essa cena contrapõe-se uma outra, a cena protopsiquiátrica de cura de Jorge III. É a cena de um Rei louco que continua o seu reinado delirante, pois ainda crê ser um Rei, porém neutralizado, no interior de um castelo e que, por isso mesmo, pode levar o poder soberano ao seu paroxismo. É a passagem de uma macrofísica da soberania para uma microfísica do poder. Foucault ainda evoca outras cenas que configuram um novo estatuto da loucura e de seus modos de cura. E depois de mencionar a cena psicanalítica, chega a cena antipsiquiátrica, a mesma cena da merda reproduzida acima. E, para concluir, é taxativo: "Na realidade, ele [Joseph Berke] não reviu a protocena da história da psiquiatria, isto é, a cena de Jorge III: era exatamente isso".[394]

Críticas à parte, Kingsley Hall foi uma experiência que teve grande notoriedade midiática e foi fundamental para colocar os problemas políticos relativos à loucura na ordem do dia e isso é reconhecido mesmo por Guattari:

> [...] ela revelou a existência de interesse por estas questões: uma vasta opinião pública, no contexto dessa "nova cultura" que começava a surgir. Ao passo que, até então, convenhamos que a única coisa que se conseguiu dizer, escrever ou fazer em relação a isto, na França, interessava apenas a alguns míseros enfermeiros e a um punhado de psiquiatras. A antipsiquiatria conseguiu realmente abrir caminho no seio do grande público.[395]

A partir da atenção dispensada a essa iniciativa, o tratamento da loucura se tornou uma bandeira de lutas no campo político que foi além dos profissionais e dos usuários, despertando a noção de que o trato com a loucura diz respeito à sociedade como um todo, aos seus modos de racionalidade social.

---

[394] FOUCAULT, 2006, p. 40.
[395] GUATTARI, 1976a, p. 128-129.

sair da casinha – *sintomatologia transcendental*

A *metanoia* ou *metempsicose* era, para Jung, um processo de cura, no qual se faz um mergulho nas profundezas do self, podendo chegar até as profundezas do cosmos e, desse mergulho, retorna-se outro. É uma transformação permanente da personalidade ou da psique, que pode ocorrer quando a pessoa experimenta uma crise existencial, um conflito interno muito intenso ou está em grande sofrimento. A metanoia é uma mudança completa da personalidade. É uma transformação que pode ser comparada à transição da larva para a borboleta. Para ele, a jornada da metanoia é solitária e exige coragem e determinação, mas que pode levar a uma maior compreensão de si mesmo e do mundo. Todavia, ele acreditava que a metanoia pode ser alcançada de maneira mais saudável e equilibrada por meio da psicoterapia e do autoconhecimento. Por outro lado, a loucura, para Jung, poderia ser vista como uma forma extrema de metanoia, uma resposta a uma crise profunda na psique, uma tentativa do inconsciente de curar as feridas emocionais e experimentar uma mudança profunda na forma como a pessoa vê a si mesma e ao mundo ao seu redor.

Laing, em uma pegada mais contracultural, vai entender a metanoia como a única saída para se curar da "loucura" de uma sociedade que reprime a todos até o esquecimento completo de si mesmos. Assim, a sociedade é que estaria adoecida em uma normopatia cotidiana e a cura para tal adoecimento passaria por quebrar as barreiras dos costumes que invalidam o mundo interior perdido, porém mais autêntico. A metanoia seria uma viagem de ida e volta nesse mundo interior, restituindo os direitos de existência de tal mundo, mais saudável e verdadeiro. Para Laing, essa é uma política da experiência, que tem como objetivos mudanças profundas, não só nos indivíduos, como também, e sobretudo, na própria sociedade.

Contudo, tal qual Jung, Laing entende que alguns se perdem nessa viagem interior e que de lá não mais retornam. Ao fazerem o mergulho, estranham as regiões atingidas, se perdem, ficam confusos, dado o abismo que a cultura cava em relação ao mundo interior. Caracterizar essas pessoas como esquizofrênicas, invalidando as suas experiências e impedindo ou interrompendo o seu mergulho através, sobretudo, de toda parafernália psiquiátrica, é o modo como a cultura resiste e se conserva normopata[396].

---

[396] Laing menciona Jung para falar de uma *psiquiatrose*: "Jung sugeriu há alguns anos que seria uma interessante experiência estudar se a síndrome da psiquiatria se manifesta em famílias inteiras. Um processo patológico chamado 'psiquiatrose' poderá ser encontrado, pelos mesmos métodos, como uma entidade delineável, com

O esquizofrênico, não passaria de um bode expiatório de uma cultura adoecida, que teria no familiarismo a sua principal estrutura reprodutiva.

> O processo de penetrar no *outro mundo*, a partir deste e regressar a *este mundo* vindo do *outro*, é tão natural como a morte, dar à luz, ou nascer. Mas no *mundo presente*, tão aterrorizado e tão inconsciente do *outro mundo*, não surpreende que *quando a "realidade", o tecido deste mundo, estoura* e a pessoa penetra no *outro mundo* sinta-se completamente perdida e aterrorizada, encontrando apenas incompreensão nos outros. [...] Algumas pessoas propositalmente, outras não, penetram ou são atiradas em *espaço e tempo interiores mais ou menos totais*. Estamos socialmente condicionados para considerar a imersão total no *espaço e no tempo exteriores* como coisa normal e saudável. A imersão no *espaço e no tempo interiores* tende a ser considerada um afastamento anti-social, um desvio inválido, patológico "per se" e de certo modo desabonador. [...] Às vezes, após atravessar o espelho, ou o fundo de uma agulha, reconhece-se o território como o próprio *lar perdido*; mas a maioria, ao encontrar-se *no espaço e no tempo interiores, sente-se*, para começar, *em território estranho* e portanto assustada e confusa. Estão perdidos. Esquecem que já estiveram antes ali. Agarram-se a quimeras. *Tentam orientar-se aumentando a confusão pela projeção (colocando o interior no exterior) e introjeção (importando as categorias exteriores para o interior)*. Ignoram o que está acontecendo e não é provável que alguém os esclareça.[397]

A metanoia, para Laing, também começa a partir do rompimento de uma membrana[398], contudo, ele a caracteriza como a membrana da realidade, pois se dá *quando a "realidade", o tecido deste mundo, estoura*, apesar de algumas pessoas partirem intencionalmente para essa viagem através de formas ritualísticas e voluntárias. Atravessa-se aquilo que nos sustenta *neste mundo*, uma realidade falseada pelo complexo de repressões que o constituem. Todavia, para alguns, mais sensíveis, um dia a corda arrebenta, o *tecido estoura* em uma tentativa desesperada de curar-se dessa realidade falsa. Consequentemente, mergulha-se no *espaço e tempo interiores mais ou*

---

correlações somáticas e mecanismos psíquicos, com base hereditária ou pelo menos constitucional, histórica natural e prognose duvidosa" (LAING, 1974a, p. 89-90).

[397] LAING, 1974a, p. 93. Os grifos são meus.

[398] Remeto ao item **sair da casinha** – *sintomatologia do Fora*.

menos totais, no *outro mundo*, mais autêntico, porém incompreendido por aqueles que continuam amarrados ao *espaço e tempo exteriores*, ou seja, a *esse mundo*. Poucos, ao partirem nessa viagem, nesse mergulho metanoico, se sentem *em casa*, reconhecendo, nesse território, um *lar perdido*. A maioria se assusta nessas regiões e ao *tentarem se orientar* acabam *por aumentar a confusão*, por uma sintomática específica: *introjeção* e *projeção*, formas de tomar *esse mundo* e o *outro mundo* um pelo outro.

> Defendemo-nos violentamente até mesmo de todo o âmbito de nossa experiência limitada pelo *ego*. Estamos muito mais inclinados a *reagir com terror, confusão* e *"defesas"* contra uma experiência de *perda do ego*. Nada existe de intrinsecamente patológico na experiência dessa perda, mas pode ser muito difícil encontrar um *contexto vivo* para a viagem em que se embarcou. [...] A pessoa que penetra nesse *reino interior* (se lhe permitirem senti-lo) se encontrará embarcando – ou sendo conduzida, *não se distingue claramente, aqui, o ativo do passivo* – numa viagem. [...] Esta viagem é sentida como uma penetração interior, mais profunda, como um regresso através da vida pessoal, para dentro, de volta, através e para além da experiência de toda a humanidade, mergulhando no homem primitivo, em Adão e talvez mais longe ainda, no ser dos animais, vegetais e minerais.[399]

O *ego* é a própria membrana que garante o soterramento do mundo interior, se constituindo como uma barreira para que este mundo interior possa ser experimentado. A *perda do ego*, como condição para a metanoia, não é, em si, patológica, mas pode ser dificultada e até mesmo impedida pela ausência de um *contexto vivo*. É na viabilização de um *contexto vivo* que possa acompanhar tais experiências metanoicas, que se insere, como vimos anteriormente[400], os dispositivos residenciais criados pela antipsiquiatria.

A experiência de *perda do ego* – que tem como característica uma indistinção entre *o ativo e o passivo* – e a consequente viagem metanoica, são entendidas como mergulho no transcendental. Nesse sentido é interessante a leitura que Deleuze & Guattari fizeram da viagem através da loucura. Enfatizam a paixão esquizo, ou emoção intensiva, como uma propensão para partir, tendência em sair[401], ir para Fora, entrar em devir, des*alo(u)car-se*, quiçá, trans*alo(u)car-se*... Como se o *ESQUIZO* estivesse

---

[399] LAING, 1974a, p. 93-94.

[400] Remeto ao item **ca ſa Kingsley Hall**.

[401] Quanto a essa propensão para sair como afeto primordial do AT ver itens **agorafilia ou forafilia; sair ou o intolerável ou claustrofobia**.

sempre pronto para fugir *desse mundo* de formas já constituídas e de funções já formalizadas em direção a um *outro mundo* de intensidades puras.

Trata-se de relações de intensidades através das quais o sujeito passa sobre o corpo sem órgãos e opera devires, quedas e elevações, migrações e deslocamentos. É com toda razão que Laing define o processo esquizo como uma viagem iniciática, uma experiência transcendental da perda do Ego, que obriga um sujeito a dizer: "Eu tinha, de alguma maneira, chegado ao presente a partir da forma mais primitiva da vida" (o corpo sem órgãos), "eu olhava, não, ou melhor, eu sentia à minha frente uma viagem assustadora". Não é uma metáfora o que aí se fala de uma viagem, assim como não é metáfora o que há pouco falamos do ovo, daquilo que nele e sobre ele se passa, movimentos morfogênicos, deslocamentos de grupos celulares, alongamentos, dobramentos, migrações, variações locais dos potenciais. E nem mesmo se deve opor uma viagem interior às viagens exteriores: o passeio de Lenz, o passeio de Nijinsky, os passeios das criaturas de Beckett são realidades efetivas, mas em que o real da matéria abandonou toda extensão, tal como a viagem interior abandonou toda forma e qualidade, deixando brilhar tão somente, dentro ou fora, intensidades puras acopladas, quase insuportáveis, pelas quais passa um sujeito nômade. Não é uma experiência alucinatória e nem um pensamento delirante, mas um sentimento, uma série de emoções e de sentimentos como consumo de quantidades intensivas que formam o material das alucinações e delírios subsequentes. A emoção intensiva, o afeto, é ao mesmo tempo raiz comum e princípio de diferenciação dos delírios e alucinações. Dir-se-ia, assim, que tudo se mistura nesses devires, nessas passagens e migrações intensas, em toda essa deriva que sobe e desce no tempo: países, raças, famílias, denominações parentais, denominações divinas, históricas, geográficas e até pequenos fatos. (Sinto que) devenho Deus, devenho mulher, eu era Joana D"Arc e sou Heliogábalo, e o Grande Mongol, um Chinês, um pele-vermelha, um Templário, que fui o meu pai e fui o meu filho. E todos os criminosos, toda a lista dos criminosos, os criminosos honestos e os desonestos: antes Szondi do que Freud e seu Édipo. "Talvez querendo ser Worm, serei finalmente Mahood! E eu só queria ser Worm. E isso eu talvez consiga esforçando-me por ser Tartempion. Então terei de ser apenas Tartempion". Mas se tudo se mistura assim, é em intensidade; não há confusão dos espaços e das formas, posto que estes são precisamente desfeitos em proveito de uma nova ordem, a ordem intensa, intensiva.[402]

Em consonância com Laing, a dupla entende que a perda do ego é uma experiência transcendental e que a partida para a viagem é a retomada do processo esquizo. Fazem, entretanto, uma importante releitura do *double bind*, teoria capital para a antipsiquiatria inglesa que localizava na família impasses de tipo xeque-mate, dos quais o comportamento esquizofrênico seria apenas uma tentativa de resposta.[403] Para Deleuze &

---

[402] DELEUZE & GUATTARI, 2010, p. 117-118. Esse fragmento foi retirado do quarto item, intitulado *II.4. A síntese disjuntiva de registro*, presente no segundo capítulo do *Anti Édipo* (2010). Esse item é uma retomada e uma revisão do primeiro texto escrito por Deleuze & Guattari, *La synthèse disjunctive* (DELEUZE & GUATTARI, 1970), dedicado à obra de Pierre Klossowski. Esse item, assim como o subitem mais a frente intitulado *II.9.1 Partir,* encontram-se em profunda relação com o livro do Laing que estou utilizando, *política da experiência e a ave-do-paraíso,* publicado em 1967. Cabe ressaltar que, mais a frente, no item *IV.5.8. Mesmo a antipsiquiatria...,* os autores farão uma crítica contundente ao familiarismo presente nas leituras antipsiquiátricas, sem deixar de sustentar as concordâncias que estou trabalhando no momento.

[403] Segundo Lang, trata-se "da hipótese da *double bind,* cujo principal autor foi o antropólogo Gregory Bateson. Esta teoria, pela primeira vez publicada em 1956 [...]. O germe da ideia desenvolveu-se na mente de Bateson ao estudar a Nova Guiné na década de 30. Na Nova Guiné, a cultura possuía, como todas as culturas, técnicas inclusas para manter o seu equilíbrio interior. Uma delas, por exemplo, era o travesti sexual. Contudo, os missionários e o governo ocidental inclinavam-se a protestar contra tais práticas. A cultura viu-se presa, portanto, entre o risco de exterminação exterior ou a dissolução interior. [...] Trabalhando com pesquisadores da Califórnia, Bateson elaborou este paradigma de situação insolúvel, especificamente destrutiva para a identidade do "self", a ser aplicado ao padrão de comunicação interna da família dos esquizofrênicos. [...] Os estudos das famílias de esquizofrênicos [...] demonstraram todos que a pessoa diagnosticada faz parte de uma rede mais ampla de padrões de comunicação extremamente perturbados e perturbadores. [...] não foi estudado *um só* esquizofrênico dotado de padrão de comunicação perturbado que não tenha revelado ser um reflexo dos padrões perturbados e perturbadores que caracterizavam sua família original bem como uma reação contra eles. [...] pareceu-nos que, *sem exceção,* a experiência e o comportamento classificados de esquizofrênicos são *uma estratégia particular, inventada por alguém, para viver uma situação insustentável.* A pessoa passou a sentir que se encontra numa posição impossível. Não pode fazer um gesto sem ser dominada por pressões e exigências contraditórias e paradoxais, por coerções internas, provenientes de si mesma, como externas, daqueles que a rodeiam. Encontra-se, por assim dizer, numa posição de xeque-mate. [...] Esse estado de coisas talvez não seja percebido como tal pelas pessoas nele envolvidas. O homem na base da pirâmide pode ser triturado e sufocado sem que alguém perceba ou tenha intenção de fazê-lo. A situação aqui descrita é impossível de ser vista através do estudo separado de cada pessoa que a compõe. O sistema social, e não os indivíduos dele extrapolados, deve ser objeto de estudo. [...] Sabemos que a bioquímica da pessoa é altamente sensível às circunstâncias sociais. Que uma situação de xeque-mate ocasione uma reação bioquímica que, por sua vez, facilita ou inibe certos tipos de experiência e comportamento, é coisa plausível *a priori.* [...] O comportamento do paciente chamado esquizofrênico faz parte de uma rede muito mais ampla de comportamento perturbado. As contradições e confusões 'internalizadas' pelo indivíduo precisam ser consideradas num contexto social mais vasto. [...] Há algo de errado em algum ponto, mas não pode ser visto exclusivamente, ou mesmo primordialmente, 'no' paciente esquizofrênico. [...] Nem se trata de lançar a culpa a alguém. A posição insustentável, o *double bind* do 'não posso vencer', a situação de xeque-mate é, por definição, *não óbvia* aos protagonistas. Muito raro é uma questão de mentiras arranjadas, deliberadas, cínicas, ou uma implacável intenção de levar alguém à loucura, embora isto ocorra com mais frequência do que se pensa em geral. Há pais que nos dizem preferir ver o filho morto a vê-lo percebendo a verdade, embora mesmo então digam que 'é uma bênção' a pessoa estar 'fora do seu juízo'. Uma posição de xeque-mate não pode ser descrita em poucas palavras. A situação precisa ser toda entendida antes de se ver que nenhuma atitude é possível e que deixar de tomar uma atitude é igualmente impossível. (LAING, 1974a, p. 84-86) Ainda a propósito da teoria formal do *double bind* ver WATZLAWICK & BEAVIN & JACKSON, 1967.

Guattari, o *double bind* seria também uma leitura ambiental, de qualquer forma social, mas não remetida ao núcleo familiar e sim a uma axiomática capitalista que impõe a todos um regime exclusivo que culmina sempre em Édipo: ou a versão imaginária e neurótica ou a versão simbólica e normopata[404]. O esquizo, por sua vez, seria aquele que recusa permanecer nesse impasse indecidível entre duas versões do Édipo. Recusa, sobretudo, a edipianização a qualquer custo e, em função de sua resistência, parte em uma viagem pelo deserto do real, deserto anedipiano composto de intensidades disjuntas, onde, se, porventura, há Édipo, este apenas funciona como um "estímulo de valor qualquer, um indutor que não é organizador nem desorganizador"[405]. Seria esse, para os autores, o sentido de descida, de viagem ou de partida. Diria descida para o real; viagem pelo real; partida – na acepção de *deixar pra traz*, abandonar, *deixar pra lá, abrir mão* – do impasse entre o imaginário e o simbólico...

Falo assim, menos de um movimento de regressão, no sentido de voltar-se para dentro, para o intrapsíquico ao qual se refere Lang e mais de uma involução[406], no sentido de um voltar-se para o protopsíquico, isto é, para os elementos infrassubjetivos, pré-pessoais, pré-linguísticos... Nesse plano de involução, não temos a unidade do eu, do ego, nem mesmo do sujeito, mas um rizoma de articulações de disjunções, de objetos parciais e fragmentários, de intensidades e singularidades.

Entretanto, a despeito da reinterpretação do *double bind* e do entendimento a propósito do que seria a regressão, Deleuze & Guattari seguem com Lang no *pathos* clínico de uma dissolução do ego:

---

[404] Guattari, em outra ocasião, apresenta a sua crítica mais direta ao conceito de *double bind*: "Uma outra objeção que faria a corrente criada por Laing e Cooper era a de creditar uma concepção deveras reducionista da doença mental, aparecendo-lhes a psicose como resultante de conflitos intrafamiliares. [...] Foi nessa época que se popularizou o famoso 'double bind' – duplo vínculo – considerado como gerador dos problemas de comportamento os mais graves através da recepção, pelo 'paciente designado', de uma mensagem contraditória vinda dos membros de sua família. ('Peço que você faça alguma coisa mas desejo secretamente que faças o contrário ...') Tratava-se, evidentemente, de uma visão simplista da etiologia das psicoses e que tinha, entre outros efeitos negativos, o de culpabilizar as famílias dos psicóticos que já encontravam bastante dificuldade!" (GUATTARI, 1990, p. 193).

[405] DELEUZE & GUATTARI, 2010, p. 136.

[406] Deleuze fala desse movimento de involução: "Trata-se, antes, no devir, de involuir: não é nem regredir, nem progredir. Devir é tornar-se cada vez mais sóbrio, cada vez mais simples, tornar-se cada vez mais deserto e, assim, mais povoado. É isso que é difícil de explicar: a que ponto involuir é, evidentemente, o contrário de evoluir, mas, também, o contrário de regredir, retornar à infância ou a um mundo primitivo. Involuir é ter um andar cada vez mais simples, econômico, sóbrio" (DELEUZE & PARNET, 1998, p. 39).

> A grandeza de Laing, a partir de certas intuições [...] foi ter sabido marcar o incrível alcance dessa viagem. De modo que não há esquizoanálise que não mescle às suas tarefas positivas a constante tarefa destrutiva de dissolver o eu dito normal. [...] Laing [soube] mostrar isso profundamente: nem o homem nem a mulher são, seguramente, personalidades bem definidas – mas vibrações, fluxos, esquizas e "entrelaçamentos"[407]. [...] A tarefa da esquizoanálise é desfazer incansavelmente os eus e seus pressupostos, é libertar as singularidades pré-pessoais que eles encerram e recalcam, é fazer correr os fluxos que eles seriam capazes de emitir, de receber ou de interceptar, de estabelecer as esquizas e os cortes cada vez mais longe e de maneira mais fina, bem abaixo das condições de identidade, de montar as máquinas desejantes que recortam cada um e o agrupam com outros. Pois cada um é um grupúsculo e deve viver assim, ou melhor, como a caixa de chá zen, quebrada e múltipla, que tem as fendas reparadas com argamassa de ouro, ou como a laje de igreja cuja fissura é sublinhada pela pintura ou pela cal [...] A esquizoanálise tem este nome porque em todo o seu procedimento de cura ela esquizofreniza, em vez de neurotizar como a psicanálise.[408]

Todavia, há riscos nessa viagem... Sobretudo, de a membrana estratificada do ego se romper de forma grosseira e, com isso, a viagem ficar engastalhada no meio do caminho, pois o "[...] pior não é permanecer estratificado [...]",[409]; ou então ser abatido em pleno vôo por forças repressivas, pois não "deixarão você experimentar em seu canto".[410]

Situações essas que vemos surgir, então, uma entidade esquizofrênica, um esquizofrênico de hospital, um farrapo autiſta, um catatônico... Depois da recusa do impasse entre a neurose imaginária e a normopatia simbólica e depois da sua partida involutiva pelo devir, o processo é, de alguma forma, interrompido, criando uma estase no *outro mundo*, justamente no mundo das intensidades puras, no transcendental.

Jean Oury, que criara La Borde[411] junto com Guattari, formulou mais diretamente, nos seus seminários de 1984 acerca do coletivo, a com-

---

[407] Referência ao livro de Ronald Laing *Laços* (LANG, 1974b), Knots no original em inglês.

[408] DELEUZE & GUATTARI, 2010, p. 480-481.

[409] DELEUZE & GUATTARI, 1996, p. 23-24.

[410] DELEUZE & GUATTARI, 1996, p. 10.

[411] Remeto ao item **caſa na borda**.

preensão de que na esquizofrenia há uma espécie de aprisionamento no transcendental. Ele conta um episódio do seu encontro com Tosquelles:

> [...] lembro-me de uma reflexão de Tosquelles, na época da minha chegada ao hospital de Saint-Alban. Eu não sabia muito bem o que era esquizofrenia. Foi em 1947. Ele me disse: "o esquizofrênico, o que ele tem? Ele tem um colapso da transcendência" [...] e ele fez um pequeno desenho. "Está vendo, ele está aqui, mas não pode ir e vir entre dois níveis, entre a existência e a transcendência; ele está completamente bloqueado na transcendência.[412]

Oury entende que há uma desarticulação entre o campo do transcendental e o campo do empírico, quiçá essa seja a sua versão do rompimento da membrana. Os esquizofrênicos, ao perderem a circulação entre os dois campos, abandonam o campo empírico e ficam às voltas com o campo transcendental.

> Felizmente ou infelizmente, quando se é um pouco sensível, há pessoas que estão aí para lembrar, pela presença delas, que há algo que não funciona direito no empírico. [...] As estruturas psicóticas, os esquizofrênicos (os verdadeiros, eles ainda existem) estão aí pra lembrar que o empírico não lhes diz respeito. É até mesmo por isso que eles estão aí. [...] Nessa dimensão, parece-me que os esquizofrênicos estão em relação direta com o transcendental. Eles têm dificuldades no empírico, mas eles estão sempre muito embaralhados no transcendental. [...] Será que há então uma espécie de desarticulação entre o campo empírico e o campo transcendental? Pode-se dizer que a posição de Kant – certamente mal compreendida – é quase esquizofrênica[413] se for massificada: há *numenal* e fenomenal, transcendental e empírico. Como isso se articula? Se não há possibilidade de articulação na própria práxis, não vale a pena falar do transcendental. A dificuldade é esta articulação entre o campo do empírico, que seria o campo da demanda, e o campo transcendental, que seria o campo do desejo. A articulação entre os dois, no esquizofrênico, seria "lesada"; não haveria uma ruptura, uma destruição da relação entre o desejo e a demanda?[414]

---

[412] OURY, 2009a, p. 56.

[413] Nesse sentido, Deleuze & Guattari também afirmam no *Anti-Édipo* que é "profundamente esquizoide a teoria kantiana segundo a qual as quantidades intensivas preenchem a *matéria sem vazio* em graus diversos" (DELEUZE & GUATTARI, 2010, p. 34).

[414] OURY, 2009a, p. 56-58.

Oury, dessa forma, entende a desarticulação entre o transcendental e o empírico, como uma desarticulação entre o desejo, como campo transcendental, e a demanda, como campo empírico. Remetendo seu entendimento ao ensino de Lacan[415], podemos trabalhar com a seguinte figura:

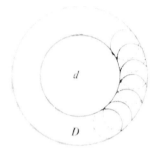

Nela, o desejo *(d)* é como o círculo interno contornado por uma espiral de demandas *(D)*, sendo essas manifestas e aquele as condições de possibilidade destas. É que as demandas têm sempre um ponto de toque no desejo e são justamente os pontos de toque que garantem que os círculos sem fim das demandas girem eles mesmo ao redor do desejo, delimitando o seu contorno. Com a desarticulação entre os dois campos, a demanda perde sua espiral e se torna errante, ao mesmo tempo que o desejo se torna manifesto, atuado. Isso gera, segundo o autor, uma agnosia.

Agnosia tem uma dupla acepção. No sentido neurológico ou psicopatológico, é um bloqueio perceptivo que consiste na incapacidade de reconhecer os objetos, pessoas, sons, formas ou os símbolos usuais, sem perturbação das sensações em geral. Alguém com agnosia pode, por exemplo, ter visão normal e não ter capacidade de reconhecer objetos

---

[415] No seminário 9, realizado nos anos de 1961-1962, Lacan aprofundou a articulação da psicanálise com a topologia, explorando os modos como as superfícies topológicas possibilitam avançar o entendimento do sujeito. O enlaçamento de dois toros, por exemplo, lhe permite formalizar rigorosamente a dependência do sujeito em relação à demanda do Outro, em que ele tenta fundar e constituir seu desejo. "[...] desejo num, demanda no outro; demanda de um, desejo do outro, que é o nó onde se atravanca toda a dialética da frustração. Essa dependência possível das duas topologias, a de um toro à do outro, não exprime, em suma, nada além do que é o objetivo de nosso esquema, uma vez que o fazemos suportar pelo toro" (LACAN, 2003, p. 201). Sendo assim, apresentou uma série complexa de grafos, que ficou conhecida como *grafo do toro*. Jean Oury retoma-o de forma simplificada para, em seguida, desenvolver a sua hipótese de que na esquizofrenia há uma desarticulação entre a demanda e o desejo, que, sob o ponto de vista de um "pragmatismo transcendental" (OURY, 2009a, p. 52), é a desarticulação entre o empírico e o transcendental.

cotidianos, pessoas familiares ou mesmo sua própria imagem no espe-lho. Já no sentido filosófico agnosia é a certeza a respeito da limitação da inteligência humana, sobretudo, no que diz respeito às pretensas verda-des do senso comum e pode ser condensada na sentença socrática *só sei que nada sei*. Mas Oury fala de uma agnosia da evidência, remetendo seu entendimento ao filósofo da linguagem Karl-Otto-Apel e apresenta uma vinheta clínica:

> [...] Seria preciso fazer um catálogo das reflexões, dos teste-munhos dos esquizofrênicos. Uma das dimensões da vida cotidiana mais difícil de viver quando se é esquizofrênico, é algo não da ordem da dúvida, no sentido cartesiano do termo, mas de uma dúvida quase encarnada, o que Karl--Otto Apel chama de 'evidência cognitiva'. [...] Um doente esquizofrênico que eu conheci bem escrevia reflexões em um caderno, ou melhor, tipos de "observações" de mani-festações alucinatórias e, às vezes, fazia-nos perguntas a respeito da evidência, tais como esta aqui: "o que quer dizer a palavra chapéu?" Não se trata de responder de um modo empírico, porque neste domínio ele sabe tanto quanto nós. Na realidade, ele pergunta quanto à questão do sentido, porque ele está fora do sentido. "O que quer dizer a palavra chapéu?" Façam ressoar esta questão. Não se pode respon-der. É "a" questão. Freud, sobre a esquizofrenia, sublinhava bem essa relação embaralhada entre as palavras e as coisas. O que é que sustenta então a evidência cognitiva?[416]

Quando se desarticulam os campos transcendentais do desejo e empíricos da demanda, tornando esta errante e aquele manifesto, o que se perde é a evidência cognitiva do sentido. As palavras se tornam coisas, corpos, matéria sonora; já as coisas, se tornam sinais, signos, símbolos...[417]

Jean Oury segue na sua busca por justificação do seu campo de trabalho clínico. La Borde seria, enquanto dispositivo, por meio de suas estratégias clínicas, uma tentativa concreta de sustentar uma articulação mínima desses dois campos.

---

[416] OURY, 2009a, p. 56.

[417] Remeto ao **ENXERTO INCIDENTAL: *o* ⱷp ⱷicótico *e seu traçar*. Em consonância com o problema apresentado, o ⱷgrande, inclinado e aberrante comporta, certamente, esse problema em que palavras e coisas são tomadas umas pelas outras. Mais ainda, afirmo que a palavra é tomada pela coisa e a coisa pela palavra, a um só tempo...

ca ʃa na borda

Guattari foi um grande crítico das iniciativas antipsiquiátricas[418]. Suas formulações, especialmente no fim dos anos de 1960 e início do anos de 1970, tinham a consistência de uma experiência pessoal e coletiva que já se dava há mais de uma década em La Borde, ao lado de Jean Oury, com a Psicoterapia Institucional. Nesse sentido, é preciso inscrever La Borde como um desdobramento da Psicoterapia Institucional, criada em Saint-Alban, sobretudo por Tosquelles. Em 1953, Jean Oury adquiriu uma propriedade de 19 hectares, com um castelo em ruínas, situado próximo à comuna de Cour-Cheverny, no Vale do Loire, na França, onde funcionaria La Borde. O objetivo de Jean Oury, nessa época, era desenvolver uma série de práticas que havia vivenciado, especialmente, com Tosquelles em Saint-Alban, no período entre 1947 e 1949. Entre 1950 e 1953, Oury desenvolveu o que havia vivenciado em Saint-Alban em uma clínica privada que praticamente não funcionava mais, a Clínica de Saumery. Era a única clínica do departamento, mas não possuía mais do que 12 leitos. Depois de três anos trabalhando em Saumery, tendo aumentado o número de leitos para 40, mas sem perspectiva para que as obras se encaminhassem, Oury partiu em uma deriva. Decidiu

> [...] ir embora com os doentes, com exceção de sete que não podiam caminhar. Era março de 1953 e nós não tínhamos absolutamente outra clínica para ir, nada! [...] 33 ou 34 [doentes] e um pequeno grupo de amigos, camaradas, trabalhadores formados, mas não diplomados, nós pouco nos lixávamos! Encontramos um hotel magnífico, nas margens do Loire, que se chamava Hotel da Praia, e ali colocamos os doentes... Então, precisávamos de qualquer maneira achar

---

[418] Tomei neste item o conceito de antipsiquiatria em um sentido mais amplo, tal qual Foucault o definiu no *Poder psiquiátrico* (FOUCAULT, 2006). Essa categorização foi mencionada em uma das primeiras notas do item **ca ʃa Kingsley Hall**. Foucault inclui, entre outras, a antipsiquiatria inglesa e a psiquiatria democrática italiana sob a égide das práticas que tomam o *lugar* como foco do poder e, portanto, como estratégia de intervenção, seja desmontando o *lugar* manicômio, seja criando um outro *lugar*, como Kingsley Hall. E assim ele define antipsiquiatria. Todavia, ele contrapõe à antipsiquiatria as práticas de despsiquiatrização, que, por sua vez, não incidem exatamente sobre o *lugar*, mas sim buscam restituir ao louco a verdade de sua loucura, portanto, invertendo as relações de poder. A psicoterapia institucional e, especialmente La Borde, serão inscritas nessa outra categoria como práticas que têm o objetivo de *"sublimar a instituição"* (FOUCAULT, 2006, p. 467), aludindo a toda uma relação com a psicanálise. Sobre as críticas específicas de Guattari, remeto aos itens **serviços residenciais terapêuticos e psiquiatria democrática italiana**, **ca ʃa Kingsley Hall**; **sair da casinha** – *sintomatologia transcendental*.

alguma outra coisa. Na época, em 1953, havia as curas de insulina. Felizmente eu era bem visto pelo presidente da Ordem dos Médicos e para podermos prosseguir com as curas de insulina ele me emprestou uma grande sala, perto do Loire, que era de um obstetra. Após um mês, eu disse para mim mesmo: "o que vamos fazer disso tudo?" Não tinha dinheiro, nada! [...] Foi então que encontramos, ao acaso, La Borde, a 15 km de Blois. Era uma propriedade desocupada, um castelo [...] Pertencia a uma grande família que tinha se espalhado e nós encontramos um dos proprietários de La Borde que não tinha mais nenhum dinheiro. [...] Ele me disse: "[...] La Borde tem 19 hectares e um castelo construído que necessita de uma reforma". Eu logo disse: "Não podemos pagar", ele retrucou: "nesse caso, 15 milhões". [...] para 19 hectares não era caro. Essa é uma das razões pelas quais quando me dizem: "o senhor fundou La Borde", digo: "não é verdade". Encontramos La Borde. [...] disse para mim mesmo: "vai ser aqui". [...] Iríamos pagar isso em sete anos e, em contrapartida, se eu não pagasse nesse prazo ele me despejaria. [...] Em um ano nos demos conta de que havia no parque uma grande quantidade de árvores que não eram tratadas. Era necessário cortá-las para dar ventilação e isso nos rendeu seis milhões![419]

O castelo de La Borde foi assim um achado e lá Oury pode instalar todos que haviam partido de Saumery com ele, os doentes e a pequena equipe. Em La Borde, a equipe foi ampliada e passou a ser composta por pessoas das proximidades e por amigos e companheiros dos Albergues da Juventude (AJ)[420]. Guattari, que frequentava tais reuniões, já conhecia Jean Oury, por intermédio de Fernand Oury, o irmão de Jean, desde os 15 anos[421].

---

[419] OURY, 2009b, sem página.

[420] Albergues da Juventude: "As rede de albergues da Libertação permitem aos adolescentes de família modesta viajar em férias" (DOSSE, 2010, p. 32).

[421] Jean Oury conta acerca do encontro com Guattari: "A gente o chamava de Félix. Eu o conheci, indiretamente, por intermédio do meu irmão Fernand, que era professor em La Garenne, na periferia de Paris. Quando Félix tinha doze anos, em 1942, durante a guerra, estava na classe de Fernand. Assim que ela terminou, em 1945, houve a organização em pequenas coletividades, particularmente nas fábricas, de comitês de empresas que organizavam a distribuição da comida, que não era suficiente para todos, e que promoviam a boa saúde, organizando gratuitamente o que chamávamos de caravanas. Uma caravana era um grupo de cerca de trinta adolescentes que ia para a montanha por um mês durante o verão, nos Alpes, por exemplo, passar um tempo em vida coletiva. [...] Fernand organizava isso quando Félix partiu em caravana pela primeira vez. Ele tinha quinze anos e na volta Fernand me disse: 'Tinha um sujeito muito curioso, ele usava uma meia vermelha e outra azul e um pulôver em pleno verão, mas era muito inteligente, podemos deixá-lo vir?' Então ele veio e eu o conheci, em 1946, com quinze anos, eu era seis anos mais velho. A gente se via todo domingo para conversar. Ele era versado, sobretudo, em política, recebíamos muitas

Sendo assim, Guattari foi convidado por Jean, em 1955, portanto, já com 25 anos, para se mudar para La Borde[422]. Na perspectiva de Guattari:

> [...] no começo foi um fenômeno de ruptura em relação à trajetória universitária. Eu tinha começado a estudar farmácia, fazia cursos de filosofia, de psicologia, e aí abandonei tudo e comecei a trabalhar diretamente nessa clínica. Havia muita atividade, eu trabalhava muito, dia e noite, morava lá mesmo, e, ao mesmo tempo, eu seguia o curso de psicanálise de Lacan, em Paris. [...] La Borde foi, para mim, primeiramente, uma mudança radical de vida. Entrar para a ordem dos psicóticos, viver com os psicóticos. Ou seja, entrar em outro planeta, viver com outras pessoas, gostar de outras pessoas. Fiz isso por muito tempo, me dediquei completamente a essa instituição.[423]

mensagens, particularmente da Quarta Internacional Trotskista, onde ele era muito forte. Eu tinha muito pouco tempo livre e pensei em aproveitar o conhecimento dele para obter informações importantes para o nosso trabalho. [...] Félix não queria de forma alguma seguir os estudos, não era seu destino, era sua família que exigia que ele fizesse a Faculdade de Farmácia porque eram fabricantes de chocolate – um negócio enorme que existe até hoje em Montparnasse – e para fazer chocolate é preciso fazer farmácia, talvez para aprender a dosar [...] Um dia, eu já estava em Sauméry e Fernand me telefonou perguntando se eu poderia atender Félix, e ele poderia vir à clínica para conversar comigo, porque a sua recusa em fazer Farmácia estava criando uma situação terrível com sua família. Por conta disso, ele passou a vir toda semana e passávamos noites discutindo, mas eu dizia a ele que para discutir era preciso, ao menos, ler um pouco. Preenchi duas páginas com livros para ele ler. Expliquei que era preciso conhecer Lacan, Merleau-Ponty e muitos outros e rapidamente ele leu tudo" (OURY, 2009b, sem página).

[422] Jean Oury conta a propósito do início de Guattari em La Borde: "Dois anos depois da fundação de La Borde, eu disse a ele [Guattari] que poderia ficar, pois assim seria mais fácil. Félix começou a trabalhar e, ao mesmo tempo, convidava uma quantidade de pessoas fantásticas, excelentes! Etnólogos de altíssimo nível, Pierre Clastres, o dos índios, discípulo de Lévis-Strauss, Michel Sébag e ainda matemáticos, filósofos, outros etnólogos, arquitetos que vinham e trabalhavam em La Borde! Eles lavavam a louça, se ocupavam de grupos, mas, no final, concomitantemente à Guerra da Argélia, passamos a ter refugiados. Frantz Fanon queria trabalhar conosco, mas julgamos que isso nos traria problemas com a polícia. Porém aceitamos cuidar de Mireille Fanon, uma de suas filhas, dos oito aos vinte anos. [...] Nesse pano de fundo, eu apresentei Félix a Tosquelles, ele foi a Saint-Alban, eu fingi que ele estava doente para evitar que ele partisse para o exército. Depois eu o fiz entrar no que chamávamos gtpsi (Groupe de Travail de Psychothérapie et Sociotherapie Institutionnelles), um grupo que formamos de 1960 até 1966 com Tosquelles e cerca de trinta psiquiatras. Temos todas as discussões do gtpsi ao longo de seis anos! Um trabalho imenso, em que podemos ver as discussões entre Tosquelles e Félix. Além disso, num dado momento eu não tinha nem mesmo tempo para ir assistir ao seminário de Lacan, até 1956, 1957, e eu enviava Félix" (OURY, 2009b, sem página).

[423] GUATTARI, 2016, p. 91-92. Em conversa com Kuniichi Uno, em 1982, este pergunta a Guattari acerca da alegria de viver com psicóticos: "As pessoas que leram O anti-Édipo podem colocar questões inocentes, às vezes. Por exemplo: que nele a loucura, ou a esquizofrenia, é descrita, no fundo, como algo alegre, mas que, para aqueles que convivem com loucos, na família, entre amigos, é triste. Você tem, apesar de tudo, uma longa e constante experiência dessa alegria e dessa tristeza, na clínica. Você confirmaria essa alegria na prática?" (UNO In: UNO, 2016, p. 96). Ao que Guattari responde: "Temos que retomar o que diz Espinosa sobre a alegria. Não sei bem como poderíamos articular isso, mas é uma noção fundamental, que no entanto não deve ser tomada como um dado em si. Há uma política da alegria, uma política do humor, uma política das rupturas assignificantes que mudam as coordenadas de referência. Podemos estar, ao mesmo tempo, em um mundo completamente triste, de segregação, um mundo de desespero total e em que, algumas vezes, acontecem mutações de referência. Para mim, as pessoas mais engraçadas do mundo, que me fazem morrer de rir, são amigos, relações de amizade que tive com esquizofrênicos, com loucos" (GUATTARI In: UNO, 2016, p. 96-97).

Tanto Oury quanto Guattari, eram grandes entusiastas, nessa época, dos ensinamentos de Lacan, o que fazia com que concebessem uma experiência propriamente p Sicótica, diferentemente das posições da antipsiquiatria inglesa e da psiquiatria democrática italiana, movimentos que, cada um a seu modo, entendiam a loucura como sendo tributária de uma alienação produzida pela medicina psiquiátrica e, especialmente, pelas práticas manicomiais. Tal singularidade da experiência p Sicótica, exigia não o fim dos lugares para os loucos, mas sim estabelecimentos onde a dinâmica institucional tornasse possível a convivência com a experiência p Sicótica[424]. Haveria, dessa forma, uma problemática a ser resolvida: uma outra realidade precisa ser criada a partir das relações entre p Sicóticos e não p Sicóticos, mas não a realidade bestial dos manicômios na perversão de uma *vida nua*, nem da realidade social vigente, onde a *vida nua* é a ameaça constante de um biopoder, e sim aquilo que Guattari chamou de entrada para ordem dos p Sicóticos, talvez a experiência avessa à *vida nua*, ou seja, a experiência de *uma vida*.[425]

> Foi então que aprendi a conhecer a psicose e o impacto que poderia ter sobre ela o trabalho institucional. Esses dois aspectos estão profundamente ligados, pois a psicose, no contexto dos sistemas carcerários tradicionais, tem seus traços essencialmente marcados ou desfigurados. É somente com a condição de que seja desenvolvida em torno dela uma vida coletiva no seio de instituições apropriadas que ela pode mostrar seu verdadeiro rosto, que não é o da estranheza e da violência, como tão frequentemente ainda se acredita, mas o de uma relação diferente com o mundo.[426]

Guattari fala assim de um morar com os p Sicóticos que revela o seu verdadeiro rosto, uma experiência intensa que modifica o modo de apreensão da realidade, marca indelével no pensamento e na sensibilidade de Guattari. Como já foi dito, as práticas desenvolvidas em La Borde tiveram uma grande inspiração no que vinha acontecendo em Saint-Alban, sobretudo naquilo que girava em torno de Tosquelles, com quem tanto

---

[424] Nas palavras de Oury: "Então, agora se diz que não se precisa mais do hospital, botam eles para fora. E eles desaparecem. Vocês sabem que cinquenta por cento dos mendigos de Paris são esquizofrênicos ou quase? Eu não defendo os hospitais psiquiátricos, eu defendo apenas os lugares nos quais devam existir pelo menos alguma coisa a se respeitar" (OURY, 2009a, p. 56-57).

[425] Remeto ao item *vida nua, uma vida*.

[426] GUATTARI, 1990, p. 183.

Oury quanto Guattari mantiveram uma profunda interlocução. Tosquelles, quando questionado em uma entrevista acerca da necessidade de viver com os loucos, respondeu:

> Sabe, é como as histórias de amor. Existem atos de amor e basta uma só vez e bem rápida para ficar a vida toda. É preciso viver com os doentes, mas não é porque você fica no hospital psiquiátrico noite e dia que vive com os doentes. Vivo o tempo todo com eles, habito-os, eles me habitam. Meus primeiros pacientes ainda estão vivos em mim. A melhor maneira de habitar com eles talvez seja se separando deles.[427]

Estou falando, desta feita, de habitar e ser habitado pelos descabidos e os sem cabimento, de viver ao lado dessa experiência, de uma vida com os loucos, de *uma vida*. A experiência transcendental de *uma vida* que Deleuze fala não comportaria ela mesma o *nonsense*?[428] É que *uma vida* vai, certamente, para muito além da convivência técnica e da tolerância social. Para que seja possível tal experiência não basta, por parte da equipe, o bom cumprimento dos papéis e das funções pelas quais são contratados, isso não é suficiente para fazer viva uma instituição. O vazio existencial produzido pelas serialidades dos grupos práticos-inertes[429] hão de ser quebrados para que efetivamente aconteça algo na direção da produção de sentidos de vida em articulação direta com a caSa-*nonsense*[430]. Para tanto, é preciso que haja um engajamento prático desejante na dimensão em que o próprio sentido pode ser produzido, ou seja, um engajamento no nível não formal da vida comunitária ou coletiva, longe da rotina burocrática e da passividade característica dos sistemas de hierarquias costumeiros.

Com esse intuito, foi criada, em La Borde, como estratégia institucional, uma grade complexa de atividades, periodicamente refeita, em que cada um é incentivado a se engajar em outros papéis e funções que não os seus formais. "Cada problema devia ser incessantemente retomado,

---

[427] TOSQUELLES, 1989, sem página.

[428] Ver DELEUZE, 1995.

[429] O conceito de prático-inerte é como Sartre desenvolve no seu livro *Crítica da razão dialética* (SARTRE, 1985), o funcionamento da alienação social, no sentido marxista, nas formações grupais e institucionais. "O campo prático-inerte é o campo de nossa servidão, e isso *não* significa uma servidão ideal, mas a submissão real às forças 'naturais', às forças 'mecânicas' e aos aparelhos 'anti-sociais'. Isso quer dizer que todo homem luta contra uma ordem que o esmaga real e materialmente em seu corpo e que ele contribui a sustentar e a reforçar pela própria luta que, individualmente, ele trava contra ela" (SARTRE, 1985, p. 437).

[430] Remeto ao item **ca Sa-*fundação*, ca Sa-*sem-fundo*, ca Sa-*nonsense*.**

rediscutido, sem jamais perder de vista a orientação essencial que consistia em caminhar no sentido de uma dessegregação das relações atendente--atendido assim como das relações internas ao pessoal"[431]. Por exemplo, em uma equipe de cozinha, com cinco cozinheiros, cada um, em um dia da semana, deve desenvolver outras atividades que não as da cozinha. Tal variação de perspectivas em relação aos papéis e funções originárias tem o objetivo de que os profissionais possam desenvolver e operar atividades em relação direta com as necessidades criativas da vida cotidiana e com os desejos dos que ali convivem, criando tonalidades afetivas vivas, coletivas e concretas. Com efeito, na grade também entram, sobretudo, os próprios pensionistas, que são, com isso, convocados a abandonarem, por sua vez, os papéis e funções passivas que os doentes, em geral, assumem em uma instituição onde há uma separação quase intransponível entre aqueles que tratam e aqueles que são tratados. Assim, há a necessidade, tanto por parte da equipe quanto por parte dos pensionistas, de criar e se apropriar dos próprios meios de produção do trabalho coletivo que garantem que a instituição seja, sobretudo, um lugar de vida para todos. Trabalho que é a um só tempo social e analítico, de modo que trabalho coletivo e existência pessoal não mais se separem[432]. Essa é uma questão crucial para o entendimento da clínica do habitar: uma inseparabilidade prática entre o trabalho social e o trabalho analítico que pode ser expresso por mais essa fórmula:

> *A especificidade clínica da RT é morar, residir, habitar, de modo que habitar coincide com analisar, revelando, com isso, o que chamamos de clínica do habitar. E, extrapolando para a clínica em geral, podemos dizer que onde há clínica há a experiência de habitar, transformando, assim, o habitar um paradigma da própria clínica.*

É que a clínica do habitar se impõe como criação de novas relações com o mundo, criando habitats compartilhados onde a alteridade deixa de ser temida e ganha espaços concretos de existência.

> O que visávamos, através de nossos múltiplos sistemas de atividade e sobretudo de tomada de responsabilidade

---

[431] GUATTARI, 1990, p. 187.

[432] Remeto especialmente aos itens: ca**Ṣ**a República e o *at morador*; paradoxos entre trabalhar e morar – habitar a ca**Ṣ**a; ca**Ṣ**a-ca**Ṣ**al, sair de casa e os *sem casa*.

em relação a si mesmo e aos outros, era nos libertamos da serialidade e fazer com que os indivíduos e os grupos se reapropriassem do sentido de sua existência em uma perspectiva ética e não mais tecnocrática. Tratava-se de conduzir simultaneamente modos de atividades que favorecessem uma tomada de responsabilidade coletiva e fundada entretanto em uma re-singularização da relação com o trabalho e, mais geralmente, da existência pessoal. A máquina institucional que instalávamos não se contentava em operar uma simples remodelagem das subjetividades existentes, mas se propunha, de fato, a produzir um novo tipo de subjetividade. Os monitores formados pelos "revezamentos", guiados pela "grade" e participando ativamente das reuniões de informação e de formação, tornavam-se pouco a pouco bem diferentes do que eram ao chegarem à clínica. Não apenas se familiarizavam com o mundo da loucura, tal como o revelava o sistema labordiano, não apenas aprendiam novas técnicas, mas sua forma de ver e de viver se modificava. Precisamente, perdiam essa couraça protetora por meio da qual muitos enfermeiros, educadores, trabalhadores sociais se premunem contra uma alteridade que os desestabiliza. [...] O mesmo acontecia com os doentes psicóticos: alguns revelavam capacidades de expressão totalmente imprevistas, por exemplo de ordem pictórica, que a continuação de suas vidas em um âmbito comum não lhes teria jamais permitido entrever. Empregados de escritório preferiam garantir tarefas materiais, agricultores se dedicavam à gestão do clube e todos aí encontravam mais do que um derivativo: uma nova relação com o mundo.[433]

La Borde se configura, assim, como uma instituição que, ela mesma, precisa estar sempre em análise. Isso era o que já vinha sendo praticado por Tosquelles em Saint-Alban que, junto a outros, nomeou essas práticas de psicoterapia institucional. Em La Borde, tais práticas ganharam outros desdobramentos, o que ficou conhecido como a segunda fase da psicoterapia institucional. Em seguida, Guattari, em mais um desdobramento, criou a análise institucional, o que culminou, depois de 1968, na esquizoanálise[434].

---

[433] GUATTARI, 1990, p. 187-188.

[434] Guattari, na conversa com Kuniichi Uno, fala: "Criei a expressão análise institucional porque, no início, a corrente Oury, Tosquelles, representava a psicoterapia institucional. Psicoterapia me incomodava, porque me parecia bastante limitado. Usei esse termo porque o que a psicoterapia institucional veiculava era algo que canalizava a análise sobre noções personológicas, sobre uma certa concepção interpersonológica da análise. E

Foi abordado[435] o pensamento de Oury a respeito da pSicose como um aprisionamento no transcendental, o que faz com que ela tenha muitas dificuldades com a dimensão empírica. Usarei esse entendimento para fazer a leitura de alguns preceitos e estratégias fundamentais da clínica da pSicose em La Borde. Para tanto, é necessário falar do clube.

O clube ganhou muitos nomes, ao longo dos mais de setenta anos de existência, ainda mais se forem incluídos os seus primórdios em Saint-Alban: clube intra-hospitalar, clube dos pensionistas, clube terapêutico etc. Além de muitos nomes, ganhou também articulações práticas e conceitualizações distintas ao longo de tão rica história. Muitas vezes o que se entende por clube é o próprio coletivo. Todavia, nos seminários de Oury de 1984-1985 intitulados *O coletivo*, há um esforço de fazer uma distinção entre o clube e o coletivo, de tal modo que o coletivo aparece como algo a mais que o clube. Assim, o seminário se conclui com as seguintes palavras: "E o Clube, como estrutura transversal, horizontal, é uma forma, uma ferramenta necessária, mas não suficiente...".[436] Em 2009, em entrevista Oury dirá: "[...] o clube intra-hospitalar, o que chamamos o coletivo. [...] A ideia do coletivo foi para tentar dar uma lógica ao clube"[437]

Desta feita, proponho entender a diferença e a relação entre clube e coletivo a partir de um empirismo-transcendental, sendo o clube a dimen-

---

eu achava que a análise das formações do inconsciente não estava apenas ligada às relações interpessoais que vinham da psicologia, da psicopatologia etc., que isso dizia respeito ao conjunto dos sistemas de produção. Então, para mim, a psicoterapia institucional era um caso particular de análise institucional, que também tinha a ver com a pedagogia, o urbanismo, a vida social, a economia, a arte etc. Isso funcionou muito bem até 1968. Houve todo o tipo de correntes de análise institucional, entre os quais Lourau, Lapassade e outros, não importa. Ainda existem escolas de análise institucional na América Latina, coisas assim. E quando eu vi o uso que estava sendo feito disso, um uso psicossociológico, disse que era preciso parar com aquilo. E não podemos mais retomar essa expressão de análise institucional. Então inventei a noção de analisador para substituir a noção de analista – já era a ideia de agenciamento de enunciação analítica. E inventei a noção de transferência institucional e de transversalidade para mostrar que tipos de mecanismos semióticos estavam em jogo nessas operações. Mas com Gilles Deleuze, preferimos desistir dessa terminologia e usar a expressão esquizoanálise. Em certo sentido, a esquizoanálise é algo que tem a ver com essa prática de terapia institucional, de análise institucional. Podemos dizer que havia oposição entre a psicanálise centrada sobre a neurose, a psicopatologia da neurose e, depois, a esquizoanálise centrada sobre a psicose. Ou seja, uma descentralização radical das coordenadas de enunciação em relação àquelas que tinham sido privilegiadas por Freud" (GUATTARI In: UNO, 2016, p. 95-96). Foge a intenção desdobrar as diferenças entre esses momentos, assim como de outras vertentes do que ficou conhecido como movimento institucionalista francês. Para tal, remeto o leitor para o livro *Grupo: a afirmação de um simulacro* (BENEVIDES, 2009) de Regina Benevides.

[435] Remeto ao item **sair da casinha – *sintomatologia transcendental.***

[436] OURY, 2009a, p. 279.

[437] OURY, 2009b, sem página.

são onde os agenciamentos empíricos são engendrados por uma outra dimensão, a dimensão transcendental ou o coletivo enquanto máquina abstrata. Isso retornará no texto.

Recomecemos, então, pela dimensão empírica, para extrair daí aquilo que subjaz enquanto transcendental. Como visto, o clube, é uma das práticas que já existiam em Saint-Alban e que foi levada para La Borde por Oury, assim deixarei Tosquelles falar:

> O homem é um sujeito que vai de um espaço para o outro. Não pode ficar o tempo todo no mesmo espaço. Isso significa que o homem é sempre um peregrino, um sujeito que vai para outro lugar. O que importa é esse trajeto. O clube era um lugar em que as pessoas que saiam das várias alas do hospital podiam se encontrar e tecer relações com o desconhecido, o inabitual o surpreende às vezes. A partir desse momento, o discurso e as ações deles não ficam mais cristalizadas pela vida interior a ala; o importante era libertar-se da opressão caracteriológica fatal do chefe da ala. Por isso é preciso, como se diz em La Borde, haver uma liberdade de passeio, poder ir de um lugar ao outro. Um "direito à vagabundagem", assim como se fala de direitos humanos. O primeiro direito do homem é o direito à vagabundagem. O clube era um lugar onde os vagabundos podiam se encontrar, a colocação em prática da teorização da vagabundagem, da pulverização, da desconstrução-reconstrução. Primeiro é preciso se separar de um lugar para poder ir a alhures, se diferenciar e encontrar os outros, os elementos e as coisas. O clube é um sistema autogestionário, se quisermos empregar uma certa linguagem. Faz-se o exercício de autogestão, a prática de autogestão.[438]

A partir da clausura manicomial, o clube define-se como um espaço que, enquanto *espaço outro*, abre o espaço de seu fechamento, de sua totalização, justamente o que chamamos de espaçamento. Abre-se o espaço através de sua fragmentação, revelando a sua multiplicidade, seu inacabamento e seu aspecto relacional[439], enfim, produz-se um espaçamento[440]. E, enquanto *espaço outro*, fragmento de espaço e espaço fragmentado, espaço parcial, espaço heterogêneo, o clube se torna um

---

[438] TOSQUELLES, 1989, sem página.

[439] Remeto ao item: **HOSPITALIDADES: em-ca*S*a, o *S*patium receptivo**.

[440] Remeto ao item **espaçamento**.

espaço de reunião, de encontros e de reencontro. O *espaço outro* surge, por conseguinte, como *espaço outro de encontros com outros*. Com efeito, uma dimensão de aca So é introduzida para que sejam propiciados os encontros, pois sem aca So não há como se produzir encontros. Portanto, a abertura do espaço e o aca So que se introduz em suas frestas é o que permitirá a *liberdade de circulação*, que é uma das estratégias fundamentais em La Borde. É necessário que se circule pelos espaços internos e externos do estabelecimento de forma mais ou menos programada, mais ou menos ao aca So. Múltiplos espaços estruturados permitem múltiplos circuitos pelo próprio espaço. Há a necessidade de que os espaços estejam estruturados concretamente em diversos tipos de ateliês (desenho, costura, jardim, galinheiro, jornal...), oficinas, assembleias gerais, comissões pensionistas-pessoal, serviço com a cozinha ou a administração, subcomissão de animação para o dia, secretariado, para que os pensionistas possam circular, enfim,

> Pode-se enumerar em La Borde cerca de quarenta atividades diferentes para uma população que é somente de 100 pensionistas e de 70 membros do pessoal. Existe aí uma espécie de tratamento barroco da instituição, sempre à procura de novos temas e variações, para conferir sua marca de singularidade quer dizer de finitude e de autenticidade aos mínimos gestos, aos mínimos encontros que advêm dentro de um tal contexto.[441]

O clube se torna, então, um *espaço outro de encontros com outros*, propiciado pela liberdade de circulação, regido por um aca So programado[442]. O clube opera, como consequência, uma dinâmica de construção e desconstrução, justamente por ser o *espaço outro* onde se reúnem, se encontram muitos modos de circulação. Sendo assim, o clube se torna um espaço de exercício da autogestão da construção e desconstrução da própria instituição. É no clube que acontece a autogestão coletiva de La Borde, o que equivale a dizer que o clube tem uma função terapêutica, não só individual, mas também institucional. No clube acontece a psi-

---

[441] GUATTARI, 1990, p. 189.

[442] Segundo Oury: "[...] é preciso notar [...] que trabalhamos em um certo campo, em um certo sistema, um sistema aleatório. Algo da ordem do acaso é tomado em uma equação concreta. Para que seja realmente possível formular [uma] demanda, é preciso que haja um encontro de alguma coisa. E esse encontro é o resultado de todo um sistema, muito historizado, de acasos sucessivos. Poder-se-ia dizer que a decisão que é tomada – é tomada por quem? É difícil dizer – é 'randomizada' (randomizar, isso vem de '*randonnée*' [em português: caminhada], isto quer dizer que o acaso das circunstâncias faz com que em uma função randomizada, o aleatório seja levado em conta). É o que eu tinha chamado, há muito tempo, de programação do acaso, mesmo se isso parece paradoxal" (OURY, 2009a, p. 157).

coterapia institucional com a participação dos que lá se reúnem, onde se encontram em uma espécie de acaSo programado. O clube é o *lugar* onde se pode falar, com a participação de quem lá aparece, desde as crises de alguém até o modo como serão aplicados os recursos financeiros da instituição, concentram-se demandas e articulam-se desejos, que são encaminhados coletivamente.

Há com efeito um coletivo que opera o clube e é por ele operado enquanto um *lugar* de dizer. Jean Oury se pergunta como se produz um *lugar* em um estabelecimento qualquer e chega a uma pequena fórmula:

> [...] o que está em questão é o processo, não a tradução, mas a passagem de uma coisa a outra, que aparece como algo empírico. Por exemplo, se se enuncia esta constatação empírica: "Em um hospital, ou em um setor, em um estabelecimento, deve-se definir o que nos parece um elemento essencial ao trabalho: um lugar". Um "lugar" para que algo possa manifestar-se. O que eu tinha chamado, há muito tempo, de um "espaço do dizer" em correlação com a transferência. Eu tinha [...] uma fórmula "lembrete". Eu tinha proposto que um lugar, "L", é o produto de duas funções. Eu tinha escrito isto deste modo: $L = f$ (coletivo) $x f$ (clube). Função coletivo (x) vezes função clube. Isto não é a alta matemática! É simplesmente uma constatação.[443]

O *Lugar* deriva, assim. de duas funções. Gostaria de marcar uma diferença nesse plano das funções, pois creio que é justo aí que reside a diferença entre o coletivo e o clube. Se se fala de função para o coletivo é também preciso falar de uma função não formalizada, entretanto, quando se fala do clube já se trata de funções formalizadas. Enquanto o coletivo opera, por exemplo, a função não formalizada de reunir, no clube se formalizam as diversas formas de reuniões, tal qual o desejar como função não formalizada que opera a série de demandas, nas quais ele subjaz.[444]

Como vimos anteriormente, a desarticulação entre o empírico e o transcendental se desdobra em uma desarticulação entre a demanda e o desejo. O desejo é aquilo que subjaz na demanda. "[...] a subjacência é o lugar do desejo".[445] A espiral da demanda era o movimento circular mais amplo de um outro movimento circular em torno de si mesmo, que cir-

---

[443] OURY, 2009a, p. 72.

[444] Remeto ao item **linhas de Poder & plano do saber**.

[445] OURY, 2009a, p. 51.

cunscrevia, assim, o desejo. Cada demanda circular tocando o desejo em um dos pontos tangenciais desse círculo, ao mesmo tempo que o conjunto de demandas que, guardam entre elas uma repetição também circular, circunscrevem o desejo mediante a série desses pontos. Segundo Oury, no p Sicótico há uma desarticulação entre a demanda que é empírica e o desejo que é transcendental. As demandas empíricas se desserializam e passam a circular desordenadamente, enquanto o desejo, o transcendental, fica completamente perdido em uma demanda que avança sem encontrar a sua costura, a sua dobra, a sua prega. Assim, há a necessidade clínica de fazer uma amarração, o que é favorecido através da concretude empírica dos espaços estruturados, de modo que a própria circulação livre pelos espaços estruturados possa fazer um enlace concreto, permitindo que um desejo se constitua por meio de um certo tônus de tipo geográfico:

> Quando a gente anda pelo mundo, o que conta não é a cabeça, são os pés! Você tem que saber onde põe os pés. São eles os grandes leitores do livro do mundo, da geografia. Não é sobre a cabeça que você anda! Tenho de saber onde ponho os pés. Os pés são o lugar de recepção do que virá a ser o tônus. Por isso que toda mãe começa fazendo cócegas nos pés. Trata-se de ficar de pé. De fazer uma distribuição do tônus para ir para algum lugar. Mas é com os pés que você vai, não com a cabeça![446]

Circula-se pelos espaços estruturados, pelo acaso das atividades programadas. É possível ir de uma atividade a outra segundo um tônus geográfico singular. Passagens se fazem, não param de se fazer entre esses fragmentos do espaço, múltiplas passagens, múltiplos saltos, múltiplas transferências. A circulação singular pelos diversos espaços produz um tônus transferencial que sustenta uma mínima amarração entre a demanda e o desejo. Isso porque a transferência no esquizofrênico é dissociada, multifacetada, polifônica, multirreferenciada.

> Foi por isso que propus, em 1973, a noção de transferência dissociada. Dissociada no sentido da spaltung, para destacar a noção de Bleuler sobre a dissociação e também o que foi desenvolvido depois, particularmente, mas não só por Gisela Pankow. Trata-se de como poder trabalhar num campo aleatório no qual possa haver investimentos inesperados, multirreferenciais – como dizia Tosquelles – numa

---

[446] TOSQUELLES, 1989, sem página.

> dimensão polifônica que não pode ser programada, mas que pode indiretamente se manifestar, se não existirem estruturas que impeçam essa manifestação. O Estabelecimento não pode obter essa dimensão dialética. Nossa questão é como poder criar uma máquina coletiva, um clube – que é uma parte disso – que responsabilize a todos em todos os níveis permitindo que existam efeitos inesperados, efeitos de interpretação.[447]

Aqui é necessário fazer intervir uma referência que passou a ser importantíssima nas orientações de La Borde, tanto para Oury, quanto para Guattari: as assertivas e intervenções de Gisela Pankow no corpo do esquizofrênico. Para esta, o esquizofrênico está desprovido de uma certa unidade primeira do corpo, o que lhe é dado pela imagem corporal, responsável por permitir uma dialética entre todo e parte, entre ser e ter, entre forma e conteúdo... Foi visto[448] que a intervenção, segundo Pankow, postulava primeiro o corpo – espaço –, para, em seguida, surgir a história – tempo.[449] Os espaços estruturados em La Borde guardam uma fragmentação uns em relação aos outros, de modo que a circulação

---

[447] OURY, 2009b, sem página.

[448] Remeto ao item **fora da casinha** – *sintomatologias do corpo-espaço*.

[449] Em um sentido próximo ao de Gisela Pankow, Alberto Eiguer, usando o conceito de *eu-pele* proposto por Didier Anzieu (ANZIEU, 1989), faz um paralelo entre uma "psicologia da casa" (EIGUER, 2014, p. 19) e uma "pele psíquica [que] tem duas camadas simbólicas. A camada externa [dimensão privada] nos protege do meio ambiente e dos estímulos que vêm de fora ou de dentro de nosso aparelho psíquico. Lembra-nos que somos diferentes de outros. A segunda (de inscrição) se dirige para o interior [dimensão íntima], estimula nossa introspecção e promove nosso desenvolvimento deixando em nosso funcionamento mental marcas de nossas experiências de vida" (EIGUER, 2014, p. 23). Porém, Eiguer assume uma perspectiva desenvolvimentista da subjetividade, enfatizando um desenvolvimento, sobretudo, neurótico da subjetividade, enquanto Pankow, lidando com uma clínica das psicoses, pensa em como estruturar uma imagem corporal quando, de alguma forma ela ainda não se deu ou então quando entrou em colapso. Resta que a psicologia da casa, tal qual proposta por Eiger, se torna uma psicologia da casa moderna, neurótica e burguesa e sua análise é excessivamente metafórica e representacional, como revela os seguintes trechos: "A casa aparece como uma metáfora de nosso 'habitat interior'. Como nosso corpo, a casa tem diferentes partes vinculadas com atividades específicas. Assim como o corpo, esperamos que ela nos proteja do exterior. Como nosso corpo é um todo composto de diferentes elementos, a casa oferece um vínculo entre os membros que se agrupam em um todo: 'minha família'. Se a representação da imagem do corpo é submetida a mudanças constantes segundo nossas experiências de vida, nossos saberes, o mesmo se dá com a casa. Então, como em nosso corpo, é nela onde vivemos nossos desejos, nossos amores, nossos sofrimentos, nossas lembranças, que vão dar sua forma, seu colorido particular" (EIGUER, 2014, p. 20). "[...] nosso inconsciente se expressa na forma como desenhamos nosso lar, decoramos e mobiliamos e nos instalamos em seu interior. Estas forças inconscientes, que se reagrupam no que chamo de habitat *interior*, são de dois tipos: uma é, dentro de cada um de nós, a projeção da imagem que temos de nosso corpo. A outra reflete nosso apego aos entes queridos com quem compartilhamos nossa casa na infância; um apego que nos inspira sempre, mesmo àqueles que moram sozinhos" (EIGUER, 2014, p. 19). Uma psicologia da casa exige que se abandone os paradigmas metafóricos e representacionais.

entre eles obedeça a uma cartografia própria onde o aca So está incluído. É a partir dessa circulação livre e singular que pode advir uma espécie de traçado transferencial, traçado em S, capaz de produzir certos efeitos de interpretação ou de análise[450]. É como se o desejo pudesse emergir da própria demanda de livre circulação pelo espaço, agora entendido como espaço transferencial.

> Na vertente imaginária, as psicoterapias poderão intervir a partir de equivalentes "projetivos" a fim de reconstruir um corpo, de suturar uma cisão do eu, de forjar novos territórios existenciais; mas, na vertente do real, é o campo intersubjetivo e o contexto pragmático que serão obrigados a trazer novas respostas. Gisela Pankow, por exemplo, em suas tentativas de reestruturação dinâmica do psicótico, utiliza frequentemente a mediação de uma massa de modelar a fim de tornar possível uma expressão plástica onde a língua falada se encontra falha. Pois bem! Em La Borde, nossa massa de modelar é a "matéria" institucional que é engendrada através do emaranhado dos ateliês, das reuniões, da vida cotidiana nas salas de jantar, dos quartos, da vida cultural, esportiva, lúdica... A palheta de expressão não é dada de antemão como a das cores da pintura, pois um grande lugar é reservado à inovação, à improvisação de atividades novas.[451]

Talvez possa ser dito que a associação livre propiciada pela fala, que, a princípio, é característica da clínica com neuróticos, encontre o seu correlato na circulação livre por múltiplos espaços, na clínica da p Sicose, tal como proposta por Oury. O associacionismo da p Sicose é espacial e atual antes de remeter a fala e a história pessoal. O que torna a matéria de trabalho não exatamente imaginária ou projetiva, e sim o real da própria instituição. Nos termos que estou usando, não se trabalha alguém, trabalha-se sempre a ca Sa.

---

[450] Oury, a partir dessa noção de circulação, faz um paralelo entre a análise supostamente individual e a análise feita no âmbito institucional: "Sabe-se também que numa cura analítica [...] não é tanto o que se passa durante a sessão que é o mais importante; é o que se passa entre as sessões, que sejam acting-out ou mesmo encontros que funcionam como interpretação. A interpretação, não é uma vociferação ou um comentário durante uma sessão, é muito mais o que é desencadeado de uma sessão a outra num campo que pode ser chamado de campo aleatório, no qual o acaso está em questão. E a verdadeira interpretação é justamente esta espécie de atuação do aleatório, que faz que ela vá modificar, orientar, e mesmo deformar o curso da existência, e que ela vá ser retomada em uma sessão seguinte e em outras, mesmo vários meses mais tarde" (OURY, 2009a, p. 237).

[451] GUATTARI, 1990, p. 188-189.

Retornando às questões de La Borde, gostaria de enfatizar algo que aparece constantemente nos escritos de Oury e de Guattari. As relações entre La Borde e o Estado. Para isso, Oury necessita retomar a diferença entre estabelecimento e instituição e, para tal, usa como referência o livro de Deleuze a propósito de Foucault[452].

> Apesar de minhas reticências em relação a Deleuze e Foucault, quando li o pequeno livro de Deleuze intitulado Foucault, publicado em 1988, quatro anos após a morte de Foucault, encontrei ali um desenvolvimento de suas ideias retomadas por Deleuze, que explicava isso: a distinção entre a dialética das formas, das estruturas, e a dialética das forças. O que ele chama de diagramatismo das forças me serviu para projetar algo, digamos assim, nessas dimensões, dizendo: a ordem das formas é o que nós tínhamos chamado de estrutura do estabelecimento. Ao passo que a dialética das forças seria da ordem do institucional, da instituição. Me servi dessa ideia para fazer a distinção entre o estabelecimento e a instituição. Evidentemente isso é um pouco formal, mas parece aplicar-se razoavelmente bem, dado que devemos sempre fazer distinções no trabalho de psicoterapia institucional.[453]

ENXERTO INCIDENTAL: os enxertos de transferência

> *Para dar conta de uma transferência dissociada, multifacetada, polifônica, que encontra seus traçados através da circulação pelo espaço, próxima ao nível do real, que é característica dos p Sicóticos, Jean Oury não para de mencionar o conceito de excertos de transferência, sempre se referindo a Gisela Pankow. "Sabe-se bem que, para os esquizofrênicos, há destruição maciça do que era o espaço transicional; certos esquizofrênicos nunca o tiveram, ainda que seja abusivo falar de 'ter' a propósito do espaço transicional! E ele não se reconstrói. Em revanche, pode-se fazer enxertos, enxertos de transferência, como disse Gisela Pankow".[1]*

> *Os enxertos de transferência fazem frente, sobretudo, à ausência de um espaço transicional que, cada vez mais, não para de desabar, tornando a identidade e o espaço, em um só golpe, fragmentados e fundidos.*

> [...] em particular nas estruturas psicóticas, trata-se mais ou menos diretamente da *primeira identificação*, que

---

[452] Remeto ao item **linhas de Poder & plano do saber**.

[453] OURY, 2009b, sem página.

[1] OURY, 2009a, p. 231.

E se essa distinção é feita é para pensar uma dupla articulação: o Estado, com toda a sua burocratização esterilizante incide no estabelecimento, enquanto o coletivo está na ordem da instituição.

Essa distinção serve para entender que o trabalho de formar, construir uma verdadeira vida cotidiana, que seja eficaz, que não seja algo da ordem do regulamentado, não pode ser feito pelo Estado. O Estado faz um contrato com aquilo que chamamos de estabelecimento, sobretudo em nossa sociedade mercantil, seja com um hospital, uma clínica ou mesmo uma escola, dá na mesma, mas isso é da ordem dos estatutos, da hierarquia, com uma enormidade de coisas tais como o contrato econômico. No final das contas, somos obrigados a levar em consideração o estabelecimento e o Estado, mas o verdadeiro trabalho psicoterapêutico, de singularidade, do inesperado da vida cotidiana, do acaso, não pode ser feito pelo Estado, isso seria um absurdo, ainda que pretendam que seja assim. A lógica da administração está fundada no pensamento de que é possível organizar tudo a partir do Estado, ou de uma estrutura dessa ordem. Nossa posição é de que isso não é possível. Para que a vida cotidiana seja rica, é preciso que exista um campo aleatório e uma possibilidade do que chamamos de certa liberdade de circulação. Isso não é pouca coisa, não se

está mais próxima da "incorporação", correlativa dos níveis mais arcaicos: tanto o registro oral quanto o registro do corpo que se constitui. Frequentemente, em vez de dizer "incorporação", eu digo: "encorporação", posto em corpo, isto é, a encarnação. É nessa dimensão que Gisela Pankow específica a esquizofrenia como "distúrbio de encarnação". Está situado ao nível dessa primeira identificação, a mais próxima do Real.[2]

Incorporação, encorporação... Diria, quiçá, em-ca$amento... Todavia, Gisela Pankow encontra o conceito de enxerto de transferência em outra psicanalista, Marguerite Sechehaye que fala de transferência-enxerto. Em 1950, Sechehaye publicou o livro Memórias de uma esquizofrênica, *escrito a quatro mãos. No livro é narrado o percurso terapêutico de Renée, tanto por ela mesma quanto por Sechehaye. Entre as muitas situações clínicas apresentadas, me deterei no episódio "o milagre das maçãs" por considerá-lo fundamental para entender o conceito de enxerto de transferência.*

Renée vivia um intenso sentimento de culpa que a impedia de comer. Só se permitia comer maçãs que eram colhidas por ela mesma diretamente da árvore. No universo

---

[2] OURY, 2009a, p. 100.

trata de uma errância para a direita e para a esquerda ou ainda que as pessoas não sejam presas, ou trancadas em celas ou alas. A vida cotidiana, como todas as vidas um pouco normais, necessita da existência de encontros, pois é a partir deles que algo pode acontecer e não podemos programá-los, não são da ordem da psicoterapia e é difícil fazer com que os burocratas da lógica da administração compreendam isso. Eles pensam que é possível organizar tudo, inclusive os encontros e até mesmo o acaso.[454]

E Guattari:

Volta-se sempre a esse terrível peso do Estado, que incide sobre as estruturas de tratamento e de assistência. As instituições vivas e criativas levam um bom tempo para serem instaladas; implicam a constituição de equipes dinâmicas que se conheçam bem, que tenham uma história comum, tantos dados que não podem ser regidos por meio de circulares administrativas.[455]

Assim, "o coletivo está em questão em todo trabalho que se faz, seja no público ou no privado. Talvez seja uma noção geral que ultrapasse inteiramente o campo da psiquiatria".[456]

Para finalizar, é importante entender que uma instituição viva, não achatada pelas forças de um

delirante que a compreendia, a árvore estava ligada simbolicamente à mãe e como acreditava que esta não lhe dava o alimento necessário, cabia a ela mesma colher a maçã diretamente da árvore. O gesto de lhe oferecer alimentos era sentido como invasivo e persecutório e, portanto, rechaçado. Mesmo as maçãs oferecidas por Sechehaye, que Renée chamava de mamãe, não eram aceitas. Recusava-as dizendo estar proibida de comer qualquer outra coisa que não fossem maçãs verdes, não maduras, colhidas por ela mesma.

Eis que um dia Renée é repreendida pela dona do terreno onde se encontrava a macieira, e, com isso, foi impedida de colher as maçãs! Renée ficou apavorada, se escondeu em seu quarto, depois fugiu em uma errância sem rumo. Cruzou a fronteira do país a pé e, por fim, retornou ao local onde morava, dissuadida de continuar na errância por alguém que encontrara pelo caminho. Como não comia, uma enfermeira acabou por forçá-la a comer junto aos outros hóspedes do lugar. Desesperada, Renée fugiu novamente e buscou sua analista. Estavam no meio de uma situação de crise e a Sechehaye insistiu em lhe oferecer maçãs. Disponibilizou as maçãs e disse para Renée que podia comê-las na quantidade que quisesse. Estava tentando interagir com o núcleo da questão. Todavia,

---

[454] OURY, 2009b, sem página.

[455] GUATTARI, 1990, p. 197.

[456] OURY, 2009a, p. 45.

Estado, não tem como ser reproduzida. Ela precisa ser constantemente criada e recriada. Inventar os mecanismos que permitam uma subjetivação constante dos que estão envolvidos, sempre esconjurando as forças de burocratização e de objetivação da vida. Nesse sentido, vale a advertência de Guattari de que La Borde não deva ser um modelo, mas que a partir suas experiências possam ser extraídas certas pistas.

> É então bem claro que não proponho aqui [...] a Clínica de La Borde como um modelo ideal. Mas creio que essa experiência, apesar de seus defeitos e de suas insuficiências, teve e ainda tem o mérito de colocar problemas e de indicar direções axiológicas através dos quais a psiquiatria pode redefinir sua especificidade.[457]

Resumindo, seriam essa as pistas que Guattari nos deixa:

> 1) A subjetividade individual, tanto a do doente como a do "técnico", não pode ser separada dos Agenciamentos coletivos de produção de subjetividade; tais Agenciamentos comportam dimensões microssociais mas também dimensões materiais e dimensões inconscientes;
> 2) A instituição de tratamentos, se é reagenciada permanentemente com esse fim, pode se tornar um instrumento muito elaborado de enriquecimento da subjetividade individual e

Renée recusou, explicando o motivo: "Porque as maçãs que você compra é comida das pessoas grandes, eu quero maçãs de verdade, maçãs da Mamãe, como estas – e mostrei o seio de 'Mamãe'".[3] Segundo o relato de Renée, se sucede o seguinte:

> Ela se levantou, foi buscar uma esplêndida maçã, cortou um pedaço e me deu, dizendo:
>
> – Agora é Mamãe que vai alimentar a Sua Renéezinha. É hora de beber o bom leite das maçãs de Mamãe.
>
> E me botou um pedaço na boca. Com a cabeça pousada no seu seio, os olhos fechados, eu comi, ou antes, bebi meu leite. Uma ventura sem nome me inundou o coração. É como se de repente, por magia, toda a minha angústia, toda a tempestade que me sacudia há um instante, cedesse lugar a uma bem-aventurada calma. Pensava em nada, distinguia nada, apenas gozava. Estava plenamente feliz, de uma ventura passiva, de criancinha, uma alegria inconsciente, porque nem sequer sabia o que me dava essa felicidade. Quando acabei a minha "refeição" de maçã, "Mamãe" me avisou que na manhã seguinte eu teria outro tanto, e ia dar ordens à enfermeira; mas ainda assim voltaria para

---

[457] GUATTARI, 1990, p. 202.

[3] SECHEHAYE, s/d, p. 100.

coletiva e de recomposição de territórios existenciais concernindo ao mesmo tempo o corpo, o eu, o espaço vivido, a relação com o outro...;

3) Para ocupar convenientemente seu lugar no seio do processo terapêutico, as dimensões materiais da instituição implicam que o pessoal dito "de manutenção" esteja associado a todas as engrenagens segundo modalidades apropriadas;

4) A informação e a formação constituem aspectos importantes no interior de uma instituição terapêutica, mas não suprem os aspectos ético-estéticos da vida humana considerada em sua finitude. O Agenciamento institucional, assim como uma cura individual, só podem funcionar autenticamente no registro da verdade, quer dizer, da unicidade e da irreversibilidade do sentido da vida. Essa autenticidade não é objeto de um ensino mas pode, entretanto, ser "trabalhada" através de práticas analíticas individuais e coletivas;

5) A perspectiva ideal seria então que não existissem duas instituições semelhantes e que a mesma instituição não cessasse de evoluir ao longo do tempo.[458]

É por meio dessas direções axiológicas propostas por Guattari, que se pode falar de uma experiência coletiva, que atravessa os tempos e os espaços, e se comunica pelas bordas com a ca Ŝa. La ca Ŝa na Borda, La mai Ŝon...

me dar, em pessoa, a minha ração de maçã.[4]

O que se segue a essa experiência, que para uma certa ortodoxia analítica pode perecer completamente inusitada, é um encontro mágico e instantâneo de Renée com a realidade, uma espécie de efeito de vida... Ainda segundo Renée:

Fui embora com a enfermeira que me veio buscar. Desde que me vi lá fora, verifiquei que havia mudado completamente a minha percepção do mundo. Em vez de ver o espaço infinito, irreal, em que todas as coisas se recortam, nuas e isoladas, pela primeira vez vi a *Realidade*, a maravilhosa realidade. As pessoas pelas quais passávamos não eram mais autômatos, fantasmas fazendo evoluções, gesticulando a esmo, não, eram homens, mulheres com características próprias, individualizados. Assim também os objetos. Eram objetos úteis, que tinham um sentido, que proporcionavam prazer. Eis o automóvel que me levou à pensão, as almofadas nas quais me apoio. Devorava com o olhar tudo o que se passava aos meus olhos. "É isto mesmo, isto mesmo", repetia, e queria dizer: "É isto, a realidade". Chegada à pensão, ao entrar no meu quarto, descobri outro quarto: vivo, sim-

---

[458] GUATTARI, 1990, p. 202-203.

[4] SECHEHAYE, s/d, p. 100-101.

caSa Deligny

François Dosse narra uma cena que poderia fazer parte de um roteiro cinematográfico.

> Uma noite de 1965, um caminhão para diante do castelo de La Borde. Vem de Cévennes com o pequeno bando de Fernand Deligny, sua companheira, a psicanalista Josée Manenti [...], Yves, o menino austista do filme *Le Moindre Geste*, Guy, um grande enfermeiro, e Marie-Rose. Não tendo mais dinheiro nem onde se fixar, Fernand Deligny procura refúgio em La Borde para continuar cuidando de seus autistas. Oury os acolhe, aprova sua instalação, mas esclarece que é preciso que Guattari concorde. A pequena equipe espera então o dia inteiro pela chegada de Félix.[459]

Josée Manenti contínua a propósito do encontro com Guattari:

> Ele parou e olhou para mim: "Você que é Josée Manenti? – Sim – Vamos conversar". Surpreendeu-me logo de início sua vivacidade, sua inteligência brilhante, de tom muito seco, e por trás de uma incrível gentileza, bem dissimulada, sua fragilidade, sua sensibilidade. Era como uma forma de superposição.[460]

Outras versões contam que foi a convite de Oury e de Guattari

> pático, real, caloroso. E ousei, pela primeira vez, para estupefação da minha guardiã, mudar a posição das cadeiras, dos móveis, movimentá-los. Que alegria toda nova agir sobre os objetos, servir-me deles como bem me parecesse, ainda mais, sentir o prazer, o desejo de mudança. Até aqui não suportava mudança nenhuma, nem a mais ínfima. Tudo tinha de estar em ordem, regular, simétrico.[5]

Entretanto, o que se passou? Cabe ressaltar que Sechehaye estava lidando com uma paciente grave que se recusava a comer e que havia perdido a única fonte de nutrientes que ainda a sustentava; que as atribuições de sentido eram conferidas por um universo alucinatório e delirante; e que esse episódio se dera em um momento no qual os antipsicóticos não haviam ainda sido criados.[6] Para melhor entender tal intervenção se faz necessário deixar Sechehaye falar:

> Somente quando compreendi que devia satisfazer a intensa necessidade de alimento materno pude libertar Renée da agressividade e dos impulsos de auto destruição, ao mesmo tempo. Pois, ao lhe dar em horas fixas um

---

[459] DOSSE, 2010, p. 68.

[460] DOSSE, 2010, p. 68.

[5] SECHEHAYE, s/d, p. 100-102.

[6] Coincidentemente, datam de 1950 tanto a publicação do livro de Sechehaye quanto o desenvolvimento dos primeiros antipsicóticos. Todavia, o episódio narrado precede em alguns anos a publicação do livro.

que Deligny foi parar em La Borde, talvez um detalhe irrelevante diante do fato de que há entre os três uma base comum que parece alimentar as perspectivas práticas. Segundo Dosse

> Deligny já carrega toda uma história de prática terapêutica. Ele se inscreve em uma perspectiva diferente daquela de Oury-Guattari, mas igualmente inovadora. Sua vinda para La Borde não é mero acaso, pois seu itinerário seguiu uma pista bastante similar, a do subúrbio, dos AJ (Albergues da Juventude) e da contestação dos poderes institucionais.[461]

Deligny chegou em La Borde depois de um grande percurso às voltas com os cuidados com a infância, sobretudo a infância que fugia à normalidade. Nascido em 1913, no norte da França, ficara órfão de pai, aos 6 anos, quando este morrera como soldado na Primeira Guerra Mundial. Levara a adolescência e o período da faculdade de psicologia em uma certa experiência de vagabundagem eficaz[462]. Mais adepto dos cafés do resto de uma *Belle Époque* tardia do que das aulas curriculares, iria se tornar um profundo crítico do tecnicismo e do academicismo nas práticas educacionais e terapêuticas, valorizando, como qualificação

pedaço de maçã, que participava simbolicamente do seio materno, saciava a necessidade primordial, necessidade que persistira na idade adulta e havia mantido o Eu num estado de regressão profunda. Sentindo-se pela primeira vez amada, da única maneira que lhe convinha, ou seja, à maneira mágica, Renée experimentou um maravilhoso sentimento de realidade, que a espantava e ao mesmo tempo a encantava. De um toque de varinha mágica – é o caso! – a percepção normal da realidade substitui a percepção mórbida. Em vez de ver as coisas e as pessoas recortados, imensos, isolados, sem relação nenhuma entre si, ela os viu desde então numa dimensão normal e nas suas relações interindividuais. Ela investia a energia libidinal tirada do amor materno, a realidade inteira. Por isto mesmo tal realidade apareceu-lhe "quente", "viva", como escreve Renée, ou seja, investida de afetividade. [...] Assim, pois, o estabelecimento de um contato possível entre Renée e a mãe-analista, embora apenas no plano oral, devolveu à doente o sentimento da realidade. Com efeito, a mãe-ama-de-leite não constitui a primeira forma do não-eu? E daí, não é a fonte de toda realidade ulterior?[7]

---

[461] DOSSE, 2010, p. 68.

[462] *Vagabundos eficazes* (DELIGNY, 2018) é o título de seu quarto livro, publicado originalmente em 1947, revisado em 1970. No Brasil, publicada em 2018, pela n-1 edições.

[7] SECHEHAYE, s/d, p. 141-142.

profissional, mais as experiências de vida e o real engajamento com as crianças do que as titularidades teóricas e formais. Eram os *saberes leigos*[463] que lhe interessavam. Com efeito, pode-se dizer que um educador, para Deligny, reuniria as qualidades, sobretudo, de operários, artistas e revolucionários engajados. Se é assim, é porque Deligny está lidando como uma matéria que, nela mesma, já fez falhar as metas e as formas da educação. Aquele que é a matéria e interesse de seu trabalho é justamente aquele que não se adequa, aquele que, há um só tempo, resiste às forças de conservação e de adaptação e que nessa resistência se exaspera, assim como exaspera o próprio em torno: o inadaptado. Não qualquer inadaptado, mas sim o inadaptado da criança, da infância, que já entra no mundo de forma enviesada, não se adequando, revelando a própria inadaptação e enviesamento do mundo, já que este falha em lhes conferir *espaço*, *lugar*. Seres descabidos, seres sem cabimento, seres do nenhures... Na verdade, na França, o fim da Segunda Guerra[464]

---

[463] Remeto a questão dos *saberes leigos* ao item **serviços residenciais terapêuticos e psiquiatria democrática italiana**.

[464] Vimos, no item **caSa na guerra**, como Winnicott, no contexto inglês, também em função dos problemas das crianças na guerra, especificamente da evacuação dos grandes centros, estava lidando com uma matéria da mesma ordem, chegando à categoria de tendência antissocial. Ambos vão tomar, cada um a seu modo, o problema do espaço e dos lugares como de fundamental importância, tanto na etiologia quanto na intervenção. Se em Winnicott aparecem

Sechehaye atua, realiza um ato, faz um gesto. É que no nível em que as coisas estão se dando entre paciente e terapeuta a comunicação é pré-verbal, ainda que as palavras, a posteriori, possam recobrir tal comunicação, como bem mostram os relatos elaborados de ambas. Sechehaye chamará essa atuação de realização simbólica. Todavia, o símbolo não deve ser pensado como algo exclusivo à codificação da linguagem discursiva, podendo esta, por vezes, ser mesmo prejudicial a determinados processos. A atuação deve operar no plano pré-verbal. O símbolo, antes da linguagem discursiva, guarda atributos, sobretudo, estéticos, ou seja, qualidades intensivas próprias, elementos a-Significantes.

O que Sechehaye oferece a Renée é, doravante, a realização de um símbolo não linguístico que, entretanto, se localiza justamente nos espaços de separação entre o eu e o não-eu.

Segundo Winnicott, o "seio é criado pelo bebê repetidas vezes, pela capacidade que tem de amar ou (pode-se dizer) pela necessidade. Desenvolve-se nele um fenômeno subjetivo, chamado de seio da mãe. A mãe coloca o seio real exatamente onde o bebê está pronto para criá-lo, e no momento exato"[8].

---

[8] WINNICOTT, 1951, p. 402.

e os esforços de reconstrução, catalisaria a passagem das práticas discursivas e não discursivas que levavam a uma *infância descartada* para a noção e práticas em torno de uma *infância inadaptada*. Passagem essa que constituiu o cenário no qual Deligny contracena com os seus pensamentos, escritos e práticas. "[...] um momento da França no qual se iniciava a construção da noção de infância inadaptada, que determinou a transição entre a lógica do descarte através da internação vitalícia das crianças anormais para as políticas de readaptação através da reeducação"[465].

No entanto, Deligny vivera a expressão máxima da *infância descartada* durante a Segunda Guerra. Trabalhou como educador em Armentières, um imenso depósito que servia de asilo para crianças débeis, retardadas, idiotas etc., como se dizia à época... Armentières, como um grande espaço concentracionário do descarte humano, sofreu as crueldades da guerra, o extermínio em massa através da fome e dos bombardeios, diferentemente de Saint-Alban, onde a psicoterapia institucional se constituiu,

Entretanto, Renée já não é mais um bebê, o que faz com que tudo se passe, no plano analítico, pela via do símbolo e de sua realização. Renée alucina o seio da mãe lhe conferindo o símbolo-maçã que funciona tanto como alimento-leite quanto como formato do seio, a maçã é o espaço onde seio e leite encontram-se contraídos. Sechehaye, por sua vez, termina por colocar o símbolo-maçã justo onde Renée o alucina, no seu seio e, por fim, a alimenta com a maçã. É que não bastava para Renée que a maçã fosse o alimento, daí a recusa de comer inclusive as maçãs que lhe eram oferecidas, mesmo as maçãs que sua analista ofertava... Era necessário que a maçã também fosse o seio que a alimenta.

No entanto, Sechehaye parece tratar a situação como uma espécie de regressão a um ponto de privação, no qual Renée se encontraria fixada e em que pode haver uma espécie de reparação por meio da satisfação de um desejo que ficara reprimido.

O enxerto de transferência, como teoriza Sechehaye, ainda sob o nome de transferência-enxerto, dessa forma, seria o ato de dar o símbolo em toda a sua apreensão estética, já que esse permitiria a passagem do desejo sem que Renée entrasse em contato direto com o reprimido. Seria extremamente angustiante, segundo Sechehaye, que ela lhe oferecesse diretamente o seio e não

---

noções como espaço potencial e ambiência para dar conta das tendências antissociais, em Deligny, vão surgir, entre outras, as noções de áreas de convivência e circunstância. Resta que no primeiro essas categorias tem um tom mais puxado para o intra e o interpsíquico, enquanto que no segundo o tom dessas categorias é cada vez mais puxado para o pré e extrapsíquico.

[465] RESENDE, 2016, p. 31.

em parte, como uma estratégia de sobrevivência.[466]

> Me contaram, eu não estava lá. [...] Era a retirada ante o avanço das tropas alemãs... [...] Os loucos do hospital psiquiátrico de Armentières foram postos na estrada, em direção ao mar. [...] Depois tiveram que dar meia volta, regressar até Armentières. Não batiam as contas. Inclusive faltavam muitos. [...] Descontando a pilha de mortos, havia desaparecidos, muitos desaparecidos. Fugitivos? Não tinham certeza. Alguns haviam fugido, loucos de terror; aqueles que não encontraram a tropa,

---

[466] Saint-Alban foi um dos poucos espaços concentracionários onde não houve mortes por fome nem bombardeios, isso por um conjunto de razões: Saint-Alban ficava em região remota e montanhosa, fora das linhas de comunicação e de circulação das tropas, longe dos locais de combate, uma razão geopolítica. Há também uma razão geoeconômica, ficava em uma região rural, onde havia agricultura, pecuária e caça; mas, sobretudo, por razões institucionais, que permitiram a abertura das suas portas para que seus internos buscassem comida e trabalho no campo; ainda no cômputo das razões institucionais, houve, por parte da equipe, uma manipulação dos diagnósticos de tuberculose, o que, na lógica da época, acabava gerando mais recursos. Nas palavras de Oury: "Saint-Alban ficava completamente perdido no meio das montanhas com cerca de 600 doentes e se encontrava perto de um vilarejo que também tinha seus 600 habitantes, e, por isso, era aberto com certa facilidade. Durante a guerra foi um dos raros hospitais em que não houve um morto de fome. Vocês sabem que houve 50/60.000 mortos de fome, dependendo da região. Era um horror! Há uma tese de que havia uma espécie de extermínio branco, mas não em Saint-Alban. Por quê? Porque lá havia a possibilidade de sair, de ir à montanha para buscar manteiga e coisas assim e também por conta de certas artimanhas, porque os doentes que sofriam de tuberculose tinham direito oficialmente de receber um regime alimentar um pouco melhor. Então se declarava que havia 300 tuberculosos, isso era possível na época, pois não havia esse monte de burocracia de hoje em dia" (OURY, 2009b, sem página).

a maçã sobreposta ao seio... Gisela Pankow, todavia, faz uma distinção entre satisfação do desejo e ato de reconhecimento.

Gostaria de situar nessa dialética entre a parte e a totalidade o exemplo clássico da maçã utilizada pela colega Sechehaye com Renée num momento crucial da psicoterapia analítica. Como não ousasse oferecer o seio, Sechehaye dava maçãs à doente, pois sabia que era preciso "satisfazê-la". Infelizmente o termo "satisfação" criou muita confusão. Não se trata de dar à doente o que ela não teve e de satisfazer a sua necessidade. É claro que a doente comeu as maçãs nos braços de Sechehaye. Mas o que permitiu arrancar a doente às alucinações foi um ato de reconhecimento: a forma das maçãs é reconhecida como forma do seio que alimenta e inscreve-se na estrutura total do corpo. Ao mesmo tempo, a maçã como objeto torna-se algo diferente de uma parte do corpo, pois o objeto desejado se inscreve num plano diferente do objeto que satisfaz as necessidades. O reconhecimento do seio que alimenta, que Renée não pode mais ter, dá o efeito terapêutico. Trata-se, portanto, do reconhecimento de um desejo inconsciente e não da satisfação do mesmo. [...] O ato de dar a maçã à paciente serve,

umas centenas, não mais. Há aqueles que regressaram nas semanas seguintes, conduzidos por alguém, e aqueles que continuaram lá fora; entre estes, dezenas que nunca poderiam ter saído vivos do manicômio. Perigosos. Imbecis. Loucos perdidos. [...] E então, um mês após outro, um ano após outro, fomos sabendo. Trabalhavam aqui e ali como todo mundo, ninguém tinha nada o que dizer deles, só coisas boas. E entre eles, os piores, os perversos. A guerra não respeita nada. Dos que regressaram ao manicômio, metade morreu de fome.[467]

E esse outro relato indignado de Deligny:

As guerras de hoje em dia não respeitam os idiotas. Não os respeitam de forma nenhuma. Não respeitam nada, nem aos idiotas, nem aos loucos. Seis deles acabam de morrer sob os escombros do pavilhão 9, no imenso manicômio em que trabalho. [...] Bombas caíram durante a noite. Caíram aqui e não alhures, isso é tudo. É a estação das bombas. O pavilhão 9 se partiu em dois. Morreram seis loucos. É o cúmulo. Pois,

por assim dizer, de enxerto para levar a paciente a um reconhecimento. Preferimos falar de "enxertos de transferência" ao invés de empregar o termo "transferência-enxerto" pela qual Sechehaye quer caracterizar a "simbiose" enquanto "participação afetiva do doente e do analista". Mas esta concepção teórica leva sempre o médico a dar ao doente o que ele não teve e a reparar "os erros de outrora", dos quais fala Sechehaye. Analiticamente, a "participação" do doente com o analista traduz-se por uma relação de intercâmbios corporais – *Mitleiblichkeit* –, onde se pode inserir uma dialética de parte e totalidade. Trata-se de fazer surgir no doente a demanda referente a uma parte do corpo do analista, o que permite situar o desejo inconsciente.[9]

Assim, esses símbolos, mais do que objetos de satisfação, podem ser vistos como imagens de estruturação dinâmica do corpo na dialética entre parte e todo, uma imagem fantasmática corporal.[10]

---

[9] PANKOW, 1989, p. 24-25.

[10] Segundo Pankow, o "[...] método de enxertos de transferência é definido pelo ato que leva o doente a reconhecer seu desejo. Tais desejos cristalizam-se em torno de imagens dinâmicas, que podemos chamar de *fantasmas*. Tais fantasmas distinguem-se profundamente da noção comum de *fantasma* como produção imaginária passageira e atribuem toda sua importância a um elemento de seu conceito que permaneceu implícito em Freud. Desde 1956, em meu livro sobre a *Estrutura dinâmica na esquizofrenia*, sublinhei que existem imagens dinâmicas que

---

[467] DELIGNY, 1966, p. 313. "Tenho uma classe de crianças retardadas em um imenso hospital psiquiátrico em Armentières, na região do norte. São quinze em uma sala de paredes claras, com bonitas mesas novas, e eu sou o professor. Quinze idiotas de avental azul e eu, o professor, no rumor desse casarão de seis pisos que contém seiscentas ou setecentas crianças retardadas. No rumor desse casarão cheio de gritos estranhos, agora encobertos pelo ruído quase universal da guerra" (DELIGNY, 1966, p. 310).

se de um lado estão aqueles que se dedicavam a não fazer nada além de aguardar por seu pacote de tabaco a cada final de semana, talvez por dez anos, ou mais; em contrapartida emerge, entre outros, um comandante do esquadrão de tanques de guerra, que está ativo, histórico, que fala na rádio para francesas e franceses e lhes diz que vale a pena morrer. Ele, não obstante, segue vivo, e viverá por muito tempo, enquanto esses débeis profundos morreram pela guerra, eles que não a provocaram.[468]

A partir do fim da Segunda Guerra, Deligny desenvolveu trabalhos financiados pelo Estado, que progressivamente visavam acolher e encaminhar os adolescentes inadaptados. Todavia, sua atuação e seus escritos não paravam de produzir um tensionamento na noção de inadaptação/adaptação. O seu espaço de atuação saiu progressivamente das instituições fechadas e se desalo(u)cou para as experiências coletivas, de convívio, de coabitação e laborais em espaços abertos. Sua estratégia educacional e clínica, que tem a *criação de circunstâncias* como modo, foi se tornando cada vez mais a criação de circunstâncias de vida[469], resultando na noção

Como fenômeno transicional, os enxertos de transferência são, acima de tudo, espaçogênicos. Transalo(u)camento. Recolhem no espaço do encontro o material intensivo de articulação do próprio espaço transicional onde se configura, assim, a presença entre o eu e o não-eu. Nesse sentido, os enxertos de transferência são sempre dinâmicos e expressam ações, trazem consigo os desígnios dos verbos infinitivos... a própria Gisela Pankow caracteriza-os como atos de reconhecimento, mas, sobretudo e mais importante, como atos.

Sendo assim, a clínica das pSicoses, *a transferência na clínica das* pSicoses, *os enxertos de transferência, colocam em circulação uma série de conceitos que rementem a ação nela mesma. Atuação, ato falho, acting out, acting in, passagem ao ato, ato analítico, atos de fala... "Com frequência, eu faço ou digo alguma coisa por simples associação. Funciona ou não. É uma tentativa, que é também um enxerto, acréscimo de material. Nesse caso, há uma clara mudança de registro, mas tam-*

---

[468] DELIGNY, 1966, p. 312.

[469] A obra de Deligny é marcadamente crítica às noções de clínica, terapêutica, tratamento e etc., isso devido ao seu antitecnicismo e antiacademicismo. No entanto, estou lidando como a expansão dos limites da clínica até o habitar, articulada ao AT, Acredito que o

---

permitem restaurar a dissociação na imagem do corpo. Chamei 'estruturação dinâmica' o método de terapia que emprega tais imagens dinâmicas. No esquizofrênico autêntico, tais imagens devem supor a dialética entre forma e conteúdo, pois o doente vive num corpo sem limites. Quando a dissociação no mundo espacial é restaurada, o doente pode entrar em sua história, pois a dissociação da imagem do corpo é acompanhada simultaneamente por uma perda da dimensão histórica da vida do esquizofrênico" (PANKOW, 1989, p. 26-27).

de *áreas de convivência*. Ao mesmo tempo, ele foi se afastando cada vez mais das estruturas estatais.

Confrontando-se com problemas econômicos desde 1953, Deligny sai de Paris em 1955 e vai para a região de Les Petits-Bois, localizada na região de Allier. Com ele seguem alguns dos membros da Grande Cordée e juntos passam um período difícil: sob efeito do desligamento da filiação com a Seguridade Social, com problemas administrativos e sem o apoio do Partido Comunista Francês (PCF), a situação financeira e política se torna insustentável. O grupo migra para Salzuit onde alugam as ruínas de um castelo, adquirem cabras e algumas ovelhas para a produção de leite e queijo. Os jovens integrantes da tentativa passam a trabalhar em atividades de jardinagem e a criação de aves, trabalhando também em reformas de casas desta mesma região. Posteriormente se mudarão diversas vezes mantendo estes meios de sustentabilidade agregando novos membros. [...] A década de 1950 e 1960 é, portanto, o período em que Deligny viveu uma transição rumo ao fora das instituições, gesto que se consolida em 1968 com a instalação do grupo em Cévennes.

bém gestos, manipulações de objetos, deslocamentos no consultório. E para além dessas ações restritas, verdadeiras 'passagens ao ato'".[11]

E quando os enxertos de transferência se dão no dia a dia da ca𝒮a, segundo um princípio de distribuição multifacetada e coletiva é, sobretudo, uma ativação da vida que é sentida, que não se para de sentir. É talvez o que Oury, falando de acting out, chama, junto a Lacan, de paixão:

Nosso trabalho é tentar fazer com que haja o máximo de possibilidades de *acting-out*. Um *acting-out* não é forçosamente negativo, pelo próprio fato de ser algo interpretável; aliás, é a única chance que temos, às vezes, de articular alguma coisa, é um tipo de janela aberta sobre as estruturas inconscientes, sobretudo porque o *acting-out* é construído, edificado, com os mesmos elementos que um fantasma; salvo que isto se mostra, chama. Depois Lacan deu uma outra formulação: "O acting-out, diz ele, é quando o semblante sobe ao palco". E ele acrescenta: "É isto o acting-out, é isto a paixão". É interessante. [...] eu tentava dizer que todo esse trabalho não pode realizar-se a não ser que haja um certo número de pessoas que estejam envolvidas em uma paixão. Pode-se dizer que isso entra na dimen-

---

grau de alargamento que reivindico para a clínica do habitar, não fere em absoluto as suas contundentes críticas. Em última instância, falo também de uma clínica das circunstâncias de vida, por essa razão, me permito falar de uma clínica também em Deligny.

[11] POLLACK & SIVADON, 2013, p. 126.

Neste ínterim as migrações se tornam um hábito determinante do grupo e compõe com a deriva do autor, ao constituir linhas de vida que apontam para essa mudança radical em seu pensamento, prática e escrita. A primeira migração se deu na passagem do meio urbano para o meio rural, a saída de Paris rumo ao ambiente interiorano de Cévennes. A segunda migração se deu no plano político, com o desenvolvimento de um modo particular de sustentação econômica por fora dos sistemas de seguridade social proposto pelo Estado e pelo Partido Comunista Francês. Com isso Deligny radicaliza a luta entre as instituições, seus passos não se dão nem dentro e nem fora das instituições, mas numa passagem limiar de uma à outra, pela conjunção entre elas numa recusa às instituições formais do Estado e no desenvolvimento de modos de sustentação econômica autônomos e independentes das ofertas do Estado.[470]

são transferência-trabalho. Dito de outro modo, em todo este negócio há sempre um trabalho que pode ser feito – e que é da mesma ordem, se há um coletivo, do trabalho [...] inconsciente. Espécie de perlaboração, mas num plano coletivo. Acontece que as pessoas que vão trabalhar em certos lugares sentem, depois de um certo tempo, que alguma coisa mudou neles. Será que é o equivalente de um processo analítico? Não se sabe muito bem, mas isso fez alguma coisa movimentar-se. Mas o que se movimentou? Está em relação com todas estas dimensões: da transferência, do acting-out, do semblante.[12]

Ocorre que no ato não estamos lidando mais com fatores infantis e regressivos, mas sim com a própria atualidade do desejo que busca saídas, que busca retomar processos que estão interrompidos, paralisados...

Como vimos, em 1965, as próprias circunstâncias levam Deligny até La borde, onde desenvolve por dois anos atividades, oficinas. Mas o clima excessivamente agitado de La Borde, com intensas assembleias, reuniões políticas e toda a sua vida falageira, se torna insuportável para Deligny. De La Borde Deligny foi, em 1967, para uma propriedade afastada, comprada por Guattari. Contudo, depois de maio de 1968, estimulado pelo próprio Guattari, todo um burburinho político-cultural de extrema

---

[470] ALMEIDA, 2025, p. 109-112. Sobre questões que envolvem as relações entre a instituição e Estado remeto ao final do item **ca Sa na borda** e ao item **ca Sa em deriva.** Sobre as questões da não coincidência entre público e estatal, assim como entre privado e particular remeto ao item **paradoxos entre trabalhar e morar – habitar a ca Sa.**

[12] OURY, 2009a, p. 227-228.

esquerda convergiu para lá. Deligny se exaspera, não suporta tantos acontecimentos, tantas confabulações, tantos planos, tantas histórias. Precisava de mais silêncio e de menos linguagem, precisava mais do espaço e menos da história.

> Vou fazer 64 anos – é preciso deixar a cada tentativa um espaço próprio, pois é um verdadeiro caos ver essas pessoas tão díspares convidadas a se juntar em um mesmo canto, ao passo que se a distância fosse respeitada elas se entenderiam bem[471].

Deligny acaba por deixar a propriedade de Guattari repentinamente, mas se manteve na região de Cévennes. Pode-se datar, desta feita, a partir de 1968, o aprofundamento de sua fase aracneana, propriamente autiſta. E é, doravante, a partir desse momento que se intensifica a sua relação com o espaço e com o habitar clínico, a caſa Deligny. Estranha caſa, construída a partir de sua insuportabilidade com os lugares por onde passou, como se a sua tentativa de um espaço próprio fosse necessariamente em um alhures, quiçá em um nenhures... Spatium nenhures, isomorfo aos seus autiſtas, às suas aranhas... Essas são questões que sempre estiveram presentes no percurso de Deligny, mas tornam-se o primeiro plano em seu próprio modo de habitar da própria clínica. "Não é de hoje que vou parar em moradias abandonadas. A cada vez, minha companheira me antecedeu. Ali ela me espera. Precisa tão pouco de mim quanto eu dela, o que dá ensejo a relações de vizinhança de muito bom quilate"[472]. Sua companheira, a aranha com sua teia, o ser aracniano, a rede, a teia autiſta.

De todos os inadaptados que passaram pela sua vida errante, é o autiſta que vai se tornar o herói[473] delignyano. A experiência autiſta fascina Deligny e, com isso, cada vez mais vai se afastando do mundo da linguagem cotidiana. Guattari parece reconhecer essa paixão de Deligny:

> A única maneira de "percutir" o inconsciente, de fazê-lo sair de sua rotina, é dando ao desejo o meio de se exprimir no campo

---

[471] DELIGNY In: DOSSE, 2010, p. 69.

[472] DELIGNY, 2015, p. 16.

[473] Usamos aqui uma noção de herói como um personagem conceitual crítico-clínico. Esse personagem conceitual engendra conceitos em torno de si, conferindo estilo ao pensamento. Ver a análise que Lapoujade faz no seu livro *Movimentos aberrantes* (LAPOUJADE, 2015), das relações entre os heróis perverso e esquizofrênico na obra de Deleuze anterior e posterior ao encontro com Guattari. Sobre os personagens conceituais ver DELEUZE & GUATTARI, 1992; GIL, 1987 & 2000.

social. Manifestamente, Deligny gosta das pessoas chamadas de autistas. E estas sabem disso. Assim como aqueles que trabalham com ele. Tudo parte daí. E é para aí que tudo volta.[474]

Nas teias de uma moradia abandonada, localizada em nenhures, diante do autiꟅta na porta da caꟅa Deligny, embaixo do portal, em pé na Ʂoleira, a epifania da Ʂoleira, a epifania da questão se impõe, tão real e tão concreta que até a linguagem se cala. Questão que, enquanto questão, só poderia ser dita – ou então permanecer não-dita. Todavia, para a epifania da questão que se dá por intermédio de Deligny, nem o dito, nem o não-dito fazem jus... Questão, então, descabida, sem cabimento, questão de ninguém, advinda de nenhures:

O autiꟅmo faz vislumbrar a não linguagem viva – toda uma vida sem linguagem – e, com isso, é necessário silenciar em nós, seres de linguagem, a própria linguagem para que se possa estar nessa área que é a teia aracniana sem, sobretudo, exasperá-la.

O silêncio

antes de existir computador existia tevê
antes de existir tevê existia luz elétrica
antes de existir luz elétrica existia bicicleta
antes de existir bicicleta existia enciclopédia
antes de existir enciclopédia existia alfabeto
antes de existir alfabeto existia a voz
antes de existir a voz existia o silêncio
o silêncio
foi a primeira coisa que existiu
um silêncio que ninguém ouviu
astro pelo céu em movimento
e o som do gelo derretendo
o barulho do cabelo em crescimento
e a música do vento
e a matéria em decomposição
a barriga digerindo o pão
explosão de semente sob o chão
diamante nascendo do carvão
homem pedra planta bicho flor
luz elétrica tevê computador

---

[474] GUATTARI, 1976b, p. 66.

> batedeira, liquidificador
> vamos ouvir esse silêncio meu amor
> amplificado no amplificador
> do estetoscópio do doutor
> no lado esquerdo do peito, esse tambor[475]

Sem exasperar a teia no canto entre o teto e a parede, sem exasperar o Fora da linguagem. Achar a Soleira entre a não linguagem e a linguagem, sua epifania silenciosa. Calar não a fala e as palavras, mas inexoravelmente calar a própria linguagem. A escrita talvez seja mais conveniente, apesar de apresentar também os seus perigos. Escrever, entretanto, não *sobre* a não linguagem, não a abordar frontalmente, não a assuntar com demasiadas palavras para não a assustar. Escrever, assim, de viés, com um traço leve, errante, *sob* a linguagem e não *sobre* a não linguagem.

> O que tenho incessantemente diante dos olhos, além da janela que me ilumina, é, na parede, um traçar de Janmari, autista e refratário ao que a memória étnica propõe, tanto que nunca sei se se trata de um traçado ou de um traçar. A diferença é considerável. Se for de um traçar que se trata, não haveria, portanto, sequer um pingo de representado, e nisso eu acredito. Essa obra de arte não passa de traço de gesto, mas traço que encontro tão frequentemente reiterado por outras mãos além da sua, mãos de crianças que não falam e que, munidas de um lápis, parecem pegas num sulco um tanto circular, que denominamos anel.[476]

Nietzsche dizia que era no portal do instante que o anel do retorno se dava.[477] E se os autiStas souberem que o portal, de direito, está antes do instante? Na Soleira, no portal é que se fazem as passagens circulares, as circulações da passagem, antes do instante. Assim o limiar se configura também como outras passagens *sob*terrâneas, passagens de passagens. A Soleira entre a escrita *sob* a linguagem e o desenho, o traçado das letras hipotônicas e o traçado do desenho circular, sem forma, circular ao acaSo, curvo, sinuoso. Escrever e cartografar, e no meio, o traçar do traçado. E no meio, o traçar do meio. E no meio, os pés a traçar com a mão-gesto... E no chão de papel, os traçados dos pés nos meios silenciosos. E no silêncio, o traçado do meio no papel. E no meio do silêncio liso do papel, o traçado

---

[475] ANTUNES, 1997c.

[476] DELIGNY, 1978, p. 147.

[477] Ver o aforisma *Da visão e enigma* em *Assim falou Zaratustra* NIETZSCHE, 2011.

dos pés que traçam letras tortas. E no traçado das letras-pés, o silêncio da linguagem. Escrever *sob* a linguagem é escrever *sob* o chão. O que o autiſta revela em seu silêncio são os seus trajetos no Ѕpatium nenhures, não há nada a simbolizar, nada a dizer, nada a representar, nem mesmo nada a delirar, apenas percorrer e circular, desenhar os traços no papel. Traçados costumeiros, traçados de errância, quebras de traçados, traçados que cruzam outros traçados, paradas, saltos, rastros de trajetos, objetos sem coisas do próprio trajeto etc., uma onda, onda autiſta, onda silenciosa, onda sonora, onda de imagens. O que as crianças autiſtas precisam é de espaço para viver, espaço para se mover, espaço para serem o que são, quiçá para não serem justamente aquilo que não são...

A atividade cartográfica de Deligny é desenhar no Ѕpatium nenhures. Deligny precisa do espaço, de espaço onde se possa circular e que, ao mesmo tempo, sua paisagem sonora não esteja poluída pelos sons significantes das palavras. Em seu devir-autiſta, ele se torna cada vez mais sensível a algo que se passa no domínio onde não há ainda a dimensão simbólica, que equivale a dizer a vida das contratualidades sociais. E essa dimensão será então *topos, espaço*. Para tal, desenvolve a noção de áreas de convivência e nessas áreas é todo um mapa que é desenvolvido. Como se a ausência de linguagem permitisse o acesso a um espaço liso não mais esquadri-nhado em funçao das relações com os outros – talvez fosse melhor dizer Outrem, o lugar vazio corolário da estrutura, da dimensão simbólica. Pois mesmo o lugar vazio cede diante do autiſta, não há fortaleza, tampouco vazia. O lugar cede seus contornos ao espaço. O espaço é a linguagem do autiſta. Nós devemos aprender a lê-la, a falar sua língua, a falar com os pés. E isso não pode ser feito se o espaço não for levado em conta, se não nos permitirmos ser afetados por ele. O espaço aqui é área, porém área de convivência. Área de *outro* sem Outrem. Sendo assim, o espaço-linguagem não é anterior à relação entre corpos determinados, sobretudo pela significância, mas sim um efeito das relações que se estabelecem na vida em comum – convivência – dos corpos silenciosos, aquém da sig-nificância. O espaço-linguagem é uma medida flutuante e emaranhada, pois apenas os trajetos dos corpos, das suas distâncias positivamente tomadas, percutem, ecoam...

Diferentemente da onda da viagem esquizofrênica, onde há uma profusão do espaço pelas rachaduras cada vez maiores de um ego que se fragmenta, a onda autiſta é a onda de não ter um ego, nunca o ter tido, jamais tê-lo sido... Onda de estar no espaço, sem tempo, de estar no pleno sentido externo, de ter nenhum sentido interno, para falar kantianamente. Os acontecimentos, nesse sentido, não são históricos, não traçam um antes e um depois. "[...] e, verdade seja dita, nessa sua propensão para serem intoleráveis os acontecimentos históricos são talentosos".[478] Os acontecimentos são, desta feita, somente um ecoar entre os corpos-linguagem, estribilho pulsante que delimita o nenhures como uma área de convivência de ninguém.

O que Deligny descobre no mundo autiſta, se é que se pode falar de mundo – não parece muito adequado esse vício de linguagem –, é um tipo de modo de ser. O modo de ser aracniano. O modo de ser que não para de tecer, sobretudo, redes. "A rede é um modo de ser".[479] Mas que delírio esse de querer que justo o autiſta seja o ser das redes, logo aquele que se furta ao convívio social! É que talvez a convivência que determina a área, não seja, a princípio, social e a rede não seja uma

---

[478] DELIGNY, 2015, p. 15-16.
[479] DELIGNY, 2015, p. 15.

ENXERTO INCIDENTAL:
o oco de Jessé

Jessé está perambulando no quintal da caſa. Está nu em pelo no quintal da caſa. É dia e o sol esquenta Jessé e o chão do quintal da caſa. Jessé se deita nu com o quintal da caſa e o sol. Não é certo que haja diferença entre a pele flácida de Jessé e o quintal de cimento da caſa. Como a caſa está silenciosa, Jessé continua no seu banho de chão e sol, pele e cimento. Depois levanta e continua perambulando nuzinho da vida. Vida nua que é só uma vida. A bola azul surge no meio do caminho, ao acaso, para ser quicada. Jessé nu pelo quintal quica a bola. Por sua vez, a bola vibra o seu oco a cada vez que se encontra com o quentinho do quintal. Sua vibração pode ser ouvida através de um sonzinho que persiste emanando da bola depois de a bola quicar no chão. Dura uns três milésimos de centímetros. O estribilho desses três milésimos de centímetros faz ressoar o oco da garganta de Jessé que, por sua vez, emite um som apenas similar, vizinho, mas de mesma vibração. E Jessé perambula nu pelo quintal ressoando o oco. Não posso mais dizer ao certo se é o oco da garganta de Jessé que faz o oco da bola começar a ressoar três milésimos de centímetro antes de chegar ao chão ou se é o oco

rede de contratos, e sim de pequenas contrações entre os corpos. Quiçá a rede seja aquilo que se traça, em princípio, em um trajeto que foge os caminhos extensivos da realidade e se dê pelos trajetos intensivos do Fora. "Se eu quisesse indicar uma das constantes da rede, incluiria esse fora como uma das dimensões necessárias. [...] Assim, e quando o espaço se torna concentracionário, a formação de uma rede cria uma espécie de fora que permite ao humano sobreviver".[480]

Área de convivência, Spatium nenhures, *khôra, topos,* caSa. "Mas será possível dizer que a aranha tem o projeto de tecer sua teia? Não creio. Melhor dizer que a teia tem o projeto de ser tecida".[481] A teia como convivência da área, convivência não com uma outra pessoa, nem com o lugar vazio de uma estrutura Outrem, mas com um *outro* mais radical. A unidade da realidade não está mais garantida nem por Deus, nem pelo Mundo e muito menos pelo Eu, pois segundo a lógica delignyana,

> [...] a espécie humana é herdeira de todas as espécies, para além das espécies animais ou vegetais; é herdeira das nuvens emanadas dos espaços interestelares, que, em parte, fizeram dos oceanos a origem do que chamamos vida. No ser humano apareceu esse acento um tanto

da bola, nos três milésimos de centímetro depois do quique, que faz o oco da garganta de Jessé ressoar. Nota-se que há vários ocos ressoando com os ocos do Jessé e da bola. E a caSa tem incontáveis ocos. A caSa em silêncio é uma série de ocos. Sabia que não existe coletivo para grilos? Não são animais gregários. Isso não impede que façam seus acordes. Tampouco impede uma serenata. Creio que para o acordo de ocos também não tenha coletivo... nem impedimentos... E cada oco tem uma duração e um som diferente. Afinal, todos sabem que os estribilhos dos ocos dependem dos próprios ocos, assim como os seus sons dependem dos estribilhos dos tímpanos.

No oco da minha cabeça não para de ressoar um excesso de circunflexo acima do oco do primeiro ô do oco. Circunflexo que excede o chapeuzinho do vovô da infância. Se cedo ao excesso diacrítico, sou lançado ao mar pelas ondinhas, ora azuis ora vermelhas, que o corretor ortográfico insiste em sublinhar. O velho combate entre o estrilho e o corretor. Quem sabe as ondinhas sejam somente o estranho estribilho do corretor? O cheio da minha cabeça se aprofunda no circunflexo cartesiano das dúvidas...

Mas há, por sorte, Jessé, o quique azul do quintal e seus estribilhos, os das cordas vocais e do tímpano. Recuperam o meu oco. As paredes da caSa são boas de hospedar ocos... e excessos... Sobre a minha cabeça oca,

---

[480] DELIGNY, 2015, p. 18.

[481] DELIGNY, 2015, p. 16.

pronunciado da consciência de ser, o que não resolve em nada a parafernália totalmente heteróclita dessa herança que nos cabe. [...] No que me diz respeito, e quanto a recuar no curso da criação, paro na aranha, ao passo que muitos não vão além do próprio avô.[482]

Assim, a convivência na área autista exige uma involução, mas não é suficiente as ancestralidades antropomorficamente determinadas pela linguagem, é necessário involuir através das espécies, no mínimo, para um modo de ser silencioso, determinados por afetos a-linguísticos. O traçar redes é o modo de ser do humano involuído, aracniano. É o exercício da competência espacial protolinguística.

o chapéu circunflexo é o teto. O canto do teto da casa. Parede-teto-parede, um oco circunflexo de três lados. Talvez as aranhas façam suas teias nesse cantinho para melhor percutir o canto do oco de Jessé. E da bola... e do chão do quintal... e da casa...

Porém, é justo nesse quique, e não em outro, que Jessé acerta a bola em algo no chão e o quique já era. A bola jaz rolando. Tenho a impressão de ter ainda ouvido uma meia dúzia de quiques vindos de outros ocos da casa. Quanto à bola, ela rolou na direção dos meus pés. Jessé não me pede ela de volta nem vem atrás, apenas perambula nuzinho da vida pelo quintal. O que será da relação deles? Quiçá o acaso leve a bola até Jessé ou Jessé encontre por acaso a bola mais uma vez...

É que Deligny, lado a lado com o herói autista, descobre o humano subsistente no homem-que-somos. Devir-autista contra o porvir do homem-que-somos. Por um lado, as redes traçadas, depois de perderem o seu traçar, nos tornam os homenzinhos-que-somos, nos qualificam, todavia, por outro, subsiste o humano, o aracniano, aquele ser que se determina por um princípio de auto traçagem das redes, um Nós primordial que se inscreve simplesmente enquanto N. Encontra-se aqui algo que será importante no entendimento da diferença entre *vida nua* e *uma vida*, quiçá *uma vida nua*.[483]

---

[482] DELIGNY, 2015, p. 16.

[483] No item **vida nua, uma vida** será feita uma discussão importante entre os conceitos de *vida nua* em Agamben e de *um vida* em Deleuze. Na citação a seguir aparece a grafia *formas-de-vida*, à qual Agamben contrapõe *formas de vida*, para enfatizar as resistências à produção da *vida nua*. Acontece que nas *formas de vida*, potência e ato estão cindidos tal qual a tradição aristotélica inaugurou. Já nas *formas-de-vida*, potência e ato funcionam tal qual um estribilho um do outro, se aproximando das relações virtual-atual nas quais Deleuze trabalha o conceito de *uma vida* enquanto campo transcendental.

Fernand Deligny nunca procurou narrar a vida das crianças autistas com que vivia. Antes de tudo, tentou transcrever escrupulosamente, sobre folhas transparentes em uma forma que chamava "linhas errantes" (*lignes d'erre* [garatujas]) os trajetos dos deslocamentos e dos encontros delas. Colocadas umas sobre as outras, as folhas transparentes deixavam aparecer, além do intrincado das linhas, uma espécie de contorno (*cerne*) circular ou elíptico, que fechava dentro de si não só as linhas de errância, mas também os pontos (*chevêtres*, que vem de *enchevêtrement*, "emaranhado"), singularmente constantes, em que os trajetos se entrecruzavam. "É claro", escreveu ele, "que os trajetos – as linhas errantes – são transcritos e que o contorno de área aparece sempre como o *traçado* de *algo diverso* que não havia sido *previsto* nem pré-pensado por quem traçava nem pelos traçados. É claro que se trata do efeito de *algo* que nada deve à linguagem nem remete ao inconsciente freudiano". É possível que esse enredo singular, aparentemente indecifrável, expresse, mais do que qualquer narrativa, não apenas a forma de vida das crianças mudas, mas qualquer forma de vida. Nesse sentido, é um exercício instrutivo tentar assinalar sobre o mapa da cidade em que vivemos os itinerários de nossos movimentos, que se revelam tenaz e quase obsessivamente constantes. É no traçado daquilo em que perdemos nossa vida que talvez seja possível reencontrar nossa forma-de-vida. Em todo caso, Deligny parece atribuir a suas *lignes d'erre* algo como um significado político pré-linguístico e, mesmo assim, coletivo: "Foi ao observar tais contornos de área que nos surgiu o projeto de insistir na transcrição do que é simplesmente *visível*, na expectativa de que venha a *aparecer* um traçado do que escrevemos N, inscrito em nós a partir da existência dessa nossa *espécie*, Nós primordial e que insiste em anunciar, de fora de todo querer e de todo poder, por *nada*, imutável, como, no polo oposto, a ideologia".[484]

A fórmula da multiplicidade n-1, elaborada por Deleuze & Guattari que, segundo uma orientação do herói esquizofrênico, foraclui o 1 da unidade transcendente[485]; ou mesmo no Deleuze que ainda não encontrou Guattari que, segundo a orientação do herói perverso, suspende ou denega

---

[484] AGAMBEN, 2017, p. 256-257. Nesse fragmento as citações de Deligny feitas por Agamben se encontram no livro *Les enfants et le silence* (DELIGNY, 1980, p. 40).

[485] Ver DELEUZE & GUATTARI, 1995a.

o mesmo 1[486]; enfim, o devir da fórmula n-1, no que tange a Deligny, segundo a orientação do herói autiſta, se faz como *N* do *Nós* primordial revelado nos contornos da convivência, antes mesmo que qualquer unidade venha se insinuar. A radicalidade do *outro* se dá apenas como *N* que, porventura, tropeça no meio do caminho em uma bola azul, gira 90° em uma meia cambalhota e cai em *Z*; ou é, simplesmente, o mapa que gira em um ponto de ver sem baixo nem cima nem esquerda nem direita nem frente nem atrás. E se o traçar circular ou elíptico arredonda as curvas vemos nascer do *Z* um *Ƨ*, que se transforma em *Ƨ* ao se inclinar na direção da bola. E se, ainda ocasionalmente, olhamos o avesso da folha transparente ou passamos diante do espelho pendurado na parede ou nos emaranhamos nos nós de uma *chevêtre*, esbarramos, uma vez mais, com o *Ƨ*... é nóƧ![487] "Chego a me dizer, é verdade, que a rede me aguarda em todas as curvas. Esta aqui [...] tem por projeto a presença próxima de crianças autiſtas. [...] Nestes dias tenho me perguntado se esse projeto não é pretexto, sendo o projeto verídico a rede em si, que é modo de ser".[488]

> *A caſa Deligny é nóƧ, espaço de convivência, espaço sem intenções, de ações puras, área de gestos puramente espaciais... Uma RT, uma habitação clínica serve para muita coisa e temos muitas intenções como uma RT: desinstitucionalizar, socializar, morar, cuidar, trabalhar, acolher –, mas o que a caſa Deligny ensina é que a clínica do habitar não serve para nada, ela é, sobretudo, espaço sem lugar do humano... onde o alhures é nenhures...*

caſa República e o *at morador*

Deixei essa importante experiência precursora da caſa por último, justamente por ser essa uma experiência que tematiza de forma direta o paradoxo trabalhar-morar. A República foi uma RT vinculada ao Hospital-dia A Casa[489] situado em São Paulo. Marcados pelo pioneirismo no *campo do*

---

[486] Ver DELEUZE, 1995, 2009.

[487] O problema da grafia do Ƨ remete aos itens caſa; HOSPITALIDADES: em-caſa, o ſpatium receptivo; *ENXERTO INCIDENTAL: a arte de percorrer e habitar* khôra; caſa barroca; Ƨ da caſa ou o ſ da caſa e *ENXERTO INCIDENTAL: o ſp ſicótico e seu traçar.*

[488] DELIGNY, 2015, p. 15.

[489] O hospital-dia "A Casa" foi fundado em 1979 e hoje é um departamento do Instituto do Desenvolvimento e Pesquisa da Saúde Mental e Psicossocial "A Casa", que conta com os demais departamentos: AT, a "República",

AT, foi de lá que surgiu, em 1991, o primeiro livro brasileiro acerca do AT, o clássico *A rua como espaço clínico, acompanhamento terapêutico* como registro do 1º Encontro Paulista de Acompanhantes Terapêuticos realizado dois anos antes de sua publicação. Como não poderia deixar de ser, o pioneirismo marcou também a República, inaugurada em 1993. Esta foi inspirada nas repúblicas de estudantes, como uma tentativa de fugir do terreno da psiquiatria. Segundo Nelson Carrozzo, um dos idealizadores do Hospital-Dia A Casa, e também da República, "inventamos essa casa para quem já passou por crises psicóticas. Em geral, pessoas que moram com a família, passaram muito tempo se tratando e chegaram a um ponto em que a autonomia já está indicada, mas ainda não conseguem morar sozinhas"[490].

Como pode-se notar, essa experiência se insere na linha genealógica da ca Sa como uma iniciativa pontual, com o seu público advindo em geral do convívio familiar e com uma produção de conhecimentos própria. Todavia, o que a torna especialmente importante nessa experiência são as relações entre o trabalhar e o morar que lá se estabeleceram e o esforço que tiveram em pensar tais relações. Para Carrozzo, o at seria o profissional mais habilitado para trabalhar a República[491]: "O personagem terapêutico que imaginei para enfrentar tal desafio seria o at, pois carrega esse desafio constante na sua própria clínica. Dentre os terapeutas, é o que faz a sua clínica usando o cotidiano, a cidade e as próprias crises como material terapêutico para as transformações necessárias no processo de incremento da autonomia de cada paciente"[492].

No entanto, já na concepção do projeto, se produzira o entendimento de que aqueles que lá trabalhariam seriam também moradores. "Nós, os idealizadores [...] nos considerávamos os primeiros moradores".[493] Assim o at ganhou uma nova designação. Seria, para a nova função que exerceria, chamado de *at morador*, enfatizando o morar como especificidade de tal trabalho.

> De cara nos denominamos *at morador*[494], ou morador com mais experiência. Experiência do que?, rapidamente nos pergunta-

---

estagiários e cursos.

[490]   CARROZZO, 1994, p. 14.

[491]   "Talvez porque, mais do que qualquer outro profissional da área, nos aproximamos, *in loco*, da organização e do modo de funcionamento das famílias, das casa, da divisão e ocupação de espaços e das dificuldades e cristalizações nos relacionamentos" (DIAS, BREYTON & GOLDMAN, 1997, p. 145).

[492]   CARROZZO In: CAUCHICK, 1999, p. 31.

[493]   CARROZZO, 1994, p. 14.

[494]   Nos textos citados o *at morador* está grafado como "AT. Morador" e o at como "AT". Optei por transcrever *at morador*, assim como usar as siglas at (acompanhante terapêutico) e AT (Acompanhamento Terapêutico)

mos. A denominação "morador" marcava uma qualidade de presença desejada. Um lugar de companheiro, colega para esse at solitário presente na República todos os dias. Chegamos ingenuamente (agora dá para dizer) a sonhar que essa equipe de *ats moradores* devesse ser composta por duas, no máximo, três pessoas no intuito de intensificar esse caráter de morador.[495]

As autoras seguem destacando o estranhamento de estarem trabalhando em uma posição que exigia delas uma espécie de presença enquanto moradoras. Porém, tal posição colocava problemas importantes para o entendimento delas a propósito do que podia a clínica,

> [...] quanta pessoalidade há no morar e quão conflitivo para nós, ats, "psis", amantes da psicanálise, deixarmo-nos habitar. Fazermo-nos usar por meio daquilo que se explicita no cotidiano: a roupa num domingo de verão, o livro que lemos, o nome do amigo ao telefone, o jeito na cozinha, a habilidade ou não nas tarefas domésticas[496].

As autoras parecem experienciar o *at morador* como uma potência que força os limites da clínica, produzindo a sua ampliação, levando-a até os confins do morar. O que o *at morador* produz, como profissional da RT, em sua qualidade específica, é a desinstitucionalização da própria clínica. "O que não prevíamos, apenas suspeitávamos levemente, é o quão subversiva viria a ser a República com relação a nós mesmos, ats, à nossa prática, à nossa clínica, ao nosso tipo de presença, ao nosso modo de atuação, às teorias e conceitos".[497] Isso se evidencia no esforço que empreende Cauchick em pensar o que seria intervir, no seu livro dedicado a experiência da República, "[...] intervenção, não como algo que se inicia em um sujeito, mas como uma multiplicidade de iniciativas no meio das quais o próprio sujeito é constituído e se constituí".[498]

Levando essa experiência em conta, pode-se dizer que o *at morador* é um at que habita a casa e se deixa habitar pela casa. É um at que, além de acompanhar, habita, ou, melhor dizendo, acompanha habitando, acompanha ao habitar. Todo o seu manejo, enquanto acompanhante, dá-se a partir do seu próprio habitar, com tudo que concerne o próprio habitar.

---

para não gerar confusão com a padronização que está sendo usada ao longo do livro.

[495] DIAS, BREYTON & GOLDMAN, 1997, p. 146.

[496] DIAS, BREYTON & GOLDMAN, 1997, p. 147.

[497] DIAS, BREYTON & GOLDMAN, 1997, p. 146.

[498] CAUCHICK, 2001, p. 42.

O at é necessariamente o trabalhador da RT e seu trabalho como at é necessariamente habitar. Em uma RT, acompanhar é habitar.

Por conseguinte,

> [...] nesse oceano de diferenças, seguimos com nossos barcos, às vezes sós, às vezes com toda a tripulação. Tempestade, motins, calmarias e terra firme, assim nosso projeto segue à procura dessa moradia interna, construída com o de fora e o de dentro da vida, à procura de viveres possíveis.[499]

Viver, conviver, habitar, coabitar. A especificidade do habitar clínico parece ser apenas conseguir existir, criando mundos com os exilados do mundo, com mundos desabados, onde diferentes constelações existenciais possam se conjugar em um convívio que é o mundo da caSa, mundo Dentro da caSa, mundo Fora da caSa...

paradoxos entre trabalhar e morar – habitar a caSa

Ana Paula Viecelli apontou como a Modernidade, em função do regime de trabalho, afastou o homem da sua casa.

> Com o advento da modernidade e da economia capitalista e de produção, sustentada pela força do trabalho, o indivíduo foi extraordinariamente afastado de sua casa. O homem passa a vivenciar longos períodos do dia, como enunciavam os urbanistas da Carta de Atenas, trabalhando, recreando ou circulando pela cidade. Esta prática urbanística de fragmentação da cidade e da sua especialização acabou por fundar uma nova relação do próprio corpo, com a cidade e com a casa, lugar ao qual se passou a reservar a mera função de dormir. Apesar dessa separação, ainda que esteja cada vez mais afastado do significado de morar, o lar sempre foi considerado uma referência de identidade para o sujeito.[500]

Sim, há uma divisão, com o advento da Modernidade, que separa as dimensões do trabalho e do morar, mudando os significados do que é morar. Nós havíamos visto, com respeito a isso, que, no interior da casa moderna, os lugares se especializaram e se tornaram mais íntimos, priva-

---

[499] DIAS, BREYTON & GOLDMAN, 1997, p. 146.
[500] VIECELI, 2014, p. 146.

dos e individualizados[501]. Todavia, essa separação entre trabalhar e morar aconteceu também dentro da própria casa, por conta do novo modo de espacialização especializante, privatizante e intimizante, ao menos de duas formas. Por um lado, surgiu o escritório como lugar exclusivo de trabalho, separando aquele que trabalha em casa das atividades domésticas e do convívio com o restante da casa. Por outro lado, surgiram dispositivos que separavam os próprios empregados da casa e suas atividades do convívio direto com o restante da casa, tais como a cozinha, as áreas de serviços e os quartos dos empregados. Assim, mesmo no interior da casa moderna, os regimes de trabalho operam tal isolamento entre o homem e sua própria casa, separando cada vez mais o trabalhar e o morar.

Na atualidade, o *home office* se tornou uma realidade cada vez mais pungente, borrando as fronteiras levantadas pela Modernidade entre trabalhar e morar, ainda mais depois das práticas que surgiram e se desenvolveram com a pandemia. No entanto, se essas práticas borram as fronteiras, é muito mais no sentido de reterritorializar a casa no escritório, produzindo, com isso, um regime de trabalho de 24 horas/dia e 7 dias/semana como uma experiência do biopoder[502].

Nesse sentido, há uma diferença importante entre o modo que essas fronteiras são borradas na caSa. Morar no trabalho é trabalhar a caSa, o que é muito diferente de trabalhar de casa ou na casa. À medida que se trabalha a caSa, habitando-a, a caSa trabalha a todos que lá habitam, havendo, assim, uma mutualidade entre trabalhar e habitar.

> *Trabalhar a caSa é habitá-la, de modo que afirmo que na caSa só se trabalha morando, pelo ato clínico de habitar. Mais ainda, morar na caSa é trabalhar. A caSa produz uma experiência clínica de mutualidade onde trabalhar – mais especificamente clinicar – e morar não param de se converter um no outro, tal qual o hóspede não para de se converter naquele que hospeda e vice-versa.*

Maurício Porto, certa vez, definiu a mutualidade entre acompanhante e acompanhado no AT a partir da não propriedade do lugar. Para o autor, o encontro sempre começa por um grau zero e o que garante o grau

---

[501] Remeto aos itens **a casa burguesa**; a casa íntima; a casa neurótica.

[502] Remeto ao item ***vida nua, uma vida***.

zero do encontro é a comunidade do espaço, entendido como público. A transferência no AT seria uma transferência a céu aberto, na medida em que o lugar do encontro é o espaço público, não pertencente a ninguém. E, mesmo que o encontro possa ocorrer, por exemplo, na casa do acompanhado, o que se visa é justamente o lugar sem propriedades, assim a

> [...] ausência de propriedade do lugar intensifica o grau zero do encontro. [...] Esse grau zero do encontro, produzido pela ausência da propriedade privada, permite pensar que as coisas não começam exatamente a partir de um sujeito que preexiste, que se encontrará com um outro também já preexistente. No grau zero do encontro há uma nuvem de indeterminação. Um pouco antes de haver o sujeito e um outro há, primeiro, para aqueles dois seres sem posses, a possibilidade do encontro. Diante da possibilidade do encontro, acompanhante terapêutico e acompanhado são ninguém e ainda não têm qualquer sinal emitido pelo encontro dos dois. Diante da possibilidade eminente do encontro, esses dois seres não possuem nada um do outro a não ser após o nascimento do encontro. É só a partir do acontecimento do encontro que eles se individuam e se constituem, como um e outro. [...] a condição que o acompanhamento terapêutico se dá torna mais evidente que a constituição de si e do mundo não tem como ponta de partida nem o sujeito, nem o outro ou o objeto, e sim o Acontecimento. [...] O grau zero do encontro que o acompanhamento terapêutico impõe com radicalidade nos força a pensar a constituição de si e do mundo longe de uma ontologia do sujeito e do objeto.[503]

A caSa como dobra do AT não contradiz essa lógica, mas sim a reafirma como um duplo, um reflexo invertido ou transalo(u)camento... Nuvem de indeterminação que é grau zero!

Se o AT tem o grau zero no céu aberto e na ausência de propriedade, a RT, enquanto dobra do AT, produz uma dobra no céu aberto, de modo que este se reflete como telhado, ao mesmo tempo, que torna a propriedade de ninguém em propriedade de todos que estão sob o mesmo teto. Céu aberto de ninguém e teto de todos, duas maneiras de o público se manifestar. Grau zero do AT e grau zero da RT. E tudo se revira, se avessa, no grau zero. O AT se torna o céu aberto da RT e a RT o teto do AT. Céu aberto sob o teto e teto sobre o céu

---

[503] PORTO, 2015, p. 142-143.

aberto. O AT começa como propriedade de ninguém e se apropria, aos poucos, do que é comum. A RT começa como propriedade de todos e se desapropria, aos poucos, para encontrar, quiçá, o mesmo comum.

Diferentemente da experiência de tratamento em que um trata e outro é tratado e da experiência da prescrição em que um prescreve e outro é prescrito, o AT e a RT se tornam modelos de mutualidade para a própria clínica. Tratamos e somos tratados, ao mesmo tempo. Há uma mutualidade do espaço clínico tanto no AT como na RT. Ambos funcionam, em uma de suas dimensões, como espaço comum. Spatium é o espaço comum, mútuo e indecomponível, espaço sem distâncias, grau zero do espaço, espaçamento, não-lugar dos lugares e lugar dos não-lugares, onde as posições se intercambiam sem parar. Acompanhante e acompanhado, acompanhante e morador, analista e analisando. Cada qual nos seus respectivos dispositivos clínicos – AT, RT e Análise – experimenta reversibilidade & perversibilidade das posições.

A problemática aqui diz respeito à dissolução dos lugares da clínica produzida pela figura paradoxal do at morador. Ele é um at e um morador. E talvez a recíproca seja verdadeira, isto é, se o at é morador, o morador se torna também um at. Trabalhar a caSa é morar na caSa, morar na caSa é habitar a clínica do habitar.

Tal qual a experiência de análise, entendida como uma travessia que destitui o analista do lugar que lhe é suposto no começo, a caSa, enquanto clínica do habitar, se assenta na possibilidade de dar passagem, no trânsito entre os lugares nada estanques da experiência viva. A RT é de todos, pois concerne a todos. Quero afirmar, assim, uma certa experiência clínica que é, enquanto experiência clínica, a dissolução das fronteiras entre o clínico e o morador: uma clínica da desinstitucionalização dos lugares de tratamento, assim como do morar como propriedade privada de uns e não de outros.

Desta feita, concordo com Albuquerque & Filho quando caracterizam uma dualidade entre casa e serviço como uma falsa questão, todavia desmonto essa falsa questão de formas distinta. E atribuo essa diferença ao enfrentamento, justamente pelas diferentes problemáticas que cada linha genealógica coloca. Peguemos, por exemplo, a afirmação de que "[...] os dispositivos residenciais instituem uma nova dialética de cuidado, compreendida sob a institucionalidade de sua dupla inscrição: um serviço público de hábitos essencialmente privados – uma casa"[504]. Parte-se do princípio de que o serviço é público por ser um serviço de Estado[505], entretanto, entendo que o público não necessariamente coincide com o estatal, pois esse pode se inscrever em registros extremamente privatizantes, vide as lógicas manicomiais que se apropriam da loucura transformando-a em experiência particular de uns, como se a loucura fosse propriedade privada dos loucos que são tidos como doentes mentais e esses, por sua vez, são propriedade privada do manicômio ou da psiquiatria, quando não da família...

Assim sendo, o público está ligado a uma dimensão do comum que subsiste à experiência. O público não se confunde necessariamente com o estatal. O público pode ser entendido como propriedade não privada de todos e de ninguém. Por consequência, emergem os sujeitos como modos singulares de apropriação desse comum como um *para-si*. Apropriação essa que deixa subsistir sempre uma involução ao comum, de modo que a experiência privada jamais se totaliza. Assim, os hábitos que se constituem em uma casa não são, de forma alguma, essencialmente privados, pois mesmo que alguém more sozinho, *seus* hábitos, supostamente privados, emergem de uma dimensão comum, portanto pública, que, no entanto, subsiste... Entre as existências privadas e as subsistências públicas, entendo que a essas últimas têm o primado sobre as primeiras... Assim, público concerne ao que é comum e toda uma série de palavras nas quais inscrevo a dimensão pública: comunitário, convivência, comunicação, comunhão, comensalidade, comunismo... Mas também coletivo, inconsciente, desejo, hospitalidade, Fora, Ƨpatium, caƧal, caƧamento... e, sobretudo, caƧa. Muitas questões podem e devem ser levantadas nessa discussão e todas dizem respeito aos processos de desinstitucionalização e institucionalização, todavia, me manterei no âmbito do paradoxo que a RT convoca entre clinicar e morar...

> *A RT, ela mesma, opera a clínica mediante o ato de morar, de habitar, de coabitar. Porém, a desconstrução dos lugares não é algo dado, mas sim um acontecimento clínico. Mora-se na caƧa e, com isso, algo acontece, habita-se o acontecimento e, consequentemente, uma caƧa surge em ressonância mútua como um para-si, que por sua vez mora na caƧa e, com isso, algo acontece... Devir-morador do at ao*

---

[504] ALBUQUERQUE & FILHO, 2008, p. 54.

[505] Sobre questões que envolvem as relações entre a instituição e Estado remeto ao final do item **caƧa na borda** e ao item **caƧa em deriva**.

mesmo tempo que devir-outro do doente mental. Esse devir-outro do louco tem um sentido muito preciso: é o seu transalo(u)camento, no sentido de recolocar a loucura em outro lugar, com outro estatuto, que não o de doente mental, sem que, com isso, precise deixar de ser louco. Outramento dos sem cabimento e dos descabidos...

Na ca$a, fomos notando, ao longo dos anos, que havia intervenções que partiam dos próprios clínicos que lá trabalhavam e, certamente, são importantes intervenções. No entanto, cada vez mais pode-se notar a insistência de intervenções do tipo acontecimento, que se dão por meio da própria ambiência da ca$a ou até mesmo pela concretude de sua arquitetura. Também intervenções vindas diretamente do Fora, que adentram a ca$a sem se anunciarem. Intervenções sem sujeito determinado que incidem sobre os que lá habitam, sejam eles moradores, ats, visitantes ou outros. Intervenções que incidem não só sobre as pessoas, mas sobre a ambiência, sobre o clima, sobre a estrutura física da ca$a... Creio que tais intervenções, apesar de serem a princípio indeterminadas, se determinavam a partir dos hábitos que o próprio habitar constrói e desconstrói.

Nesse sentido, foi um grande alento me deparar com um belíssimo texto de velhice[506] de Winnicott intitulado *Assistência residencial como terapia*, em que ele relata seu processo, enquanto clínico, de *crescer para menor*. De forma jocosa, o autor relata que, durante muito tempo em sua carreira apaixonada de psicanalista, chegou a acreditar que "[...] só poderia haver terapia na base de 50 minutos, cinco vezes por semana, durante tantos anos quantos fossem necessários, por um psicanalista devidamente treinado"[507]. Porém, essa crença teria sido simplesmente "[...] uma espécie de começo [...]", pois, "[...] mais cedo ou mais tarde, começa o processo de crescer para menor [...]"[508]. Esse crescimento para menor, segundo Winnicott, se deu no encontro com David Wills, que desenvolvia seu trabalho na Bisister Poor Law Institution, uma espécie

---

[506] Essa foi uma palestra proferida por Winnicott em 23 de outubro de 1970. Ele faleceu em janeiro de 1971 com 74 anos. Ressaltei aqui a velhice, longe de qualquer sentido pejorativo, tal qual Deleuze & Guattari a experimentam: como o momento em que pontos nodais da vida lampejam no pensamento de forma mais livre e necessária, "[...] é a hora de falar concretamente [...] há casos em que a velhice dá, não uma eterna juventude mas, ao contrário, uma soberana liberdade, uma necessidade pura em que se desfruta de um momento de graça entre a vida e a morte, e em que todas as peças da máquina se combinam para enviar ao porvir um traço que atravesse as eras" (DELEUZE & GUATTARI, 1992). Vejo nesse texto do Winnicott um *traço* clínico lançado através das eras. Traço esse que recebo enquanto acontecimento e que desejo, se me for permitida a sorte de *crescer para menor*, talvez e somente talvez, relançá-lo para além...

[507] WINNICOTT, 1971, p. 249.

[508] WINNICOTT, 1971, p. 249-250.

de ca Sa para "os meninos mais indóceis e mais incontroláveis da área"[509]. Diz Winnicott a propósito desse encontro que, enquanto clínico, fez que começasse a *crescer para menor*:

> Bem depressa eu aprendi que a terapia estava sendo feita na instituição, pelas paredes e pelo telhado; pela estufa de vidro que fornecia um alvo magnífico para pedras e tijolos, pelas banheiras absurdamente grandes, para as quais era necessário uma quantidade enorme de carvão, tão precioso em tempos de guerra, se se quisesse que a água quente chegasse ao umbigo de quem quisesse tomar banho. A terapia estava sendo realizada pelo cozinheiro, pela regularidade da chegada das refeições à mesa, pelas colchas das camas quentes e coloridas...[510]

O que Winnicott entende enquanto *crescer para menor* diz respeito à ampliação clínica produzida pela experiência em uma ca Sa, ou seja, uma habitação clínica, destinada a crianças e adolescentes inadaptados. Produziu-se o entendimento de que o clínico ali se dava para além do que era até então formulado enquanto práticas psicanalíticas. Mais ainda, que o clínico se dava para além daquele que era treinado para ser o sujeito da clínica, localizando-se em lugares inusitados como nas paredes, no telhado, na estufa de vidro, na banheira, na colcha ou, até mesmo, em fragmentos da colcha como um certo calor ou um certo colorido...

Vai-se da habitação clínica à clínica da habitação. Da experiência clínica do habitar ao habitar como experiência da clínica. E esse é um processo de crescer para menor. Não só o AT como uma clínica menor, mas também a RT como uma clínica menor. Que sejamos clínicos menores!

Porém, na ca Sa desenvolveu-se um modo próprio de falar desse crescimento para menor: dizemos que, se cada um não toma a ca Sa como sua, não se consegue viver, ou mesmo suportar o trabalho que essa ca Sa nos dá. A ca Sa é de cada um até o justo momento da acolhida do *outro* que, por sua vez, acolhido, expropria e se apropria da ca Sa, para, em seguida, enquanto dono da ca Sa, acolher o *outro* e ser expropriado daquilo de que tinha se apropriado. Reversibilidade infinita do próprio, da propriedade

---

[509] WINNICOTT, 1971, p. 250.

[510] WINNICOTT, 1971, p. 251. Nota-se que Winnicott se refere às experiências que apresentei no item **ca Sa na guerra.**

que passa, a cada vez, pelo comum, pelo espaço sem distâncias, pelo Spatium, como propriedade de todos e de ninguém.

Falo assim de uma experiência clínica ca Sa pois essa clínica envolve, tal qual Winnicott bem percebeu, tudo o que está presente em uma ca Sa qualquer: os moradores; os acompanhantes; as famílias; o cozinhar; o dormir; o sonho que se sonha na ca Sa ou sobre a ca Sa ou pela ca Sa[511] ou que se conta na ca Sa; a dor de garganta; o furo no telhado; a teia da aranha; os ciclos menstruais; o entupimento da pia; o surto de alguém, seja um morador, um acompanhante ou o vizinho que bate à porta enlouquecido; os conflitos entre as pessoas, seus amores e seus ódios; o narcisismo das pequenas e das grandes diferenças; as indigestões; as constipações e os desarranjos; a limpeza da caixa de gordura; o botar o lixo para fora; o guardar o lixo dentro; o dia que cai ou não água; o lavar das roupas; os bodes expiatórios; a invasão de insetos; a hora de sair para escola, para hidroginástica, para manicure, para a análise; a tempestade que alaga; a lâmpada que queima; a luz que acaba; a conta que se paga; o curto-circuito da elétrica; as infindáveis vezes que se olha para uma parede e conclui-se que ela deve ser pintada antes de que ela um dia seja efetivamente pintada; o entregador da farmácia; a medicação no CAPS... Enfim, tudo que envolve a vida, todos os seus hábitos, chegando até o limiar da própria vida na parada cardíaca, no câncer, na covid, ou no engasgo que leva à morte. Tudo isso e muito mais compõem uma clínica do habitar, ou seja, uma RT.

Pode-se dizer que é uma clínica do *tempo todo*. E esse tempo todo pode ter vários sentidos, já que *todo o tempo* se encontra contraído em cada canto da própria ca Sa.[512] Mas, em um outro sentido, o *tempo todo* pode concernir ao tempo cronológico da ca Sa que exige que, ao menos um *at morador*, esteja lá o tempo todo. Assim, alguns moram efetivamente na ca Sa[513], para quem há, certamente, uma radicalidade da clínica do habitar... Já outros vêm e vão de acordo com alguma espécie de rítmica. Porém, mesmo esses que têm outras casas onde morar, podem durar por lá 20,

---

[511] Há dimensões dos sonhos que são sonhados pela ca Sa, que não podem ser atribuídas unicamente a quem sonha, são como sismógrafos ou balões meteorológicos que captam emanações de um futuro-presente e dizem do que está em vias de acontecer na atmosfera da ca Sa. Penso nos trabalhos feitos por Charlotte Beradt que encontrou nos sonhos de alemães comuns, colhidos entre 1932-1939, prenúncios do horror que estava por vir, especialmente sonhos que tinham como conteúdo a proibição de sonhar e como forma de transgressão, à medida que estavam sendo sonhados... Ver BERADT, 2004 e o comentário de PELBART, 2013, p. 209-210. Remeto também ao item **devanear a ca Sa**.

[512] Um deles é a contração de *todo o tempo*, isto é, as repetições do passado como fundamento do tempo, contraído em um presente que passa. A segunda síntese do tempo como dimensão metafísica tal qual mostrou LAPOUJADE, 2015.

[513] Remeto ao item **ca Sa-ca Sal, sair de casa e os *sem casa***.

30, 40 horas; duram um final de semana inteiro, ou uma semana; de todo modo, dormem, acordam e vivem tudo que se vive em uma moradia e em suas vidas. Para esses, há uma outra espécie de radicalidade: a experiência de morar em duas casas, na caſa e nas suas próprias casas. A radicalidade consiste no ciclo constante de desabitar uma para habitar outra e depois desabitar essa para habitar novamente a primeira. E não falo somente dos ats, os moradores também habitam, moram, por vezes, em outra casa... Passam o final de semana na casa da família, a quarta-feira na casa da namorada, ou então as férias na casa de um parente...

De qualquer forma, todos os que moram integralmente e os que moram intermitentemente, não param de se apropriar da habitação, do *em*-caſa, necessitam tomar a caſa como sua, precisam se colocar como moradores, como um *outro* morador, morar com todos, achar o cantinho de dormir, o seu ponto de conhecimento[514], se apropriar do que lhe concerne

---

[514] Faz parte da imagética da caſa a noção de um ponto, um sítio, um lugar na caſa de onde cada um tem uma maior amplitude de entendimento acerca do que se passa, de onde a visão é mais abrangente e a escuta mais apurada. Chamamos esse lugar de ponto de poder – no sentido de potência. Essa imagética vem dos textos de Carlos Castaneda, especialmente da *Erva do diabo* (CASTANEDA, 1995). Dom Juan coloca para Castaneda, como condição dos seus ensinamentos sobre as ervas de poder, que este encontrasse um lugar no chão onde pudesse descansar: "Por fim ele me disse que havia um meio, e passou a expor um problema. Disse que eu estava muito cansado de ficar sentado no chão e que o que eu devia fazer era encontrar um ponto (sitio) no chão em que eu pudesse sentar-me sem me cansar. Eu estava sentado com os joelhos levantados, de encontro ao peito, e os braços trançados em volta das pernas. Quando ele disse que eu estava cansado, percebi que minhas costas estavam doendo e que eu estava quase exausto. [...] Esperei que ele explicasse o que queria dizer um 'ponto', mas ele não procurou elucidar isso abertamente. Pensei que talvez ele quisesse dizer que eu devia mudar de posição, de modo que me levantei e sentei mais perto dele. Protestou contra meu movimento e frisou claramente que um ponto significava um lugar em que a pessoa se sentisse naturalmente feliz e forte. Mostrou o lugar em que estava sentado e disse que era o ponto dele, acrescentando que tinha proposto um enigma que eu teria de resolver sozinho, sem mais conversas". Castaneda passa a explorar, meio atrapalhado, bobo e sem jeito, por bastante tempo os vários lugares da varanda da caſa onde estão, mas nada. Don Juan, então, lhe diz que ele precisa "[...] sentir com os olhos, quando estes não estão olhando diretamente dentro das coisas". Castaneda continua seu relato: "De repente, num ponto perto do meio do chão, verifiquei outra modificação de tonalidade. Num lugar à minha direita, ainda na periferia de meu campo de visão [...] Marquei o local com meu paletó e chamei Dom Juan. Ele saiu para a varanda. Eu estava muito emocionado; tinha realmente visto a mudança nas tonalidades. Ele não pareceu impressionar-se, e disse-me que me sentasse no lugar e lhe dissesse que sensações tinha. [...] Sentei-me e depois deitei-me de costas. Ele ficou de pé a meu lado e me perguntou várias vezes como eu me sentia; mas não senti nada de diferente. Por uns quinze minutos procurei sentir ou ver alguma diferença, enquanto Dom Juan ficava pacientemente a meu lado. Eu estava aborrecido. Tinha um gosto de metal na boca. De repente, tive dor de cabeça. Tinha ânsias de vômito. A idéia de minhas tentativas idiotas me irritava a ponto de me enfurecer. Levantei-me". Castaneda, depois de ouvir de Dom Juan que ele "tinha que ser inflexível consigo mesmo se quisesse aprender", continua buscando o seu ponto: "[...] Resolvi fazer uma última tentativa. Levantei-me e, devagar aproximei-me do lugar marcado pelo paletó e tornei a sentir a mesma apreensão. Dessa vez, fiz um grande esforço para me controlar. Sentei-me e depois ajoelhei-me para deitar de bruços, mas, a despeito de minha vontade, não consegui deitar-me. Pus as mãos no chão em frente de mim. Minha respiração estava ofegante; meu estômago estava embrulhado. Tive uma nítida sensação de pânico, e lutei para não fugir. Pensei que talvez Dom Juan me estivesse vigiando. Devagar, rastejei até o outro ponto e encostei as costas na pedra. Queria repousar um pouco para arrumar as ideias,

de acordo com a sua potência, armar o seu acampamento nômade... De qualquer forma, a caSa apresenta um sem-fim de situações às quais cada um pode se engajar desejantemente, pelas quais cada um pode experimentar nuances da clínica e, com isso, desenvolver estilos próprios de intervenção, de clinicar, experimentar suas tendências... Tudo isso só – e somente só – se habitar a caSa, fazer da caSa sua propriedade[515]. Assim, posso afirmar que

> *A clínica do habitar não é regida pelo clínico e seus saberes-poderes, e sim pela própria habitação, pela própria potência de habitá-la. A caSa é Spatium de experimentação para todos, de tal maneira que é a própria caSa e os estilos de habitação ali desenvolvidos que são, a um só tempo, os sujeitos e os objetos do trabalho.*

HOSPITALIDADES: pornologia e as *Leis da Hospitalidade* (Klossowski)

Havíamos chegado e partido, dormido e acordado no estranho lugar, no Spatium, no *locus transcendental,* na caSa. O *onde* a que não se para de chegar e do qual não se para de partir, a habitação, o *em*-caSa. Ficamos *entregues,* à vontade *em*-caSa., nus *em*-caSa., nus sem sentimentos, à vontade no *fato nu* da vida, *uma vida nua em*-caSa.[516] É como se estivéssemos em núpcias com a caSa em uma espécie de devir-erótico da própria caSa caSamos com *outro em*-caSa, caSamento e núpcias, caSa Sacra...

---

mas adormeci. [...] Ouvi Dom Juan falando e rindo por cima de minha cabeça. Acordei. [...] – Você encontrou o ponto – disse ele" (CASTANEDA, 1995, p. 32-37). Na verdade Castaneda achara dois pontos: o primeiro, que era o que lhe causava uma profunda impotência, entristecia e sugava suas forças, e, o outro, que, inversamente, lhe fortalecia, alegrava e, como signo disso, lhe permitia adormecer...

[515] No sentido de uma clínica do habitar, pode-se encontrar também as diretrizes do Instituto Fazendo História, ong. que tem como missão "colaborar com o desenvolvimento de crianças e adolescentes com experiência de acolhimento, a fim de fortalecê-los para que se apropriem e transformem suas histórias" (INSTITUTO FAZENDO HISTÓRIA, 2018), publicou em seu site, em 9 de maio de 2018, as "especificações das suas modalidades de acolhimento, suas especificidades e diferenças" (INSTITUTO FAZENDO HISTÓRIA, 2018). Listam quatro modalidades: Abrigo institucional, Casa lar, Serviço de Acolhimento em Família Acolhedora e República. Chamou a atenção a descrição da Casa lar: "Serviço de Acolhimento provisório oferecido em unidades residenciais, nas quais pelo menos uma pessoa ou casal trabalha como educador/cuidador residente – em uma casa que não é a sua" (INSTITUTO FAZENDO HISTÓRIA, 2018). Na definição de Casa lar precisou-se marcar que a pessoa ou casal trabalhador, trabalha como residente, ou seja, seu trabalho é residir, com a ressalva de que a casa não seja o seu lar. Apesar de entenderem que o trabalho é morar, mantém os limites entre trabalho e moradia.

[516] Remeto ao item **HOSPITALIDADES:** *em*-caSa, o Spatium receptivo.

Todavia, a caSa Sacra é, por isso mesmo, uma caSa pornológica, polimorfa, perversa, com suas agorafilias, alterofilias... Quiçá outras parafilias, outras tendências antissociais... Traição, roubo e assassinato. Se assim é, que assim seja... Boas-vindas às traições, aos roubos e aos assassinatos. Que comecem, então, as traições, os roubos e, quem sabe, até mesmo os assassinatos, por um problema que há de se enfrentar: as traduções e as citações.

Klossowski, estrangeiro, desponta no horizonte, trazendo as *leis da hospitalidade* e a *teologia erótica*. Aproxima-se por meio de citações que não são as minhas, mas de *outros*, citações que não terei como não citar. Logo, citações de citações, traições de traições, roubos de roubos, quiçá assassinatos de assassinatos. Citações que obrigam à confissão de uma vergonha, até mesmo de uma preguiça, ainda que também de um desejo. O desejo antigo e irrealizado de cruzar o abismo que me separa de alguns livros, a vergonha de ficar embarreirado pela língua e a preguiça de ir atrás de uma outra língua. Poderia justificar apelando à raridade da edição no original, mas a pirataria digital, não sem bastante dificuldade, já resolveu esse problema[517]... Enfim, não posso receber Klossowski em sua língua e nem mesmo na nossa... Ao menos as suas *leis da hospitalidade*, mas talvez possa ser recebido e recebê-lo por intermediários, intercessores, amigos. Amigos dos amigos, dos amigos...

Tais citações apresentam a hospitalidade a partir da erótica e são da trilogia *Les Lois de l'hospitalité*, de Pierre Klossowski. Em 1965, a editora Gallimard reuniu, sob esse título, as novelas *Roberte ce soir* (1954), *La Révocation de l'Édit de Nantes* (1959) e *Le Souffleur* (1960). A trilogia é atravessada por uma personagem chamada Roberte, de modo que pode ser chamada também da trilogia das novelas de Roberte.[518]

Seguirei assim um rastro de Klossowski para extrair desses rastros algumas questões que me são importantes das *leis da hospitalidade*. Cabe ainda ressaltar e assumir que a busca desses rastros não tem uma pretensão exegética, de procura da verdade ou de escavação arqueológica, mas sim um método que tem, por razões que o próprio conteúdo do percurso irá mostrar, o demoníaco, o roubo e a traição[519] como modo e motivo. Método em que o

---

[517]　Só consegui o acesso a uma versão em PDF da trilogia depois de já ter escrito este item, de modo que apenas fiz uma acareação entre as versões citadas e a original, não sem muita dificuldade com a língua francesa...

[518]　Ver KLOSSOWSKI, 1965.

[519]　Deleuze faz uma linda análise da linha de fuga como o roubo, a traição e o demoníaco em diferenciação com a trapaça. "Sempre há traição em uma linha de fuga. Não trapacear à maneira de um homem da ordem que prepara o seu futuro, mas trair à maneira de um homem simples, que já não tem passado nem futuro. Trai-se as potências fixas que querem nos reter, as potências estabelecidas da terra. O movimento de traição foi definido pelo duplo desvio: o homem desvia seu rosto de Deus, que não deixa de desviar seu rosto do homem.

demoníaco se faz numino So, a expropriação liberta do que é mais próprio, e a infidelidade se faz a mais nobre das fidelidades. Afirmo assim a citação da citação não como uma limitação, um esmaecimento de um texto que seria o original, uma incerteza acerca do seu conteúdo, mas sim como uma espécie de perversão desejada da qual emerge um monstro criado com pedaços e restos. Essa confissão é sobretudo uma reivindicação, a reivindicação de um ladrão que rouba outro ladrão, pelos seus cem anos de perdão...

Três autores fornecerão os fragmentos dessa trilogia, assim como algumas análises que serão úteis. Jacques Derrida, no livro *Da hospitalidade*, Gilles Deleuze, na *Lógica do sentido*, especialmente no texto *Klossowski ou os corpos-linguagem*, que consta no apêndice do livro e Michel Foucault no texto *A prosa de Acteão*. Uma conversa assim se inaugura, conversa um tanto esquizoide entre muitos personagens: Roberte, Octave, seu sobrinho, o estrangeiro, nós mesmos, Klossowski, Derrida, Deleuze, Foucault, quiçá outros vindos de não sei onde...

O primeiro rastro é Derrida quem fornecerá em seu livro acerca da hospitalidade. Já ao final do texto surge o seguinte fragmento de Klossowski, extraído de *Roberte, ce soir*:

DIFICULDADES

Quando meu tio Octave tomava minha tia Roberte em seus braços, não se devia acreditar que ele fosse o único a tomá-la. Um convidado entrava, embora Roberte, *na presença* de meu tio, não o *esperasse*, e enquanto ela temia que o convidado não viesse, porque Roberte *esperava* de algum convidado uma resolução irresistível, *já então* o convidado *surgia* por trás dela, ao passo que meu tio entrava, *justo a tempo de surpreender* o susto satisfeito de minha tia surpresa com o convidado. Mas no espírito do meu tio, *isso não durava senão um instante*... porque, enfim, não se pode ao mesmo tempo tomar e não tomar, estar e não estar aqui, entrar quando se está no interior. Meu tio Octave teria exigido muito disso se quisesse prolongar o instante da porta aberta, já era muito que ele pudesse obter que o convidado aparecesse à porta e que *nesse mesmo instante* o convidado surgisse por trás de Roberte para permitir a Octave sentir-se ele próprio convidado quando, tomando emprestado ao convidado o gesto de abrir a porta, vindo de fora, ele podia dali percebê-los

---

É nesse duplo desvio, nessa distância dos rostos, que se traça uma linha de fuga, ou seja, a desterritorialização do homem. A traição é como o roubo, ela é dupla" (DELEUZE & PARNET, 1998, p. 53-54).

com o sentimento de que era ele, Octave, que *surpreendia* a minha tia.

Nada mais poderia dar uma ideia da mentalidade de meu tio do que estas páginas manuscritas que ele havia colocado sob um vidro e enquadrado para prendê-las no muro do quarto reservado aos visitantes, justo acima do leito, algumas flores do campo fanando num quadro em estilo antigo:

AS LEIS DA HOSPITALIDADE

O senhor do lugar, não tendo preocupação *mais urgente* que aquela de derramar sua alegria sobre não importa quem que, à noite, vier jantar à sua mesa e sob o seu teto repousar das fadigas do caminho, *espera* com ansiedade sobre a soleira de sua casa o estrangeiro que ele *verá* despontar no horizonte como um libertador. E do mais longe que ele o vir chegando, o senhor se apressará em gritar-lhe: "Entre rápido, porque tenho medo de minha felicidade.[520]

A citação, que aqui é citação da citação, vem marcada pela rasura através das palavras em itálico. Rasura feita por Derrida para destacar o que nas *leis da hospitalidade* é a marca temporal do infactível. Assim, deixarei que o autor exponha a sua rasura e, através dela, aquilo que a rasura sublinha:

[...] contentemo-nos em sublinhar, primeiro, as modalidades temporais e antinômicas dessas Leis, a impossível cronologia dessa hospitalidade, tudo o que uma discreta ironia denomina *Dificuldades*. Difíceis são as coisas que não se deixam *fazer*, e que, quando o limite do difícil é atingido, até mesmo excedem a ordem do possível como *fazer, fatura, feitio*. O infactível tange, aqui, aparentemente o tempo. Essas *Dificuldades* sempre têm uma forma do devir-tempo do tempo, e poder-se-ia ainda ter isso como *timing* incalculável da hospitalidade.[521]

Sublinhei a rasura feita por Derrida ao texto de Klossowski por saber que tal rasura coloca a questão da reversibilidade e da perversibilidade na hospitalidade. Tal questão é exposta a partir da temporalidade, o *timing* incalculável, o devir-tempo do tempo, *isso que não durava senão um instante*, a simultaneidade, o *ao mesmo tempo*, são as ocasiões em que hóspede e hospedeiro permutam suas posições. Porém, a permuta não se dá como se a posição de cada um fosse assumida pelo si do *outro*,

---

[520] KLOSSOWSKI In: DERRIDA & DUFOURMANTELLE, 2003, p. 113.

[521] DERRIDA In: DERRIDA & DUFOURMANTELLE, 2003, p. 111.

como se fosse apenas uma troca de papéis, como se hóspede e hospedeiro fossem funções ou formas vazias esperando apenas a chegada de quem as preencha. A antinomia que essa temporalidade inaugura é a reversibilidade e a perversibilidade como um *ao mesmo tempo*. Ao mesmo tempo hóspede e hospedeiro, ao mesmo tempo Octave e o estrangeiro, como quer a novela.

Que essa reversibilidade-pervertibilidade, que a hospitalidade seja erótica, Derrida não o diz explicitamente, porém, deixa entrever através de sua opção pelo texto de Klossowski[522]. Farei por minha conta um desvio no desvio de Derrida e deixarei aparecer o erotismo através da espera ansiosa de Octave.

Octave, o senhor do lugar, encontra-se na Soleira da sua casa, sob o portal. Seu olhar, voltado para Fora, para a rua, para o horizonte, espera ansiosamente. No entanto, nem sua espera, nem sua ansiedade são uma espera e uma ansiedade normóticas. A espera normótica, a ansiedade normótica, a espera ansiosa normótica, almeja a realização de um possível. É a incerteza de que o mesmo, o conhecido, o esperado, se realize novamente ou não. Tal espera ansiosa projeta no futuro uma experiência do passado – um *já experienciado* – antecipando assim o futuro como se a mesma experiência estivesse prestes a se repetir ou não. Tal espera é tributária da memória. Que o que se espera nunca tenha ocorrido de fato, que o que se espera tenha sido experienciado somente como um possível deduzido, lógico ou formal, não faz muita diferença, ao menos no que interessa aqui. Quiçá seja até mesmo essa a questão: a alma flutua nas incertezas sempre que se encontra às voltas com um possível que irá se realizar ou não. Também não faz muita diferença que esse possível seja atraente ou repulsivo, isso só diz da esperança que ele se realize caso seja atraente ou do medo que se realize caso seja repulsivo.[523]

Porém, o que o senhor do lugar, o que Octave na porta da sua casa espera despontar do horizonte é o estrangeiro, é o *outro*, não o mesmo. *Outro* aqui não pode ser esperado pela espera normótica, visto que tal espera anseia pelo mesmo. A espera de Octave não advém do *já experienciado*, do passado, da memória. Não é reminiscência, mesmo que reminiscência perdida. Assim sendo, como aquilo que devém do imemorial, o que está em jogo na espera de Octave não é a realização de um possível, e sim uma libertação das grades dos possíveis. Estranha espera que espera o ines-

---

[522]   Na verdade, encontrei em *Adeus a Emmanuel Lévinas* uma alusão a Klossowski como "uma teatralidade perversa" (DERRIDA, 2004a, p. 59).

[523]   A propósito da esperança e o medo enquanto confusão e o engano ver ESPINOSA, 2008.

perado, que anseia os impossíveis. Espera que também não pode ser de Octave, visto que este inadvertidamente se esvai na própria espera que é a espera pelo *outro*. Espera que se faz em Octave, que é pura passividade de Octave, portanto, anterior a Octave e que engendra Octave. Outra espera. Espera que faz o verbo saltar à sua própria inação ou não-ação. Espera assim mais passiva do que toda passividade. Diria Derrida: "O desejo é a espera daquele que não espera".[524] Espera desavisada que é desejo. Espera, portanto, erótica que inaugura aquele que espera no encontro com o inesperado de sua espera. Aqui o esperado se performa como estrangeiro, este imemorial. Octave então grita ao estrangeiro, do fundo da sua espera ansiosa, para que entre rapidamente, pois tal liberação é uma felicidade que ele receia não suportar.

A casa é sua

Não me falta cadeira
Não me falta sofá
Só falta você sentada na sala
Só falta você estar
Não me falta parede
E nela uma porta pra você entrar
Não me falta tapete
Só falta o seu pé descalço pra pisar

Não me falta cama
Só falta você deitar
Não me falta o sol da manhã
Só falta você acordar
Pras janelas se abrirem pra mim
E o vento brincar no quintal
Embalando as flores do jardim
Balançando as cores no varal

A casa é sua
Por que não chega agora?
Até o teto tá de ponta-cabeça porque você demora
A casa é sua
Por que não chega logo?
Nem o prego aguenta mais o peso desse relógio

Não me falta banheiro, quarto
Abajur, sala de jantar
Não me falta cozinha
Só falta a campainha tocar
Não me falta cachorro

---

[524] DERRIDA In: DERRIDA & DUFOURMANTELLE, 2003, p. 107.

Uivando só porque você não está
Parece até que está pedindo socorro
Como tudo aqui nesse lugar

Não me falta casa
Só falta ela ser um lar
Não me falta o tempo que passa
Só não dá mais para tanto esperar
Para os pássaros voltarem a cantar
E a nuvem desenhar um coração flechado
Para o chão voltar a se deitar
E a chuva batucar no telhado

A casa é sua
Por que não chega agora?
Até o teto tá de ponta-cabeça porque você demora
A casa é sua
Por que não chega logo?
Nem o prego aguenta mais o peso desse relógio[525]

Esse é o cenário que encontramos nas *leis da hospitalidade*, emoldurada em um quadro pregado por Octave, acima da cabeceira da cama dos hóspedes. Todavia, essas leis encontram, no *instante da porta aberta*, a sua tragicidade acontecimental, e é o sobrinho de Octave que apresentará o jogral erótico, desejante e jubiloso que liga Roberte e Octave e esses ao estrangeiro. Tal jogral se apresenta sob o título de "Dificuldades", uma espécie de preâmbulo às próprias *leis da hospitalidade* que virão a seguir. Diferentemente de Derrida que sublinhou o infactível através das figuras do tempo, vou sublinhar o *lugar*, o *Spatium*, através das figuras do espaço. A abertura hospitaleira, o desejo de hospitalidade, sua erótica. Dessa forma, a erótica da hospitalidade como desejo tem certamente seu espírito, seu espírito fugidio, seu espírito alegre e fugidio no instante. No entanto, nada seria desse instante se não fosse o instante em um *lugar*, o instante de uma corporeidade, o instante da porta aberta, o instante de um portal, o portal do instante.

O portal do instante é o *onde* Zaratustra, no aforisma *da visão e enigma*, por meio da coragem, mas, sobretudo, da fanfarra, descarrega de seus ombros o anão, o espírito de gravidade, para anunciar o seu pensamento mais abismal. No portal do instante chocam-se, sem contradição, dois caminhos eternos, um para frente e outro para trás.[526] O que gostaria de ressaltar aqui é a experiência do *lugar,* do *portal,* ainda que em cima

---

[525] ANTUNES, 2009b.

[526] Ver o aforisma *Da visão e enigma* em *Assim falou Zaratustra* NIETZSCHE, 2011.

do portal esteja escrito instante. O que acontece nesse portal é o alívio do peso, é um instante sem gravidade. Ele instaura o Spatium, sem distâncias e sem gravidade, ainda que todo o peso esteja em seus contornos. Spatium de dispersão infinita dos afetos, já que estes não sofrem a ação da gravidade. É como na arquitetura, a linha gótica. O portal do instante é como uma porta gótica e suas linhas em camadas de abertura. Subjaz no peso estrutural do portal, o Spatium infinito sem gravidade. A porta aberta, o portal, o aberto, a Soleira e sua epifania...

Para que o estrangeiro entre, cruze a porta, passe para Dentro, faça o movimento que vai do Fora ao Dentro, saia do exterior e entre no interior, enfim, para que o estrangeiro entre na caSa na qual será hospedado, é necessário que pise primeiro na Soleira. Entre o Dentro e o Fora há a Soleira, o *lugar* onde Octave espera ansioso, voltado para o horizonte, o *lugar* estreito onde o senhor do lugar, esse estranho senhor, anseia o despontar do estrangeiro, o lugar de onde o inefável do hospedeiro lança seu grito para seu imprescindível hóspede.

A Soleira, um estranho lugar que ainda não é Dentro, porém, já não é mais o Fora. A Soleira, o *lugar* do *ao mesmo tempo*, o *lugar* do *timing* incalculável, o *lugar* do devir-tempo do tempo, o *lugar* daquilo *que não durava senão um instante*, o *lugar* da simultaneidade. A Soleira: o *lugar* da hospitalidade, do acontecimento hospitaleiro, da reversibilidade & perversibilidade da hospitalidade, da epifania hospitaleira.

Pisemos, portanto, na Soleira, pois é nela, nesse *lugar,* que a epifania infactível e *sem lugar* se dará, se dá, já se deu. E como nada se inicia se o erótico não se impõe, dramatizemos assim essa epifania da hospitalidade, essa epifania da Soleira: no interior da caSa se encontra Roberte, a espoSa cúmplice de Octave, esperando. Porém, o que Roberte espera, sem que Octave saiba, é aquilo mesmo que Octave anuncia mediante sua própria espera. Este, por sua vez, espera na Soleira da porta, voltado para o horizonte uma libertação, uma alegria que receia ser insuportável, uma libertação e uma alegria em receber o hóspede, o estrangeiro que irá despontar no e do horizonte. Se Octave virasse as costas para o exterior, se se voltasse para o interior, o horizonte se fecharia às suas costas, trancado por detrás da porta. No interior, este se depararia consigo mesmo e com Roberte, a mesma de sempre, ambos parados, fechados numa espécie de interioridade onde nada aconteceria. Todavia, Octave se mantém impassível voltado para o exterior, o olhar no horizonte, à espera, com Roberte às suas costas. Por sua vez, Roberte também se mantém à espera, ainda que sua espera possa ser espera da espera de Octave. Espera do *outro* que é, por sua vez, também espera do *outro*, portanto, espera da espera, o *outro* do *outro*, outramento, trans-a-lo(u)camento, devir-*outro*. Espera tensa e ansiosa que é uma pretensão ao *outro*, uma preliminar que anuncia que o que está por vir não se encontra no rol das possibilidades, não é um possível. Espera pelo impossível e, por isso mesmo, espera impossível!

No entanto, o trágico extrai do impossível não uma realização, mas sim um acontecimento, uma insistência, condições para outros possíveis, novas condições de (im)possibilidade. O inesperado da espera. A partir daí o jogo dramático se inicia, já se iniciara desde sempre sem jamais ter se iniciado. Eterno início que não para de se iniciar. O estrangeiro desponta no horizonte, já havia despontado desde sempre sem jamais ter despontado e, mesmo assim, desponta novamente. O estrangeiro se torna convidado de um convite irrecusável. Irrecusável de ser feito, irrecusável de ser aceito. De pé na Soleira, o *senhor do lugar* recebe seu convidado e é através dessa mesma Soleira que o convidado se efetiva como convidado ao adentrar a caSa. A Soleira, o *lugar* da espera do inesperado, se torna o *lugar* do convite feito e do convite aceito.

Convite feito e convite aceito na Soleira. Octave, o convidador, contudo, já está em outro *lugar*. Este se encontra levemente às costas de Roberte, no espaço corporal que concerne somente à intimidade dos caSais. Desse *lugar*, Octave vislumbra animado a chegada do estrangeiro na Soleira da porta de sua caSa, de sua propriedade, de seu domínio. Roberte, nesse mesmo espaço de comunhão do caSal, sentindo no seu pescoço a respiração de Octave se alterar, também assiste o despontar do estrangeiro na Soleira da porta, assim como o espectro do horizonte que traz a reboque. O estrangeiro, vindo de Fora, em pé na Soleira, no gesto de aceite de um convite, já sente suas forças começando a se renovar dos desgastes e das intempéries do caminho. Desse *lugar,* ele flagra o caSal também compartilhando esse renovar que a acolhida provoca. E, ainda assim, ao mesmo tempo, como num salto que atravessa espaços sem percorrer distâncias, é Octave que está chegando, entrando de Dentro como quem vem de Fora, de pé na Soleira, surpreso ao ver o estrangeiro, esse *outro*, respirando na nuca de Roberte. O estrangeiro, sem nome e sem língua ainda não é ninguém, guarda apenas o horizonte que é seu espectro. Já Roberte, nesse instante, no espaço do caSal, sente a mudança do clima desencadeada repentinamente por um *outro* hálito às suas costas como um horizonte que se abre. Surpreende-se *outra* nesse horizonte ao ser flagrada por Octave que desponta inesperadamente na porta. O estrangeiro, *em*-caSa, fazendo da caSa a sua caSa; caSado e *em*-caSado fazendo do ca Sal o seu ca Sal, recebe a surpresa nos olhos de Octave como se esse viesse de Fora trazendo novos horizontes.

A Soleira se abre novamente e tudo se perverte mais uma vez. O movimento ganha velocidade e as reversões de posições se estendem ao infinito numa espiral crescente de regozijo. Espelho móvel diante de espelho móvel refletindo indefinidamente o infinitesimal de tempo que a luz leva para percorrer de *um* ao *outro*, ou melhor, de *outro* ao *outro*. Assim como também instaura o *em*-ca Sa e transalo(u)ca os espaços infinitos sem distâncias ao transpassá-los. Uma verdadeira epifania da Soleira. Dessa reversibilidade-perversibilidade infinita da hospitalidade Derrida diz:

> [...] como se o estrangeiro, então, pudesse salvar o senhor e libertar o poder de seu hóspede; é como se o senhor estivesse, enquanto senhor, prisioneiro de seu lugar e de seu poder, de sua ipseidade, de sua subjetividade (sua subjetividade é refém). É mesmo o senhor, o convidador, o hospedeiro convidador que se torna refém – que sempre o terá sido, na verdade. E o hóspede, o refém convidado (*guest*), torna-se convidador do convidador, o senhor do hospedeiro (*host*). O hospedeiro torna-se hóspede do hóspede. O hóspede (*guest*) torna-se hospedeiro (*host*) do hospedeiro (*host*). [...] Essas substituições fazem de todos e de cada um refém do outro. Tais são as leis da hospitalidade.[527]

Que a palavra refém, ao surgir inadvertidamente, não cause grandes comoções ou que cause o maior dos espantos. Um conceito de subjetividade emerge dessa experiência de reversibilidade e perversibilidade. A subjetividade como hóspede e/ou como refém é uma das questões centrais do pensamento de Emmanuel Lévinas ressaltadas por Derrida.[528] Por ora, basta entendermos que a fórmula que diz que *a subjetividade é refém* é uma radicalização derivada da fórmula, *a subjetividade é hóspede*. Ambas as fórmulas são a base de sustentação, para Lévinas, de uma ética anterior à ontologia ou à metafísica. Refém aqui é um conceito, não guarda exatamente uma conotação negativa e sim uma dimensão trágica da ética. Refém, como conceito de subjetividade, diz de uma fundação sem fundamento do humano. Porém, uma fundação necessariamente ética, pois, calcada em um primado do acolhimento incontornável à alteridade radical.[529]

---

[527] DERRIDA In: DERRIDA & DUFOURMANTELLE, 2003, p. 109.

[528] Ver DERRIDA, 2004a.

[529] Ver LÉVINAS, 1993, 1998, 2005, 2014, 2014b.

Todavia, continuemos no encalço de Klossowski e convidemos, mais uma vez, Deleuze para nossa caſa para que, por intermédio dele, possamos despoſar novos rastros de Klossowski sobre as *leis da hospitalidade*. Diferente do rastro deixado por Derrida, que se deu a partir de uma citação única e de uma análise curta, Deleuze proporciona muitos rastros, visto que o seu texto propõe uma análise mais extensa do pensamento e da obra de Klossowski. Não interessa seguir todas as suas análises, mas apenas pinçar algumas questões acerca da hospitalidade que nos favoreçem: a erótica, a perversão e os duplos.

Agora a hospitalidade em sua erótica surge como pornologia superior, expressão que Deleuze usa para caracterizar a obra de Klossowski como um todo. Sem me deter demasiadamente ao texto, pornologia superior seria a junção muito particular que Klossowski opera entre teologia e pornografia, entre raciocínio e corpo, entre falar e ver.

A teologia de Klossowski se inscreve no que Nietzsche anunciara como o acontecimento dos acontecimentos, o maior abalo sofrido sobre a terra, do qual ainda, ao menos em sua época, não teríamos sentido as suas consequências: A morte de Deus. Entretanto, Nietzsche conta diversas mortes de Deus[530]. O cará-

---

[530] A propósito do caráter alegórico da morte de Deus em Nietzsche, ver DELEUZE, 2001 e 2018a.

ENXERTO INCIDENTAL: mutualidade

A Hospitalidade é o ato de receber o outro *na sua mais radical alteridade. Klossowski desdobra a questão e apresenta uma estranhíssima figura da hospitalidade, nas suas* leis da hospitalidade: *o marido que deseja receber em sua* caſa *aquele que despoſará a sua* espoſa, *logo o recebe como amante e amigo; o amante se torna com isso mais uma figura do* outro. *Devir amante do* outro.

Interessante notar que outro(a) *é um dos termos que mais se usa, em linguagem costumeira, para se referir ao(à) amante, escondendo e preservando a sua identidade. A moral contrapõe os amantes ao* caſamento *como instituições muito bem delimitadas, sendo aqueles o negativo deste. Os amantes são segundos em relação ao* caſamento *e dependentes deste. Não existem amantes sem que haja* caſamento, *mas podem – não só podem, como devem segundo a moral – existir* caſamentos *sem que haja amantes.*

Porém, Klossowski parece perverter a situação de tal maneira que o caſamento *se torna segundo e dependente da chegada intensiva do* outro, *do amante. Uma espécie*

ter alegórico das múltiplas narrativas das *mortes de Deus* ao longo da obra de Nietzsche, tem o intuito de desalo(u)car qualquer pretensão de objetividade de sua morte, visando apenas seu caráter acontecimental. Em Nietzsche, Deus morre de várias maneiras, mas só para que caia junto com ele o seu lugar. A teologia klossowskiana seria uma resposta à pergunta: o que é pensar sem Deus? A queda não somente de Deus, mas, sobretudo, do lugar de Deus desalo(u)caria a teologia para uma espécie outra de pensamento. Pensamento agora sobre aquilo que não tem existência. Nas palavras de Deleuze:

> A teologia é agora a ciência das entidades não existentes, a maneira segundo a qual estas entidades, divinas ou antidivinas, Cristo ou anticristo, animam a linguagem e formam para ela este corpo glorioso que se divide em disjunções. Realize-se a predição de Nietzsche sobre o laço entre Deus e a gramática; mas dessa vez o laço é reconhecido, atuado, mimetizado, 'hesitado', desenvolvido em todos os sentidos da disjunção, posta a serviço do anticristo, Dionísio crucificado.[531]

Ver também DELEUZE & GUATTARI, 2010, p. 145-146. Já em Nietzsche destaco, não à toa, apenas a primeira formulação da morte de Deus, em seus livros publicados, o aforismo 125 da *Gaia ciência* (NIETZSCHE, 2001) intitulado *o homem louco*.

[531] DELEUZE, 1998, p. 290.

de primado do segundo. Só assim o amante, para além de qualquer moralidade, se torna uma autêntica figura do outro. *Tal perversão chama a atenção ao apresentar a hospitalidade no espaço doméstico, conjugal, como um transalo(u)camento desse próprio espaço. As leis da hospitalidade alteram radicalmente a configuração da casa burguesa: a alcova já não está mais separada da sala de visitas. Sala de visitas e alcova se tornam uma coisa só, o* lugar comum, cômodo comum, a comunidade inconfessável. *O outro é recebido na sala de visita, mas esta se torna o quarto em uma espécie de área de estar. Tudo se altera. Já não é a mesma* ca a.

Isso ajuda a pensar a recíproca, a mutualidade e não só a questão intercessora em um sentido único. Não só do habitar sobre o clinicar, mas também do clinicar sobre o habitar. Ou seja, a clínica do habitar, enquanto habitação clínica, é também uma clínica da habitação: intervenção da clínica no habitar burguês.

Como vimos[1], há um modo de conceber uma casa, de habitá-la, o habitar burguês, que não suporta o louco, o estrangeiro, o outro. *Isso implica que a desinstitucionalização da loucura passe necessariamente por uma deriva nos modos de habi-*

---

[1] Remeto aos itens **a casa burguesa**; **a casa íntima**; **a casa neurótica**.

Pensar sem Deus traria consequências também à linguagem, já que a denúncia nietzscheana de Deus como uma figura de linguagem poria por terra tanto a ideia de Deus quanto a organização da linguagem a ele vinculada. Um rompimento entre o nome e a coisa. Porém, Klossowski não faz disso uma ocasião para o niilismo, pelo contrário, ao afirmar a positividade disso que cai por terra descobre um outro pensamento, assim como uma outra relação deste com a linguagem. O pensamento sobre as entidades não existentes – Deus morto – dá ensejo para que a linguagem se torne literatura. A resposta desembocaria no pensamento enquanto equivocidade, ou seja, silogismo disjuntivo. Já a linguagem que corresponderia a tal pensamento encontra no corpo o seu apoio. É nesse ponto que a teologia encontra a pornografia[532], ou melhor a perversão.

O pensamento, dessa feita, encontra-se coextensivo ao corpo em uma espécie de apoio em paralelo. Contudo, o corpo é retroagido – poderia dizer involuído – às suas Soleiras, seus limiares de passagem, aos seus momentos de variações qualitativas. Não só retroagido, pois, nessa retroação encontra-se uma espécie de júbilo, uma demora, uma parada,

tar uma casa, pois, a casa burguesa se construiu com o louco encerrado Fora dela[2], internado. Há uma certa correlação do nascimento da casa burguesa e seus modos de habitação com o nascimento do manicômio como modo extensivamente usado de lidar com a loucura.

Sendo assim, a RT, como luta antimanicomial e desinstitucionalização da loucura, se apresenta não só como uma clínica que tem o habitar como meio, mas também e, sobretudo, como uma clínica que incide tão radicalmente no habitar que dá a ver o habitar como paradigma da clínica. Isso permite afirmar que, se há clínica, há uma habitação sendo construída, ou seja, toda clínica é uma clínica do habitar.

Verdade que já fiz uma afirmação semelhante a propósito do AT como paradigma da clínica, a saber, que o AT é não só um modo de fazer clínica, mas também e, sobretudo, o modo como a clínica se faz. Acompanhar era o verbo do clinicar. Acredito que as duas teses, acompanhar-clinicar e habitar-clinicar convivem e coexistem, potencializando uma à outra. O at morador, como experiência Soleira entre o AT e a RT, talvez saiba algo a propósito d'isso...

---

[532] Esse encontro já havia sido operado por Marquês de Sade. Porém, Klossowski o faz de uma outra maneira, ver *Sade, meu próximo* KLOSSOWSKI, 1985.

[2] Remeto aos itens **geometria da exclusão**; ***ENXERTO INCIDENTAL: do outro lado do espelho; nau dos insensatos.***

uma suspensão.[533] Já não mais um corpo formado com as suas qualidades e funções, mas sim um corpo flagrado em seus dilemas e em suas hesitações objetivas. Corpo que não se qualifica sem passar por uma deformação, por uma perda das suas qualificações, das suas propriedades. Um corpo perverso. A perversão, na definição de Deleuze, é

> [...] precisamente essa potencialidade de hesitação objetiva no corpo, esta pata que não é nem direita nem esquerda, esta determinação por cascata, essa diferenciação que jamais suprime o indiferenciado que nela se divide, esta suspensão que marca cada momento da diferença, esta imobilização que marca cada momento da queda.[534]

Talvez a operatória toda, o pensamento que encontra o disjuntivo apoiado na perversão do corpo, tenha no duplo o seu avatar. Extrair nessa operatória uma proliferação infinita de mínimas diferenças em relação de desvio de si mesmo, do eu. São esses os duplos, os espectros, os outros, à espreita, inexistentes, todavia, insistentes, que caminham sempre juntos, em vias de possuir o que é o mais próximo, sendo que próximo é aquilo que guarda uma distância infinita. O duplo nada mais é do que o salto, sobretudo a-lógicos, que o pensamento faz sobre as hesitações polimorfas das perversões do corpo. A pornologia superior faz uma certa aposta em uma libertação que estaria na passagem pelo hiato entre eu e mim mesmo, entre eu e o *outro*, entre o *outro* e o *outro*. Não só na passagem, mas no júbilo de se achar suspenso, habitando tais Soleiras.

Assim, o problema do pensamento em Klossowski, depois da queda do lugar vazio deixado por Deus, é o problema do caſal, mas um caſal disjunto. Pensar é pensar através caſal, já que, sem o lugar vazio é também a estrutura que desaba[535], restam somente as fendas e a distância entre elas como diferenças puras. Isso quer dizer que as distâncias são absolutas, porém positivas, indecomponíveis. Pensar é, assim, percorrer essas distâncias, esse é o caſal com sua fenda em ſ.[536]

---

[533] O tema da suspensão, uma espécie de hesitação que prolonga o instante anterior ao gozo, como experiência do masoquismo, foi desenvolvido por Theodor Reik (REIK, 1963). Deleuze, por sua vez, a retoma em seu comentário a Sacher-Masoch (DELEUZE, 2009).

[534] DELEUZE, 1998, p. 289-290.

[535] Ver como Deleuze estabelece critérios que permitem reconhecer uma estrutura. 1) simbólico, 2) local ou posição, 3) o diferencial e o singular; 4) o diferenciador, a diferenciação; 5) serial; 6) a casa vazia; 7) do sujeito à prática. Ver DELEUZE, 1967.

[536] A caſa da hospitalidade, da hospitalidade da loucura, leva certamente ao problema do pensamento, é em função disso que o ſ se inscreve na caſa, mas também no caſal, no caſamento, no *em-caſamento*, na Soleira, no Spatium e no pſicótico. Remeto o problema do caſal aos itens **caſa-caſal, sair de casa e os sem casa**. Já o problema do ſ remeto aos itens **caſa; HOSPITALIDADES:** *em-caſa*, o Spatium receptivo; caſa

> Se é verdade que o pensador das profundidades é celibatario e o pensador depressivo sonha com núpcias perdidas, o pensador das superfícies é casado ou pensa o "problema" do casal. Ninguém tanto como KIossowski soube destacar este encaminhamento do fantasma, porque é o de toda sua obra. Em termos bizarros em aparência, KIossowski diz que seu problema é saber como urn casal pode se "projetar" independentemente de crianças, como podemos passar do casal ao *pensamento erigido em casal* em uma comédia mental, da diferença sexual a diferença de intensidade constitutiva do pensamento, intensidade primeira que marca para o pensamento o ponto zero de sua energia, mas a partir do qual também ela investe a nova superfície. Sempre extrair o pensamento de um casal, pela castração, para operar uma espécie de acasalamento, do pensamento pela fenda. [...] Não se trata de causalidade, mas de geografia e de topologia. Isto não quer dizer que o pensamento pensa na sexualidade, nem o pensador no casamento. É o pensamento que é a metamorfose do sexo, o pensador a metamorfose do casal. Do casal ao pensamento, mas o pensamento reinveste o casal como díade e acasalamento. Da castração ao pensamento, mas o pensamento reinveste a castração como fissura cerebral, linha abstrata.[537]

É o caＳal de Klossowski, Roberte-Octave... Retornemos, então, à experiência do caＳal hospitaleiro que recebe o *outro*, do caＳal que recebe o *outro* no que lhe é próprio, em sua caＳa, em seu caＳamento, em si mesmos, enfim, do caＳal que leva a recepção do *outro* ao seu extremo, caＳal perverso que não é apenas dois, que é dois mais *outro* sem que seja três, caＳal da imaculada concepção[538], caＳal pelo qual Klossowski, em sua pornologia superior, performa as *leis da hospitalidade*: Octave e Roberte e... o *outro*.

Encontramo-nos assim diante de uma investida erótica no olhar, nas vicissitudes de uma experiência na qual a vista visiona o próprio ver que vislumbra, onde o ponto de vista encontra no olho seu limiar de hesitação. Hesitação, excitação, êxtase. E é também o pensamento que, em sua teologia, salta ao objeto inexistente fazendo jus ao que nele há de insistência. Aproximamo-nos, assim, de certa experiência do olhar que pode ser dita voyeur.

Deligny; *ENXERTO INCIDENTAL: a arte de percorrer e habitar* khôra; caＳa barroca; Ｓda caＳa ou o ʃ da caＳa e *ENXERTO INCIDENTAL: o* Ｓp Ｓicótico e seu traçar.

[537] DELEUZE, 1998, p. 226-227.

[538] Imaculada concepção ou gênese estática, é um conceito amplamente usado por Deleuze em *Lógica do Sentido* (DELEUZE, 1998) para se referir a uma experiência onde a criação se dá a partir de si mesma, causa de si.

> [...] ver designava uma operação ou uma contemplação muito especial: pura visão dos reflexos que multiplicam ou que refletem e que conferem ao voyeur uma participação mais intensa do que se ele experimentasse essas paixões, cujo duplo ou cuja reflexão sob os semblantes de outrem ele agora persegue. Assim também em Klossowski, quando Octave instaura a lei de hospitalidade de acordo com a qual "dá" sua mulher Roberte aos convidados. Trata-se, para ele, de multiplicar a essência de Roberte, de criar tantos simulacros e reflexos de Roberte quanto o número de personagens que com ela entrem em relação e de inspirar a Roberte uma espécie de emulação de seus próprios duplos, graças aos quais Octave-voyeur possui e conhece melhor a mulher, mais do que se a guardasse, simplificada, para si mesmo.[539]

Uma infinidade de Roberte sem existência, porém reais, habitam Roberte. Cada vez que ela se entrega ao *outro*, a um *outro* amante diante de Octave, dela deriva uma *outra*. A cada encontro se engendra uma nova Roberte e é isso que Octave deseja ver surgir nos seus olhos. Não a posse de uma esposa simplificada e guardada como uma propriedade só para si, empedrada nos limites de sua identidade; não o casal burguês, em sua casa própria, fechado na interioridade de uma instituição íntima e secreta, mas sim a comunhão, cada vez renovada, que habita um corpo e que é liberada ao perverter-se. Um programa de experimentações incessantes, de criação e liberação dos duplos, das mínimas diferenças. Programa esse que Octave e Roberte elaboram apaixonadamente para extrair de Roberte seus duplos.

> Era preciso que Roberte tomasse gosto por si mesma, que tivesse curiosidade de se reencontrar naquela que eu elaborava com seus próprios elementos e que pouco a pouco ela quisesse, por uma espécie de emulação com seu próprio duplo, ultrapassar até mesmo os aspectos que se esboçavam em meu espírito: importava, pois, que ela fosse constantemente cercada por jovens à procura de facilidades, homens disponíveis.[540]

Assim é introduzido um mecanismo jubiloso de comunhão na casa, no casal, no casamento. Mecanismo que não para de corroer de Dentro o que é próprio, a propriedade. Contudo, tal mecanismo jubiloso é uma abertura hospitaleira e acolhedora a um *outro* que se insinua. Não se sabe mais se é de Dentro ou de Fora que, em uma espécie de dom, a posse é

---

[539] DELEUZE, 1998, p. 291.

[540] KLOSSOWSKI In: DELEUZE, 1998, p. 291.

expropriada e que o possuído se empodera daquilo que é posto para fora de si. O empoderamento é ser possuído. O empoderamento é a possessão por um duplo, liberto através de um *outro* que chega regido pelas *leis da hospitalidade* que exigem um júbilo no acolhimento deste que expropria. A epifania da *S*oleira.

> Assim é a posse visual: só se possui bem aquilo que já é possuído. Não somente possuído por um outro, pois, o outro aqui não é mais do que um disfarce e, no limite, não tem existência. Mas possuído por um morto, possuído pelos espíritos. Não se possui bem a não ser aquilo que é expropriado, posto fora de si, desdobrado, refletido sob o olhar, multiplicado pelos espíritos possessivos... Possuir é, pois, dar a possuir e ver este dado, vê-lo multiplicar-se no dom.[541]

Para Klossowski, essa é uma experiência de um comum que encontra suas aproximações como o olhar do artista. "Semelhante colocação em comum de um ser caro, mas vivo não deixa de ter uma certa analogia com o olhar consagrado de um artista"[542]. O artista então, esse que olha, também experimenta em si uma emulação. Não só Roberte é conduzida aos seus duplos, mas também Octave, no mesmo processo, em seu júbilo é conduzido pelos duplos de Roberte aos duplos de si mesmo.

Pode-se concluir com essa análise feita por Deleuze falando de um *pathos* mais geral da obra de Klossowski:

> Toda a obra de Klossowski tende para um objetivo único: assegurar a perda da identidade pessoal, dissolver o eu, é o esplêndido troféu que os personagens de Klossowski trazem dos confins da loucura. Mas, justamente a dissolução do eu deixa de ser uma determinação patológica para se tornar a mais alta potência, rica em promessas positivas e salutares. E o eu só é "dissoluto" porque primeiro foi dissolvido: não somente o eu que é olhado, que perde a sua identidade sob o olhar, mas aquele que olha e que se põe assim fora de si, que se multiplica em seu olhar.[543]

Seguindo os rastros de Klossowski encontraremos agora com Foucault. O texto chama-se *A prosa de Acteão*, discorre acerca do pensamento de Klossowski sem citações diretas. Porém, há nele muitas referências à trilogia de Roberte ou às *leis da hospitalidade* que parecem interessantes.

---

[541] DELEUZE, 1998, p. 291-292.

[542] KLOSSOWSKI In: DELEUZE, 1998, p. 292.

[543] DELEUZE, 1998, p. 292.

Nele o problema da clivagem entre o Mesmo e o *outro* é encarado mediante os conceitos de simulacro e de duplo. Sem embargo, tais conceitos são remetidos a uma experiência no campo teológico. Certa herança da gnose, a despeito da perseguição que sofrera, haveria pesado na concepção cristã do Mal e tal concepção teria organizado "para o nosso pensamento a ordem das desordens"[544]. Todo o problema, tal como o colocado pelo gênio maligno de Descartes, está contornado pela esfera das tentações. Estas podem nos desviar, sobretudo sem que saibamos e sem o nosso consentimento, do caminho do Bem, seja este Deus ou simplesmente o conhecimento verdadeiro. O engano, o erro, o desvio são da ordem da tentação, do demoníaco e este encontra-se indiscernível pelo caminho. "Houve uma experiência cristã que conheceu bastante esse perigo – tentação de experimentar a tentação sob a forma do indiscernível".[545]

O simulacro, tomado como o indiscernível, se torna a figura de um *outro* que se encontra no *Mesmo*. O *outro* não se localiza mais em antítese com o Mesmo, como se estivessem polarizados em um par de opostos. Os polos, os opostos são claros, distintos, localizáveis, discerníveis... Já o indiscernível faz do *outro* o exatamente semelhante ao Mesmo. No campo teológico a problemática se coloca da seguinte forma:

> Mas, e se o Diabo, pelo contrário, se o Outro fosse o Mesmo? E se a tentação não fosse um dos episódios do grande antagonismo, mas a tênue insinuação do Duplo? Se o duelo se desenvolvesse em um espaço de espelho? Se a História eterna (da qual a nossa não passa da forma visível e logo apagada) não fosse simplesmente a mesma, mas a identidade desse Mesmo: ao mesmo tempo imperceptível afastamento e aproximação do não-dissociável?[546]

Tal verve, em que Deus e o Diabo se simulam *Um* no *outro,* leva o pensamento à sua vertigem. Seria o Diabo um disfarce de Deus que teria apenas o intuito de colocar a fé à prova? Se assim fosse, Deus não se revelaria na extrema maldade enganadora? E se, ao avesso, fosse Deus apenas um disfarce do Diabo inoculando a maldade na mais pura fé? Se assim fosse, o Diabo não se revelaria com um poder que se equipara ao poder de Deus? Seja de um modo ou de outro, Deus e o Diabo se permutam por meio de uma equivalência infinita no Mesmo. É durante o período da

---

[544] FOUCAULT, 1964, p. 110.
[545] FOUCAULT, 1964, p. 110 e 111.
[546] FOUCAULT, 1964, p. 110.

inquisição que tais dilemas do pensamento, performados pela teologia, ganham a sua maior expressão prática:

> E os juízes que queimam os endemoniados são eles próprios vítimas dessa tentação, dessa armadilha onde se embaraça sua justiça: pois, os possuídos são apenas uma verdadeira imagem do falso poder dos demônios; imagem pela qual o Demônio se apodera não do corpo das feiticeiras, mas da alma dos seus carrascos. Se não for também o caso de o próprio Deus ter assumido a face de Satanás para obnubilar o espírito daqueles que não creem em sua solitária onipotência; de modo que Deus, simulando o Diabo, teria coordenado os estranhos esponsais da bruxa com seu perseguidor, daquelas duas figuras condenadas: destinadas consequentemente ao inferno, à realidade do Diabo, ao verdadeiro simulacro de Deus simulando o Diabo. Nessas idas e vindas se multiplicam os jogos perigosos da extrema semelhança: Deus, que tanto se assemelha a Satanás, que imita tão bem Deus...[547]

Para Foucault, essa problemática entre o Mesmo e *outro*, na dinâmica de uma aproximação/diferenciação infinita do simulacro, seria uma linha subterrânea do pensamento grego que teria persistido através da era cristã. Klossowski teria sido sensível a tal maneira do pensamento se abismar. Porém, tal sensibilidade passaria necessariamente pelo pensamento de Nietzsche. Foucault – já havíamos visto isso também na leitura de Deleuze – sente a necessidade de ler o pensamento de Klossowski a partir do seu nietzschianismo. Sendo assim, transcreve um fragmento de Nietzsche, citado por Klossowski, contudo, destacando as palavras demônio, eu e Deus. Veremos por que é importante para Foucault destacar tais palavras, mas antes reproduzirei esta citação que se torna, assim, citação da citação da citação:

> Que diria você se um dia, se uma noite, um *demônio* se insinuasse na sua mais recôndita solidão e lhe dissesse: "Esta vida tal como você a vive agora e tal como a tem vivido, você deverá vivê-la ainda uma vez e inúmeras vezes; e nela não haverá nada de novo, a não ser cada dor e cada prazer, cada pensamento e cada gemido e tudo o que há de indizivelmente pequeno e grande em sua vida deverá retornar para você e o tudo na mesma ordem e na mesma sucessão – aquela aranha igualmente, este instante e *eu*. A eterna ampulheta da existência não cessa de ser invertida de novo e você com

---

[547] FOUCAULT, 1964, p. 111.

ela, ó grão de poeira da poeira". Você não se jogaria sobre o solo rangendo os dentes, maldizendo o demônio que lhe fala dessa maneira? Ou bem lhe ocorreria viver um instante formidável em que você teria podido lhe responder: "Você é um *deus* e jamais ouvi coisas mais divinas".[548]

O que parece estar em jogo entre Deus, o Diabo e eu é uma operação que extrai do Mesmo o *outro* e na qual a possibilidade de se pronunciar eu é retirada. No meio do eu um afastamento imperceptível se insinua, uma fenda se abre e com essa fenda um "movimento infinito encontra o seu lugar de nascença"[549].

Estranha experiência de um eu que, na indecidibilidade entre Deus e o Diabo, oscila de Um ao *outro* sem parar. Porém, tal alternância é bem capaz de encontrar certos limiares, especialmente o limiar no qual o eu se fende e é justamente tal cisão que transforma a experiência de dúvida, de indecidibilidade entre os dois termos na experiência de movimento infinito. Entretanto, essa experiência se dá varrendo qualquer resquício de transcendência tanto de Deus quanto do Diabo. Sem a escora da transcendência ambos são lançados à superfície da terra, à imanência pura. Encontram a finitude que desfaz os seus contornos. Com efeito, tal ausência de contornos opera uma revelação. E o que se revela é a própria revelação, a experiência do numino So que se encontrava o tempo todo entre o divino & o diabólico. Não mais a oposição entre os contrários que poderia levar a alguma espécie de síntese histórica, atribuindo à dialética a figura da criação. É a alternância indecidível entre as diferenças mínimas que leva à dissolução dos contornos. A revelação da revelação, ou seja, o numino So como experiência de criação, se dá no interstício mínimo, em um espaçamento onde micro-oscilações vibram não deixando que o eu se estabilize em si mesmo. O movimento infinito de intensidades nesse mínimo Fora presente no Mesmo, no Um. O duplo está sempre em disrupção com a própria história, é outramento, é transalo(u)camento, devir-*outro*.[550]

O movimento infinito de mínimas vibrações como finitude dos contornos é o Spatium paradoxal dos simulacros. Foucault aponta em Klossowski um léxico do simulacro: similitude, simultaneidade, simulação e dissimulação que caracterizam seus personagens e sua linguagem. Seus personagens percorrem sempre o espaço infinitesimal do simulacro por meio de um jogo de inversões bastante preciso em que "cada inversão

---

[548] NIETZSCHE In: FOUCAULT, 1964, p. 112.

[549] FOUCAULT, 1964, p. 113.

[550] Remeto aos itens **outro mundo**; **psicologia do sacerdote**.

parece apontar para uma epifania: mas, de fato, cada descoberta torna o enigma mais profundo, multiplica a incerteza, e só desvela um elemento para velar a relação que existe entre todos os outros".[551]

Assim, Foucault adentra as *leis da hospitalidade* e encontra a hospitalidade e o teatro como "duas estruturas que se confrontam em simetria invertida"[552] seguindo a lógica dos simulacros. Aponta esta duplicação na passagem dos dois primeiros livros da trilogia para o terceiro. Assim reencontramos Roberte, agora como o simulacro, como a grande personagem de si mesma: "Roberte sobretudo, que simula Roberte na distância ínfima, intransponível, pela qual Roberte é tal como ela é, *esta* tarde".[553] E também Octave, o olho-voyeur, que Foucault nomeia como olhador.

> O hospedeiro (a palavra já turbilhona sobre seu eixo interior, dizendo a coisa e seu complementar)[554], o hospedeiro oferece o que possui, porque pode possuir o que propõe – o que está ali diante dos seus olhos e para todos. Ele é, como se diz em uma palavra maravilhosamente equívoca, 'olhador'. Sub-repticiamente e com avareza total, esse olhar que dá antecipa sua parte de delícias e confisca com toda soberania uma face das coisas que só *olha* para ele. Mas esse olhar tem o poder de se ausentar, de deixar vazio o lugar que ocupa e oferecer aquilo que ele envolve com sua avidez. De sorte que o seu presente é o simulacro de uma oferenda, uma vez que ele só guarda do que dá a débil silhueta distante, o simulacro visível.[555]

É aqui que o simulacro se insinua como um salto que se dá no mesmo lugar, como a proximidade mais próxima que instaura a fenda infinitesimal e intransponível da diferença. O mais distante como o mais próximo: o olhar que dá, que doa, agora, no último livro da trilogia, é teatro.

> O teatro impõe a Roberte o papel de Roberte: ou seja, tende a reduzir a distância interior que se abriria no simulacro (sob efeito do olhar que dá) e a fazer habitar pela própria Roberte o duplo que dela destacou Théodore (talvez K.). Mas, Roberte desempenha seu papel com naturalidade (o que lhe ocorre ao menos para uma réplica). Isso não é mais que um simulacro de teatro, e se Roberte em compensação balbucia o seu texto, é Roberte-Roberte que se esquiva sob

---

[551] FOUCAULT, 1964, p. 116.

[552] FOUCAULT, 1964, p. 117.

[553] FOUCAULT, 1964, p. 117.

[554] Nota do tradutor: "O autor se refere aqui à homofonia entre as palavras *hôte* = hospedeiro e *ôte* = retirar, suprimir"

[555] FOUCAULT, 1964, p. 117-118.

> uma pseudo atriz (que é deplorável na medida que ela não é atriz, mas Roberte). Porque só pode desempenhar esse papel um simulacro de Roberte que de tal forma se assemelhe a ela, que Roberte talvez seja ela própria esse simulacro. É preciso então ou que Roberte tenha duas existências ou que ali haja duas Robertes com uma existência; é preciso que ela seja puro simulacro de si. No olhar, é o Olhador que é duplicado (e até a morte); sob a cena do falso teatro, é a que é Olhada que é atingida por uma irreparável cisão ontológica.[556]

Foucault pergunta quem seria o operador dessas passagens, o grande operador. Roberte que levaria Octave a se transalo(u)car em *outros*, nos seus múltiplos amantes fazendo cada um o simulacro do *outro*, mesmo depois de morto? Ou ao contrário, Octave que, mesmo morto, continuaria como operador do sistema fazendo Roberte não parar de simular a si mesma? Nem um nem outro, não há operador. "É da natureza dos simulacros não sofrerem exegese que crê nos signos nem a virtude que ama os seres".[557] Isso porque o espaço que separa os duplos, os simulacros é recuo perpétuo. "[...] o simulacro também se mostra em seu frescor cintilante, sem recurso ao enigma dos signos. Os fantasmas são ali o acolhimento da aparência na luz original, mas é uma origem que, por seu próprio movimento, recua em um longínquo inacessível".[558] No *Spatium* dos simulacros a origem está sempre recuada, retroagindo infinitamente, portanto, inacessível. Resta apenas o jogo dos simulacros no qual a linguagem simula ela mesma. Foucault termina o texto falando justamente da linguagem e da literatura de Klossowski.

> Klossowski inventa, nessa retomada de sua própria linguagem, nesse recuo que não tende para nenhuma intimidade, um espaço de simulacro que é, sem dúvida, o lugar contemporâneo, mas ainda escondido, da literatura. Klossowski escreve uma obra, uma dessas raras obras que revelam: nela nos apercebemos que o ser da literatura não concerne nem aos homens nem aos signos, mas ao espaço do duplo, ao vazio do simulacro onde o cristianismo se encontrou com seu Demônio, e onde os gregos temeram a presença cintilante dos deuses com suas flechas. Distância e proximidade do Mesmo em que nós, agora, reencontramos nossa linguagem.[559]

De agora em diante, aquele que fala não falará mais a partir de um fórum íntimo. Falará uma espécie de fala-se, que é uma fala de si como

---

[556] FOUCAULT, 1964, p. 118.
[557] FOUCAULT, 1964, p. 119.
[558] FOUCAULT, 1964, p. 120.
[559] FOUCAULT, 1964, p. 122-123.

simulacro, uma fala que fala o si sem nenhuma tendência à intimidade, sempre um duplo de si mesmo.

caʃa-caʃal, sair de casa e os *sem casa*

O *at morador* surgiu como um personagem conceitual paradigmático da clínica do habitar. Ele é como uma fotografia estourada do habitar clínico e da clínica do habitar. Na República, ao menos nos textos que narram a experiência, o *at morador* era assim designado pela necessidade que sentiam de "[...] intensificar esse caráter de morador"[560], entretanto, eram ats que residiam em outras casas e, além da República, tinham suas "próprias" casas. Já na caʃa, o *at morador* ganha uma nova radicalidade. Somado aos que habitam parte do tempo na caʃa, indo e vindo, segundo uma organização de desejos e disponibilidades, há também os que moram ou moraram lá exclusivamente. Ao longo dos anos, foram muitos os ats que moraram por longos períodos. Se a memória me permite ao menos um pouco de precisão, posso contar aproximadamente 14 ats que moraram exclusivamente na caʃa por mais de um ano, sendo que alguns permaneceram por até seis anos.

Nos primórdios da caʃa essa marca já havia se imposto. Um caʃal de ats aceitou receber os três primeiros moradores conforme narrado anteriormente[561], transformando a sua própria casa na primeira caʃa de todos. Nunca o tema da reversibilidade hospitaleira foi tão literal. Em outros momentos, a caʃa serviu como uma fase de passagem para alguns ats que desejavam sair das moradias de suas famílias, mas que ainda não tinham condições financeiras e/ou emocionais de colocarem em prática seus desejos. Outras vezes, ats desejaram, por motivos diversos, passar um tempo morando na caʃa, mesmo já tendo suas moradias próprias. Desta feita, permaneceram morando na caʃa até que algo os impulsionasse para outras moradias.

Particularmente interessante foi a situação de dois ats que se conheceram trabalhando na caʃa. Em determinado momento, ambos saíram pela primeira vez das casas de suas famílias e foram morar cada um em uma das casaʃ, ele na caʃa de Pendotiba[562] e ela na caʃa de Vargem Grande. Mais ou menos concomitantemente a esse período começaram a namorar.

---

[560] DIAS, BREYTON & GOLDMAN, 1977, p. 146.

[561] Remeto ao item **sair ou o intolerável ou claustrofobia**, em que trato sobre os três moradores que compuseram a formação inicial da caʃa.

[562] Remeto ao item **caʃa em deriva**, em que pode-se ver a experiência desse at na criação da caʃa de Pendotiba.

Quando a caſa de Vargem Grande foi expulsa pelos milicianos[563], as duas casaſ se juntaram na caſa de Pendotiba e como elas, eles se caſaram. Quando, alguns anos depois, a caſa voltou a se multiplicar e da caſa de Pendotiba nasceu mais uma segunda caſa, os dois se mudaram juntos para essa que agora seria a primeira caſa de São Francisco e logo em seguida engravidaram. A criança lá nasceu e de lá só saiu com aproximadamente um ano de idade, junto com seus pais para uma moradia agora só dos três, sem que, com isso, deixassem de trabalhar na caſa.

O lugar deixado por esse caſal na caſa de Pendotiba foi logo preenchido por um outro caſal de namorados que foi morar na caſa. Ela já era at da caſa há, pelo menos, dois anos e ele era da área de letras. Em pouco tempo, ele já havia se tornado at na caſa e, posteriormente, seguiu desenvolvendo atividades de at na área de educação. Também engravidaram na caſa, mas decidiram buscar uma outra moradia antes do bebê nascer.

Um mês depois que o primeiro caſal saiu da primeira caſa de São Francisco entrou a pandemia e um dos estagiários à época, que ainda morava na casa de sua mãe, foi fazer a quarentena com dois moradores nessa caſa. Quatro meses depois, quarentena firme e forte, a sua namorada, que também morava com os pais, veio se juntar a ele para a composição da segunda caſa de São Francisco[564]. Dois mil e vinte e dois era o ano de formatura de ambos na faculdade de psicologia, de ingresso na vida profissional e estávamos em plena pandemia. A caſa, assim, garantiu que o movimento profissional e de vida de ambos não ficasse embarreirado pela pandemia, ao mesmo tempo que ambos garantiram que a segunda caſa de São Francisco fosse criada. Lá moraram por mais de um ano como *ats moradores*, quando então alugaram uma moradia para eles. A caſa funcionou como caſa de passagem tanto da vida de formandos para a vida de profissionais quanto de dependentes das moradias dos pais para suas próprias moradias, se configurando como um caſamento em que a caſa os conſagrou...

O Spatium, o em-caſa, o habitar, o lugar nu, podem ser entendidos agora como núpcias, autogênese. Nela há caſamento, há caſos, há o

---

[563] Remeto ao item **caſa**, em que esse episódio foi narrado.

[564] Durante a pandemia, por razões econômicas, enquanto os moradores estavam distribuídos pelas casaſ dos ats, entregamos o imóvel da primeira caſa de São Francisco. Entretanto, as circunstâncias da própria pandemia fizeram com que necessitássemos alugar, dois meses depois, um novo imóvel que, por sua vez, se situava novamente em São Francisco, configurando a segunda caſa de São Francisco. Remeto ao ***ENXERTO INCIDENTAL**: pandemia, pſicóticos em-caſa*, que virá logo a seguir.

acaSo que se faz necessário. Nela se deita, há leito, aleita-se. Há parto, autopartogênese, parte-se, chega-se. Uma caSa, um caSa, fazer caSo ou caSal com o outro, com o louco, com estrangeiro, com a alteridade. Contrai caSa, em-caSamento. Não há caSa que não seja erótica, genital, genética. Somente eros é capaz de transpor o abismo intransponível entre Um & outro, ou melhor, entre outro & outro. Somente eros pode fazer relação da não-relação. O desejo hospitaleiro é a própria construção da caSa como desejo de outro, outramento, devir-outro.

A ca Sa produz seus frutos, se expande, se reproduz... Também morre... e renasce... e... tem seus erotismos Sagrados, suas imaculadas concepções. Esse mesmo que vos narra hoje é ca Sado com aquela que conheceu trabalhando como at na ca Sa, há mais de dez anos. Temos um filho e também juntos parimos as duas casa S de São Francisco e, mais recentemente, a ca Sa LUA[565]. Parimos como ca Sa de todos que estão nesses agenciamentos eróticos e de vida. Hoje ela é, além de companheira de todas as horas, comigo e mais um parceiro, a responsável pela coordenação e supervisão da ca Sa.

Um ditado popular diz que quem casa quer casa. Para nós,

ENXERTO INCIDENTAL:
pandemia, p Sicóticos em-ca Sa[1]

Eis que um vírus cruzou a fronteira entre os morcegos e os humanos[2]. Um acontecimento digno do nome Acontecimento. Devir-humano do vírus já que, desse instante em diante, o corpo humano será o seu lugar de existência, replicação

---

[565] A ca Sa LUA é um espaço terapêutico inaugurado logo antes do término da pandemia, com o intuito de ser um território de convivência e experimentação clínica. Ela foi idealizada com base nos princípios do AT, em uma ética da hospitalidade. Oferece acolhimento-dia, acolhimento-noite, grupos terapêuticos, oficinas, ateliês, grupos de estudos, supervisões, clínica social e mesmo atendimentos individuais. Inicialmente, a equipe era formada por ats que estavam ligados à ca Sa. Posteriormente, mais profissionais foram se agregando à equipe. Além das atividades em saúde, a ca Sa LUA também oferece espaço para projetos nas áreas de educação e arte.

[1] Esse enxerto foi escrito nos primeiros dez meses de pandemia, de março de 2020 a dezembro de 2020, de modo que retratam somente esse período da realidade brasileira. De março a junho o número de contágios e mortes só cresciam. No final de junho se deu o pico da primeira onda. De julho a outubro experimentamos o arrefecimento da primeira onda. A partir de outubro começara um vertiginoso aumento de contágios e mortes caracterizando uma segunda onda. No dia 2 de dezembro foi anunciada a aprovação da primeira vacina por órgãos internacionais, contudo, ainda sem perspectivas de vacinação em massa, especialmente no Brasil. No final de dezembro já contávamos com quatro variantes importantes identificadas em circulação: Alfa, Beta, Delta e Gama, sendo essa última recém identificada, simultaneamente, no Brasil e no Japão. Achamos importante manter a sua perspectiva temporal e datada deste pequeno fragmento da história da ca Sa na pandemia. Para mais dados estatísticos, conferir o site Worldometers.

[2] Ao menos é essa uma das versões, ainda por ser melhor explicada pela história, da origem do vírus responsável pela covid 19.

a caſa simplesmente caſa. Em uma fórmula:

A caſa caſa!

Ela caſa os diferentes, junta os disjuntos e os desconjuntados, abriga os descabidos e os sem cabimento, pois, "como toda gente tem que não ter cabimento para crescer"[566]. É ſpatium comum de caſamento e núpcias onde deslizam os mais diferidos e por onde se pode transpor os abismos das não--relações. ſpatium de transalo(u) camento onde caſamento se diz de muitas coisas: coexistir, conviver, estar... mas, sobretudo, caſamento é um *em*-caſamento, o ato primeiro de ofertar caſa como um cabimento para os descabidos e sem cabimento. Seu erotismo consiste nisso: caſa os mais improváveis elementos, os mais surpreendentes pares, quiçá trios, quartetos, quintetos...

Nossa casa

Na nossa casa amor-perfeito é mato
E o teto estrelado também tem luar
A nossa casa até parece um ninho
Vem um passarinho pra nos acordar
Na nossa casa passa um rio no meio
E o nosso leito pode ser o mar

A nossa casa é onde a gente está
A nossa casa é em todo lugar
A nossa casa é onde a gente está
A nossa casa é em todo lugar

e propagação, ao mesmo tempo que devir-dentro-de-casa do humano, já que o isolamento, o distanciamento e o afastamento social se apresentaram, ao menos inicialmente, como a principal barreira de defesa contra a propagação transalo(u)cada do vírus. As paredes das casas contornam um novo Dentro e um novo Fora. A epifania da ſoleira encontra um limite inesperado, a hospitalidade absoluta não deve acolher esses novos hóspedes, capazes de parasitar seu hospedeiro até a morte, um hóspede absolutamente hostil. A ſoleira se torna uma nova fronteira, banhada de álcool 70%, onde o gesto que veste e despe a máscara se ritualiza obsessivamente. Mais adaptados se tornam aqueles para quem o TOC[3] já era parte do seu cotidiano! Brincadeiras à parte, homem, casa, álcool e máscara se rearranjam, de tal maneira que é toda uma gestualística que entra em jogo. Um novo jogo de xadrez entre vida e morte produz uma realidade outra, realidade pandêmica.

A cidade se tornou um grande baile surreal de máscaras em uma espécie de quarta-feira de cinzas macabra e infindável[4]. Como apontou Sabrina Sedlmayer no belíssimo texto Saco plásticos na cabeça:

---

[566] ANTUNES, 2004b.

[3] Transtorno obsessivo compulsivo.

[4] No Brasil, a pandemia chegou ainda na ressaca do carnaval, que, *a posteriori*, devido à desconfiança não oficial da presença do vírus durante o carnaval, ganhou o nome tragicômico de carnavírus.

A nossa casa é de carne e osso
Não precisa esforço para namorar
A nossa casa não é sua nem minha
Não tem campainha pra nos visitar
A nossa casa tem varanda dentro
Tem um pé de vento para respirar

A nossa casa é onde a gente está
A nossa casa é em todo lugar
A nossa casa é onde a gente está
A nossa casa é em todo lugar[567]

O poeta diz que a caſa não é sua nem minha... Surge então, uma outra fórmula sobre essa caſa, fórmula que é mais um dos nossos bordões e que, muitas vezes, no nosso dia a dia, responde à pergunta: para quem é essa caſa?

A caſa é para quem precisa de casa!

Todavia, a caſa se trata de uma RT, de uma habitação clínica. Assim se articula uma segunda injunção. *A caſa é para quem precisa de casa* em alguma injunção com a clínica, com a desinstitucionalização da própria clínica, com as políticas da clínica... Há a injunção daqueles que exasperaram as relações de moradia de onde vieram e, com isso, se exasperaram até o limiar do adoecimento... Há a injunção daqueles que se propõem a trabalhar a própria clínica criando uma moradia que abarque as mais radicais diferenças. Esses se propõem a explorar o que pode a

a gambiarra na pandemia[5], *por vezes, nas máscaras pode-se ler signos de uma resistência que ela chamou de carnavalização da técnica, em que prevalece o escárnio e o humor. Nesse sentido, recordo o primeiro passeio de carro no início da quarentena junto a um dos moradores que passava a quarentena conosco. Eis que esbarramos com uma cena completamente inusitada: início da noite de uma terça-feira qualquer, a cidade de Niterói deserta, nenhum transeunte na rua, poucos carros, mas eis que esbarramos os olhos com o Capitão América, em cima da pedra de Itapuca, uma pedra alta, longitudinal na beira das águas da Baía de Guanabara. Lá de cima estava, solitário, com sua indumentária completa, incluindo o seu poderoso escudo. Porém, também com uma máscara cirúrgica no rosto, empreendia seu combate contra o vírus em poses e gestos dignos de um verdadeiro super-herói. Incompreendido, obviamente, pois, logo abaixo, sem conseguir escalar a pedra, estavam alguns policiais e bombeiros tentando dissuadi-lo de seu ato transalo(u)cado, performático e heroico. Não pudemos resistir, paramos o carro e lhe lançamos urros de força, para espanto daqueles que tentavam apenas tirá-lo dali – para a delegacia ou para o hospício, não se sabe ao certo...*

---

[567] ANTUNES, 2004c.

[5] SEDLMAYER, 2020.

clínica, afinal, parodiando Espinosa, jamais sabemos o que pode a clínica... A caSa é um Spatium de liberdade para que as experimentações possam ser feitas, pois não temos objetivos além de perseverarmos na existência, *uns* como os *outros*, quiçá *outros* com os *outros*, sobretudo, com aqueles que têm justamente a sua existência ameaçada unicamente por serem aquilo que são... ou por não serem aquilo que não são...

A caSa de todos e de ninguém é composta por quem lá habita e pelos hábitos que se contraem através das mais diversas formas de coexistir, no exercício ético de aumento da potência, mesmo que existam, como Deleuze adverte, potências ambíguas, que alegram e entristecem ao mesmo tempo.[568] Essa é sua consistência, sua insistência... Transalo(u)camento da outridade em outramento. Morador e at, que, para nós, se configura no personagem conceitual *at morador*, por meio do qual se opera a desinstitucionalização da loucura, da casa burguesa – e também do casamento burguês – e da clínica.

O at morador é o personagem conceitual da clínica do habitar!

E foram muitas as gambiarras, como quando se usa um CD de antivírus preso ao rosto; já em outras vezes, devido ao desabastecimento inicial das farmácias, podia-se ler os signos da precariedade em máscaras feitas com qualquer material que se prestasse para cobrir o rosto ou parte dele, como a casca de um coco ou uma esponja de cozinha. Pode-se acrescentar ainda questões da forma do uso em que, por exemplo, abaixa-se a máscara para falar, tossir ou espirrar, já que esta atrapalha o livre curso desses gestos, como faz uma das moradoras da caSa; ou quando se usa a máscara pendurada no pescoço ou na orelha, na tentativa de se manter na linha tênue por onde escapar, ao mesmo tempo, de vários sufocamentos: aquele produzido pela máscara, aquele produzido pelo medo, aquele produzido pela doença. Ou ainda os signos da lambança

---

[568] Ver DELEUZE, 2002.

A ca Sa se faz por uma abertura e um acolhimento que abriga os *sem casa*, os descabidos e os sem cabimento, os que estão em vias de perder suas casas, os que já perderam, mas também os que partem na aventura dos desalo(u)camentos. Um modo de estar *sem casa* é não ser daqui, vir de alhures, ser estrangeiro, imigrante, retirante, forasteiro, nômade. É particularmente notável como, ao longo dos anos, a ca Sa atrai pessoas que, de alguma forma, migraram para Rio de Janeiro ou Niterói. Muitas vezes, para esses, é na ca Sa, em torno da ca Sa, através da ca Sa, que alguma espécie de começo territorial vai se dar. Acredito que tal atração e aderência seja mesmo uma força que, ao acolher e lidar com as estrangeirices, tenha como resultante a ampliação da potência de acolher e lidar com a diferença. Como diria Derrida, talvez a hospitalidade mais radical seja oferecida, justamente, por aqueles que não têm lugar... Talvez essa seja mesmo a condição de possibilidade da hospitalidade incondicional...

vida nua, uma vida

Acerca do processo de entrada em uma instituição total, Goffman fala de uma série de rituais de despossessão nos quais todas as propriedades são perdidas. É que "[...] as pessoas atribuem sentimentos

generalizada quando, em meio a entrevistas coletivas, autoridades, completamente atoladas em sua própria inabilidade maldosa, colocam a máscara cobrindo os olhos, gesto que não vale a pena nem o comentário... Ctrl+Alt+Delete...

Fato é que o vírus, em sua potência de contágio, espalhou-se pela face da terra, cruzou aduanas, continentes, oceanos, montanhas, cidades, florestas, desertos, produzindo um alisamento planetário e, com isso, novos estriamentos que, a princípio, visavam à sua contenção.

Em Niterói, um município do Rio de Janeiro, com aproximadamente 513.000 habitantes, o vírus chegou oficialmente no dia 9 de março de 2020, quando foi confirmado o caso de uma pessoa que regressara da Europa. Já no dia 13 de março, a prefeitura determinou o fechamento das escolas e outras ações de isolamento, afastamento e distanciamento social como políticas públicas de gestão da pandemia. Falo dessa cidade em particular pois é nela que atualmente se encontra a experiência na qual desejo me deter: a ca Sa durante a pandemia. A ca Sa, atualmente, se divide em duas RTs alo(u)cadas em dois imóveis alugados, um no bairro de São Francisco, outro no bairro de Pendotiba, cada uma com 6 moradores. Nela trabalha uma equipe com 19 ats, 13 morando em Niterói e 6 no Rio de Janeiro. Ou seja, 29 pessoas em

do eu àquilo que possuem"[569]. Com efeito, a perda do ter leva a perda do ser. Nesse sentido, a perda das posses faz o caminho a contrapelo do desenvolvimento infantil no que diz respeito à distinção entre realidade interna e externa. Freud havia ensinado a propósito do ter e do ser nas crianças: "As crianças gostam de expressar uma relação de objeto por uma identificação: 'Eu sou o objeto.' 'Ter' é o mais tardio dos dois; após a perda do objeto, ele recai para 'ser'. Exemplo: o seio. 'O seio é uma parte de mim, eu sou o seio.' Só mais tarde: 'Eu o tenho' – isto é, 'eu não sou ele'".[570] Entretanto, a despossessão, a perda do ter, não restitui o objeto uma vez perdido ao qual a criança se identificara sob a forma do ser na primitiva indistinção entre o interno e o externo. No caso, o processo de despossessão parece levar ao ponto intermediário entre ser e ter na criança, ponto de desamparo pleno em que já não se é mais, mas ainda não se tem nada. É que as perdas nos rituais de entrada em instituições totais não se limitam às perdas dos bens materiais. Perde-se, sobretudo, as fontes de reconhecimento de si e talvez "a mais significativa dessas posses não seja física, pois é nosso nome; qualquer que seja a maneira de ser chamado, a perda de nosso

convívio próximo, e se forem somados os familiares e amigos que circulam pela caSa no período de uma semana, esse número pode chegar facilmente a 40, quiçá 50 pessoas, estando boa parte no grupo de risco.

Porém, qual vem sendo nosso grande desafio diante da pandemia? Nossas práticas de convivência, nossa luta contra o isolamento manicomial, nossa direção clínica para a rua, nossa circulação como estratégia, sofreram repentinamente uma mutação incorporal. Estamos diante de um verdadeiro acontecimento. Todos os signos se inverteram. Em um só golpe, aquilo que tinha um signo positivo de saúde se converteu em signo negativo de doença e morte. O vírus borrou mais essas fronteiras, convocando a caSa a transalo(u)car-se para responder à velocidade de transmissão do próprio vírus. A circulação rotineira fazia com que, no período de uma semana, todas essas pessoas se encontrassem, direta ou indiretamente, sem contar a circulação desses moradores e dos ats por outros equipamentos de saúde. Rapidamente, um cenário catastrófico se desenhou: se houvesse algum contágio, muito provavelmente teríamos muitas pessoas adoecendo ao mesmo tempo e não teríamos como dar conta da situação, o que, de fato, acabou por acontecer em alguns asilos de Nova York.

O que fizemos foi desalo(u)car e realo(u)car alguns moradores para

---

[569] GOFFMAN, 1974, p. 27.

[570] FREUD, 1938c, p. 335.

nome é uma grande mutilação do eu"[571]. Perde-se o nome em prol de expressões que designam a massa uniforme que está no grau mais baixo da hierarquia institucional tais como calouro, novato, esquizo-frênico, pſicótico, autiſta, judeu etc. Ou então em prol de uma simples numeração, desprovida de qualquer significado ao qual alguém possa se reconhecer. Ocorre que, se esses rituais desapropriam das posses, as substituem por outras posses,

> [...] mas estas se apresentam sob forma padronizada, uniformes no caráter e uniformemente distribuídas. Tais bens substitutos são claramente marcados como pertencentes à instituição e, em alguns casos, são recolhidos em intervalos regulares para, por assim dizer, serem desinfetados de identificações.[572]

Se a ética da hospitalidade exigia a despossessão do dono da caſa e, em última instância, da própria caſa em prol da acolhida do estrangeiro, o que ocorre em uma instituição total é uma inversão de valores: o hóspede é despido de suas posses na mesma medida em que a instituição que o hospeda passa a ser a possuidora absoluta. No seu interior, tudo lhe pertence, sobretudo, o próprio hóspede, retido em sua despossessão. A desposse de

que fizessem a quarentena nas casas de ats da equipe. A caſa, que nesse momento eram duas, se transalo(u)cou, de um dia para o outro, em oito. Uma moradora foi passar a quarentena na caſa do caſal e de seu filho que, há poucos meses, se mudaram da caſa de São Francisco. Outro morador foi para a caſa do segundo caſal e de seu filho recém-nascido que também havia se mudado da caſa. Um morador veio morar aqui em caſa, onde moram, além da minha espoſa que coordena atualmente a caſa, nossos quatro filhos, tendo o menor 2 anos. Um morador foi para caſa de familiares. Outros dois foram, cada um, para as casaſ de dois ats. Dois moradores ficaram na caſa de São Francisco com um at que se dispôs a se mudar para lá. Mais outros dois moradores ficaram na caſa de Pendotiba. Nessa caſa, duplas de ats se revezavam segundo uma escala de sete dias, ou seja, uma circulação semanal. Especificamente essa caſa, propiciava, para os próprios ats, uma saída do enclausuramento de suas próprias casas. Criamos um espaço virtual de reunião e supervisão semanal. Espaço esse também de encontro dos próprios moradores com os ats e os outros moradores que até então conviviam tão próximos. Acredito que essa solução inicial só foi possível pela qualidade da convivência que caracteriza o trabalho na caſa: o trabalho, que nele

---

[571] GOFFMAN, 1974, p. 27.

[572] GOFFMAN, 1974, p. 27-28.

si é, acima de tudo, posse total da instituição. O avesso do em-ca $a. O princípio de hospitalidade se torna assim, princípio de inospitalidade. Que grande ironia que um manicômio seja chamado de hospital quando deveria ser, por princípio, chamado de inospital! E o que falar da palavra hospício? É que, no frontispício do hospício está inscrito uma dessubjetivação e uma ressubjetivação, um desalo(u)camento e um realo(u)camento, a partir dos quais o eu do mundo exterior à instituição é imolado para dar lugar a um eu do mundo interior à instituição. Assim, o "processo de admissão pode ser caracterizado como uma despedida e um começo, e o ponto médio do processo pode ser marcado pela nudez"[573]. No caso, a nudez é o desamparo nesse ponto intermediário em que não se tem nada e nada se é.[574]

---

[573] GOFFMAN, 1974, p. 27.

[574] Primo Levi fala dessa experiência de desapropriação que sofrera em Auschwitz: "Nada mais é nosso: tiraram-nos as roupas, os sapatos, até os cabelos; se falarmos, não nos escutarão – e, se nos escutarem, não nos compreenderão. Roubarão também o nosso nome, e, se quisermos mantê-lo, deveremos encontrar dentro de nós a força para tanto, para que, além do nome, sobre alguma coisa de nós, do que éramos. [...] Bem sei que, contando isso, dificilmente seremos compreendidos, e talvez seja bom assim. Mas que cada um reflita sobre o significado que se encerra mesmo em nossos pequenos hábitos de todos os dias, em todos esses objetos nossos, que até o mendigo mais humilde possui: um lenço, uma velha carta, a fotografia de um ser amado. Essas coisas fazem parte de nós, são algo como os órgãos de nosso corpo; em nosso mundo é inconcebível pensar em perdê-las, já que logo acharíamos outros objetos para

mesmo é morar. Estávamos habituados a morar com os moradores, a lidar com a mutualidade presente nesse trabalho.

Inicialmente, todos se sentiram mais protegidos, podendo fazer a quarentena, sem, no entanto, precisar parar de trabalhar. Entretanto, tal solução começou a encontrar seus limites. E esses limites nos mostraram muito acerca da própria ca$a e sua razão de ser.

O primeiro foi um limite financeiro. Algumas famílias, devido à pandemia, começaram a ter dificuldades de sustentar os valores que contribuem com o projeto. Uma primeira solução se apresentou: entregar o imóvel da ca$a de São Francisco para diminuir os custos. Com isso, os dois moradores e o at que estava com eles se mudaram para casa do Humaitá, no Rio, onde funcionavam salas nas quais eu e mais uma pessoa da equipe tínhamos nossos consultórios. A casa estava parada e vazia e tinha espaço e estrutura suficientes para acolhê-los. Assim, a casa do Humaitá se transalo(u)cou, temporariamente, em-ca$a do Humaitá.

Problemas de outra ordem também se deram. Nas casa$dos ca$ais de ats, um mesmo fenômeno começou a acontecer. Eram moradias arquitetonicamente e decorativamente estruturadas para os ca$ais e seus filhos pequenos. Apartamentos

Todavia, Goffman não deixou de apontar que esses rituais não são exclusivos da entrada, da admissão na instituição, ainda que sejam mais intensos nesse momento. Rituais da mesma ordem não cessam de acontecer no interior da vida institucional. Como se mesmo as identidades constituídas no interior da instituição precisassem ser periodicamente desfeitas. É que o complexo saber-poder em uma instituição total não visa determinadas identidades específicas, mas sim que nenhuma especificação se sustente, tenha duração, produzindo, não obstante, um retorno incessante ao próprio estado de nudez da vida. Como vimos[575], esse estado de nudez da vida é, com efeito, uma espécie de mortificação da vida que, ainda que pese o fato de muitas vezes levar à morte concreta, é a manutenção da vida no seu mais baixo grau de

---

substituir os velhos, outros que são nossos porque conservam e reavivam as nossas lembranças. [...] Imagine-se, agora, um homem privado não apenas dos seres queridos, mas de sua casa, seus hábitos, sua roupa, tudo, enfim, rigorosamente tudo que possuía; ele será um ser vazio, reduzido a puro sofrimento e carência, esquecido de dignidade e discernimento – pois quem perde tudo, muitas vezes perde também a si mesmo; transformado em algo tão miserável, que facilmente se decidirá sobre sua vida e sua morte, sem qualquer sentimento de afinidade humana, na melhor das hipóteses considerando puros critérios de conveniência. Ficará claro, então, o duplo significado da expressão 'Campo de extermínio', bem como o que desejo expressar quando digo: chegar no fundo" (LEVI, 1988, p. 32-33).

[575] O item atual está em estreita relação com o item **Dentro da casinha** – *sintomatologia das situações extremas*.

de 2 quartos, sendo um quarto de criança pequena. Ambos os moradores entraram em regime de ciúmes e inveja em relação aos bebês e começaram a "espelhar" o comportamento dos bebês. Uma regressão progressiva se apresentou, de modo que, cada vez mais, se faziam alimentar pelos ats que, agora, tinham que lidar com mais um bebê, em espaço contido e constante. Porém, um grande bebê, capaz de fazer coisas que um bebê não tem como fazer. Particularmente difícil foi lidar com a urina dos moradores, visto que já tinham que lidar a troca de fraldas dos seus próprios filhos. Ambos começaram a urinar na roupa e na cama e o ritmo de lavagem e secagem das roupas se tornou impraticável. Não havia espaço e tempo suficiente para dar conta da demanda. O cheiro de urina começou a tomar conta do ambiente e torná-lo cada vez mais inabitável. Na caSa onde morava o mais jovem dos bebês, o morador foi mais longe em sua regressão, desarticulando a fala e o próprio andar. O limite da convivência chegara ao fim, ainda mais quando esse morador, um dia, em um rompante, saiu sem avisar ninguém, sem máscara e sem destino, furando a quarentena. Aquele que já não andava, se levantou e andou. O apartamento ficava em um condomínio com vários blocos. Os funcionários do condomínio foram todos mobilizados e ninguém

potência. Não mais vida, mas ainda não morte. Vida zumbi de um morto-vivo, doravante, sobrevida. Adentremos assim na problemática que se assenta na vida nua enquanto sobrevida.

Os gregos diferenciavam a vida não qualificada e os modos de vivê-la, para isso tinham duas palavras: *zoé* e *bios*. Essas palavras correspondiam a domínios bastante distintos, por vezes até antagônicos. Por um lado, *zoé* corresponde ao domínio de uma vida sem qualidades específicas, à vida enquanto corpo biológico, à vida privada na dimensão doméstica (*oikos*); por outro lado, *bios* corresponde ao domínio da vida qualificada, da vida enquanto corpo político, à vida pública (*polis*). Se, para nós, modernos, a distinção é difícil de apreender é porque a história do ocidente produziu uma quase indistinção desses domínios.

Assim, é levando em conta a distinção entre *zoé* e *bios* que Agamben vem, desde 1995, quando publicou *O poder soberano e a vida nua*, escrevendo um conjunto de livros que, reunidos, fazem parte de um estudo maior intitulada *Homo Sacer*[576], em que se debruça sobre as relações entre sobe-

tinha qualquer informação sobre ele. O síndico reviu tudo o que as câmeras tinham filmado naquele espaço de tempo e nada.

Ele foi encontrado quase 12 horas depois, no apartamento de um senhor do mesmo prédio que, inexplicavelmente, o recebeu. Parece que o senhor, também em dificuldades emocionais por conta do isolamento, estava precisando de companhia!

Depois, revendo o trajeto que ele deveria ter feito – que era ter ido ao bloco ao lado – o síndico informou que ele conseguiu passar pelo ponto cego de todas as câmeras. Jamais soubemos, ao certo, como tudo se deu, pois nem o senhor nem o morador conseguiram dar alguma explicação.

Precisávamos fazer algo, o objetivo de proteção contra a própria pandemia não estava mais se dando. Por volta do mês de maio, decidimos, então, desalo(u)cá-lo de lá. Ele se mudou, assim, para aqui em caSa, onde já estava alo(u)cado um morador. A regressão diminuiu consideravelmente, apesar do convívio com uma criança de dois anos. Entretanto, mais pessoas conviviam aqui em caSa, e o próprio imóvel comportava melhor a quantidade de pessoas, além de ter espaços abertos que permitiam uma melhor circulação. Ele voltou a andar, parou de cair e voltou a articular melhor a fala.

---

[576] *Tomo I - O poder soberano e a vida nua* (1995).
Tomo II, Livro 1 – Estado de exceção (2003).
Tomo II, Livro 2 – Stasis: A guerra civil como paradigma político (2015).
Tomo II, Livro 3 – O sacramento da linguagem. Arqueologia do juramento (2008).

rania e vida na contemporaneidade. Para o autor, essa relação precisa ser pensada justamente nos modos como *zoé* e *bio* foram se tornando indistintos mediante uma exclusão por inclusão. É excluindo por isolamento, isto é, encerrando em espaços concentracionários a vida não qualificada (*zoé*), aprisionando-a no interior da vida qualificada (*bios*), que o poder soberano se apropria da vida como um todo. Mais ainda, é criando uma indiferença entre os dois domínios que o poder soberano ganha a forma de um biopoder. Vejamos como.

Tendo as filosofias do direito e da religião como sua principal especificidade, Agamben nomeia a *vida nua* de *Homo Sacer*, expressão retirada do direito romano arcaico. *Homo Sacer* é uma figura jurídica que designava aquele que praticou algum delito contra os deuses e, com isso, acabava por ameaçar a amizade e a paz entre as divindades e a comunidade, colocando em risco a prosperidade desta. Com efeito, o delito cometido contra a divindade atenta, por consequência, contra o próprio Estado. O indivíduo na condição de *Homo Sacer* era, dora-

Tomo II, Livro 4 – O reino e a glória: uma genealogia teológica da economia e do governo (2007).
Tomo II, Livro 5 – Opus dei: Arqueologia do sacrifício (2012).
Tomo III – O que resta de Auschwitz: arquivo e testemunha (1998).
Tomo IV, Livro 1 – Altíssima pobreza: regras monásticas e formas de vida (2011).
Tomo IV, Livro 2 – O uso dos corpos (2014).

Essa experiência serviu para confirmar algo que já sabíamos, mas que ainda não tínhamos experienciado na pele. Determinadas situações bem concretas podem ser extremamente adoecedoras. Uma casa pequena para a quantidade de moradores, o convívio restrito, o isolamento social, a presença de um bebê, entre muitas outras, podem exponenciar a loucura, adoecendo toda a ambiência. Esse havia sido, desde o início da caSa, *a sua causalidade específica. Falávamos muito, durante nossos encontros virtuais, que só agora estávamos entendendo verdadeiramente o que muitos familiares passam. Tudo isso só reforçou a hipótese que estou desenvolvendo: que a RT é um dispositivo destinado para aqueles que padecem, de alguma maneira, da questão casa, onde há uma exasperação do próprio modo de habitar uma casa.*

No final de junho, aos primeiros sinais de arrefecimento da primeira onda da pandemia, um outro fenômeno se deu. Diversas famílias começaram a procurar a caSa *como possível moradia para um de seus membros. Quando começou a pandemia, as clínicas de internação fecharam as suas portas de saída e muitos ficaram internados até esse momento, quando começou a haver uma pressão maior para que algumas pessoas tivessem alta. As famílias não sabiam o que fazer, não*

vante, destituído de todos os direitos civis, não podendo mais desfrutar de nenhuma qualificação no seio da comunidade. Apartado da vida social e política dos homens, era conSagradO à divindade, isto é, abandonado à vingança dos deuses. Sua vida se tornava, dessa forma, sagrada em um sentido negativo e, com efeito, não podia mais nem ser sacrificada. Como expõe Agamben, o *Homo Sacer* – homem Sacro ou Sagrado em tradução literal – era uma vida insacrificável, entretanto matável, já que ele podia ser morto sem que isso fosse considerado homicídio, desde que não fosse em rituais religiosos.

No terceiro tomo de *Homo Sacer* – porém, o segundo livro a ser escrito –, intitulado *O que resta de Auschwitz: o arquivo e a testemunha*, Agamben identificou, na situação extrema dos campos de concentração, uma das figuras paradigmáticas do *Homo Sacer* na contemporaneidade. Dedicou um capítulo inteiro ao *muçulmano*, nome dado àqueles que, nos campos nazistas, sofriam um processo intenso de dessubjetivação, atingindo o limiar entre o humano e o não humano, entre a vida e a morte. Eram figuras de pele cinza, com o olhar vazio e opaco, rosto apagado, sem fala, com a respiração fraca. Vagavam sem rumo pelos campos como cadáveres

tinham condições para recebê-los. O convívio, que já não era fácil, nas condições de pandemia seria insustentável. Outros viviam sozinhos e, se já não estavam dando conta de morar sozinhos antes de serem internados, seria completamente impossível nas condições atuais. Outra estava à deriva, já havia se mudado três vezes de casa nesses meses de pandemia. Fazia a mudança de casas devido aos vizinhos que não a deixavam em paz. Em cada casa que chegava, não paravam de xingá-la, não conseguia dormir e acabava se mudando novamente com toda a sua mobília. Simplesmente chamava um caminhão e se mudava, rompendo os contratos. Contudo, nós mesmos estávamos em dificuldade com tudo que estava acontecendo. Como recebê-los, ainda mais agora que tínhamos entregado um dos imóveis?

Foi quando nós, aqui da minha caSa, reparamos que a casa em frente à nossa estava para alugar. Conversamos com 4 famílias das muitas que estavam procurando a caSa e, animados com o momento pandêmico, junto à equipe, decidimos alugá-la. Assim nasceu a nova caSa de São Francisco. Três dos quatro candidatos vieram morar nela. Também veio o núcleo que estava na caSa do Humaitá, composto por dois moradores e um at – a caSa do Humaitá estava retornando algumas atividades e alguns conflitos come-

ambulantes, se tornavam apenas um feixe de funções físicas funcionando apenas por inércia. Já haviam desistido, viviam esvaziados de vida, estavam fracos demais inclusive para sofrer. Indiferentes a tudo, não respondiam mais nem aos comandos nem aos açoites e espancamentos dos guardas. Haviam desertado de qualquer relação com o ambiente de tal modo que não eram dignos nem de pena, nem de simpatia. Causavam repulsa até mesmo nos outros prisioneiros que, diante da imagem do desumano, literalmente em pele e osso, não encontravam mais nenhum acesso, nada com o que pudessem se reconhecer humanos. Sua vida não podia ser mais chamada de vida, sua morte também não podia ser chamada de morte.[577]

---

[577] Primo Levi, em um detalhado relato do seu dia a dia em Auschwitz, fala sobre o *muçulmano*: "A história – ou melhor, a não história – de todos os 'muçulmanos' que vão para o gás, é sempre a mesma: simplesmente, acompanharam a descida até o fim, como os arroios que vão até o mar. Uma vez dentro do Campo, ou por causa da sua intrínseca incapacidade, ou por azar, ou por um banal acidente qualquer, eles foram esmagados antes de conseguir adaptar-se; ficaram para trás, nem começaram a aprender o alemão e a perceber alguma coisa no emaranhado infernal de leis e proibições, a não ser quando seu corpo já desmoronara e nada mais poderia salvá-los da seleção ou da morte por esgotamento. A sua vida é curta, mas seu número é imenso; são eles, os 'muçulmanos', os submersos, são eles a força do Campo: a multidão anônima, continuamente renovada e sempre igual, dos não homens que marcham e se esforçam em silêncio; já se apagou neles a centelha divina, já estão tão vazios, que nem podem realmente sofrer. Hesita-se em chamá-los vivos; hesita-se em chamar 'morte' à sua morte, que eles já nem temem, porque estão

çaram a surgir por lá. A namorada desse at veio compor a equipe e, além dela, um outro at se juntou ao conjunto de ats moradores. Criamos uma série de medidas de proteção para a chegada dos novos moradores: testagens, quarentena de cinco dias em um quarto, nova testagem, uso de máscaras, mesmo dentro da caSa... Manteríamos o distanciamento social, todavia, a quantidade de pessoas já não se configurava mais como um isolamento excessivamente restrito. Havia, dentro da caSa, suficientes acontecimentos para animar a vida, além de uma circulação entre os núcleos daqui de caSa e da nova caSa de São Francisco. Devido às medidas que tomamos para a chegada dos novos moradores, descobriu-se que dois deles já haviam passado pelo vírus de forma assintomática, o que indicava que, possivelmente, caso fossem contagiados, não sofreriam consequências mais graves, além da improbabilidade de estarem contaminados.

Paralelamente a isso tudo, na caSa de Pendotiba estávamos enfrentando outra ordem de dificuldades. Um dos dois moradores que permaneceu lá já estava em um momento muito delicado antes da pandemia começar. Ele constantemente saía da caSa e ia para as comunidades da região, ficava

Com efeito, aquilo que está entre a vida qualificada de alguém e a sua morte só pode ser entendido como sobrevida... ou *vida nua*. O *Homo Sacer* é o des-sujeito da *vida nua*, a vida rebaixada às condições de

esgotados demais para poder compreendê-la. [...] Eles povoam minha memória com sua presença sem rosto, e se eu pudesse concentrar numa imagem todo o mal do nosso tempo, escolheria essa imagem que me é familiar: um homem macilento, cabisbaixo, de ombros curvados, em cujo rosto, em cujo olhar, não se possa ler o menor pensamento" (LEVI, 1988, p.131-132). Em outro relato: "Ele é Null Achtzehn. Chama-se apenas assim: Zero-Dezoito, os três algarismos finais da sua matrícula; como se todos tivessem compreendido que só os homens têm direito a um nome, e que Null Achtzehn já não é um homem. Imagino que até ele próprio tenha esquecido seu nome, em todo caso, comporta-se como se fosse assim. Quando fala, quando olha, dá a impressão de estar interiormente oco, nada mais do que um invólucro, como certos despojos de insetos que encontramos na beira dos pântanos, ligados por um fio às pedras e balançados pelo vento. [...] Null Achtzehn é muito jovem, o que representa grave perigo. Não apenas porque os rapazes aguentam menos que os adultos as fadigas e o jejum, mas, principalmente, porque aqui, para sobreviver, precisa-se de um longo treino para a luta de cada um contra todos, que os jovens raramente possuem. Null Achtzehn nem está especialmente enfraquecido, mas todos evitam trabalhar com ele. Tudo já lhe é tão indiferente, que não tenta fugir ao trabalho e às pancadas, nem procurar comida. Executa todas as ordens que recebe; é provável que, quando for enviado à morte, ele vá com essa mesma absoluta indiferença. [...] Ele não possui nem essa astúcia elementar das bestas de carga, que param de puxar antes de chegar ao total esgotamento; ele puxa, ou leva, ou empurra, enquanto tem forças para isso; logo cede de repente, sem uma palavra de advertência, sem levantar do chão seu olhar opaco e triste. Lembra-me os cachorros de trenós dos livros de London, que fazem força até o último alento e caem mortos na trilha. [...] E já que todos nós, pelo contrário, procuramos, de qualquer jeito, evitar a fadiga, Null Achtzehn é o que trabalha mais que todos. Por isso, e porque é um companheiro perigoso, ninguém quer trabalhar com ele; por outro lado, ninguém quer trabalhar comigo, porque sou fraco e desajeitado. Assim, acontece seguidamente que nos encontramos juntos" (LEVI, 1988, p.57-59).

próximo às bocas de fumo[6], fazendo pequenos trabalhos em troca de drogas. Nunca sabíamos quando retornaria, às vezes surgia dias depois. Quando a pandemia começou, ele continuou sem conseguir se conter. O universo pandêmico se misturava com seu universo delirante e, com isso, ele colocava o outro morador e a equipe em risco. Tivemos que tomar atitudes drásticas em função da pandemia. Precisamos criar um ambiente de onde ele não poderia sair, à sua revelia. Isso foi muito difícil para todos, pois não estávamos habituados a lidar com medidas tão controversas. Sendo todos militantes da luta antimanicomial, nos vimos tendo que lançar mão de paradigmas manicomiais.

Muitas discussões éticas foram levantadas e as supervisões foram fundamentais para sustentação dessas medidas nada agradáveis, capazes, por si só, de colocar em xeque o funcionamento de uma RT.

As questões éticas ganham outros estatutos quando o que está em jogo é o risco de vida, tanto do morador quanto dos que convivem com ele.

Nunca havíamos chegado a tal ponto. Medidas menos drásticas, até então, davam conta para que os moradores não chegassem a tal situação de risco. Na caSa, jamais um morador chegou ao ponto de precisar ser internado. E assim continua...

---

6 Como se nomeia, no Rio de Janeiro, os locais de venda de drogas.

pura sobrevivência, a vida reduzida ao puro estado das necessidades biológicas, a vida desumanizada até a condição animal, a vida destituída de todos os direitos, na medida em que o próprio direito está suspenso no campo de concentração.[578] O campo encerra em seu interior justamente aquilo que está excluído da esfera do direito, isto é, a *vida nua*, ao mesmo tempo que não para de produzi-la como sua condição de existência. Desta feita, é o lugar no qual o poder soberano, justamente por estar localizado, circunscrito a um lugar, se revela de forma mais evidente e direta. Lugar de excesso e exceção, onde o poder não está mais mediado, portanto, limitado pelas leis e se exerce de forma livre e despótica. Com efeito, a exceção (excesso de poder) confirma a regra (direito), ou melhor, o excesso de poder se torna condição de possibilidade do direito, assim como a

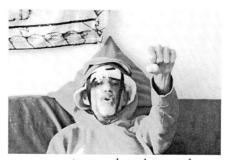

Apesar de todos os esforços, em dezembro fomos pegos pela nova onda, o vírus chegou à caSa de São Francisco e aqui em caSa também. Aconteceu o nosso maior medo. Algumas pessoas passaram assintomáticas, outras com sintomas sem grande gravidade, outras não foram contagiadas. Entretanto, um dos moradores, soropositivo, não resistiu. Foi internado, teve alta e, uma semana depois, já sem sintomas, teve uma parada cardiorrespiratória e morreu no banheiro da caSa. Ainda estamos sob o efeito desse luto![7]

---

[578] Em uma conferência para arquitetos Agamben convoca a audiência a refletir sobre "o fato de que, como vocês sabem, o campo de Auschwitz foi projetado e construído por um arquiteto, Fritz Erl, que havia estudado na Bauhaus. Por conta de uma venturosa – ou, talvez, desventurada – circunstância, o projeto do campo, que também fora firmado por outro arquiteto, Walter Dejaco, se conservou. Em 1972, os dois arquitetos foram processados em Vienna e absolvidos. Mas a pergunta que surge aqui é: como é possível que arquitetos, cuja seriedade é indubitável, tenham podido projetar um edifício onde de forma alguma teria sido possível sentir-se em casa, isto é, habitar? O que pode ser uma arquitetura que se funda sobre a impossibilidade da habitação? Essa é a pergunta que vim lhes colocar" (AGAMBEN, 2019, p. 5).

[7] Essa é uma das dimensões mais difíceis da caSa. Lidar com a morte de um dos moradores. Se já é extremamente complexo lidar com esse imponderável da vida, lidar com a morte no âmbito de um RT traz novas complexidades. Todavia, é uma dimensão concernente a uma RT. A morte é certa para todos nós, e todos, ao morrerem, morrem em algum lugar. Para aqueles que habitam uma RT, será morando na RT que morrerão. A caSa, vez por outra, terá, necessariamente, um trabalho em torno da morte e seus lutos a enfrentar. Na caSa vive-se e vive-se até os limites da própria vida. Nesse sentido vai a afirmação de Stellamaris Pinheiro Nascimento "O recurso moradia, como resposta e instrumento de enfrentamento das necessidades do habitar e de transformação da assistência, deve então ser produzido como espaço de vida, cenário a partir do qual moradores, vizinhos, terapeutas de referência... incluam na apropriação e gerenciamento do cotidiano os riscos eminentes contidos e produzidos no processo do viver" (NASCIMENTO, 2010, p. 238). As duas últimas fotos são uma homenagem a esse morador que vivia conosco desde 2005...

vida nua se torna condição de possibilidade de qualquer forma de vida.

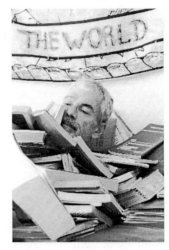

> A exceção é uma espécie de exclusão. Ela é um caso singular, que é excluído da norma geral. Mas o que caracteriza propriamente a exceção é que aquilo que é excluído não está, por causa disto, absolutamente fora de relação com a norma; ao contrário, esta se mantém em relação com aquela na forma da suspensão. *A norma se aplica à exceção desaplicando-se, retirando-se desta*. O estado de exceção não é, portanto, o caos que precede a ordem, mas a situação que resulta da sua suspensão. Neste sentido, a exceção é verdadeiramente, segundo o étimo, *capturada fora (ex-capere)* e não simplesmente excluída. [...] Que o ordenamento jurídico-político tenha a estrutura de uma inclusão daquilo que é, ao mesmo tempo, expulso, tem sido frequentemente observado. Deleuze pôde assim escrever que "a soberania não reina a não ser sobre aquilo que é capaz de interiorizar" [...] e, a propósito do *grand enfermement* descrito por Foucault na sua *Histoire de la folie à l'âge classique*, Blanchot falou de uma tentativa da sociedade de "encerrar o fora" (*enfermer le dehors*), ou seja, de constituí-lo em uma "interioridade de expectativa ou de exceção". Diante de um excesso, o sistema interioriza através de uma interdição, aquilo que o excede e, deste modo, "designa-se como exterior a si mesmo".[579]

Contudo, não basta pensar a exceção como localizada no interior dos espaços fechados. É necessário entendermos como a exceção, enquanto condição da regra, se generaliza de tal modo que se torna ela mesma a regra, deixando de ser somente uma exceção e se configurando enquanto um estado. Agamben expõe doravante a inversão na qual o que se chama, no plano jurídico, de estado de exceção vem se tornando um estado de regra. É que toda constituição pressupõe no seu interior que ela possa ser suspensa em determinadas situações extremas. No conjunto de leis de uma constituição há alguma lei – ou mais de uma lei – especial que suspende o próprio conjunto das leis, caso se apresente determinadas conjunturas extraordinárias que ameacem o próprio Estado, momento ótimo em que a soberania se revela em seu poder cru, sem mediações. Esse fenômeno jurídico de suspensão das leis tem diversos nomes conforme a

---
[579] AGAMBEN, 2002, p. 26.

constituição de cada Estado-nação. Pode ser chamado de lei marcial, poder emergencial, estado de necessidade, estado de sítio, estado de exceção[580]. Agamben elegeu essa última expressão para caracterizar, assim, a região jurídica que é tema específico do primeiro livro do segundo tomo do *Homo Sacer* – porém o terceiro livro a ser escrito –, intitulado justamente *Estado de exceção* e publicado em 2003.

> O presente estudo se servirá do sintagma "estado de exceção" como termo técnico para o conjunto coerente dos fenômenos jurídicos que se propõe a definir. [...] Se, como se sugeriu, a terminologia é o momento propriamente poético do pensamento, então as escolhas terminológicas nunca podem ser neutras. Nesse sentido, a escolha da expressão "estado de exceção" implica uma tomada de posição quanto à natureza do fenômeno que se propõe a estudar e quanto à lógica mais adequada à sua compreensão.[581]

Assim, Agamben expõe o fato de que, em certos bolsões territoriais distribuídos pela superfície do planeta, a suspensão dos direitos venha cada vez mais se tornado a regra e não a exceção. Regiões que tomam ares de grandes campos de concentração, onde a vida é reduzida ao seu aspecto nu, os corpos ao puramente biológico, o humano ao animal. Entretanto, esses campos não são estáticos, migram com as ondas migratórias, se refugiam com os refugiados, se exilam com os exilados, se reassentam junto com aqueles que são reassentados... Também se apresentam com maiores ou menores graus de suspensão, segundo diversos critérios políticos de raça, de gênero, de religião, de classe... O campo se torna o paradigma não só da exceção que confirma a regra, mas, sobretudo, da exceção que se torna regra, em outras palavras, o campo é o paradigma do estado de exceção.

> O "ordenamento do espaço", no qual consiste o *Nómos* soberano, não é, portanto, apenas "tomada da terra" (*Landnahme*), fixação de uma ordem jurídica (*Ordnung*) e territorial (*Ortung*), mas, sobretudo, "tomada do fora", *exceção (Ausnahme)*. [...] O nexo entre localização (*Ortung*) e ordenamento (*Ordnung*), que constitui o "*nómos* da terra" [...] contém em seu interior uma ambigüidade fundamental, uma zona ilocalizável de indiferença ou de exceção que,

---

[580] Para Agamben, "à incerteza do conceito corresponde exatamente a incerteza terminológica" (AGAMBEN, 2004, p. 15).

[581] AGAMBEN, 2004, p. 15.

em última análise, acaba necessariamente por agir contra ele como um princípio de deslocamento infinito. Uma das teses da presente investigação é a de que o próprio estado de exceção, como estrutura política fundamental, em nosso tempo, emerge sempre mais ao primeiro plano e tende, por fim, a tornar-se a regra. Quando nosso tempo procurou dar uma localização visível permanente a este ilocalizável, o resultado foi o campo de concentração. Não é o cárcere, mas o campo, na realidade, o espaço que corresponde a esta estrutura originária do *nómos*. Isto mostra-se, ademais, no fato de que enquanto o direito carcerário não está fora do ordenamento normal, mas constitui apenas um âmbito particular do direito penal, a constelação jurídica que orienta o campo é, como veremos, a lei marcial ou o estado de sítio. Por isto não é possível inscrever a análise do campo na trilha aberta pelos trabalhos de Foucault, da *História da loucura* a *Vigiar e punir*. O campo, como espaço absoluto de exceção, é topologicamente distinto de um simples espaço de reclusão. E é este espaço de exceção, no qual o nexo entre localização e ordenamento é definitivamente rompido, que determinou a crise do velho "*nómos* da terra".[582]

Foucault havia mostrado muito bem a passagem da estratégia de um poder soberano – o que Agamben chama de soberania territorial – que faz morrer e deixa viver, para um biopoder que faz viver e deixa morrer. O biopoder investiria, assim, na vida, mas para produzir determinados modos de vida em detrimento de outros modos. Portanto, mesmo que incidisse sobre a vida (*zoé*), o que marcava o seu exercício era a sua positividade produtiva de modos específicos de vida (*bios*), corpos docilizados, disciplinados, governados. O que Agamben mostra é que o biopoder contemporâneo investe a vida (*zoé*) não exatamente como a produção de modos específicos de vida, mas para manter o corpo no seu menor grau de potência. As estratégias do biopoder contemporâneo visam não à produção positiva de formas de vida, mas sim transformar a vida em sobrevida, e esta é o ponto de indiferença entre vida e morte. Esse ponto de indiferença se revela como fundação da própria soberania.

Com efeito, para Agamben, o campo é o lugar onde o poder, paradoxalmente, se absolutiza nos dois sentidos propostos por Foucault, a saber, fazer viver e fazer morrer. No poder soberano contemporâneo "uma absolutização sem precedentes do biopoder de *fazer viver* se cruza com uma

---

[582] AGAMBEN, 2002, p. 25-27.

não menos absoluta generalização do poder soberano de *fazer morrer*, de tal forma que a biopolítica coincide imediatamente com a tanatopolítica"[583]. Mbembe, nesse sentido, fala de uma forma campo como técnica de colonização e, como tal, têm não só a *vida nua* como ponto de incidência do poder, mas a própria morte enquanto foco de genocídio de raça. Assim, para além de uma biopolítica da *vida nua* ou da sobrevivência, Mbembe, expõe uma necropolítica em que a morte é o centro. Nesse sentido, ele fala de uma importante distinção, no que diz respeito às práticas nazistas, entre, por um lado, campos de concentração destinados a conglomerar inimigos políticos, os grupos de não judeus, em que a morte, mesmo que presente e constante, não é propriamente organizada e, por outro lado, campos de morticínios onde ocorreu o judeucídio. Todavia, para o autor a "lógica concentracionária existia, portanto, muito antes de sua sistematização e radicalização sob o Terceiro Reich"[584]. É que, "o Terceiro Reich acrescentou uma dimensão crucial, a planificação da morte em massa"[585].

Por conseguinte, a morte é o centro que concentra o vazio em torno do qual gira a própria dessubjetivação/ressubjetivação. Se o campo concentra a vida ao redor da morte é só porque ele está sempre em vias de exterminar, pois a morte no campo é necessariamente extermínio. Sua dessubjetivação/ressubjetivação é, em última instância, assassina, concentra, mas como um gargalo genocida. Um funil que concentra uma sobrevida de espera, mas sobretudo direciona e regula sua vazão de morte para certos grupos, segundo critérios de raça, gênero, sexo, doença, classe, idade...

Para então pensar a *vida nua* como sobrevida, Agamben começa pela vida qualificada, plena de direitos, como corpo político, mas esvaziado em zonas de exceção. Essas zonas, quando vistas através do espaço paradigmático de um campo tornado regra, do campo agora a céu aberto. Os que, no campo, ainda não escoaram pelos gargalos do tanatopoder, são insistentemente investidos por um biopoder que transforma a vida em corpo zumbi, homem-múmia, homem-concha, *muçulmano*, farrapo autístico, todavia, sempre prontos a consumir uma migalha qualquer que lhe é oferecida nas prateleiras das identidades, das subjetividades prontas. Para nós, um poder que investe o fim dos muros dos campos de concentração manicomiais, não como uma libertação da loucura, mas sim como o alastramento de corpos autísticos, automatizados no consumo sem

---

[583] AGAMBEN, 2008, p. 89.

[584] MBEMBE, 2020, p. 122.

[585] MBEMBE, 2020, p. 123.

fim, em uma verdadeira manicomização generalizada da vida. O sujeito da sobrevida, o sujeito do manicômio generalizado, o sujeito do campo de concentração sem muros é, assim, um sujeito que perdeu seus direitos, dessubjetivado até o limiar onde o horror de sua sobrevida o ressubjetiva nas migalhas que lhes são ofertadas. Talvez seja isso que estejamos acompanhando, enquanto sociedade, num processo bastante atual em que cada um carrega sobre si mesmo uma infinidade de diagnósticos identitários, assim como as medicações e tecnologias de tratamentos correspondentes. Não é necessário nem mais psiquiatra ou enfermeiro, cada um tem seus modos de ser patológicos e suas substâncias de cura. Agamben, quando perguntado sobre as estratégias de resistência que poderiam nesse caso ser elaboradas, lembra que o Estado é uma máquina de descodificação que dissolve as identidades, ao mesmo tempo que produz uma recodificação jurídica dessas identidades dissolvidas.

No entanto, como não parou de apontar Foucault, a resistência se encontra no próprio ponto de incidência do poder, mais ainda, a resistência é, de direito, anterior ao poder. É a partir dessa ideia que gostaria de propor uma distinção entre dois conceitos que me parecem bastante próximos, porém avessos um ao outro. A *vida nua* de Agamben e o conceito de *uma vida* em Deleuze. A *vida nua* aparece como uma vida esvaziada de qualquer qualificação até o ponto de indiferença entre vida qualificada e não qualificada, ponto de absolutização em que o biopoder não para de refundar-se nos espaços concentracionários que lhes são próprios. Espaço de sobrevida, campo de indiferença onde a vida, a cada vez, recomeça o processo de ser novamente qualificada segundo os desígnios do próprio biopoder. Assim, o poder dessubjetivante chega até o ponto em que não mais pode se distinguir de um poder subjetivante e aí permanece em uma espécie de *looping* onde a vida ganha somente a consistência de uma sobrevida, assombrada pelo constante gargalo da morte. A *vida nua* é essa recorrência vazia entre a dessubjetivação e a subjetivação, de modo que na conjugação entre biopoder e necropoder é a morte que ganha o primado sobre a vida. De fato, é um sistema em que a dessubjetivação se encontra em um *double bind*: ou se ressubjetiva na sobrevida que mantém a morte a par e passo como a vida, ou se concretiza por completo na morte absoluta.

> O que define os dispositivos com os quais temos de lidar na atual fase do capitalismo é que estes não agem mais tanto pela produção de um sujeito quanto por meio de processos que podemos chamar de dessubjetivação. Um momento dessubjetivante estava certamente implícito em todo pro-

cesso de subjetivação [...] mas o que acontece agora é que processos de subjetivação e processos de dessubjetivação parecem tornar-se reciprocamente indiferentes e não dão lugar à recomposição de um novo sujeito, a não ser de forma larvar e, por assim dizer, espectral.[586]

Assim, para Agamben, na "não-verdade do sujeito não há mais de modo algum a sua verdade"[587]. Entretanto, não é mesmo possível pensar uma anterioridade dos processos de dessubjetivação sobre os processos de subjetivação que escapem aos gargalos da morte? Talvez haja vias de dessubjetivação que escapariam ao paradigma do campo ou mesmo outros campos que não os de concentração com seus gargalos de extermínio.

Gostaria de inscrever a caSa no registro de um campo diverso, afinal, há nela usos da vida que subvertem e pervertem o campo de concentração manicomial. E não só o manicomial, mas também o campo tecnológico da clínica e do próprio habitar colmatado sob a forma burguesa e moderna. O campo transcendental de uma vida para além e aquém do campo concentracional da vida nua!

Afinal, não é o próprio Agamben que faz intervir, de forma inesperada, no *O uso dos corpos*, último livro do último tomo de *Homo sacer*, os traçados autiStas das áreas de convivência de Deligny, justamente o livro em que trata das formas-de-vida como resistência ao biopoder?[588] Parafraseando Marquês de Sade[589], talvez possa ser dito: mais um esforço se quereis encontrar o avesso da *vida nua*, se quereis encontrar *uma vida* e sua anterioridade de direito, aquém do factível...

Ali mesmo, na região limiar onde a dessubjetivação operada pelo poder ainda é primeira em relação à subjetivação, ali mesmo onde se encontra a vida nua, reside, quiçá, o seu avessamento, e o conceito de uma vida é justamente o salto no mesmo lugar que opera uma metamorfose.

---

[586] AGAMBEN, 2005, p. 15.

[587] AGAMBEN, 2005, p. 15.

[588] Remeto ao item **caSa Deligny**.

[589] *Franceses, mais um esforço se quereis ser republicanos* é o título de um capítulo presente no livro *A filosofia na alcova* (SADE, 1999) de Marquês de Sade.

Quero afirmar uma operatória onde a dessubjetivação resgata o seu primado, se tornando anterior às subjetivações do biopoder.

> Já podemos perceber a que ponto parecem vizinhas a tematização do limite entre o humano e o inumano feita por Deleuze para abordar o que ele chamou de uma vida, e aquela em Agamben, para abordar o que ele chamou de vida nua. Talvez caiba formular aqui a questão crucial. Como diferenciar a decomposição e a desfiguração do corpo, necessárias para que as forças que o atravessam inventem novas conexões e liberem novas potências – tendência que caracterizou parte de nossa cultura das últimas décadas, nas suas experimentações diversas, das danças às drogas e à própria literatura – como, pois, diferenciar isso da decomposição e desfiguração que a produção do sobrevivente, ou a manipulação biotecnológica, suscita e estimula? Como diferenciar a perplexidade de Espinosa com o fato de que não sabemos ainda o que pode o corpo, do desafio dos poderes e da tecnociência, que precisamente vão pesquisando o que se pode com o corpo? Como descolar-se da obsessão de pesquisar "o que se pode fazer com o corpo" (questão biopolítica: que intervenções, manipulações, aperfeiçoamentos, eugenias...), e afinar "o que pode o corpo" (questão vitalista, espinosista)? Potências da vida que precisam de um corpo-sem-órgãos para se experimentarem, por um lado, poder sobre a vida que precisa de um corpo pós-orgânico para anexá-lo à axiomática capitalística, por outro.[590]

É que o biopoder mantém a vida nos limites da organização biológica, na escassez das necessidades de um corpo biológico, essa é a obscenidade de sua nudez. Entretanto, se assim faz é para melhor axiomatizar a potência do corpo nu, vampirizar a vida. Ainda é necessário mais um esforço de dessubjetivação que, por fim, escape à esfera da pura necessidade, liberando forças potenciais anteriores a qualquer axiomática. Com efeito, a afirmação espinosista de que não sabemos o que pode um corpo exige a desorganização da camada biológica do próprio corpo, uma outra nudez, a um só tempo, mais e menos obscena que a nudez da vida sob as axiomáticas do biopoder. Subversivamente menos perversa e perdidamente mais obscena... Uma pornologia superior...[591] Só assim se atinge a experiência do campo transcendental que Deleuze nomeia como *uma*

---

[590] PELBART, 2013, p. 33-34.

[591] Remeto aos itens **HOSPITALIDADES:** *em*-ca $\int$a, o $\int$patium receptivo; *ENXERTO INCIDENTAL: o oco de Jessé*; **HOSPITALIDADES:** pornologia e as *Leis da Hospitalidade* (Klossowski)).

vida. Campo onde o corpo involui para uma anterioridade ainda maior que a biológica, anterioridade inorgânica. Campo que é um *Spatium* do aconcentrado, assubjetivo, anorgânico, assignificante...

Deleuze, no derradeiro texto *A imanência: uma vida...*, em que fala sobre *uma vida* como transcendental, apresenta duas figuras que talvez nos ajudem. A primeira é sobre o personagem de Charles Dickens, no romance *Our mutual friend*[592], chamado Neither Riderhood, um sujeito grosseiro e desagradável, que se encontra desfalecido, entre a vida e a morte. Nessa *Soleira*, o que se revela é a centelha de vida com a qual é possível se solidarizar. Um doce signo de vida capaz de colocar em segundo plano, tanto para quem cuida dele quanto para ele mesmo, ainda que do "mais profundo do seu coma"[593], toda personalidade ruim de Riderhood. Uma vida impessoal, que por isso mesmo pode ser destacada de todas as qualidades do sujeito. Vida assim, que é somente *uma vida*, indeterminada e sem sujeito, plenamente dessubjetivada, visto que o sujeito dirá respeito unicamente aos modos como essa vida se apresentará. Nas palavras de Dickens,

> [...] ninguém tem o menor respeito pelo homem: para todos eles, ele tem sido um objeto de evitação, suspeita e aversão; mas a centelha de vida dentro dele é curiosamente separável dele agora, e eles têm um interesse profundo nela, provavelmente porque é vida, e eles estão vivos e destinados a morrer.[594]

Assim, a centelha de vida é o que resta quando toda a subjetividade, porventura, bastante desagradável de Riderhood, desaparece. Centelha que todos são capazes de reconhecê-la, um símbolo da vida. Deleuze usa a palavra signo ao invés de símbolo, é que símbolo aqui se diz somente de um brilho sem forma, uma luz, uma intensidade que aumenta ou diminui[595], dito isso:

> Veja! Um símbolo de vida! Um símbolo incontestável de vida! A chama pode enfraquecer e se apagar, ou pode brilhar

---

[592] DICKENS, 1989. É curioso notar que este também é o último romance de Dickens. Foucault, em seu último texto, *A vida: a experiência e a ciência* (FOUCAULT, 1985), também tematiza o conceito de vida... Tudo se passa como se a proximidade da morte lançasse luz sobre o que na vida há de mais crucial: a própria vida...

[593] DELEUZE, 1995, p. 409.

[594] DICKENS, 1989, p. 443.

[595] Conferir toda uma conceitualização sobre signo em Deleuze, especialmente em *Proust e os signos* (DELEUZE, 2003) e *Espinosa, filosofia prática* (DELEUZE, 2002).

e se expandir, mas veja! Os quatro rudes companheiros, ao verem isso, derramam lágrimas. Nem Riderhood neste mundo, nem Riderhood no outro, poderia arrancar lágrimas deles; mas uma alma humana lutando entre os dois pode fazê-lo facilmente. Ele está lutando para voltar. Agora ele está quase aqui, agora ele está longe novamente. Agora ele está lutando com mais força para voltar. E, no entanto, como todos nós, quando desmaiamos – como todos nós, todos os dias de nossa vida, quando acordamos – ele instintivamente reluta em ser restaurado à consciência da existência e preferiria permanecer adormecido, se pudesse.[596]

Todavia, a centelha de vida que

[...] era profundamente interessante enquanto estava em suspenso [...] agora que se estabeleceu no Sr. Riderhood, parece haver um desejo geral de que as circunstâncias tivessem permitido que ela se desenvolvesse em qualquer outra pessoa, em vez do senhor.[597]

É como na distinção em que Deligny faz entre o humano e o homem-que-somos. E o homem que Riderhood é todos desejariam, em verdade, que estivesse morto, se não fosse exclusivamente pelo doce signo de vida que lhe subjaz... O humano...

Entretanto, essa referência a Dickens parece colocar a centelha de vida antagonizando com a morte. "Nem seria preciso conter uma vida no simples momento em que a vida individual afronta a universal morte"[598]. Como se essa referência não fosse suficiente para expressar todo esplendor e simplicidade de *uma vida*, Deleuze lança mão de um segundo exemplo, agora não diante da morte, mas sim diante do frescor da criança.

Por exemplo, todas as crianças pequerruchas se assemelham, e elas não têm tanta individualidade; mas tem singularidades, um sorriso, um gesto, uma careta, acontecimentos que não são caráteres subjetivos. As crianças pequerruchas são atravessadas por uma vida imanente que é pura potência, e até mesmo beatitude, através dos sofrimentos e das fraquezas.[599]

---

[596] DICKENS, 1989, p. 444-445.
[597] DICKENS, 1989, p. 446-447.
[598] DELEUZE, 1995, p. 410.
[599] DELEUZE, 1995, p. 410-411.

É que a centelha de vida, o brilho da centelha de vida, se encontra por todo o canto, em cada gesto, em cada ação, em cada dobrinha dos pequerruchos, em cada desdobramento da existência no próprio ato de se desabrochar... Ocorre que todas e cada uma das mais sutis variações da existência carregam o esplendor vivo de um pequeno espírito regozijante de si mesmo. É como uma estranha vida da consciência aquém ao ego, além do ego, doravante, consciência viva sem ego... Vida da consciência sem mediações, portanto imediata, pois que é o seu próprio meio e não se separa de seu próprio fluxo. A "[...] ponto de o próprio vilão [Riderhood] sentir, *no mais profundo do seu coma*, algo doce a penetrá-lo"[600]. O infinitivo do viver que já é consciência, já é espírito... Consciência sem significância, pois que subsiste na linguagem... Consciência sem organismo, pois que subsiste no corpo... Apenas a consciência de ninguém em alguém...[601]

NINGUÉM

uma pessoa
ninguém
nenhuma pessoa
ninguém
uma pessoa
ninguém
também
numa pessoa

nenhuma pessoa
ninguém
uma pessoa
ninguém

---

[600] DELEUZE, 1995, p. 409.

[601] Importante notar que Deleuze já havia feito referência, no início do texto, ao livro de Sartre *La Transcendance de l'ego*, e, na nota 2, escreve: "Sartre fixa um campo transcendental sem sujeito, que remete a uma consciência impessoal, absoluta, imanente: relativamente a ela, o sujeito e o objeto são 'transcendentes' [SARTRE, 1936, p. 74-87]" (DELEUZE, 1995, p. 408). Depois, na nota 4 retorna à questão de uma consciência viva, sem ego, identificando o ponto de partida de Sartre na obra de Husserl: "Até mesmo Husserl reconhece isto: 'O ser do mundo é necessariamente transcendente à consciência, mesmo na evidência originária, e nela permanece necessariamente transcendente. Mas isto em nada muda o fato de que toda transcendência se constitui unicamente na vida da consciência, como que inseparavelmente ligada a esta vida...' [HUSSERL, 1931, p. 52, tradução francesa de Gabrielle Peiffer e Emmanuel Levinas, 1ª ed.]. Este será o ponto de partida do texto de Sartre" (DELEUZE, 1995, p. 411). Na nota 2, ainda a propósito do problema da consciência sem ego, como um puro fluxo intensivo, aparece uma referência à William James: "Sobre James, cf. a análise de David Lapoujade, 'Le Flux intensif de la conscience chez William James' [Philosophie, n. 46, junho de 1995]" (DELEUZE, 1995, p. 408). Pode-se elaborar a pergunta: consciência sem intencionalidade ou uma intencionalidade passiva sem consciência? Questões de terminologia técnica que podemos deixar para a filosofia! De qualquer forma, a presença de Emmanuel Levinas e de Bachelard no texto vai no sentido dessa questão. Remeto aos itens **HOSPITALIDADES: Ética e epifania do *outro* (Lévinas); devanear a ca Ŝa; topoanálise.**

nenhuma pessoa
ninguém
também
numa pessoa

sem cabelo e sem peruca
sem dente e sem dentadura
sem perna e sem muleta
sem peito e sem chupeta
sem nariz e sem platina
sem dor e sem aspirina
sem seio e sem silicone
sem voz e sem microfone
sem pele e sem implante
sem safena e sem transplante
sem músculo e sem ginástica
sem ruga e sem plástica
sem barriga e sem dieta
sem destino e sem meta

uma pessoa
ninguém
nenhuma pessoa
ninguém
uma pessoa
ninguém
também
numa pessoa

nenhuma pessoa
ninguém
uma pessoa
ninguém
nenhuma pessoa
ninguém
também
numa pessoa

com língua e com linguagem
com pele e com tatuagem
com orelha e com brinco
com vibrador e com pinto
com pálpebra e com cortina
com carne e com proteína
com pulmão e com fumaça
com cabelo e com caspa
com água e com urina
com batom e com vagina
com calmante e com calma

com karma e com alma
com perna e com bengala
com espelho e com cara

uma pessoa
ninguém
nenhuma pessoa
ninguém
uma pessoa
ninguém
também
numa pessoa

nenhuma pessoa
ninguém
uma pessoa
ninguém
nenhuma pessoa
ninguém
também
numa pessoa

uma pessoa
ninguém
nenhuma pessoa
ninguém
uma pessoa eu sou eu
sou eu sou eu
sou eu sou
uma pessoa[602]

Uma vida, não é assim a vida como um substantivo universal, a vida em geral, uma abstração puramente lógica ou uma condição vazia. O indefinido do artigo *uma* de *uma vida* confere ao substantivo positividade plena: brilho da fagulha... luminescência da centelha... cintilação da faísca... gracejo da aurora... resplendor da iluminação... prodigalidade do sopro... suntuosidade do impulso... elã dos princípios... maravilhoso das gênesis... alor dos começos... graça dos nascimentos... É que a vida é viva e, sobretudo, indefinida. Se efetua por meio de determinações elementares e luzentes das variações existenciais de uma consciência sem ego ou de uma intencionalidade passiva sem consciência – um gesto, um sorriso, uma careta... Variações instantâneas que são, ao mesmo tempo, ainda futuros e já passados; são movimentos indecomponíveis e puros de um *Spatium* sem distâncias que não passa da distribuição dessas mesmas

---

[602] ANTUNES, 1995c.

determinações elementares; enfim, é o que Deleuze chama de campo transcendental ou imanência. Ocorre que

> Os indefinidos de uma vida perdem toda indeterminação na medida em que preenchem um plano de imanência ou, o que dá estritamente no mesmo, constituem os elementos de um campo transcendental (a vida individual, pelo contrário, permanece inseparável das determinações empíricas). O indefinido como tal não marca uma indeterminação empírica, mas uma determinação de imanência ou uma determinabilidade transcendental.[603]

Por conseguinte, na vida individual, são essas mesmas determinações que se contraefetuam como campo empírico, de tal modo que o campo empírico é a atualização do campo transcendental. Toda a questão passa a ser a de como se manter nesse esplendor do campo transcendental, sem ser determinado pelas cristalizações das formas individuais que a vida qualificada adquire, ou pior, sem ser meta determinado pelas formações do biopoder.

Nesse sentido, Agamben propõe uma distinção entre *forma de vida* e *forma-de-vida* para fugir das capturas axiológicas do biopoder. É que as formas-de-vida inoperam as individualidades, revogam o factício, depõe de dentro a interioridade das formas de vida privatizadas:

> Todos os seres vivos estão em uma forma de vida, mas nem todos são (ou nem sempre são) uma forma-de-vida. No momento em que a forma-de-vida se constitui, ela constitui e torna inoperosas todas as formas de vida singulares. Só vivendo uma vida é que se constitui uma forma-de-vida, como a inoperosidade imanente em cada vida. A constituição de uma forma-de-vida coincide, portanto, integralmente com a destituição das condições sociais e biológicas em que ela se acha lançada. A forma-de-vida é, nesse sentido, a revogação de todas as vocações factícias, que ela depõe e tensiona a partir de dentro, no gesto mesmo em que se mantém e nelas habita.[604]

Agamben, dessa forma, concebe a resistência aos desígnios do biopoder, o que chama de forma-de-vida, em uma destituição das condições da vida biológica e social, no entanto, entende essa destituição como um gesto que se mantém habitando essas mesmas condições, denegando-as

---

[603] DELEUZE, 1995, p. 410-411.
[604] AGAMBEN, 2017, p. 309.

de Dentro. É que o biopoder contemporâneo se estreitou de tal maneira que todas as formas de vida, todas as individuações no campo empírico, portanto, factuais, já nascem meio natimortas. Assim:

> Não se trata de pensar uma forma de vida melhor ou mais autêntica, um princípio superior ou outro lugar, que suceda às formas de vida e às vocações factícias para revogá-las ou torná-las inoperosas. A inoperosidade não é outra obra que sucede às obras para desativá-las e depô-las: ela coincide integral e constitutivamente com sua destituição, com o viver uma vida.[605]

Habitar se torna resistir. Resiste, pois só habitando a vida em suas formas de vida constituídas, é possível inoperá-las e com isso contemplar – e veremos de que se trata quando se fala em contemplação – o próprio brilho de vida, o regozijo de si. Forma-de-vida corresponde, então, à vida como obra de arte, mas não do ponto de vista da obra enquanto produto, da obra realizada ou por se realizar, do ponto de vista que acumula camadas na obra, seja ela material ou não. Forma-de-vida como obra de arte, pelo contrário, é o ponto de ver que destitui cada camada no justo momento em que ela se forma sem que, necessariamente, façamos algo para que ela não se forme. Destituir, revogar, depor, inoperar, são gestos que funcionam através de um *como não* atribuídos às próprias formas, gesto pelo qual se faz um uso dos corpos que se dão à contemplação regozijante.

> Compreende-se, então, a função essencial que a tradição da filosofia ocidental atribuiu à vida contemplativa e à inoperosidade: a forma-de-vida, a vida propriamente humana é aquela que, ao tornar inoperosas as obras e as funções específicas do ser vivo, as faz, por assim dizer, girar no vazio e, desse modo, as abre em possibilidades. Nesse sentido, contemplação e inoperosidade são os operadores metafísicos da antropogênese, que, ao libertarem o ser vivo humano de todo destino biológico ou social e de toda tarefa predeterminada, o tornam disponível para a ausência particular de obra, que estamos habituados a chamar de "política" e "arte". Política e arte não são tarefas nem simplesmente "obras": elas nomeiam, acima de tudo, a dimensão na qual as operações linguísticas e corpóreas, materiais e imateriais, biológicas e sociais são desativadas e contempladas como tais a fim de libertar a inoperosidade que nelas ficou apri-

---

[605] AGAMBEN, 2017, p. 309.

sionada. É nisso que reside o máximo bem que, segundo o filósofo, o homem pode esperar: "Uma alegria nascida disso, de que o homem contempla a si mesmo e a própria potência de agir".[606]

Mas como produzir esse estado contemplativo que torna inoperante as formas de vida? Agamben responde que é só habitando a vida sob o modo do uso, uso dos hábitos. É uma espécie de uso de si. O que Agamben propõe como uso de si, é tomar as formas de vida *como não*. Para atingir a forma-de-vida, as formas de vida devem ser usadas *como não* fossem o que são, pois, na verdade, o factível diz respeito somente às determinações que cada um se encontra. O que equivale a dizer que não se pode acreditar demais nos estados constituídos nos quais estamos e mesmo o escravo não deve levar muito a sério a sua escravidão. Nesse momento, ele faz intervir o chamado messiânico de Paulo nas cartas aos coríntios:

> Foste chamado na condição de escravo? [...] Não te preocupes com isso; mas, se também podes tornar-te livre, faz uso. [...] Portanto digo, irmãos, o tempo se abreviou; o que resta que os que têm mulher sejam como não a tivessem, os que choram, como não chorantes, os que se alegram, como não se alegrando, os que compram, como nada possuindo, e os que usam do mundo, como dele não abusando. De fato, a figura desse mundo passa. Quero que estejais sem cuidado.[607]

É que o *como não* paulino, produz uma tensão de cada determinação factícia, de cada determinação constituída, de cada estado de coisas, enfim, de cada hábito com consigo mesmo, inoperando, revogando, suspendendo a própria determinação sem, com isso, alterar a própria forma. Isso seria fazer uso habitual das formas de vida, transmutando-as em formas-de-vida. Ocorre, desta feita, que não se busca mais a criação de novas formas, que, segundo Agamben, já nascem meio natimorta, meio zumbis, meio sobreviventes. Assim, "A vocação messiânica consiste, pois, na desativação e na desapropriação da condição factícia, que, dessa forma, se abre para um novo uso possível. A 'nova criatura' nada mais é do que a capacidade de tornar inoperosa e usar de modo novo a antiga"[608]. Não

---

[606] AGAMBEN, 2017, p. 309-310.

[607] *1 Coríntios, 7,21;29-32* In: AGAMBEN, 2017, p. 78.

[608] AGAMBEN, 2017, p. 78-79.

criar novas obras ou tentar uma melhor, no confronto dialético com o biopoder que a tudo captura no instante do próprio nascimento de cada coisa... Mas anular o seu poder, pois, segundo a citação de Agamben da segunda carta aos Coríntios: "Se alguém está no messias, é nova criatura [kainè krisis]: as coisas antigas passaram, eis que se fizeram novas"[609]. E, em seguida, complementa uma importante explicação:

> Dessa forma, entende-se melhor o sentido das antíteses dos versículos 30-31: "Os que compram, como se nada possuíssem, e os que usam do mundo, como se dele não abusassem". O que está em questão é uma referência explícita à definição da propriedade segundo o direito romano como jus utendi et abutendi. Assim, Paulo contrapõe o usus ao dominium: ficar na chamada na forma do "como não" significa nunca fazer do mundo um objeto de propriedade, só de uso.[610]

Ocorre que o uso não se dá no valor de propriedade, nem no sentido de propriedade material, nem no sentido de uma consistência que confira ao sujeito uma propriedade correlata a si mesmo, isto é, si próprio. Apenas usos... Usos de si, dos hábitos... Usos que desapropriam, usos que atingem a dimensão de todos e de ninguém do campo empírico... No nosso caso, a ca S a de todos e de ninguém!

HOSPITALIDADES: a aporia (in)condicional (Kant e Derrida)

Há muito já havia chegado a notícia de que a terra era redonda quando, em 1795, Kant publicou *À paz perpétua*[611]. Acontece que os homens não podem se estender indefinidamente sobre a face da Terra devido à finitude que seu formato esférico impõe. Por conseguinte, a superfície da Terra, segundo os desígnios do direito natural, é comum a todos os homens e a eles pertence, por isso, deve ser coabitada, ainda que haja um estado de guerra na natureza.

---

[609] *2 Coríntios, 5, 17*, In: AGAMBEN, 2017, p. 79.

[610] AGAMBEN, 2017, p. 79.

[611] O texto *À paz perpétua, um projeto filosófico* é composto por seis artigos preliminares que tratam dos impedimentos para a paz, três artigos definitivos em que o primeiro trata do republicanismo, o segundo do federalismo livre e o terceiro da hospitalidade universal. Me deterei apenas nesse último artigo. Ainda constam como parte do tratado dois suplementos que tratam da garantia da natureza e do direito à publicidade dos filósofos respectivamente. Ver KANT, 1795

Assim sendo, cabe aos homens criar dispositivos que criem condições de paz e tolerância tanto no seu avizinhamento quanto na visitação mútua[612]. É que na circulação pela superfície da Terra, os homens hão de cruzar territórios já ocupados por povos. São os Estados-nação, sempre prontos a salvaguardar, seja qual for o custo, a soberania dos seus territórios, cabendo-lhes determinar se aceitam e como aceitam em seu solo os estrangeiros. Assim, os Estados se fundam em um estado de guerra que pressupõe uma inimizade fundamental, uma hostilidade de princípio entre as soberanias.

Todavia, como fundar um novo juízo cosmopolita visando à paz perpétua? Como garantir, ao mesmo tempo, o direito de um Estado sobre seu território e o trânsito sobre a face da Terra, visto que essa é comum a todos? Como fazer do direito natural a visitação de um indivíduo universalmente fundamentado para que se torne um direito político que aspira à paz perpétua? Kant crê que é por intermédio das instituições, tratados e constituições, por certas assentadas sobre a base de um direito natural, que será possível recuperar uma hospitalidade universal. Kant propõe, dessa forma, uma solução de compromisso, decerto ambígua, entre soberania e hospitalidade. Excluída de primeira a filantropia, pois não é disso que se trata em uma constituição cosmopolita, o direito à hospitalidade determinará a não hostilidade como princípio. Assim,

> [ ] *hospitalidade* significa o direito de um estrangeiro, por ocasião de sua chegada ao solo de outro, de não ser tratado de maneira hostil. Este pode mandá-lo embora, se isso puder ocorrer sem a sua ruína, mas enquanto ele se comportar pacificamente em sua posição, não pode ser tratado de maneira hostil.[613]

---

[612] "[...] há um direito à visita, que diz respeito a todos os seres humanos, de se apresentar à sociedade, em virtude do direito de posse comum à superfície da terra sobre a qual, como superfície esférica, eles não podem se dispersar infinitamente, mas têm enfim de tolerar uns próximos aos outros, pois originariamente ninguém tem mais direito do que o outro de estar em um lugar da Terra. – Partes inabitáveis dessa superfície, o mar e o deserto, separam essa comunidade, mas de tal maneira que o *navio* ou o *camelo* (o *navio* do deserto) tornam possível que seres humanos se aproximem uns dos outros por cima destas regiões sem dono e utilizem o direito à *superfície*, que diz respeito à espécie humana de maneira comum, para um possível intercurso." (KANT, 1795, p. 47-48)

[613] KANT, 1795, p. 47. Importante notar que, 156 anos depois, em 1951, as Nações Unidas, na Convenção Relativa ao Estatuto dos Refugiados, o princípio de *non-refoulement* prescrito no Artigo 33, é uma reprodução da formulação kantiana: "Nenhum dos Estados Contratantes expulsará ou repelirá um refugiado, seja de que maneira for, para as fronteiras dos territórios onde a sua vida ou a sua liberdade sejam ameaçadas em virtude da sua raça, religião, nacionalidade, filiação em certo grupo social ou opiniões políticas" (NAÇÕES UNIDAS, 1951, p. 15-16).

Com isso, a hospitalidade se torna condição para o avanço na direção à paz perpétua[614]. Todavia, dois anos depois da publicação de *À paz perpétua*, em 1797, Kant se vê envolvido em uma querela a propósito de um suposto direito de mentir por razões humanitárias. Ocorre que sua posição a propósito do assunto tem como pano de fundo uma cena hipotética e exemplar que é uma situação de hospitalidade e de amizade. Provocado por Benjamin Constant, que em *Das razões políticas (Dos princípios)* menciona a cena hipotética defendida por um certo *filósofo alemão*, sem, no entanto, nomeá-lo, Kant se vê forçado a responder. Tal cena serve a Constant para mostrar como o dever moral de dizer a verdade não pode ser tomado unicamente de forma absoluta, abstratamente, pois são necessárias mediações quando aplicado a algumas situações empíricas, sob pena de tornar inviável a sociedade. Com efeito, para o funcionamento da sociedade, haveria um direito de mentir, condicionado a certas circunstâncias. É que entre os princípios gerais abstratos e os casos particulares, Constant concebe elos de ligação que são como princípios intermediários[615]. Mas vamos à cena hipotética, exemplar e, decerto, inospitaleira:

> O princípio moral, por exemplo, que dizer a verdade é um dever, se fosse considerado de uma maneira absoluta e isolada, tornaria impossível toda sociedade. Temos a prova disso nas consequências muito diretas que um filósofo alemão tirou desse princípio, chegando até mesmo a pretender que a mentira fosse um crime em relação a assassinos que vos perguntassem se o vosso amigo, perseguido por eles, não está refugiado em vossa casa.[616]

---

[614] "Uma vez que agora, com o estabelecimento consistente de uma comunidade (mais estrita ou mais ampla) entre os povos da Terra, chegou-se tão longe que a violação do direito em um lugar da Terra é sentida em todos, então a ideia de um direito cosmopolita não é um modo fantástico e exagerado de representação do direito, mas um complemento necessário do código não escrito, tanto do direito do Estado quanto do direito das gentes, para o direito público dos seres humanos e assim para a paz perpétua da qual, apenas sob essa condição, podemos nos lisonjear de nos encontrarmos em uma contínua aproximação.'" (KANT, 1975, p. 50-51)).

[615] "Quando se lança de repente, no meio de uma associação de homens, um primeiro princípio, separado de todos os princípios intermediários, que o fazem descer até nós e o ajustam à nossa situação, produz-se, sem dúvida, uma grande desordem, pois o princípio arrancado de todas as suas imediações, privado de todos os seus apoios, rodeado de coisas que lhe são contrárias, destrói e abala, mas a culpa não é do primeiro princípio adotado; é dos princípios intermediários que são desconhecidos: não é a admissão daquele, mas é a ignorância a respeito destes que afunda tudo no caos" (CONSTANT, 1797, p. 64-65).

[616] CONSTANT, 1797, p. 69.

Acontece que o filósofo alemão é Kant e ele se reconhece, assim como reconhece ter exposto a cena exemplar em alguma conversação.[617] Encontra, assim, uma oportunidade de reafirmá-la e de desenvolvê-la, defendendo veementemente que, seja quem for, se interrogado, mesmo que seja por um assassino que demonstre suas reais intenções criminosas, tem-se o dever de dizer a verdade; que é necessário, sem calcular qualquer custo ou benefício, não mentir, mesmo que a consequência venha a ser o assassinato do amigo. Cena, por certa polêmica, em que um amigo hóspede seria *lançado aos leões* pelo amigo que o hospeda, em prol de um imperativo incondicional de veracidade que deslegitima qualquer direito à mentira. Tudo indica que o dever de hospitalidade está submetido ao dever de dizer a verdade... veremos...

A querela entre os dois pensadores iluministas gira em torno do problema filosófico concernente às condições e ao incondicionado, especialmente no que diz respeito às relações entre Ética, Direito e Política. Constante concorda que dizer a verdade é um dever, todavia, não incondicional. É que cada direito tem obrigatoriamente o dever como contrapartida, assim, o dever de dizer a verdade está condicionado ao direito à verdade. Com efeito, o assassino, por sua própria condição criminosa, está em oposição ao direito, logo não tem direito à verdade, suspendendo a obrigação de ser dita a mesma, legitimando, em consequência, a mentira. A resposta de Kant em *Sobre um pretenso direito mentir por amor aos homens*[618] começa por aí, argumentando que "[...] a expressão 'ter um direito à verdade', é desprovida de sentido", pois, segundo um comentador,

> [...] sendo a verdade uma propriedade lógica de juízos objetivos, "um *direito* à verdade" é uma expressão desprovida de sentido, pois não se pode formulá-la em termos do "meu e do teu" jurídicos, como se alguém pudesse, como ocorre com prerrogativas de direito, pretender estar objetivamente de posse da verdade, com exclusão de outrem. Suprema insen-

---

[617] Kant jamais escreveu a cena, entretanto, reconhece tê-la mencionada em algum lugar. "Confesso aqui que de fato isso foi dito por mim em algum lugar, mas não posso mais lembrar-me agora" (KANT, 1797a, p. 74). Todavia, uma cena semelhante aparece na *Metafísica dos costumes* (KANT, 1797b) que estava sendo escrito na mesma época dos artigos, tanto de Benjamin Constant quanto de Kant, em questão. Na seção *Da mentira*, parágrafo nono Kant expõe um exemplo no qual um serviçal mente ao negar que seu senhor está na casa, quando este é procurado pela polícia. Acredito que a mudança dos personagens conceituais, de amigo-amigo para serviçal-senhor e de assassinos para policiais, recoloca o problema fora do âmbito da hospitalidade...

[618] KANT, 1997a.

> satez seria, então, [...] vincular *direito* e *mentira*, na medida em que esse laço corrói as bases e fundamentos do Direito.[619]

Não seguirei a argumentação de Kant em sua refutação, já que nos afastaria do que interessa, que é a questão da hospitalidade. Basta dizer que toda a discussão sobre um possível direito de mentir passará necessariamente pelo crivo incondicional do imperativo categórico[620], assim também a questão da hospitalidade.[621]

Todavia, Derrida, pensando uma hospitalidade incondicional em relação com o que a condiciona, levantou questões importantes sobre o gesto kantiano, performado na cena hipotética e exemplar de um Kant que tem o dever de não mentir e, com isso, entregar o seu hóspede a sua ruína. Lembremos que foi o próprio Kant que dois anos antes, no terceiro artigo definitivo de *À paz perpétua* sobre o direito à hospitalidade, havia postulado que um Estado poderia mandar embora de suas terras qualquer estrangeiro, se *isso puder ocorrer sem a sua ruína*.

Derrida, por sua vez, aponta um equívoco no gesto kantiano, pois esse, ao entregar o hóspede em nome do dizer a verdade, faz

> Duas operações em uma, daí o equívoco. *De uma parte*, num só e mesmo gesto Kant funda a moralidade subjetiva pura, o dever de respeito ao outro e de respeito ao elo social; ele funda esse imperativo na liberdade e a intencionalidade pura da pessoa; assim, ele assegura o direito social como

---

[619] GIACÓIA, 2002, p. 15.

[620] O imperativo categórico kantiano diz que toda a ação moral deve ter como norte a lei universal, ou seja, só se deve agir de acordo com o que cada um gostaria que fosse a ação de todos, sem nenhuma exceção. Com efeito, a ação deve ser avaliada em conformidade consigo mesma, independentemente de sua história ou contexto ou se é vantajosa ou não, independentemente de punição ou recompensa. Assim, Kant propõe ao menos três formulações do imperativo categórico: age como se a máxima de tua ação devesse ser transformada em lei universal da Natureza; age de tal maneira que trates a humanidade, tanto na tua pessoa como na outra pessoa, sempre como um fim e nunca como um meio; age como se a máxima de tua ação devesse servir de lei universal para todos os seres racionais.

[621] "Todos sabem que, de acordo com Kant, mentir é uma regra que vai contra o imperativo categórico. Uma moral que quer ser fundada racionalmente deve obedecer ao imperativo incondicionalmente. Mesmo se tratando do caso de mentir por amor ao próximo. Mesmo se um amigo que está sendo perseguido por um assassino pode ser acolhido, o nosso dever de hospitalidade não é maior que aquele de dizer sempre a verdade. Se o assassino pergunta onde está o nosso amigo, a resposta de Kant é para entregar o hóspede. Mas não se trata de um caso de cobardia. O caso particular de um hóspede em particular se opõe à humanidade em geral, representada no respeito da letra e do espírito do imperativo categórico. A hospitalidade aqui é um dever moral que não pode se sobrepor ao dever de dizer sempre a verdade. Mesmo quando está em risco a vida do meu hóspede em particular. O conceito de hospitalidade kantiana como dever moral faz sentido não como mero cálculo de universalização nem de riscos senão como realização do imperativo categórico, no entanto modo de vida ético, isto é, como exercício das virtudes. Esse é seu alcance e também seu limite" (PEREZ, 2007, p. 28).

direito público. Simultaneamente, *de outra parte*, fundando esse direito, lembrando ou analisando seu fundamento, ele destrói, junto com o direito de mentir, todo direito de guardar para si, de dissimular, de resistir à exigência de verdade, compromisso ou transparência pública. Ora, essa exigência constitui a essência não apenas do direito e da polícia, mas do próprio Estado. Dito de outra forma: recusando, na raiz, todo direito de mentir, mesmo que pela humanidade, portanto todo direito de dissimular e de guardar para si, Kant deslegitima ou em todo caso secundariza e subordina todo direito ao foro íntimo, ao *chez-soi*, ao puro si subtraído à fenomenalidade pública, política ou estatal.[622]

Há, em Kant, uma dupla injunção: cabe ao sujeito tanto a legislação da liberdade interna respeitando o imperativo categórico quanto a legislação da liberdade externa respeitando a lei jurídica. E nessa dupla injunção a racionalidade pura faz coincidir o sujeito e o direito sob a forma de universal, um universal esvaziado de qualquer conteúdo. Consequentemente,

Em nome da moral pura, desde que ela se tome direito, ele introduz a polícia por todo lado, a ponto de uma polícia interiorizada nos olhos e orelhas, por todo lado, esses detectores a priori em nossos telefones interiores, nossos e-mails e fax os mais secretos de nossa vida privada e mesmo de nossa pura relação íntima conosco mesmos. Essa figura do Estado ou da polícia nem mesmo tem necessidade de técnicas sofisticadas para surpreender as conversas íntimas, delituosas ou pornográficas. Ao mesmo tempo, o pensador do direito cosmopolítico à hospitalidade universal, o autor do *Terceiro artigo em vista da paz perpétua*, também é, sem que haja nisso algo de fortuito, aquele que destrói na raiz a própria possibilidade do que ele assim coloca e determina. E isso diz respeito à juridicidade desse discurso, à inscrição num direito desse princípio de hospitalidade cuja idéia infinita deveria resistir ao próprio direito em todo caso, excedê-lo onde ela o exige. Ademais, parece, não há nada de fortuito se, no *Sobre um suposto direito de mentir para a humanidade* (1797), o exemplo privilegiado [...], refere-se a uma situação de hospitalidade: devo mentir aos matadores que vêm me perguntar se aquele que querem assassinar está em minha casa? A resposta de Kant [...] é "sim", é preciso dizer a verdade, até mesmo nesse caso, portanto arriscando-se

---

[622] DERRIDA In: DERRIDA & DUFOURMANTELLE, 2003, p. 61.

> a entregar o hóspede à morte, mas não mentir. Vale mais romper com o dever de hospitalidade do que romper com o dever absoluto de verdade, fundamento da humanidade e da sociedade humana em geral.[623]

É que mentir ou dizer a verdade, como ato performativo de um enunciado, está necessariamente endereçado ao *outro*[624]. Mas qual seria o estatuto desse *outro*? Seria a humanidade em geral tomada segundo os desígnios da razão ou seria a alteridade absoluta tomada sob o *phatos* de uma epifania? Nesse momento, é importante fazermos um retorno a Lévinas para lembrarmos de sua epifania do *outro*. Como vimos[625], todo esforço de Lévinas vai no sentido de pensar um absolutamente *outro*, fazendo derivar mesmo a ontologia da própria ética. Antes de qualquer conhecimento, o *outro* é o desconhecido[626]; antes de qualquer apropriação o *outro* é impróprio; antes de qualquer relação o *outro* é separação radical; antes do ser, o *outro* é chamado a ser; antes do eu o *outro*... E a ética se fundamenta na justa chegada, no *já aqui* do *outro*, na receptividade irrecusável ao *outro*. Vê-se logo a importância que o acolhimento ao *outro*, que chegada do *outro*, a recepção ao *outro* enfim, que a hospitalidade ganha em Lévinas: [...] "uma hospitalidade que toma um valor bem mais radical do que no Kant de *Para a Paz Eterna* e do direito cosmopolítico à hospitalidade universal – cosmo-política, quer dizer apenas política e jurídica, estatal e civil (sempre regulada pela cidadania)".[627]

Derrida, na esteira de Lévinas, vai fazer intervir, assim, uma hospitalidade incondicional. A tal hospitalidade ele atribui vários nomes, hospitalidade hiperbólica, hospitalidade infinita, hospitalidade pura, a mais de hospitalidade... Fato é que uma hospitalidade, um pensamento

---

[623] DERRIDA In: DERRIDA & DUFOURMANTELLE, 2003, p. 61; 63.

[624] "Quanto a essa incondicionalidade, antes mesmo de resultar numa prescrição normativa (que é o que acontece, claro), poder-se-ia mostrar que se deduz de uma simples, muito simples análise da palavra, de uma exploração teórica, constatativa, descritiva do endereçar-se a um outro, de sua normatividade ou de sua performatividade intrínseca. Como todo enunciado implica um performativo, prometendo dirigir-se a um outro como tal ("eu falo a ti, e te prometo a verdade"), como todo ato de palavra promete a verdade (mesmo e sobretudo que eu minta), bom, eu não posso mentir sempre, claro (e quem juraria ou provaria que Kant nunca mentiu?), mas isso significaria simplesmente que então eu não estou falando a um outro. E fazendo assim, não estou reconhecendo nem a essência da palavra como palavra, nem a necessidade de fundar um elo social" (DERRIDA In: DERRIDA & DUFOURMANTELLE, 2003, p. 59).

[625] Remeto ao item **HOSPITALIDADES: ética e epifania do outro (Lévinas).**

[626] Blanchot, em 1961, consagrou um texto ao amigo Lévinas intitulado *Conhecimento do desconhecido* (BLANCHOT, 2001). Resta que *desconhecido* diz de um não-saber como elemento inexorável tanto da amizade quanto da hospitalidade.

[627] DERRIDA, 2004a, p. 87.

acerca da hospitalidade, um pensamento da hospitalidade vai se adiantar a qualquer condição tanto do direito como política. Tudo se passa como se Derrida fizesse da hospitalidade incondicional uma outra espécie de imperativo categórico, mas não é bem assim.[628] Todo o esforço é de pensar um incondicional, que paradoxalmente *deveria* ir para além da dívida e da obrigação, para além de qualquer dever e de qualquer lei.

> Tentei mostrar em outra parte que qualquer ética pura deve começar além da lei, do dever e da dívida. Além da lei é fácil entender. Além do dever é quase impensável. Vamos lembrar o que diz Kant: uma ação moral deve ser realizada não só "de acordo com o dever" [...], mas "a partir do dever" [...], "por puro dever" [...]. Tendo acompanhado Kant desse modo, como sem dúvida deveríamos fazer, um salto torna-se ainda necessário. Se eu ajo por puro dever, porque preciso fazê-lo, porque devo fazê-lo, porque existe uma dívida que devo pagar, então dois limites vêm macular qualquer sentido ético puro ou qualquer moralidade pura. Por um lado subordino minha ação a um conhecimento (espera-se que eu saiba que esse puro dever é aquilo em nome do qual eu devo agir). No entanto, uma ação que simplesmente obedeça ao conhecimento não passa de uma consequência calculável, o desdobramento de uma norma ou de um programa. Não envolve qualquer decisão ou qualquer responsabilidade digna desses nomes. Por outro lado, agindo por puro dever, fico livre de uma dívida e assim completo o círculo econômico de um intercâmbio; não excedo de modo algum a totalização da reapropriação que algo como um presente, a hospitalidade ou o próprio acontecimento deveria exceder. Cabe portanto cumprir o dever além do dever, devemos ir além da lei, da tolerância, da hospitalidade condicional, da economia e assim por diante. Mas ir além não significa desacreditar aquilo que excedemos. Daí a dificuldade de uma transação responsável entre duas ordens, ou, na verdade, entre uma ordem e o que vai além dela.[629]

É como se Derrida quisesse pensar uma hospitalidade, uma ética da hospitalidade, uma ética enquanto hospitalidade, porém, pensá-la para além do ciclo econômico da dívida torna-a quase impensável. São as *Solei-*

---

[628] "Notemos, entre parênteses, que, a título de quase-sinônimo para 'incondicional', a expressão kantiana de 'imperativo categórico' não se isenta de problemas; nós a manteremos com algumas reservas, sob rascunho, se vocês preferirem, ou sob epokhé. Porque para ser o que ela deve ser, a hospitalidade não pode pagar uma dívida, nem ser exigida por um dever" (DERRIDA In: DERRIDA & DUFOURMANTELLE, 2003, p. 73).

[629] DERRIDA 2001, p. 141-143.

ras da Razão... Há algo de louco em sua concepção de hospitalidade, pois é "preciso aproximar a essência da loucura à essência da hospitalidade, às paragens dessa deflagração incontrolável em torno do mais próximo".[630] E, segundo Dufourmantelle,

> Derrida efetiva uma nova passagem ao limite quando diz da loucura materna que ela nos faz entrever alguma coisa da essência da loucura. Ele nos leva a pensar a língua mãe como uma metáfora do '' – um lugar sem lugar abrindo-se à hospitalidade – e que como tal sinaliza para a essência da hospitalidade.[631]

É que a incondicionalidade da hospitalidade se encontra nessa estranha região de *estar consigo com outro*, experiência sem palavras de uma comunhão em língua mátria desprovida ainda dos nomes, sobretudo do nome próprio, dado pelo nome do pai[632]. Hospitalidade face a face onde a lei do terceiro e todo o seu sistema jurídico ainda não se instaurou, pois o terceiro é como um perjúrio[633] que instaura o direito. Sendo assim, a hospitalidade pura não condiciona a acolhida nem mesmo à exigência do nome.

Em contrapartida, uma hospitalidade que condiciona a sua acolhida começa já e sempre pela exigência do nome e, como hospitalidade de direito,

---

[630] DERRIDA In: DERRIDA & DUFOURMANTELLE, 2003, p. 84.

[631] DUFOURMANTELLE In: DERRIDA & DUFOURMANTELLE, 2003, p. 84-86.

[632] "[...] o estrangeiro é, antes de tudo, estranho à língua do direito na qual está formulado o dever de hospitalidade, o direito ao asilo, seus limites, suas normas, sua polícia etc. Ele deve pedir a hospitalidade numa língua que, por definição não é a sua, aquela imposta pelo dono da casa, o hospedeiro, o rei, o senhor, o poder, a nação, o Estado, o pai etc. Estes lhe impõem a tradução em sua própria língua, e esta é a primeira violência. A questão da hospitalidade começa aqui: devemos pedir ao estrangeiro que nos compreenda, que fale nossa língua, em todos os sentidos do termo, em todas as extensões possíveis, antes e a fim de poder acolhê-lo entre nós? Se ele já falasse a nossa língua, com tudo o que isso implica, se nós já compartilhássemos tudo o que se compartilha com uma língua, o estrangeiro continuaria sendo um estrangeiro e dir-se-ia, a propósito dele, em asilo e em hospitalidade?" (DERRIDA & DUFOURMANTELLE, 2003, p. 15).

[633] Derrida, com a noção de perjúrio faz intervir algo de paradoxal, de aporético, na sua leitura do pensamento de Lévinas sobre a hospitalidade: "Este *double bind* Lévinas não o designa jamais desta maneira. Correrei o risco, todavia, de inscrever eu mesmo a necessidade desse *double bind* na consequência de seus axiomas, dos axiomas estabelecidos ou lembrados pelo próprio Lévinas: se o face-a-face com o único engaja a ética infinita de minha responsabilidade pelo outro numa espécie de juramento *avant la lettre*, de respeito ou de fidelidade incondicional, então o aparecimento inelutável do terceiro, e com ele da justiça, subscreve um primeiro perjúrio. Silencioso, passivo, doloroso mas inevitável, um tal perjúrio não é acidental e secundário, ele é tão originário quanto a experiência do rosto. A justiça começaria com esse perjúrio. (Em todo caso a justiça como direito; mas se a justiça permanece transcendente ou heterogênea ao direito, não se deve contudo dissociar estes dois conceitos: a justiça exige o direito, e o direito só espera a eleidade do terceiro no rosto. Quando Lévinas diz 'justiça', estamos autorizados a escutar também, parece-me, 'direito'. O direito começaria com um tal perjúrio, ele trairia a retidão ética.)" (DERRIDA, 2004a, p. 50).

como hospitalidade condicional, instaura a sua primeira violência. Para receber o *outro*, o estrangeiro sem nome, este é levado a uma espécie de tribunal, é convocado a responder por si, a dar garantia de sua identidade, pergunta-se o seu nome... *Como te chamas? Se aca So responder esta pergunta é porque respondes por ti, és responsável diante da lei, és uma pessoa de direito, podes habitar esse solo, essa pátria, essa casa... Tens o direito à hospitalidade!*

Há assim uma hospitalidade de direito ou política, regulada pelo dono da casa, mas essa será entendida como uma hospitalidade que se mantém nos limites do cosmopolitismo. Então, para além do cosmopolitismo kantiano é necessário se pensar a hospitalidade em para além do Estado. "Por conseguinte, haveria de ajustar nossa ética da hospitalidade, nossa política da hospitalidade, a um mais além do Estado e, para tanto, haveria de ir mais além do cosmopolitismo".[634]

É que a hospitalidade incondicional, a hospitalidade pura não para de forçar a hospitalidade de direito a um *a mais*, além de suas condições já instituídas. Ela, por meio de seu excesso de hospitalidade, insiste que a cada vez, a cada acolhida, sejam elaborados novos condicionamentos. Para Derrida, há heterogeneidade e indissociabilidade entre a hospitalidade condicional e a incondicional, mas não oposição. É que ele mantém uma tensão constante, um *double bind*, uma aporia, um paradoxo entre o incondicional e o condicional, diria entre o transcendental e o empírico. Assim,

> Sem essa ideia de hospitalidade pura (uma ideia que também à sua própria maneira uma experiência), não teríamos sequer a ideia do outro, a alteridade do outro, ou seja, de alguém que entra em nossas vidas sem ter sido convidado. Não teríamos sequer a ideia de amor ou de "convivência" [...] com o outro de um modo que não seja parte de alguma totalidade ou "conjunto" A hospitalidade incondicional, que não é nem jurídica nem política, ainda assim é a condição do político e do jurídico. Justamente por essas razões, não estou nem seguro de que seja ético, à medida que não chegue a depender de uma decisão. Mas o que seria da "ética" sem hospitalidade? [...] Paradoxo, aporia: essas duas hospitalidades são ao mesmo tempo heterogêneas e indissociáveis. Heterogêneas porque podemos nos mover de uma para outra apenas por meio de um salto absoluto, um salto além do conhecimento e do poder, além das normas e das regras. A hospitalidade

---

[634] DERRIDA, 1997, sem página.

incondicional é transcendente em relação ao político, ao jurídico e talvez até mesmo ao ético. Mas – e aqui está a indissociabilidade – não posso abrir a porta, não posso me expor à chegada do outro e a oferecer a ele ou a ela o que quer que seja sem tornar esta hospitalidade efetiva, sem, de certo modo concreto, dar-lhe algo determinado. Essa determinação terá assim de reinscrever o incondicional sob certas condições. De outro modo não dará em nada. O que permanece incondicional ou absoluto [...] arrisca-se a ser nada, caso as condições [...] não consigam fazer alguma coisa [...]. As responsabilidades políticas, jurídicas e éticas têm o seu lugar, se tiverem lugar, apenas na transição – que a cada vez é única, como um acontecimento entre essas duas hospitalidades, a incondicional e a condicional.[635]

À razão pacificada de Kant, Derrida opõe a teimosia de uma pessoa em quem a alteridade impede de fechar-se em sua quietude.

Como falado anteriormente[636], gesto hospitaleiro, é o gesto da entrega. Como verbo transitivo direto, entrega-se sempre algo, em última instância, a alguém, faz-se chegar ao *outro*, passa-se a outras mãos, como no caso em que uma carta é entregue em mãos; como verbo bitransitivo, devolve-se algo que antes foi entregue, alguém entrega algo ao *outro* que, por sua vez, entrega de volta, restitui, devolve, como quando se entrega um livro de volta à biblioteca. De qualquer forma se entrega algo.

Entregar pode ganhar ares morais ou jurídicos e se tornar denúncia, acusação. O algo da entrega, nesse caso, é uma ação que se pretendia escondida que, entretanto, foi flagrada pela entrega. Entregou-se como aquele que olha para a mão para ver se ela está amarela. Entrega-se um culpado. Se a consciência é por natureza má consciência[637], entregar, denunciar é sempre entregar o sujeito. Enquanto sujeitos, seja a entrega feita pelo *si* ou pelo *outro* (quem entrega), seja entrega para *si mesmo* ou para um *outro* (quem recebe a entrega), seja entrega do *si* e do *outro* (o que se entrega); enfim, seja como for, é sempre o sujeito que entrega o sujeito para o sujeito – X9, dedo-duro, fofoqueiro ou delator – visando unicamente a uma provisão a mais de sujeito, seu aprofundamento, seu inchamento, sua obesidade, mais má consciência, mais sentimentos e

---

[635] DERRIDA, 2001, p. 139.

[636] Remeto ao item **HOSPITALIDADES: em-ca∫a, o ∫patium receptivo.**

[637] NIETZSCHE, 1998.

ressentimentos, mais sacerdote, mais demora. Tal entrega, como denúncia do sujeito, entrega a hospitalidade à moral e ao direito.

Contanto, acredito que a entrega desse objeto ca Ɛa ao *outro* seja, ao mesmo tempo, uma denúncia, porém, uma denúncia de outra natureza, nem moral, nem jurídica. Nem fofoca, nem delação. Entrega, no outro sentido de denúncia, entrega a ca Ɛa enquanto coisa. Denuncia a coisa ca Ɛa como sendo mais e menos que uma coisa. Denuncia a experiência empírica da ca Ɛa e tal denúncia lança a outro tipo de experiência: a experiência da experiência ca Ɛa, o *em*-ca Ɛa.

Assim sendo, quando isso que se entrega é a ca Ɛa, atinge-se a Ɛoleira entre a passividade e a atividade. O sujeito da entrega some no próprio gesto da entrega, restando somente um rastro no lugar nu. Entregar-se, ação que consiste em abrir mão de continuar agindo. Ação de tornar-se passivo. Na hospitalidade, a posição do hóspede, a entrega de *si* que faz com que o estrangeiro se torne um hóspede, o devir hóspede do estrangeiro, o seu transicionar para o *em*-ca Ɛa enquanto epifania da Ɛoleira, enfim, o lugar do hóspede, na verdade, é bitransitivo. Entrega-se a ca Ɛa ao estrangeiro lhe oferecendo a experiência de *sentir-se em casa* e este se entrega de volta, em restituição, constituindo o espaçamento – ou *em*-ca Ɛamento – que é algo aquém de um sentimento, o *em*-ca Ɛa. É a sua entrega de *si* à ca Ɛa que permite que o estrangeiro devenha hóspede sem com isso perder sua condição estrangeira. A entrega de *si mesmo* ao *si outro*, outramento. Estrangeiro nu *em*-ca Ɛa.

Quando o algo que se entrega é a ca Ɛa, certamente esta é entregue, primeiramente, como um objeto, uma coisa localizada em um lugar repleto de distâncias. A hospitalidade exige da parte do hospedeiro a entrega da hospedaria ao *outro*, ao estrangeiro para que esse devenha hóspede, para que a ca Ɛa se torne um *em*-ca Ɛa. Contudo, essa entrega desapropria o hospedeiro de sua propriedade, mas não o deixa sem ca Ɛa, sem lugar, pelo contrário, a entrega de *si* do hóspede ao *em*-ca Ɛa, o devir-hóspede do estrangeiro, o Ɛpatium onde passa a habitar, só pode se dizer verdadeiramente *em*-ca Ɛa, só pode ser verdadeiramente um lugar, se aquele que hospeda coabita esse *em*-ca Ɛa. A entrega de *si* como ação passiva bitransitiva do hóspede restitui ao hospedeiro a ca Ɛa que este havia entregado ao estrangeiro, porém, agora como o lugar nu do *em*-ca Ɛa. O hospedeiro entrega a ca Ɛa não somente como uma desapropriação da ca Ɛa, mas, também e sobretudo, como uma desapropriação de *si* pelo *outro, si outro,* devir-estrangeiro daquele que hospeda em sua própria caſa, outramento.

Chamemos essa experiência da experiência da caſa de habitar.

A caſa é um habitar que é somente habitar e nada mais.

A hospitalidade denuncia que a caſa não é uma coisa, e sim o ſpatium do *em*-caſa, seu fato nu, o puro habitar. No meio das casaſ empíricas, através da hospitalidade, do devir-hóspede do estrangeiro e do devir-estrangeiro do hospedeiro, encontra-se o habitar enquanto ſpatium comum da caſa, de todos e de ninguém. Espaço potencial comum, de onde se parte e aonde se chega, onde não se para de chegar e não se para de partir: lócus transcendental[638].

Que o poeta intruso venha em socorro:

intruso entre intrusos intraduzo

o me *smo*

me

me

me

no me io

yo

i

je

do eu *tro*[639]

---

[638] Dufourmantelle faz uma bela leitura acerca do problema do lugar no pensamento da hospitalidade de Derrida: "A questão 'onde?' não tem idade; transitiva, ela dá como essencial a relação com o lugar, com a morada, com o sem-lugar, e recusa por sua própria função o pensamento em sua relação de compreensão do objeto. A verdade está no movimento que a descobre e no rastro que a nomeia. Trata-se menos de definir, de explicar, de compreender, que de medir-se com o objeto pensado descobrindo nesse enfrentamento o território no qual a questão se inscreve; sua justeza. [...] É por isso que 'a fronteira, o limite, o limiar, o passo adiante nesse limiar' frequentemente retornam a linguagem de Derrida, como se a impossibilidade de delimitar um território estável em que o pensamento pudesse estabelecer-se fosse provocadora do próprio pensamento. 'Para oferecer hospitalidade', pergunta-se ele, 'é preciso partir da existência segura de uma morada ou apenas a partir do deslocamento do sem-abrigo, do sem-teto, que pode se abrir para a autenticidade da hospitalidade? Talvez apenas aquele que suporta a experiência da privação da casa pode oferecer a hospitalidade.' [...] 'Onde?' quer dizer que a questão primeira não é aquela do sujeito como 'ipsi', mas, mais radicalmente, aquela do próprio movimento da questão a partir da qual o sujeito advém. Ela traduz a impotência de se ter uma terra para si, já que a questão volta para o próprio lugar que se acreditava assegurado para poder começar a falar. Ela coloca a questão do começo, ou, antes da impossibilidade do começo, de uma origem primeira incontestada em que o logos se inscreveria" (DUFOURMANTELLE In: DERRIDA & DUFOURMANTELLE, 2003, p. 52-56).

[639] ANTUNES, 2010, p. 13.

ca∫a dos pequenos hábitos

Deleuze pensou o problema do hábito, como problema do princípio de subjetivação numa articulação com Hume. Publicou, em 1955, um pequeno texto chamado *Instintos e instituições* que será bastante útil. Nele, diz que o "homem é um animal em vias de se despojar da espécie", pois "no homem, a urgência da fome devém reivindicação de ter pão".[640] Assim, a natureza humana não é composta de instintos e sim de instituições. O "homem não tem instintos, ele faz instituições"[641]. Isso porque as instituições são hábitos contraídos na experiência e, com isso, determinam a própria natureza humana. Sendo assim, o homem se determina por meio de seus hábitos. Em um desdobramento bergsoniano, o homem é o hábito de contrair hábitos. É que o hábito é como o liame interno das relações. O hábito faz coexistir partes, coloca em relação eventos que, a princípio, não têm nenhuma relação entre si. As relações são os modos como a imaginação humana contrai hábitos. A subjetividade é ela mesmo, um hábito contraído, uma instituição.

Tomemos assim a ca∫a pelo ponto de vista do uso que lá se faz dos hábitos, sendo ela mesma um conjunto de hábitos, ou seja, uma instituição. Para isso, é necessário distinguir instituição de estabelecimento. Aqui, aparece um problema caro para a perspectiva da Análise Institucional: como as instituições podem manter coexistindo sua forma instituída e as forças instituintes que lhe abre para o Fora de si? No engendramento de hábitos individuais e coletivos, como a ca∫a pode manter-se contraindo novos hábitos? E como pode o uso desses hábitos funcionarem a partir do *como não* que fala Agamben?

Uma instituição como o manicômio se constitui a partir de hábitos maiores, o que chamarei de grandes hábitos. Por diversos motivos, têm, em geral, uma distribuição espaço-temporal regular. São sincopadas num ritmo constante, em geral uniforme. Sua estrutura é rígida. Na prática troca-se de plantão às 7h00; medicação às 8h00, às 14h00 e às 20h00; almoço às 12h00; jantar às 19h00; atividades a tal hora; descanso... A variação possível se dá apenas pelas idiossincrasias das pessoas que, porventura, vem ocupar um lugar já predeterminado. É que seu estriamento espaço-temporal tem um peso muito grande, e a repetição habitual vai

---

[640] DELEUZE, 1955, p. 31.

[641] DELEUZE, 1955, p. 31.

aos poucos pasteurizando as idiossincrasias. São grandes hábitos. Hábitos esses que transcendem as pessoas, sobredeterminando-as... Em geral, é isso que uma internação em um espaço como esse, tem por objetivo. A maquinaria institucional não deve ser abalada pelas mil loucuras com as quais tem que lidar. O que se chama tratamento em manicômio consiste em fazer com que todos, profissionais e usuários, funcionem em uma grade de grandes hábitos, já preestabelecidos e com pouco espaço para variação. Aqueles que respondem se habituando a tal grade, sejam usuários ou profissionais, correm riscos opostos: ou recebem uma alta ou nunca mais saem dali.

Na ca§a, esse risco precisa ser eternamente esconjurado por meio de uma distribuição irregular e móvel do espaço-tempo. Cada uma das casa§ é composta, junto aos moradores[642], por uma equipe de ats que nela habita todos os dias da semana, todas as semanas dos meses e todos os meses do ano... Sempre estamos lá, vivemos lá, há *uma vida* da ca§a e essa precisa estar viva no seu mais alto grau, essa é nossa saúde. E seu mais alto grau não se separa de um retorno eterno ao grau-zero[643]. Assim, muitos dispositivos, que têm por objetivo produzir uma certa retomada da potência de habitar, são constantemente ativados.

Hábitos são princípios territoriais que articulam as repetições do espaço e do tempo da ca§a, todavia, o espaço é como a base na qual se assenta o tempo. Assim, a arquitetura da ca§a, suas paredes, seus utensílios, seus objetos e os usos dos objetos resistem, em maior ou menor grau, à passagem do tempo. O espaço tende a uma repetição em si mesma. Em contrapartida, a passagem do tempo transforma o próprio espaço. Porém, o ciclo de repetições temporais está marcado tanto por eventos ditos naturais quanto por determinações sociais. Sobre as últimas quero dizer uma certa distribuição cronológica dividida em horas, dias, semanas, meses, anos... Assim, pode-se falar dos hábitos segundo essa divisão

---

[642] O número de moradores varia entre seis a nove, segundo a época. Vale ressaltar que entendo que oito seria um número ótimo de moradores. Corriqueiramente, é a panela de arroz que dá medida. Assim, a panela de arroz se torna um analisador da ca§a. Em certos momentos, o tamanho da panela é suficiente e corresponde ao tamanho da fome da ca§a, em outros o arroz começa a faltar ou a sobrar. Então, o que se passa? Se o arroz não está sendo suficiente alguém traz a demanda de que uma panela maior seja comprada ou se queixa de que ficou com fome. A partir daí uma série de questões passam a ser desdobradas... Fato é que cozinhar uma panela de arroz diariamente mostra uma escala de tamanho que nos é conveniente. Uma panela maior exigiria uma escala que acredito extrapolar as dimensões residenciais. Já não seriam mais os mesmos utensílios de cozinha, exigiria um fogão industrial e provavelmente uma pessoa que se ocupasse somente do cozinhar... Cada vez que recebemos a demanda para chegada de um novo morador nos perguntamos se ele cabe na panela de arroz...

[643] Remeto ao item **paradoxos entre trabalhar e morar – habitar a ca§a**.

social do tempo sem, no entanto, esquecer que tudo se passa em espaços determinados e que todas as mudanças de hábitos se dão por aberturas, o que estou chamando de grau-zero, tanto do espaço quanto do tempo.

Tomemos a presença dos ats na caſa. A presença concreta dos ats se configura por uma repetição semanal dos horários. Todavia, essa repetição não está definida por horários padronizados.[644] Não existe, por exemplo, um horário prefixado de troca de plantão. Muitas coisas podem ser determinadas se todos os dias, às 7h00, ocorresse uma troca dos ats. O mesmo se houvesse horários determinados para as refeições, para dormir, para acordar, para tomar a medicação, para atividades específicas etc. Seriam grandes hábitos institucionais que achatariam – e chateariam – os dias. Em contraponto, a chegada e a saída dos ats é disposta por um quadro de horários que se repete semanalmente segundo a disponibilidade de cada at. Esse quadro é feito da seguinte forma: cada at se disponibiliza a estar na caſa de acordo com as suas possibilidades e as necessidades da própria caſa. Assim, em um dia da semana, um at chega às 10h00 e ficará até às 19h00, enquanto o at que dormiu na caſa só vai sair às 15h00. Um outro at chega às 12h00 e só vai sair no dia seguinte às 17h00... Consideramos importantíssimo que seja assim, de modo que cada dia da semana se passa de uma maneira diferente, com uma quantidade diferente de ats, às vezes só um, às vezes dois, às vezes três... A caſa se torna uma caſa diferente de acordo com a presença dessas composições que variam diariamente, mas se repetem semanalmente...

Com isso, cada um desenvolve pequenos hábitos de acordo com as relações que estabelece na caſa e com a caſa. É que o dia a dia apresenta infindáveis desafios. O que torna tudo interessante do ponto de vista clínico é o que cada um é capaz de sentir, de pensar e, consequentemente, de fazer, diante das situações problemáticas a que são convidados e convocados. Todos os dias a caſa recomeça e uma série de perguntas se impõem: o que vamos comer hoje, e cada dia essa pergunta precisa ser respondida novamente. Quem irá ao mercado? O que se vai cozinhar? A que horas? É melhor já começarmos a encaminhar a comida porque fulano fica insuportável quando está com fome – e esse fulano pode ser um morador ou um at... É melhor ceder à preguiça e suportar o insuportável de fulano?

[644] Há também uma presença que ultrapassa as passagens de cada at pela caſa. É que algo de sua passagem pode seguir reverberando, positivamente ou negativamente, na caſa e ser recolhido por outro at dias depois... Ou então se dispersar no próprio dia a dia... Assim como a caſa pode continuar reverberando em um at e ser recolhido na supervisão, na sua terapia ou em um sonho...

Ou não? Até quando? Cada dia uma resposta, cada composição de pessoas outras perguntas... Pequenos hábitos, que duram pouco. Qual realidade será criada? Sempre alguém descobre alguma coisa que deu certo, funcionou, foi bacana. Logo passaremos a fazer dessa forma? Amanhã essa forma é um desastre, ou não, dura o tempo suficiente para ser esquecida e daqui a algum tempo outro alguém descobre a mesma fórmula. Então façamos assim e fazemos assim, e dá super certo até um novo morador chegar na caSa e tudo mudar. Dois ats novos chegam na equipe, três ats saem, nenhum chega e mais um sai. A equipe fica pequena, mas parece que as coisas ficaram mais tranquilas... Em seguida, chegam outros ats e tudo parece estar saturado... Um novo morador chega, a caSa se renova, ou então vira um caoS, outro morador sai e caSa fica mais pesada. Fulano está difícil, caotizando a caSa, troca-se a medicação que não faz nenhum efeito, nada muda, melhor passar um tempo na outra caSa e a medicação passa a fazer efeito...

Os ats acompanham assim a caSa, mas estabelecem relações diferenciais com cada morador e com os outros ats, de modo que nunca se sabe por onde cada um vai entrar[645] na caSa, seja ele um morador ou um at. Às vezes um at pode passar anos trabalhando na caSa e jamais chegar verdadeiramente em um morador e vice-versa... São as transferências multiformes e fragmentárias de que falava Oury[646]. Por onde cada um entra na caSa de forma mais ampla, no sentido de um pertencimento, mas também como cada um entra na caSa a cada dia? Quais enxertos? Quais objetos transicionais?

Experiência de uma estagiária que acabara de chegar:

> – Cheguei na caSa e não sabia o que fazer, fiquei muito confusa e ansiosa, então entrei no banheiro fechei a porta e comecei a limpar. Isso me deixou mais tranquila, mas não sei se estou fazendo certo, não deveria ser os moradores que deveriam limpar o banheiro, afinal a caSa não é deles?
> – Não, a caSa é sua, e os banheiros precisam ser limpos porque alguém se sente impelido a isso, porque não gosta de usar banheiros sujos! Você está entrando na — caSa pelo banheiro, tudo bem, também não gosto de banheiros

---

[645] Remeto ao item **ENXERTO INCIDENTAL: *Gabriel e a entrada em três tempos.***

[646] Remeto aos itens **caSa na borda**; ***ENXERTO INCIDENTAL: os enxertos de transferência.*** Importante reafirmarmos, junto com Oury, que o mais importante nessa transferência multiforme e fragmentária são as passagens de uma presença a outra, de uma situação a outra, e não as relações duais que, porventura, possam acontecer.

sujos! Se daqui há dois meses você não tiver feito nenhuma outra coisa além de limpar o banheiro a gente conversa. Por enquanto, se você sentir que precisa limpar o banheiro, faça, estou contigo... vai que alguém descobre com você que limpar o banheiro é melhor do que tomar rivotril?

É que realmente os banheiros não precisam ser limpos caso ninguém se importe com isso! Nada precisa ser feito se ninguém achar que precisa ser feito, no entanto, se alguém se sente convocado a fazer algo é porque esse algo deve ser feito e cabe a esse alguém engendrar os meios pelos quais serão feitos, pois lhe concerne. Assim, também com as relações interpessoais, santos batem ou não, sente-se o chamado do *outro* ou não. E, se os santos batem, já era, se está irremediavelmente comprometido, esse santo – ou seria demônio[647] – habitará até mesmo seus sonhos...[648]

Outros dispositivos também são importantes e conferem ritmos semanais à caſa, como, por exemplo, as supervisões, tanto dos estagiários quanto de todos. Momentos em que entendimentos são questionados, afetos são desembolados, palavras circulam e ações são elaboradas. Um grupo de estudos também se dá semanalmente e realimenta os entendimentos sobre aspectos da caſa...

Mas voltando à distribuição das presenças de que estava tratando, mesmo essa distribuição semanal pelos dias da semana, diferentes uns dos outros, sofre uma outra reviravolta. Semestralmente há uma remontagem, de acordo com as disponibilidades de cada um, de todo o quadro de horários. Tal ritmo semestral começou a ocorrer a partir do momento que formalizamos um programa de estágio de um ano, sendo que, com seis meses, os estagiários mudam para outra caſa. Antes a mudança de horários se dava de acordo com as necessidades que iam surgido no meio do caminho e os estagiários entravam a qualquer momento do ano e permaneciam no estágio pelo tempo que desejassem, de acordo com

---

[647] Remeto ao item **caſa Kingsley Halll**, no momento em que Mary Barnes conjura os piores demônios de Joseph Berke.

[648] Nota de uma at moradora ao falar dos pequenos hábitos que a caſa convoca: *"As diferentes culinárias de cada terapeuta (pessoal daqui sempre fala das comidas veganas do Maurício), aprender a usar a panela de pressão, a cuidar de plantas, furar parede, fazer marcenarias, improvisar consertos, reinventar móveis (sofá feito de colchão por ser mais fácil de lavar, estrado da cama feito de porta pra aguentar 150 quilos de loucura). Tem também as peculiaridades dos moradores, por exemplo: o Artur não consegue dormir com a cama arrumada, sempre que a gente arruma, ele desarruma para dormir... O José que dorme com o chinelo embaixo do colchão, fecha todas as portas e janelas da caſa e arruma as almofadas desarrumadas no sofá numa* gestalt *estranhamente refinada. O rádio do Ramiro ligado o dia inteiro, abafando as vozes, e deixando os colegas de quarto irritados...".*

as suas demandas. Todavia, a formalização do estágio foi produzindo, espontaneamente, esse ritmo semestral, de modo que os ats, em geral, pegam carona nesse ritmo. Não que mudanças não ocorram no decorrer desses seis meses, mas como os estagiários têm a sua disponibilidade alterada por conta dos semestres das faculdades, as demandas de todos acabam concentradas nesse momento...

A ca∫a é composta por uma diversidade imensa de casa∫e por diversas formas de habitá-la. Cada um que lá habita – seja ele um at, um morador, um visitante ou um familiar – traz consigo os seus próprios hábitos relativos ao morar. As memórias e experiências que cada um carrega em si mesmo entram em uma complexa relação em que certas concepções de casa e de morar se chocam com outras, se aliam a outras, se combatem e, como resultante, as novas experiências na ca∫a alteram as concepções pregressas de cada um compondo essa estranha habitação que é a ca∫a. Em geral, habitar a ca∫a é processo de estranhamento de si que coloca em movimento processos de desabituação e de habituação, forçando o desalo(u)camento da própria habitação, daí seu caráter clínico. A habitação-substantivo é sempre habitação-verbo se confundindo com a própria clínica. A ca∫a é um processo em que o clínico é o próprio habitar.

Mas o que importa disso tudo é que a ca∫a não se deixa constituir por grandes hábitos, mas sim por hábitos locais e passageiros. Cada pessoa da equipe faz de uma maneira, cria junto aos moradores as maneiras de habitar a ca∫a. Assim, com um at é possível fazer alguma coisa, mas com outro não. Não tem unidade e a única coerência, se é que essa palavra é boa, é relacional, localizada e mutante. Quando um at deseja tomar uma direção, cabe a ele arrastar a ca∫a naquela direção, articular a realidade para fazê-la existir. E não quero dizer com isso que as direções sejam conscientemente engendradas.

Na ca∫a não há aonde chegar, nossa aventura é continuar existindo, tornando realidade um universo coletivo onde a loucura de todos, ats e moradores possa habitar, possa coexistir. Só desejamos continuar existindo meio invisíveis, sem sermos internados ou mortos.

A ca Sa não para de se desfazer e de se refazer. Como estamos vendo, os seus hábitos são curtos e a brevidade dos hábitos têm várias camadas. E uma dessas camadas se refere a um princípio econômico, toda uma *oikonomia*[649]. Como em toda casa, há certamente um fluxo de dinheiro que passa pela ca Sa. Esse fluxo é composto, por um lado, pela entrada total de dinheiro e, por outro lado, pela distribuição que é feita dos recursos financeiros. Entrada e saída de dinheiro... E quanta coisa passa por esse analisador! Quem financia a ca Sa são familiares e/ou os próprios moradores, sendo que cada morador paga um valor mensal diferente, não há padronização do valor. Há um acordo inicial que se constitui conforme o momento da ca Sa e o volume de trabalho projetado para que um novo morador comece a morar na ca Sa. Com o tempo, esse valor mensal é readequado para mais ou para menos de acordo com as necessidades e as possibilidades tanto da ca Sa quanto das famílias. Então, o valor de entrada de dinheiro pode variar de um mês para outro de acordo tanto com a chegada quanto com a saída de moradores, ou então com a readequação e os reacordos dos valores pagos. Todavia, não há na ca Sa diferenças no trato dos moradores em função do valor que pagam. Todos moram na ca Sa como um todo e fazem uso dela de acordo com os critérios que a própria convivência impõe, sempre norteados pela ética da hospitalidade. Tomemos um exemplo do cotidiano: Muitas pessoas procuram a ca Sa e constantemente algumas questões são levantadas no sentido de entender o seu funcionamento. Uma delas é se quartos individuais teriam um valor maior, dado uma certa valorização da intimidade, da privacidade e do conforto proveniente do modelo neurótico e burguês de funcionamento da das casas.[650] Para nós não há esse tipo de valoração, de modo que não sabemos nem se é realmente interessante que haja alguém isolado em um quarto individual. Se uma pessoa vai estar no quarto com uma ou mais pessoas, se vai estar sozinha em um quarto ou se simplesmente vai se acomodar por diversos

---

[649] Segundo o *Dicionário filosófico* de André Comte-Sponville, a *oikonomia*, "etimologicamente, é a lei ou a administração (*nómos*) da casa (*oikos*). A primeira economia é doméstica: é a gestão dos bens de uma família, dos seus recursos, das suas despesas, o que Montaigne chamava de *ménage* [cuidados do lar], que considerava uma tarefa 'mais absorvente do que difícil'" (COMTE-SPONVILLE, 2003, p. 186). Como nos mostrou Foucault, para os gregos, a economia diz respeito ao modo de gerir a casa e gerir a casa é uma das formas de governo de si, sobretudo dos prazeres. Àqueles que se auto governam, cabe governar também a cidade. Ver FOUCAULT, 1994. De qualquer forma, não há como pensar a ca Sa sem pensar economia dos seus fluxos: fluxos de signos, fluxos de corpos, fluxos de enunciados, fluxos de desejos, fluxos de afetos, e, como não poderia deixar de ser, fluxos de dinheiro.

[650] Remeto aos itens **a casa burguesa; a casa íntima; a casa neurótica;**

outros cômodos da caſa vai depender de critérios imanentes à clínica do habitar construídos pela própria convivência. Não há regime especial para nenhum morador devido aos valores pagos e sim de acordo com a alteridade que apresentam em cada momento da convivência...

Assim, além do fluxo de entrada de dinheiro na caſa é necessário falar do fluxo de saída. Se o fluxo de entrada é relativamente simples, pois são poucas as entradas, já o fluxo de saída apresenta uma maior complexidade. A distribuição do dinheiro na caſa pode ser dividida em dois grandes fluxos de saída, um para os gastos de custeio da caſa que são basicamente os mesmos de qualquer casa – aluguel, IPTU, luz, água, gás, comida, manutenção etc. – e outro para equipe. O primeiro fluxo de saída gira em torno de 45 por cento de todo dinheiro que entra e sua variação mensal vai determinar a variação do valor que a equipe receberá, pois o restante todo é distribuído pela equipe segundo critérios que podem variar ao longo do tempo.[651] Entretanto, o mais importante é que a resultante final seja zero. Ao fim de cada mês, o valor total de saída é exatamente igual ao de entrada, sem sobras nem faltas. Não há acúmulo, todo dinheiro é redistribuído e tudo recomeça e no próximo mês é novamente redistribuído.

Considero este um dispositivo importante que ajuda a operar um desalo(u)camento constante da caſa, pois o fluxo de dinheiro precisa ser regulado de acordo com as múltiplas necessidades envolvidas. Que a *oikonomia* da caſa resulte sempre em zero é um princípio, um desejo e uma prática. Que a economia financeira esteja em conformidade com as economias dos desejos com suas realizações e suas limitações imanentes; que os desejos sempre recomecem junto à economia financeira efetuando novas realizações; e que, com o recomeço dos desejos, a caſa também se reinaugure! É que a caſa tem seu tamanho, ora maior, ora menor e desejamos que ela valha exatamente o valor do que nela se faz, nem mais nem menos, que ela valha o uso que dela se faz. Todo dia se dorme, todo dia se come... Todo mês a caſa retorna ao zero e retorna do zero... Todo mês ela reencontra o seu grau zero no que tange à sua *oikonomia*. A terra se alisa, os desejos a movem. Vale a pena investir nisso, naquilo? O dinheiro escoará sempre e todo, que nada sobre, que nada falte. E jamais será o suficiente já que uma RT não se presta a ser um

---

[651] De tempos em tempos esses critérios são repensados e readaptados, de modo que, ao longo desses anos de existência da caſa, já existiram critérios completamente diferentes uns dos outros, mas todos respeitando o princípio de não acúmulo, de retorno ao zero.

projeto lucrativo, sendo um péssimo modelo de negócios se tomarmos uma expressão do universo empresarial, não funciona como um comércio, não é para funcionar por objetivos puramente financeiramente... Não adianta nem coach.

hábito, habitar, habitat... [652]

Aristóteles havia dado ao hábito um lugar bastante específico. O espaço intermediário entre o ser em potência e o ser em ato. É que ele

---

[652] Agamben fez uma importante etiologia do substantivo hábito e do verbo habitar: "O verbo latino *habitare*, do qual deriva nosso termo 'habitação', é um frequentativo de *habeo*, que significa ter. Nós usamos o verbo ter – como, no mais, fazemos com o verbo ser [NT: O verbo italiano *essere* pode ser traduzido em português tanto por ser quanto por estar] – como se seu significado fosse seguramente dado. Não é assim. Émile Benveniste, sempre ele, tem um ensaio precioso, cujo título é *Ser e ter em suas funções linguísticas*, que mostra que não só o significado desses dois verbos é extremamente problemático, mas também que eles estão ligados por uma relação complexa. Assim, descobrimos que o verbo ter – como o verbo ser – não existe na maior parte das línguas. Em muitas línguas, como em árabe ou nas línguas altaicas, ele é substituído por expressões como 'ser/ estar em' ou 'ser de'. A partir disso, é fácil concluir que ter é apenas o inverso de 'estar-em', que é a expressão normal. *Mihi est pecunia* se inverte como *in ego habeo pecuniam*: o que era sujeito na primeira expressão se transforma, na segunda, em objeto.

A conclusão de Benveniste é que tanto ser quanto ter são verbos de estado. Mas, mesmo sendo vizinhos, eles se diferenciam, pois ser é o estado do essente, de quem é algo, enquanto ter é o estado do *avente*, [NT: Por não ter correspondente específico direto em português, optei por manter o termo original, o qual designa, como especifica na sequência Agamben, 'a qualidade de quem tem algo'] de quem tem ou possui algo. Ser estabelece entre os dois termos uma relação intrínseca de identidade e ter uma relação extrínseca de posse. Porém, isso de fato é assim? Alguns dos exemplos que Benveniste cita dão a entender que o significado dos dois verbos seja ainda mais próximo do que o linguista gostaria de sugerir.

De *habeo* derivam *habilis* ('fácil de ter ou manobrar, que se presta ao uso' e 'hábil, capaz de fazer algo'); *habitus* ('modo de ser, comportamento, posse' – portanto, 'capacidade, disposição, hábito' – por exemplo, o arquiteto tem o hábito da técnica de construção); *habitudo* ('modo de manter-se ou comportar-se de forma estável', 'constituição corpórea' – e, mais tarde, 'costume' [NT: Em italiano, *abitudine*, o qual mantém a raiz *habeo*]; *habena* (cinta, rédea, aquilo por meio do qual se mantém algo unido). Também instrutiva é a fórmula comum *bene habet*, 'tudo bem', ou *se bene habere*, 'estar bem'. E, por fim, nosso verbo intensivo *habitare*, que não significa apenas 'estar habitualmente, permanecer', mas, acima de tudo, 'ter estavelmente ou com frequência, ter o *habitus* ou o costume de algo': note-se a curiosa expressão atestada, por exemplo, em Gregório Magno e no vocabulário monástico, *secum habitare*, habitar consigo, isto é, ter certo hábito de si, certo modo de ser e de viver em relação a si mesmo consigo, certo uso de si. Como esses vocábulos sugerem, os significados de ter e de ser parecem quase entrar em indeterminação, quase como se ter significasse 'ter certo modo de ser', ser disposto de certo modo. Nesse sentido, a habitação se torna uma categoria ontológica. *Habitar – essa é a definição que gostaria de lhes propor provisoriamente – significa criar, conservar e intensificar hábitos e costumes, isto é, modos de ser.* O homem é um ser 'habitante', porque existe sob o modo do ter – ou seja, no sentido que se viu, da habilidade, do hábito e do costume. Isto é, o homem é um vivente que transforma o ser em um ter: em habilidades, técnicas, hábitos e costumes. Há uma reciprocidade e uma contínua troca entre ser e ter. E essa reciprocidade é também uma boa definição da ética, tendo em vista que o vocábulo grego *ethos* tem a ver com o modo de ser e viver com os outros e, acima de tudo, consigo, ou seja, caso não se esqueça de que a ética é sobretudo um *secum habitare*. Por isso, o homem tem necessidade não só de uma toca ou de um ninho, mas de uma casa, de um lugar onde 'habitar', onde construir, conhecer e exercitar intensamente seus 'hábitos'. Construir, que é o objeto da arquitetura, pressupõe ou tem constitutivamente a ver com a habitação, a faculdade de habitar" (AGAMBEN, 2019, p. 6-7).

havia instaurado a própria separação entre ato e potência, em que o ato pode ou não realizar a potência. Potência se tornaria assim, possibilidade, ao mesmo tempo que o ato esgotaria a própria potência ao realizá-la, ao se tornar obra. Todavia, pode-se perguntar se, ao invés de se esgotar, na própria obra não subsistiria ou insistiria a potência, de modo que obra dissesse respeito também ao uso que se faz da potência. Ou melhor, se, a depender do uso (nômade/sedentário), a potência não se encontraria resguardada como inesgotável potência, que conferiria a cada ato a consistência desapropriante de um *como não*. A esse tipo de uso, Agamben, dá o nome de uso habitual.

> Mas o que é o uso habitual, como se usa um hábito sem o fazer passar para o ato, sem o pôr em obra? É claro que isso não significa inércia ou simplesmente ausência de obras, mas uma relação totalmente diferente com estas. A obra não é o resultado nem a efetivação de uma potência, que nela se realiza e esgota: a obra é aquilo em que a potência e o hábito ainda estão presentes, ainda em uso, ela é a casa do hábito, que não para de mostrar-se e quase de dançar nela, reabrindo-a incessantemente para um novo e possível uso.[653]

A obra onde está inoculada em si mesma a potência é a caSa do hábito. Nela, o uso habitual se faz em uma experiência desapropriante do como não!

Desdobremos essa fórmula com calma! Sigamos as pistas do hábito...

Para os estoicos, o espaço não é um contêiner vazio onde os corpos se deslocam. No mundo estoico, os corpos são sempre misturas de corpos através de suas paixões e ações, de modo que o mundo é uma grande interpenetração dos corpos uns nos outros. Não há vazio, somente relações que são misturas entre os corpos segundo um princípio de expansão e contração dos próprios corpos e do mundo. Com efeito, fala-se de vazio como algo impassível que insiste Fora do mundo, porém sem existência. Ocorre que para os estoicos, os liames dessas interpenetrações dos corpos uns nos outros, chamam-se hábito (*Héxis*). "As partes do mundo estão ligadas [...] por liame interno, uma *Héxis*, estendida de um lado ao outro do mundo [...]".[654] Um corpo está inexoravelmente misturado, em suas partes,

---

[653] AGAMBEN, 2017, p. 85.

[654] BRÉHIER, 2012, p. 85.

com outros corpos, sem intervalo entre eles, e o hábito corresponde a um grau de tensão dessa mistura segundo uma dinâmica entre expansão e contração. Hábito então é o nome de um grau de mistura de coisas, isto é, corpos mais ou menos contraídos uns nos outros. Com efeito, sabe-se que esse mundo dos corpos misturados, portanto jamais substâncias puras, para os estoicos, tem como modelo o vivo que se expande e se contrai. Toda *uma vida* não orgânica e animada dos corpos se interpenetrando uns nos outros. Ocorre que a cada ato, ou a cada grau de mistura dos corpos, corresponde um acontecimento que é como sua alma, espírito ou vida...

Entretanto, na modernidade, o gesto cartesiano culminou na separação entre corpo e alma, a matéria e o espírito... Coube, em parte, aos empiristas recolocar o problema da gênese da experiência do vivo a partir da matéria. E, em uma espécie de radicalização do empirismo clássico, feita por filósofos contemporâneos como Deleuze[655], Lapoujade, Agamben, entre outros, será o liame do hábito que será invocado.[656] Sendo assim, Lapoujade, em um estudo sobre William James, começa o primeiro capítulo, intitulado *Empirismo radical*, apresentando a experiência pura como a característica essencial do empirismo:

> Uma das características essenciais do empirismo em geral é a construção de um plano que permite observar como são feitas as ultrapassagens, as crenças, os julgamentos etc. Observamos a experiência a partir de uma espécie de experiência pura, um momento primeiro de *inexperiência* – tabula rasa. Nos empiristas clássicos, como Locke e Hume, esse plano se confunde estritamente com a ignorância do primeiro homem ou do recém-nascido, quando a mente ainda é apenas um conjunto díspar de átomos psíquicos não ligados entre si.[657]

---

[655] Deleuze, por exemplo, nomeia esse empirismo ora de empirismo superior, ora de empirismo transcendental...

[656] "Não porque tudo viria dos sentidos, mas porque se adquire um conceito habitando, plantando sua tenda, contraindo um hábito. Na trindade Fundar-Construir-Habitar são os franceses que constroem, e os alemães que fundam, mas os ingleses habitam. Basta-lhes uma tenda. Eles forjam para si uma concepção extraordinária do hábito: adquirimos hábitos contemplando, e contraindo o que contemplamos. O hábito é criador. A planta contempla a água, a terra, o azoto, o carbono, os cloros e os sulfatos, e os contrai para adquirir seu próprio conceito, e se sacia com ele (*enjoyment*). O conceito é um hábito adquirido contemplando os elementos dos quais ele procede (de onde a grecidade muito especial da filosofia inglesa, seu neoplatonismo empírico). Nós somos todos contemplações, portanto hábitos. *Eu* é um hábito. Há conceito em toda a parte onde há hábito, e os hábitos se fundam e se desfazem sobre o plano de imanência da experiência radical: são 'convenções'. É por isso que a filosofia inglesa é uma livre e selvagem criação de conceitos. Uma proposição sendo dada, a qual convenção remete ela, qual é o hábito que constitui seu conceito? É a questão do pragmatismo" (DELEUZE & GUATTARI, 1992, p. 136-137).

[657] LAPOUJADE, 2017, p. 23.

Assim, somos remetidos às condições da experiência, ao transcendental. Ocorre que o transcendental precisará ser inoculado no próprio empírico, não mais tomado como determinações ordinárias do senso comum, isto é, como as coisas *em si*.[658]

Tomemos a mente de recém-nascido como pura passividade, o que equivale a dizer que ela é indiferença, placa sensível, tábula rasa, receptividade pura ou hospitalidade incondicional. Nessas condições, temos ausência de relações, distâncias positivas. A natureza humana, entretanto, é um artifício criado a partir das diferenças impressas se tornado espírito. O hábito é o modo como o espírito se diferencia instituindo a natureza humana. A natureza humana é obra. Criamos e somos instituições, não temos instintos. Nossas relações são nossos hábitos e estes, as tendências, parcialidades que somos.

Perguntemos assim como se constituem os hábitos que somos. Os hábitos nos tiram da indiferença na medida em que associam impressões, ou melhor, contraem as impressões umas nas outras. Hábitos são as contrações, e contraindo as impressões contraímos um hábito. As impressões não têm, por princípio, relação alguma umas com as outras, todavia, em uma espécie de salto, passam a estabelecer relações sintéticas entre si, que são como unidades mínimas. São essas relações que formam os pequenos *eus*, ainda que seja um *eu* germinal, correlativo a cada contração, a cada hábito. Quanto mais impressões se associam, mais um hábito se institui. A contração do hábito é assim uma síntese e a síntese contraente do hábito é a passagem de quantidades que, ao se associarem, geram uma diferença, uma qualidade. A quantidade de impressões associadas se torna assim uma qualidade ou a tendência que somos. Porém, a tendência que somos, ou seja, nossos hábitos, nossas contrações, são, antes de qualquer coisa, um princípio territorial, tal qual explica Lapoujade:

> [...] o hábito constitui um grande presente vivo, uma sensibilidade vital primária que se distribui em hábitos de viver povoando a terra com uma multidão de ritmos distintos. Mas

---

[658] "A forma transcendental de uma faculdade confunde-se com seu exercício disjunto, superior ou transcendente. Transcendente de modo algum significa que a faculdade se dirija a objetos situados fora do mundo, mas, ao contrário, que ela apreende no mundo o que a concerne exclusivamente e que a faz nascer para o mundo. Se o exercício transcendente não deve ser decalcado sobre o exercício empírico, é precisamente porque ele apreende aquilo que não pode ser apreendido do ponto de vista de um senso comum, que mede o uso empírico de todas as faculdades de acordo com o que cabe a cada uma sob a forma de sua colaboração. Eis por que o transcendental está sujeito a um empirismo superior, único capaz de explorar seu domínio e suas regiões, pois, contrariamente ao que acreditava Kant, ele não pode ser induzido das formas empíricas ordinárias tais como elas aparecem sob a determinação do senso comum" (DELEUZE, 1988a, p. 236).

cada ritmo é, ao mesmo tempo, *um princípio territorial*. O hábito cria territorialidades. As primeiras sínteses são contrações da terra; se extraem ar, água, nitrogênio e minerais, é para formar meios (internos e externos). Correlativamente, cada alma contratante cria para si uma territorialidade na medida que possui o que contrai; ela só possui o que é e só é o que tem. '[...] é por ter que o ser aqui se forma'. É uma espécie de proprietário de terra que possui o solo que ocupa de modo transitório.[659]

Somos, portanto, o espaço que habitamos. O *Spatium* intensivo se torna o espaço extenso enquanto habitat. Do corpo-ca ʃa à ca ʃa-habitat e da ca ʃa-habitat à ca ʃa-universo... O princípio territorial é a posse enquanto ocupação, uso transitório e, dessa forma, expressam uma existência, *uma vida*. Ter um espaço para ser homólogo ao próprio espaço. O espaço como forma expressiva, a expressividade aquém da significância.

> Possuir um território, não é isso que pretende toda reivindicação, toda expressão? Toda reivindicação, toda pretensão não é primeiro territorial, territorializante? Chegar num meio, nele criar hábitos, nele inscrever suas marcas e suas referências como delimitações, nele adotar condutas de acordo com determinados ritmos, em suma, compor um ritornelo, já não reivindicar um território, à maneira de um direito consuetudinário? Há reivindicação territorial assim que há composição de espaços-tempos determinados, mesmo quando provisórios ou móveis.[660]

Para Deleuze & Guattari esse é justamente o devir-estético, o ponto de declinação em que começa o *em*-ca ʃa, na medida em que não se separa do território enquanto expressão. Habitat é a inseparabilidade entre território e ca ʃa, uma artificialidade, um agenciamento estético, obra de arte. "A arte começa talvez com o animal, ao menos com o animal que recorta um território e faz uma casa (os dois são correlativos ou até mesmo se confundem por vezes no que se chama de habitat)".[661] E se a arte começa com animal é porque, ao criar um habitat, faz-se variar toda determinação orgânica e funcional:

> Com o sistema território-casa, muitas funções orgânicas se transformam, sexualidade, procriação, agressividade, alimentação, mas não é esta transformação que explica

---

[659] LAPOUJADE, 2015, p. 71.
[660] LAPOUJADE, 2015, p. 40.
[661] DELEUZE & GUATTARI, 1992, p. 237.

a aparição do território e da casa; seria antes o inverso: o território implica na emergência de qualidades sensíveis puras, *sensibilia* que deixam de ser unicamente funcionais e se tornam traços de expressão, tornando possível uma transformação das funções. Sem dúvida esta expressividade já está difundida na vida, e pode-se dizer que o simples lírio dos campos celebra a glória dos céus. Mas é com o território e a casa que ela se torna construtiva, e ergue os monumentos rituais de uma missa animal que celebra as qualidades antes de tirar delas novas causalidades e finalidades. Esta emergência já é arte, não somente no tratamento dos materiais exteriores, mas nas posturas e cores do corpo, nos cantos e nos gritos que marcam o território. É um jorro de traços, de cores e de sons, inseparáveis na medida em que se tornam expressivos (conceito filosófico de território).[662]

As tendências, as parcialidades e inclinações são também regozijos imanentes, comoções sem sujeito, deleites na sua própria passividade contraente, tal como um princípio autoerótico de prazer, de alegria ou de beatitude...[663] No entanto, o que os autores colocam em questão é que tais inclinações labutam em direção a um do mínimo território-casa, habitat ou meio e esse mínimo, por si só, é arte, artifício, monumento ou ritual instaurado, construído, obra.... Tornam-se expressões em acordo com o seu próprio uso, *formas-de-vida*. A sensibilidade intensiva e quantitativa do espírito se torna qualidade sensível dando consistência ao corpo, à carne, anunciando um salto, uma passagem. *Uma vida* começa a se qualificar. Tudo muda nesse salto do quantitativo ao qualitativo, da carne para a casa, do corpo para o território. Se ainda pode-se falar em instintos é na medida de um instinto de transvasar o próprio instinto em direção a outra coisa. Sendo assim, Deleuze & Guattari fazem desfilar sob nosso olhos e ouvidos a dança e o canto de toda uma etologia em que nem mesmo os personagens de Kafka escapam:

> O *Scenopoietes dentirostris*, pássaro das florestas chuvosas da Austrália, faz cair da árvore as folhas que corta cada manhã, vira-as para que sua face interna mais pálida contraste com a terra, constrói para si assim uma cena como um *ready-made*, e canta exatamente em cima, sobre um cipó ou

---

[662] DELEUZE & GUATTARI, 1992, p. 237-238.

[663] De fato, Deleuze identifica nessa experiência sem sujeito, porém numinosa, a emergência do prazer enquanto princípio: "O prazer é um princípio, na medida em que ele é a comoção de uma contemplação transbordante que contrai em si mesma os casos de descontração e de contração. Há uma beatitude da síntese passiva" (DELEUZE, 1988a, p. 134).

um galho, um canto complexo composto de suas próprias notas e das de outros pássaros, que imita nos intervalos, mostrando a raiz amarela das plumas sob seu bico: é um artista completo. Não são as sinestesias em plena carne, são estes blocos de sensações no território, cores, posturas e sons, que esboçam uma obra de arte total. Estes blocos são ritornelos; mas há também ritornelos posturais e de cores; e tanto posturas quanto cores se introduzem sempre nos ritornelos. Reverências e posições eretas, rondas, traços de cores. O ritornelo inteiro é o ser de sensação. Os monumentos são ritornelos. Desse ponto de vista, a arte não deixará de ser habitada pelo animal. A arte de Kafka será a mais profunda meditação sobre o território e a casa, o terreiro, as posturas-retrato (a cabeça pendida do habitante com o queixo enterrado no peito, ou ao contrário "o grande tímido" que fura o teto com seu crânio anguloso), os sons-música (os cães que são músicos por suas próprias posturas, Josephine a ratinha cantora da qual jamais saberemos se canta, Gregoire que une seu piado ao violino de sua irmã numa relação complexa quarto-casa-território). Eis tudo o que é preciso para fazer arte: uma casa, posturas, cores e cantos – sob a condição de que tudo isso se abra e se lance sobre um vetor louco, como uma vassoura de bruxa, uma linha de universo ou de desterritorialização. "Perspectiva de um quarto com seus habitantes" (Klee).[664]

Importante notar que um vetor louco vindo de Fora é que opera as passagens. Loucura de uma caSa que é sensação pura engendrada em sensação pura, blocos, composições, construtivismo imanente... Da sensação pura ao ser de sensação. E continuam avançando sobre o território à medida que este ganha consistência. O desfile etológico não para, prossegue indo do ser de sensação aos compostos territoriais, aos blocos de sensação em uma concepção melódica:

Cada território, cada habitat junta seus planos ou suas extensões, não apenas espaço-temporais, mas qualitativos: por exemplo, uma postura e um canto, um canto e uma cor, perceptos e afectos. E cada território engloba ou recorta territórios de outras espécies, ou intercepta trajetos de animais sem território, formando junções interespecíficas. É neste sentido que Uexkühl, num primeiro aspecto, desenvolve uma concepção da Natureza melódica, polifônica, contrapontual. Não apenas o canto de

---

[664] DELEUZE & GUATTARI, 1992, p. 238-239.

um pássaro tem suas relações de contraponto, mas pode fazer contraponto com o canto de outras espécies, e pode, ele mesmo, imitar estes outros cantos, como se se tratasse de ocupar um máximo de frequências. A teia de aranha contém "um retrato muito sutil da mosca" que lhe serve de contraponto. A concha, como casa do molusco, se torna, quando ele morre, o contraponto do Bernardo-eremita que faz dela seu próprio habitat, graças a sua cauda que não é nadadeira, mas preênsil, e lhe permite capturar a concha vazia. O Carrapato é organicamente construído de modo a encontrar seu contraponto no mamífero qualquer que passa sob seu galho, como as folhas de carvalho arranjadas como telhas, nas gotas de chuva que escorrem. Não é uma concepção finalista, mas melódica, em que não mais sabemos o que é arte ou natureza ("a técnica natural"): há contraponto toda vez que uma melodia intervém como "motivo" numa outra melodia, como nas bodas entre a mamangava e a boca-de-leão. Essas relações de contraponto juntam planos, formam compostos de sensações, blocos, e determinam devires.[665]

Todavia, essa melodia, polifônica e contrapontual entre territórios que sobrevêm uns sobre os outros, uns em relação aos outros, dependem de uma força vinda de Fora, ou melhor, do próprio Fora enquanto força de desterritorialização. Isso já era verdade na passagem da sensação pura ao ser de sensação, do habituar ao habitar, do hábito ao habitat. É que o prazer enquanto princípio imanente das contrações jamais atravessaria a si mesmo se não houvesse o seu para além ou para aquém, o seu Fora, seu vetor louco. Além do princípio de prazer quer dizer aqui, eterno retorno, uma oitava acima ou abaixo... Cometas, flechas ou afecções; de qualquer forma intensidades vindas do infinito que somam, subtraem, dividem ou multiplicam as quantidades e fazem variar as qualidades.

Na Soleira, a epifania do proprietário e do estrangeiro. Habita-se o Fora para que hábitos possam ser contraídos e, na medida em que os hábitos constituem uma caSa, um habitat pode ser habitado. E de um habitat a outro habita-se novamente o Fora para que novos hábitos sejam contraídos. Construir uma caSa é construir a si mesmo e vice-versa, correlatividade entre o si e o espaço. Não há caSa vazia de si e sim distâncias positivas por onde se salta para se constituir *em*-caSa.

---

[665] DELEUZE & GUATTARI, 1992, p. 239.

Mas não são somente estes *compostos melódicos* determinados que constituem a natureza, mesmo generalizados; é preciso também, sob um outro aspecto, um *plano de composição sinfônica* infinito: da Casa ao universo. Da endo-sensação à exo-sensação. É que o território não se limita a isolar e juntar, ele abre para forças cósmicas que sobem de dentro ou que vêm de fora, e torna sensíveis seu efeito sobre o habitante. É um plano de composição do carvalho que porta ou comporta a força de desenvolvimento da bolota e a força de formação das gotas, ou o do carrapato, que tem a força da luz capaz de atrair o animal até a ponta de um galho, numa altura suficiente, e a força de peso com a qual se deixa cair sobre o mamífero que passa – e entre os dois, nada, um vazio assustador que pode durar anos, se o mamífero não passa. E ora as forças se fundem umas nas outras em transições sutis, decompõem-se tão logo vislumbradas, ora se alternam ou se enfrentam. Ora deixam-se selecionar pelo território, e são as mais benevolentes que entram na casa. Ora lançam um apelo misterioso que arranca o habitante do território, e o precipita numa viagem irresistível, como os pintassilgos que se reúnem frequentemente aos milhões ou as lagostas que empreendem uma imensa peregrinação no fundo da água. Ora se abatem sobre o território e o invertem, malevolentes, restaurando o caos de onde ele mal saía. Mas sempre, se a natureza é como a arte, é porque ela conjuga de todas as maneiras esses dois elementos vivos: a Casa e o Universo, o *Heimlich* e o *Unheimlich*, o território e a desterritorialização, os compostos melódicos finitos e o grande plano de composição infinito, o pequeno e o grande ritornelo.[666]

O Fora é o universo, a terra desterritorializada, a Terra, *uma vida* ou vida não orgânica das coisas...

A casa participa de todo um devir. Ela é vida, "vida não orgânica das coisas". De todos os modos possíveis, é a junção dos planos de mil orientações que define a casa-sensação. A casa mesma (ou seu equivalente) é a junção finita dos planos coloridos. [...] O terceiro elemento é o universo, o cosmos. Não é somente a casa aberta que se comunica com a paisagem, por uma janela ou um espelho, mas a casa mais fechada está aberta sobre um universo. [...] A carne,

---

[666] DELEUZE & GUATTARI, 1992, p. 239-240.

ou antes a figura, não mais é o habitante do lugar, da casa, mas o habitante de um universo que suporta a casa (devir). É como uma passagem do finito ao infinito, mas também do território à desterritorialização. É bem o momento do infinito: infinitos infinitamente variados.[667]

Situo-me, então, nas passagens, nas Soleiras. Passagem do habituar ao habitar, do habitar ao habitat, do corpo à caSa, da caSa ao universo... Pois se a clínica do habitar é relativa ao corpo, ela é, sobretudo, relativa à caSa, quando se trata da RT, e relativa ao universo enquanto experiência ecológica. E são muitos os habitats, de modo que uma caSa precisa ser pensada em graus, graus do habitar: habitat corpo, habitat vizinhança, habitat bairro, habitat cidade, habitat país, habitat mundo. No fundo, é uma questão ecológica.

Como diriam Deleuze & Guattari:

> O corpo desabrocha na casa (ou num equivalente, numa fonte, num bosque). Ora, o que define a casa são as extensões, isto é, os pedaços de planos diversamente orientados que dão à carne sua armadura: primeiro-plano e plano-de--fundo, paredes horizontais, verticais, esquerda, direita, retos e oblíquos, retilíneos ou curvos... Essas extensões são muros, mas também solos, portas, janelas, portas-janelas, espelhos, que dão precisamente à sensação o poder de manter-se sozinha em molduras autônomas. São as faces do bloco de sensação.[668]

Que a caSa seja feita de palha, de madeira ou de tijolos diz somente do grau de resistência ao exterior, como ensina a fábula dos três porquinhos com seu lobo mau ameaçador. É que, para além ou aquém, das questões empíricas que determinam as situações específicas, há uma experiência em relação ao habitar que diz respeito a uma perda absoluta do *em*-caSa. Diria que não estamos lidando mais com as fronteiras mais ou menos ajustáveis entre interior e exterior dentro de um território. A membrana se rompeu. A Soleira se foi... "Quando o homem é afugentado para fora de si mesmo, perdeu o corpo vivido como país natal, como casa e como

---

[667] DELEUZE & GUATTARI, 1992, p. 233.
[668] DELEUZE & GUATTARI, 1992, p. 232.

invólucro protetor".[669] Desterritorialização absoluta, em que não se para de morrer, ausência completa de linguagem e de corpo, fragmentação aterrorizante, perda demasiado grosseira de todos os hábitos, desabituação que é também um desabitação...

> Nada é mais doloroso, mais angustiante do que um pensamento que escapa a si mesmo, ideias que fogem, que desaparecem apenas esboçadas, já corroídas pelo esquecimento ou precipitadas em outras, que também não dominamos. São *variabilidades* infinitas cuja desaparição e aparição coincidem. São velocidades infinitas, que se confundem com a imobilidade do nada incolor e silencioso que percorrem, sem natureza nem pensamento. É o instante que não sabemos se é longo demais ou curto demais para o tempo. Recebemos chicotadas que latem como artérias. Perdemos sem cessar nossas ideias.[670]

E é para esses seres das catástrofes, para esses que desmoronaram, para esses que saíram da casinha, para esses descabidos e sem cabimento que uma RT se faz necessária...

O em-caSa é a unidade mínima da existência,[671] e para aqueles que o desalo(u)camento se tornou alo(u)camento, o mundo inteiro começa – ou rooomeça – pela pequena repetição, pelo proto-hábito que é o em-caSa. A reunião, segundo um paradigma estético-ecosófico, de qualidades sensíveis puras que deixam de ser funcionais e tornam-se expressivas: uma caSa viva e todo o universo que surge como sua paisagem... A caSa-hábito, caSa-habitat, caSa-universo...

RECENSEAMENTO

Fiz um percurso um tanto errático – sempre em S – ao longo do livro. Muitas vezes fui e voltei, repeti, sonhei, fiz enxertos, recomecei, delirei, parei abruptamente, devaneei, autiStei, associei livremente, saltei e andei passo a passo. Hospedei o que pude e senti o pesar por aquilo que não pude hospedar... Encontrei com amigos, com amigos de amigos e, juntos

---

[669] PANKOW, 1989, p. 57.

[670] DELEUZE & GUATTARI, 1992, p. 259.

[671] Remeto ao item ***ENXERTO INCIDENTAL: a arte de percorrer e habitar*** khôra.

seguimos em frente, às vezes andando para o lado, às vezes para trás, às vezes girando em círculos, às vezes tropeçando, às vezes escavando buracos, às vezes subindo em escadas para o paraíso, às vezes... Já que nunca é sempre...

Fiz assim, pois é a *forma-de-vida* da caʃa, experiência viva, que não para se fazer e se desfazer. Há uma semana do prazo de entrega do texto, recebi uma ligação da proprietária da caʃa de Pendotiba, pedindo o imóvel... Bem... Levantemos acampamento e *move on! Tudo novo de novo! Nada de novo debaixo do sol!* O fim da escrita se mistura com a procura de um outro imóvel, de um novo lugar... Tudo isso não deixa de ser intrigante, assustador e maravilhoso! Como será sua arquitetura? Como será a nova distribuição do ʃpatium? Qual será o novo nome da caʃa? caʃa de...

Tristezas e alegrias, lembranças e esquecimentos, vida e morte fazem parte da experiência ainda em curso e sempre em aberto da caʃa. Assim desejei que fosse, de modo que me pergunto, *quando a conclusão virá?* A cada dia ela bate à porta, a cada dia ela é adiada...Tudo isso faz desse escrito um apanhando intensivo que o nome caʃa tem a pretensão de fazer jus...

Se enxertasse aqui uma alegoria ela seria mais ou menos assim:

Quando o louco se torna o personagem conceitual da clínica, é a própria clínica que experimenta um transalo(u)camento *e sai andando* desalo(u)cadamente *por ai a Fora. É que, dentro da alcova de uma sala fechada, o espaço estava milimetricamente estriado, maximamente neutralizado para que o tempo (história) pudesse correr solto, sem esbarrar em nada... Doravante, pela cidade, em suas ruas, se encontram os loucos acompanhados pela clínica* desalo(u)cada, *andarilha, nômade, peripatética, viandante... Assim, surge um novo personagem conceitual da clínica, a par e passo com louco: o at andador. Louco e at povoando o deserto da cidade... Eis que vagando pelas ruas, louco e at, adentram uma casa moderna, burguesa, neuroticamente estriada, com celas individuais, distribuídas por um longo corredor que culmina em uma alcova muito semelhante àquela da qual já haviam partido dez mil anos atrás. A clínica* desalo(u)cada *acha por bem morar nessa casa, habitar a alcova, mas não sem antes* transalo(u)car *a própria casa.... É que as pulsões andarilhas já haviam adquirido pernas invisíveis que, depois de muito andarem, clamavam por ser colocadas para o alto para continuarem andando. Pés em cima da mesa da sala de estar... Liberadas as pulsões de habitação, AT se* transalo(u)ca *em RT, cami-*

nhante em habitador, o louco em vizinho, o at andador em at morador, alcova em Sala-de-eStar, a casa burguesa e neurótica em caSa, a clínica em habitar...

Alegorias à parte, só me resta fazer um recenseamento do que foi escrito a partir das fórmulas que brotaram pelo meio do percurso...

Das que versam acerca da RT em relação ao campo político e clínico:

Para além da desospitalização e do manicômio, a RT pode ser tomada como analisador do modo moderno de se construir e habitar a casa, a cidade, a vida, na medida em que ela se coloca a questão não só política, mas especialmente clínica, de como coabitar com os loucos. Tal qual o louco é sem cabimento na casa burguesa, uma RT pode não ter cabimento em um determinado tecido social.
Uma RT é uma moradia que não pode ser, por um lado, dura demais, perdendo, com isso, a sua capacidade de delirar as realidades sociopolíticas; por outro lado, não pode ser frouxa demais, perdendo, com isso, a capacidade de estabelecer relações mínimas de autossustentação.

Das que versam sobre a causalidade específica das RT:

Uma RT é um dispositivo político destinado a alguém que precisa necessariamente de uma casa como forma de intervenção clínica.
Uma RT – leia-se, habitação clínica – destina-se àqueles que, através da suas existências, colocam em questão o modelo burguês/neurótico de habitação, e que, por isso, acabam por padecer nesse atritamento, de tal maneira que correm o risco de não mais poderem habitar nenhum lugar no mundo, a não ser os lugares de exclusão e de extermínio, ou quando esse risco já se consolidou e essas pessoas precisam ser retiradas – desalo(u)cadas – desses lugares de exclusão e de extermínio.
O em-caSa é a unidade mínima da existência e para aqueles que o desalo(u)camento se tornou alo(u)camento, o mundo inteiro começa – ou recomeça – pela pequena repetição, pelo proto-hábito que é o em-caSa A reunião, segundo um paradigma estético-ecosófico, de qualidades sensíveis puras que deixam de ser funcionais e tornam-se

expressivas: uma caSa viva e todo o universo que surge como sua paisagem... A caSa-hábito, caSa-habitat, caSa-universo...

Da que versa sobre um paradoxo interno da RT:

Tal qual o Parque La Villete mantém a arquitetura e a loucura intrinsecamente ligadas por uma espécie de double bind, permitindo à arquitetura escapar de suas axiomáticas internas e à loucura escapar ao seu desmoronamento, a caSa precisa se manter na justa medida de um double bind que lhe impeça de se tornar, ao mesmo tempo, dura (contraída) demais, sob pena de perder a sua capacidade de delirar as realidades sociopolíticas, ou frouxa (descontraída) demais, perdendo, com isso, a capacidade de estabelecer relações mínimas de autossustentação.
Uma RT é um dispositivo clínico-político que força a clínica a adentrar cada canto das múltiplas dimensões de uma moradia, sobretudo uma moradia coletiva e coletivizante, singular e singularizante...

Da que versa sobre a criação imanente:

Não negarei o outro mundo em seu caráter Sagrado, místico, de êxtase, de epifania, mas sinto necessidade de realo(u)cá-lo. O outro mundo precisa ser alo(u)cado aqui mesmo, nos interstícios desse mundo, não em nome de um ceticismo emburrecido, de um empirismo ingênuo ou de um cientificismo cínico, mas em nome do movimento genético e miraculoso da realidade.

Das que versam sobre o AT:

O AT é uma clínica menor! Afirmo assim a minoridade clínica do AT. AT como devir-menor da clínica.
Fazer AT é, necessariamente, se colocar na questão que a própria clínica é, ou seja, se colocar no devir-menor da clínica.
Se a rua é a agorafilia do AT, o manicômio é sua claustrofobia...

Das que versam sobre a relação AT–RT:

No campo do AT a rua é o espaço clínico, já no campo da RT a casa é o espaço clínico. Assim, casa & rua poderia ser reescrito desta forma: casa/espaço-clínico/rua. O que daria na mesma se se reescrevesse desta outra forma: Residência-Terapêutica(o)-Acompanhamento. O & conectivo e Sagrado seria então o espaço clínico que se encontra entre a rua e a casa, Soleira que, a um só tempo, as separa e as une.

O AT, enquanto experiência de percorrer, leva a clínica ao seu limite, com o Fora produzindo um Dentro como dobra do próprio Fora, já a RT hospeda e acolhe no seu Dentro o Fora como desdobramento do próprio Dentro. A RT como dobra do AT e o AT como desdobra da RT. O Dentro como dobra do Fora e o Fora como desdobra do Dentro. Se o AT tem o grau zero no céu aberto e na ausência de propriedade, a RT, enquanto dobra do AT, produz uma dobra no céu aberto, de modo que este se reflete como telhado, ao mesmo tempo que torna a propriedade de ninguém em propriedade de todos que estão sob o mesmo teto. Céu aberto de ninguém e teto de todos, duas maneiras de o público se manifestar. Grau zero do AT e grau zero da RT. E tudo se revira, se avessa, no grau zero. O AT se torna o céu aberto da RT e a RT o teto do AT. Céu aberto sob o teto e teto sobre o céu aberto. O AT começa como propriedade de ninguém e se apropria, aos poucos, do que é comum. A RT começa como propriedade de todos e se desapropria, aos poucos, para encontrar, quiçá, o mesmo comum.

Das que versam sobre a caSa:

Uma psicologia da caSa exige que se abandone os paradigmas metafóricos e representacionais.
A caSa caSa!
A caSa é para quem precisa de casa!

Das que versam sobre o at como trabalhador da RT:

O at é necessariamente o trabalhador da RT e seu trabalho como at é necessariamente habitar. Em uma RT, acompanhar é habitar. O at morador é o personagem conceitual da clínica do habitar!

Das que versam sobre a correlação entre manicômio e casa burguesa neurótica e suas respectivas desinstitucionalização:

Há uma correlação arquitetônica, no que diz respeito à loucura, entre a criação dos lugares de exclusão e a configuração das casas modernas. Pode-se caracterizar a arquitetura da casa moderna como burguesa e neurótica, se considerarmos que a diversidade da loucura havia sido aprisionada nos manicômios. Há uma casa, que só pode se espacializar arquitetonicamente de determinada forma desconsiderando a presença da loucura em seu interior. Um dispositivo arquitetônico que comporta apenas a neurose, ao mesmo tempo que é produtor dessa mesma neurose. Para que a casa vá cada vez mais se interiorizando e, com ela se engendre também um sujeito cada vez mais interiorizado, é necessário que aqueles que resistem a tal processo sejam alo(u)cados em outro dispositivo arquitetônico.

O investimento sobre uma possível loucura a ser evitada não para de girar no interior da casa da família, ao mesmo tempo que faz a casa familiar girar em torno de uma sexualidade que não para de aparecer na justa medida em que se esconde no seu mais profundo interior, sobretudo, naquilo que acontece no quarto do casal, no fundo do corredor, às escuras, na calada noite, debaixo dos infinitos panos das saias vitorianas...

O surgimento do manicômio foi correlativo ao surgimento de uma casa burguesa, íntima e neurótica. Ao mesmo tempo que a loucura vai perdendo espaço dentro da casa mediante a vigilância exacerbada que lhe conferia uma persecutória existência em potencial, ela vai ganhando espaço dentro do manicômio à medida que essa potencialidade se realiza. Resta à casa uma racionalidade neurótica e burguesa que exclui a loucura de seu Dentro, colocando-a para Fora, ao mesmo tempo que o manicômio, agora espaço de concentração do que está Fora da racionalidade moderna, se tornará o lugar da clausura da loucura e do próprio Fora no seu Dentro...

Da que versa sobre a clínica da neurose e a casa neurótica:

Para um padecimento produzido por uma interiorização tanto do espaço quanto da subjetividade, há um dispositivo clínico que reproduz as condições originárias de tal padecimento. É necessário adentrar esse corredor que dá acesso ao divã para adentrar o mundo superpovoado do qual o corredor é a sua condição. Se o analista se presta a ser depositário do mundo relacional daquele que pretende analisar, tal operação precisa se dar em um ambiente que se preste a reproduzir as condições ambientais que viabilizaram uma intimidade excessiva.

Da que versa sobre a desinstitucionalização da loucura através da RT:

A RT, ela mesma, opera a clínica através do ato de morar, de habitar, de coabitar. Porém, a desconstrução dos lugares não é algo dado, mas sim um acontecimento clínico. Mora-se na caSa e, com isso, algo acontece, habita-se o acontecimento e, consequentemente, uma caSa surge em ressonância mútua como um para-si, que por sua vez mora na caSa e, com isso, algo acontece... Devir-morador do at ao mesmo tempo que devir-outro do doente mental. Esse devir-outro do louco tem um sentido muito preciso: é o seu transalo(u)camento, no sentido de recolocar a loucura em outro lugar, com outro estatuto, que não o de doente mental, sem que, com isso, precise deixar de ser louco. Outramento dos sem cabimento e dos descabidos...

Da que versa sobre o manicômio sem muros:

Com efeito, por que passar mais uma vez pelos prisioneiros e os campos de concentração e extermínio? Por que desfilar mais uma vez sob nossos olhos todo esse horror? Por dois motivos: o primeiro, que não é certo que a loucura esteja livre dos seus campos de concentração próprios, de seus genocídios, dos manicômios. O segundo, porque também não é certo que a sociedade como um todo não tenha se tornado um amontoado de campos de concentração, de situações extremas, em que o genocídio não precisa mais dos muros para acontecer.

Das que versam sobre uma ética antimanicomial:

Depois dessa marca, o manicômio permanece em mim, jamais terminou de sair de mim, sempre um vômito a se expelir, uma alergia a se evitar. Se a ética se produz a partir de uma afecção do intolerável, como ensinou Espinosa, sair do manicômio é ao mesmo tempo tirar o manicômio do horizonte. Não há sentido oposto, ou seja, não há entrada no manicômio que seja tolerável, somente saída. Essa marca ética fez com que em minha prática o caminho tivesse sempre essa meta: para Fora.

Gostaria de inscrever a caSa no registro de um campo diverso, afinal, há nela usos da vida que subvertem e pervertem o campo de concentração manicomial. E não só o manicomial, mas também o campo tecnológico da clínica e do próprio habitar colmatado sob a forma burguesa e moderna. O campo transcendental de uma vida para além e aquém do campo concentracional da vida nua!

Das que versam sobre o habitar como modo de construção de si e de mundo:

Existir é já habitar um espaço qualquer e habitar um espaço qualquer é já fazer para si uma morada, uma casa. Na radicalidade, qualquer para-si já é uma espécie de casa. Essa é a causalidade específica e a razão de ser do dispositivo RT e, especialmente, da caSa: abrir o espaço para que, para-si e caSa possam coemergir se autodeterminando, de tal modo que o louco possa habitar o mundo. Que a caSa seja a ilha, inconsciente estendido; que Robinson seja uma espécie de at morador chegando à caSa repleto de mundos constituídos; e que Sexta-Feira seja o louco que não para de exigir os mais intensos desalo(u)camentos. É que a clínica do habitar pressupõe não uma habitação pronta, mas sim o resgate da potência de devanear mundos, de habitar o delírio para constituir mundos... Toda uma vida em-caSa...

Das que versam sobre a hospitalidade:

Nesse sentido, gostaria de fazer uma distinção entre outridade e outramento, sendo a primeira uma experiência alterofóbica de hostilidade que hierarquiza, explora, domina, escraviza, exclui e extermina e a segunda uma experiência alterofílica de hospitalidade que recebe o outro enquanto outro.

O Spatium, o em-caSa, o habitar, o lugar nu, podem ser entendidos agora como núpcias, autogênese. Nela há caSamento, há caSos, há o acaSo que se faz necessário. Nela se deita, há leito, aleita-se. Há parto, autopartogênese, parte-se, chega-se. Uma caSa, um caSamento, fazer caSo ou caSal com o outro, com o louco, com estrangeiro, com a alteridade. Contrai caSa, em-caSamento. Não há caSa que não seja erótica, genital, genética. Somente eros é capaz de transpor o abismo intransponível entre Um & outro, ou melhor, entre outro & outro. Somente eros pode fazer relação da não-relação. O desejo hospitaleiro é a própria construção da caSa como desejo de outro, outramento, devir-outro.

Das que versam sobre a reversão da propriedade na hospitalidade:

Que a casa onde se acolha seja uma RT, que o senhor do lugar seja um clínico, que o estrangeiro seja um louco, que o próprio possa ser expropriado, espoSado, e que possamos extrair as mais graves consequências clínicas de uma hospitalidade que reverte & perverte um & outro, um no outro, um através do outro. Esses são os votos de uma clínica que tem o habitar e o conviver a um só tempo como modo & meta.

A obra onde está inoculada em si mesma a potência é a caSa do hábito. Nela, o uso habitual se faz em uma experiência desapropriante do como não!

Das que versam sobre o espaço:

Poderia chamar esse lugar de distância indecomponível, de plano de imanência, condição de impossibilidade, transcendental, Spatium, Fora, a brancura da tela, fundamento sem fundo, Soleira, sonho sem sonhador, amor inventado, espelho sem narciso ou o através do espelho, transferência-contra-transferência, quiçá transferência-a-favor-transferência, transalo(u)camento, khôra... Tantos nomes que jamais fazem jus ao que se esquiva na epifania do seu *sono... Mas insistirei em chamá-lo de caSa sustentando assim o paradoxo do lugar na sua relação com a RT.*

Das que versam sobre os Serviços Residenciais Terapêuticos em relação a caSa:

Reside aqui um dos critérios de distinção das duas linhas genealógicas que estão sendo estudadas, a saber, a que nomeio como SRTs e a que chamo de caSa: a afirmação ou a recusa de que a RT seja como um dispositivo clínico, do habitar como função clínica, sobretudo, da RT como a clínica do habitar.
Acredito que, em nome da saúde mental, deveria ser direito – e não um dever – de todos, especialmente dos loucos, um dia sair das suas casas de origem. Assim como deveria ser direito – e não um dever – de todas as famílias que seus loucos saiam um dia de casa...

Da que versa sobre a desinstitucionalização da clínica pelo *at morador*:

A problemática aqui diz respeito à dissolução dos lugares da clínica produzida pela figura paradoxal do at morador. Ele é um at e um morador. E talvez a recíproca seja verdadeira, isto é, se o at é morador, o morador se torna também um at. Trabalhar a caSa é morar na caSa, morar na caSa é habitar a clínica do habitar.

Da que versa sobre a linguagem:

O autiSmo faz vislumbrar a não linguagem viva – toda uma vida sem linguagem – e, com isso, é necessário silenciar em nós, seres de linguagem, a própria linguagem para que se possa estar nessa área que é a teia aracniana sem, sobretudo, exasperá-la.

Da que versa sobre a experiência ecológica da caSa

Situo-me, então, nas passagens, nas Soleiras. Passagem do habituar ao habitar, do habitar ao habitat, do corpo à caSa, da caSa ao universo... Pois se a clínica do habitar é relativa ao corpo, ela é, sobretudo, relativa à caSa quando se trata da RT e relativa ao universo enquanto experiência ecológica. E são muitos os habitats, de modo que uma caSa precisa ser pensada em graus, graus do habitar: habitat corpo, habitat vizinhança, habitat bairro, habitat cidade, habitat país, habitat mundo. No fundo, é uma questão ecológica.

Das que versam sobre puro habitar como clínica do habitar ou clínica como vida:

A caSa Deligny é nóS, espaço de convivência, espaço sem intenções, de ações puras, área de gestos puramente espaciais... Uma RT, uma habitação clínica serve para muita coisa e temos muitas intenções como uma RT: desinstitucionalizar, socializar, morar, cuidar, trabalhar, acolher –, mas o que a caSa Deligny ensina é que a clínica do habitar não serve para nada, ela é, sobretudo, espaço sem lugar do humano... onde o alhures é nenhures...

Na caSa não há aonde chegar, nossa aventura é continuar existindo, tornando realidade um universo coletivo onde a loucura de todos, ats e moradores, possa habitar, possa coexistir. Só desejamos continuar existindo meio invisíveis, sem sermos internados ou mortos.

Vai-se da habitação clínica à clínica da habitação. Da experiência clínica do habitar ao habitar como experiência da clínica. E esse é um processo de crescer para menor. Não só o AT como uma clínica menor, mas também a RT como uma clínica menor. Que sejamos clínicos menores!

A clínica do habitar não é regida pelo clínico e seus saberes-poderes, e sim pela própria habitação, pela própria potência de habitá-la. A caSa é Spatium de experimentação para todos, de tal maneira que é a própria caSa e os estilos de habitação ali desenvolvidos que são, a um só tempo, os sujeitos e os objetos do trabalho.

Trabalhar a caSa é habitá-la, de modo que afirmo que na caSa só se trabalha morando, pelo ato clínico de habitar. Mais ainda, morar na caSa é trabalhar. A caSa produz uma experiência clínica de mutualidade onde trabalhar – mais especificamente clinicar – e morar não param de se converter um no outro, tal qual o hóspede não para de se converter naquele que hospeda e vice-versa.

Ali mesmo, na região limiar onde a dessubjetivação operada pelo poder ainda é primeira em relação à subjetivação, ali mesmo onde se encontra a vida nua, reside, quiçá, o seu avessamento e o conceito de uma vida é justamente o salto no mesmo lugar que opera uma metamorfose.

caSa é um habitar que é somente habitar e nada mais.

A especificidade clínica da RT é morar, residir, habitar, de modo que habitar coincide com analisar, revelando, com isso, o que chamamos de clínica do habitar. E, extrapolando para a clínica em geral podemos dizer que onde há clínica há a experiência de habitar, transformando, assim, o habitar um paradigma da própria clínica.

Dos que versão sobre os saberes na clínica do habitar

O que é exigido daqueles que, a princípio, são os trabalhadores dessa clínica é o conjunto articulado entre os saberes técnicos e os saberes leigos sobre o habitar, todavia, tal articulação exige que os saberes técnicos estejam subordinados aos saberes leigos sobre o habitar deste que preservem uma capacidade crítica sobre o modelo neurótico, burguês e intimista. Assim como é necessário que esse conjunto de saberes não esteja estancado em figuras especificadas, em funções formalizadas ou em lugares específicos.

REFERÊNCIAS

ABRAHAM, Karl **(1921)** *Contribuições à teoria do caráter anal*. **In: BERLINCK**, Manoel Tosta (org.) **(2005)** *Obsessiva neurose*. São Paulo: Escuta, p. 19-40.

AGAMBEN, Giorgio **(2002)** *Homo Sacer: o poder soberano e a vida nua (Homo Sacer I)*. Belo Horizonte: UFMG.

_____ **(2004)** *Estado de exceção (Homo Sacer II, 1)*. São Paulo: Boitempo.

_____ **(2005)** *O que é um dispositivo?* In: Revista outra travessia n. 5. (versão manuscrita). Disponível em: https://periodicos.ufsc.br/index.php/Outra/issue/view/1201

_____ **(2008)** *O que resta de Auschwitz: o arquivo e a testemunha (Homo Sacer III)*. São Paulo: Boitempo.

_____ **(2017)** *O uso dos corpos*. São Paulo: Boitempo.

_____ **(2019)** *Habitar e construir*. **In:** cadernos de leitura n. 96. Disponível em: https://chaodafeira.com/wp-content/uploads/2019/11/caderno96-agamben.pdf

ALBUQUERQUE, Patrícia **(org.) (2006)** *Cadernos do IPUB V. XII n. 22. Desinstitucionalização. A experiência dos serviços residenciais terapêuticos*. Rio de Janeiro: UFRJ/IPUB.

ALBUQUERQUE, Patrícia & **FILHO**, João Ferreira da Silva **(2008)** *As residências terapêuticas em saúde mental*. **In: FILHO**, João Ferreira da Silva **(org.) (2008)** *1968 e a saúde mental*. Rio de Janeiro: contracapa, p. 49-59.

ALMEIDA, Pedro **(2025)** *Clínica e cartografia: transversal espaço, infância e autismo*. Curitiba: Appris.

AMARAL, Cibele **(2021)** *Por que Você Não Chora?* (Filme). Brasil: Expresso Brasil; 34 Filmes; Neo Cortex; Johng Studios.

ANTUNES, Arnaldo **(1993a)** *Nome* (Álbum). Gravadora BMG.

_____ **(1993b)** *Nome* (Livro e Home Vídeo). Gravadora BMG. Disponível em: https://www.youtube.com/watch?v=FM8Q517cjS8.

_____ **(1995a)** *Ninguém* (Álbum). Gravadora BMG.

_____ **(1995b)** *O nome disso* (Música). *Ninguém* (Album). Gravadora BMG.

_____ **(1995c)** *Ninguém* (Música) Gravadora BMG.

_____ **(1997a)** *O silêncio* (Álbum). Gravadora BMG.

_____ **(1997b)** *O buraco espelho* (Música). *O silêncio* (Álbum). Gravadora BMG.

_____ **(1997c)** *O silêncio* (Música). *O silêncio* (Álbum). Gravadora BMG.

_____ **(1998)** *Um som* (Álbum). Gravadora BMG.

_____ **(2002)** *Palavra desordem* (Livro). São Paulo: Iluminuras.

_____ **(2004a)** *Saiba* (Álbum). Gravadora BMG.

_____ **(2004b)** *Cabimento* (Música). *Saiba* (Álbum) Gravadora BMG.

_____ **(2004c)** *Nossa casa* (Música). *Saiba* (Álbum) Gravadora BMG.

_____ **(2009a)** *Iê, iê, iê* (Álbum). Gravadora Rosa Celeste.

_____ **(2009b)** *A casa é sua* (Música). *Iê, iê, iê* (Álbum). Gravadora Rosa Celeste.

_____ **(2010)** *N.D.A.* (Livro). São Paulo: Iluminuras.

ANZIEU, Didier **(1989)** *O eu-pele*. São Paulo: Casa do Psicólogo.

ARAÚJO, Fábio **(2005/2025)** *Um passeio ESQUIZO pelo Acompanhamento Terapêutico: dos especialismos à política da amizade*. Rio de Janeiro: Appris.

ARIÈS, Philippe **(1978)** *História social da criança e da família*. Rio de Janeiro: LTC.

ARTAUD, Antonin **(1993)** *Os sentimentos atrasam*. Lisboa: Hiena.

AVRANE, Patrick **(2021)** *Casas. Cuando el inconsciente habita los lugares*. Adrogué: La Cabra.

AZEVEDO, Geraldo **(1979)** *Bicho de 7 cabeças II* (Música). Bicho de sete cabeças (Álbum). Gravadora Epic/CBS.

BACHELARD, Gaston **(1957)** *A poética do espaço*. **In:** *Pensadores*. São Paulo: Abril Cultural. p. 339-512.

BARNES, Mary & **BERKE,** Joseph. **(1983)** *Viagem através da loucura*. São Paulo: Círculo do livro.

BARRETTO, Kleber Duarte **(1998)** *Ética e técnica no acompanhamento terapêutico: andanças com Dom Quixote e Sancho Pança*. São Paulo: Unimarco Editora.

BARROS, Regina Benevides de **(2009)** *Grupos: a afirmação de um simulacro*. Porto Alegre: Editora da UFRGS.

BARTHES, Roland **(1981)** Fragmentos de um discurso amoroso. Rio de Janeiro: Francisco Alves.

BERADT, Charlotte **(2004)** *Rêver sous le III³ Reich*. Paris: Payot & Rivages.

BEAUVOIR, Simone de **(1980)** *O segundo sexo: fatos e mitos*. São Paulo: Difusão Européia do Livro.

BENEVIDES, Regina **(2009)** *Grupo: a afirmação de um simulacro*. Porto Alegre: Sulina/Editora da UFRGS.

BENVENISTE, Émile **(1983)** *Vocabulario de las instituciones indoeuropeas*. Madrid: Taurus.

BERGSON, Henri **(1999)** *Matéria e Memória: ensaio sobre a relação do corpo com o espírito*. São Paulo, Martins Fontes.

BERLINCK, Manoel Tosta (org.) **(2005)** *Obsessiva neurose*. São Paulo: Escuta.

BETTELHEIM, BRUNO **(1943)** *Individual and mass behavior in extreme situations*. In: The Journal of Abnormal and Social Psychology. 38. p. 417-452.

_____ **(1987)** *A fortaleza vazia*. São Paulo: Martins Fontes.

BLANCHOT, Maurice **(1987)** *O espaço literário*. Rio de Janeiro: Rocco.

_____ **(2001)** *A conversa infinita 1, a palavra plural*. São Paulo: Escuta

BODANZKY, Laís **(2000)** *Bicho de sete cabeças*. Filme. Brasil: Buriti Filmes; Dezenove Som e Imagens Produções Ltda.; Gullane Filmes; Fabrica Cinema.

BOLLNOW, Otto Friedrich **(2019)** *O homem e o espaço*. Curitiba: Editora UFPR.

BORRADORI, G. **(2004)** *Filosofia em tempos de terror, diálogos com Habermas e Derrida*. Rio de Janeiro: Jorge Zahar.

BRANT, Sebastian **(2010)** *A nau dos insensatos*. São Paulo: Octavo.

BRASIL (2011) *Portaria no 3.090, de 23 de dezembro de 2011*. Disponível em: http://www.brasilsus.com.br/legislacoes/ gm/111278-3090.html

BRÉHIER, Émile **(2012)** *A teoria dos incorporais no estoicismo antigo*. Belo Horizonte: Autêntica.

CARRANO, Austregésilo **(1990)** *Canto dos Malditos.* Curitiba: Editora da UFPR

_____ **(1999)** *Entrevista.* Disponível em: https://www.youtube.com/watch?v=jkGpX3nF1qQ

CARROLL, Lewis **(2002)** *Alice: edição comentada.* Rio de Janeiro: Zahar.

CARROZZO, Nelson **(1994)** *Depois da crise, a República.* Revista da Folha de São Paulo. Dom. 6/março/1994. Ano 2. N. 98. São Paulo. Disponível em:

https://acervo.folha.com.br/leitor.do?numero=12354&keyword=FOLHA&anchor=5680808&origem=busca&originURL=&maxTouch=0&pd=d0d3b44db-2cee15ebd773f45f1616a81

CASTANEDA, Carlos **(1995)** *A erva do diabo, ensinamentos de Dom Juan.* Rio de Janeiro: Record.

CASTEL, Robert **(1987)** *A gestão dos riscos.* São Paulo: Francisco Alves.

CASTRO, Edgardo **(2009)** *Vocabulário de Foucault - um percurso pelos seus temas, conceitos e autores.* Belo Horizonte: Autêntica.

CAUCHICK, Maria Paula **(2001)** *Sorrisos inocentes, gargalhadas horripilantes: intervenções no acompanhamento terapêutico.* São Paulo: Annablume.

CESARE, Donatella Di **(2019)** *Extranjeros residentes, una filosofía de la migración.* Buenos Aires; Amorrortu.

CESARINO, Antonio Carlos **(1989)** *Uma experiência de saúde mental na prefeitura de São Paulo (Projeto de ações integradas de saúde mental na zona norte do município de São Paulo: uma gestão democrática de um projeto público de saúde mental)* **In: LANCETTI,** Antônio. **(1989)** *Saúde e loucura 1.* São Paulo: Hucitec. p. 3-32.

CHAUI-BERLINCK, Luciana **(2012)** *Novos andarilhos do bem: caminhos do acompanhamento terapêutico.* Belo Horizonte: Autêntica.

COIMBRA, Cecília **(2001)** *Operação Rio: o mito das classes perigosas: um estudo sobre a violência urbana, a mídia impressa e os discursos de segurança pública.* Rio de Janeiro: Oficina do Autor/Intertexto.

_____ **(2019)** *Eu não quero que o ódio seja o melhor de mim: lutar contra os microfascismos e afirmar a diferença que está no mundo.* **In:** Mnemosine v. 15, n. 1, p. 405-436 (2019) – Biografia – Entrevista realizada por: Débora Inez Brandão;

Larissa Rodrigues; Lais Amado; Alessandra Fernandes; Juliana Cecchetti; Mauro Andrade Silva; Tainá Oliveira; Danichi Hausen Mizoguchi.

CONSTANT, Benjamin **(1797)** *Das razões políticas (Dos princípios)*. **In: PUENTE**, Fernando Rey (org.) **(2002)** *Os filósofos e a mentira*. Belo Horizonte: Editora UFMG, p. 61-72.

COMTE-SPONVILLE (2003) *Dicionário filosófico*. São Paulo: Martins Fontes.

COOPER, David **(1967)** *Psiquiatria e antipsiquiatria*. São Paulo: Perspectiva.

COSTA, Jurandir Freire **(1999)** *Ordem médica e norma familiar*. Rio de Janeiro: Graal.

DEBORD, Guy-Ernest **(1958)** *Teoria da deriva*. **In: JACQUES**, Paola Berenstein **(org.) (2003)** *Apologia da deriva: escritos sobre a cidade / Internacional Situacionista*. Rio de Janeiro: Casa da Palavra, p. 87-91.

DECARLOS, Denise, **(2015)** *À deriva pela cidade: espontaneidade e novas cartografias*. **In: FREITAS**, Ana Paula de **(org.) (2015)** *Nas trilhas do acompanhamento terapêutico*. Uberlândia: Composer, p. 137-143.

DELIGNY, Fernand **(1966)** *Diário de um educador*. **In**: Mnemosine V. 11, no1, p. 309-319 (2015).

_____ **(1978)** *A arte, as bordas... e o fora*. **In: DELIGNY**, Fernand **(2015)** *O aracniano e outros textos*. São Paulo: n-1 edições, p. 147-180.

_____ **(1980)** *Les enfants et le silence*. Paris: Galilée.

_____ **(2007)** *Fernand Deligny œvers*. Paris: L'Arachnéen.

_____ **(2015)** *O aracniano e outros textos*. São Paulo: n-1 edições.

_____ **(2018)** *Os vagabundos eficazes*. São Paulo: n-1 edições.

DELEUZE, Gilles **(1950)** *Causas e razões das ilhas desertas*. **In: DELEUZE**, Gilles **(2006)** *A ilha deserta e outros textos*. São Paulo: Iluminuras, p. 17-22.

_____ **(1955)** *Instintos e instituições*. **In: DELEUZE**, Gilles **(2006)** *A ilha deserta e outros textos*. São Paulo: Iluminuras, p. 29-32.

_____ **(1961)** *De Sacher-Masoch ao masoquismo*. **In: DELEUZE**, Gilles **(2018b)** *Cartas e outros textos*. São Paulo: n-1 edições, p. 169-181

_____ **(1967)** *Em que se pode reconhecer o estruturalismo?* **In: DELEUZE**, Gilles **(2006)** *A ilha deserta e outros textos*. São Paulo: Iluminuras, p. 221-247.

_____ **(1978)** *Um manifesto de menos.* **In: DELEUZE**, Gilles **(2010)** *Sobre o teatro: Um manifesto de menos; O esgotado.* Rio de Janeiro, Zahar, p. 25-64 .

_____ **(1988a)** *Diferença e repetição.* Rio de Janeiro: Graal.

_____ **(1988b)** *Foucault.* São Paulo: Brasiliense.

_____ **(1991)** *Leibniz e o barroco.* Campinas: Papirus.

_____ **(1992)** *Conversações.* Rio de Janeiro: Ed. 34.

_____ **(1994)** *Abecedário* (Entrevista). Disponível em: http://intermidias.blogspot.com/2008/01/o-abecedrio-de-gilles-deleuze.html

_____ **(1995)** *A imanência: uma vida...* **In: DELEUZE**, Gilles **(2016)** *Dois regimes de loucos: textos e entrevistas (1975-1995).* São Paulo: Editora 34, p. 407-413.

_____ **(1997a)** *Crítica e clínica.* São Paulo: Editora 34.

_____ **(1997b)** *O que as crianças dizem.* **In: DELEUZE**, Gilles **(1997)** *Crítica e clínica.* São Paulo: Editora 34, p. 73-79.

_____ **(1998)** *Lógica do sentido.* São Paulo: Perspectiva.

_____ **(2001)** *Nietzsche.* Lisboa: Edições 70.

_____ **(2002)** *Espinosa, filosofia prática.* São Paulo: Escuta.

_____ **(2003)** *Proust e os signos.* Rio de Janeiro: Forense Universitária.

_____ **(2006a)** *A ilha deserta e outros textos.* São Paulo: Iluminuras.

_____ **(2006b)** *El Leibniz de Deleuze: exasperación de la filosofia.* Buenos Aires: Cactus.

_____ **(2009)** *Sacher-Masoch, o frio e o cruel.* Rio de Janeiro: Jorge Zahar.

_____ **(2010)** *Sobre o teatro: Um manifesto de menos; O esgotado.* Rio de Janeiro, Zahar.

_____ **(2013)** *El saber: curso sobre Foucault tomo I.* Buenos Aires: Cactus.

_____ **(2014)** *El poder: curso sobre Foucault tomo II.* Buenos Aires: Cactus.

_____ **(2015)** *La subjetivación: curso sobre Foucault tomo III.* Buenos Aires: Cactus.

_____ **(2016)** *Dois regimes de loucos: textos e entrevistas (1975-1995).* São Paulo: Editora 34.

_____ **(2018a)** *Nietzsche e a filosofia.* São Paulo: n-1 edições.

_____ **(2018b)** *Cartas e outros textos.* São Paulo: n-1 edições.

DELEUZE, Gilles & **GUATTARI**, Félix **(1970)** *La synthèse disjunctive.* **In:** L'Arc, n. 43, 1970, p. 54-62.

_____ **(1992)** *O que é a filosofia?* São Paulo: Ed. 34.

_____ **(1995a)** *Mil platôs, capitalismo e esquizofrenia 2. Vol 1.* Rio de Janeiro, ed. 34.

_____ **(1995b)** *Mil platôs, capitalismo e esquizofrenia 2. Vol 2.* Rio de Janeiro, ed. 34.

_____ **(1996)** *Mil platôs, capitalismo e esquizofrenia 2. Vol 3.* Rio de Janeiro, ed. 34.

_____ **(1997a)** *Mil platôs, capitalismo e esquizofrenia 2. Vol 4.* Rio de Janeiro, ed. 34.

_____ **(1997b)** *Mil platôs, capitalismo e esquizofrenia 2. Vol 5.* Rio de Janeiro, ed. 34.

_____ **(2010)** *O anti-édipo, capitalismo e esquizofrenia 1.* São Paulo: Ed. 34.

DELEUZE, Gilles & **PARNET,** Claire. **(1998)** *Diálogos.* São Paulo: Escuta.

DERRIDA, Jacques **(1987)** *Cincuenta y dos aforismos para un prólogo.* **In: DER-RIDA,** Jacques **(2017)** *Psyché. Invenciones del otro.* Adrogué: Ediciones La Cabra. p. 595-604.

_____ **(1989)** *Punto de folie – maintenant la arquitectura.* **In: DERRIDA,** Jacques **(2017)** *Psyché. Invenciones del otro.* Adrogué: Ediciones La Cabra, p. 561-579.

_____ **(1991)** *Margens da Filosofia.* Campinas: Papirus.

_____ **(1995a)** *Khôra.* Campinas: Papirus.

_____ **(1995b)** *Paixões.* Campinas: Papirus.

_____ **(1995c)** *Salvo o nome.* Campinas: Papirus.

_____ **(1997)** *Sobre a hospitalidad* (Entrevista). Disponível em: https://pt.scribd.com/doc/134432994/Sobre-La-Hospitalidad

_____ **(2001)** *A auto-imunidade: suicídios reais e simbólicos – um diálogo com Jacques Derrida.* **In: BORRADORI,** G. **(2004)** *Filosofia em tempos de terror, diálogos com Habermas e Derrida.* Rio de Janeiro: Jorge Zahar, p. 95-145.

_____ **(2004a)** *Adeus a Emmanuel Lévinas.* São Paulo: Perspectiva.

_____ **(2004b)** *Papel-máquina.* São Paulo: Estação Liberdade.

_____ **(2017)** *Psyché. Invenciones del otro.* Adrogué: Ediciones La Cabra.

DERRIDA, Jacques & **DUFOURMANTELLE**, Anne **(2003)** *Da hospitalidade.* São Paulo: Escuta.

DERRIDA, Jacques & **EISENMAN**, Peter **(1997)** *Choral L. Works.* New York: Monacelli Press.

DIAS, Cláudia.; **BREYTON,** Danielle & **GOLDMAN**, Luciana. **(1997)** *A República.* In: **EQUIPE DE AT DO HOSPITAL DIA CASA (org.) (1997)** *Crise e cidade: acompanhamento terapêutico.* São Paulo: Educ, p. 143-15.

DIAS, Elisa Oliveira **(2002)** *A trajetória intelectual de Winnicott.* Disponível em: https://pepsic.bvsalud.org/scielo.php?script=sci_arttext&pid=S1517-24302002000100004

DICKENS, Charles **(1989)** *Our mutual friends.* New York: Oxford University Press.

DOLTO, Françoise **(1992)** *A imagem inconsciente do corpo.* São Paulo: Perspectiva.

DOSSE, François **(2010)** *Gilles Deleuze e Félix Guattari, biografia cruzada.* Porto Alegre: Artmed.

DUFOE, Daniel **(2009)** *Robinson Crusoe.* São Paulo: Iluminuras.

EIGUER, Alberto **(2014)** *As duas peles da casa.* In: **LEVISKY**, Ruth Blay; **GOMES**, Isabel Cristina; **FERNANDES**, Maria Inês Assunção **(Org.) (2014)** *Diálogos psicanalíticos sobre família e casal. As vicissitudes da família atual, v. 2.* São Paulo: Zagodoni Editora, p. 19-32.

EQUIPE DE AT DO HOSPITAL DIA CASA (Org.) (1991) *A Rua como espaço clínico, acompanhamento terapêutico.* São Paulo: Escuta.

____ **(1997)** *Crise e cidade: acompanhamento terapêutico.* São Paulo: Educ.

ERIBON, Didier **(1990)** *Michel Foucault, 1926-1984.* São Paulo: Companhia das Letras.

ESPINOSA, Benedicto **(2008)** Ética. Belo Horizonte: Autêntica.

FEDERICI, Silvia **(2017)** *Calibã e a bruxa: mulheres, corpo e acumulação primitiva.* São Paulo: Elefante.

FERREIRA, Juliana **(2013)** *Casa muito engraçada da música de Vinicius de Moraes existe de verdade* (Reportagem). Disponível em:

https://www1.folha.uol.com.br/folhinha/2013/10/1358732-casa-muito-engra-cada-da-musica-de-vinicius-de-moraes-existe-de-verdade.shtml

FREITAS, Ana Paula de **(org.) (2015)** *Nas trilhas do acompanhamento terapêutico.* Uberlândia: Composer.

FILHO, João Ferreira da Silva **(org.) (2008)** *1968 e a saúde mental.* Rio de Janeiro: contracapa.

FOUCAULT, Michel **(1964)** *A prosa de Acteão.* **In: FOUCAULT**, Michel **(2001)** *Ditos e escritos III. Estética: literatura e pintura, música e cinema.* Rio de Janeiro: Forense Universitária. p. 110-123.

_____ **(1969)** *O que é um autor?* **In: FOUCAULT**, Michel **(2001)** *Ditos e escritos III. Estética: literatura e pintura, música e cinema.* Rio de Janeiro: Forense Universitária. p. 264-298.

_____ **(1971)** *Nietzsche, a genealogia e a história.* **In: FOUCAULT**, Michel **(1979)** *Microfísica do poder.* Rio de Janeiro: Graal. p. 15-37.

_____ **(1972)** *Meu corpo, esse papel, esse fogo.* **In: FOUCAULT**, Michel **(2014)** *Dito & Escritos X, Filosofia, diagnóstico do presente e verdade.* Rio de Janeiro: Forense Universitária, p. 87-112.

_____ **(1974)** *O nascimento do hospital.* **In: FOUCAULT**, Michel **(1979)** *Microfísica do poder.* Rio de Janeiro: Graal. p. 99-111.

_____ **(1977a)** *A vida dos homens infames.* **In: FOUCAULT**, Michel. **(2003)** *Dito & Escritos IV, Estratégia, Poder-Saber.* Rio de Janeiro: Forense Universitária, p. 203-222.

_____ **(1977b)** *Eu, Pierre Rivière, que degolei minha mãe, minha irmã e meu irmão.* Rio de Janeiro: Graal.

_____ **(1979)** *Microfísica do poder.* Rio de Janeiro: Graal.

_____ **(1981)** *É importante pensar?* **In: FOUCAULT**, Michel **(2010)** *Ditos e escritos v. VI. Repensar a política.* Rio de Janeiro: Forense Universitária. p. 354-358.

_____ **(1984)** *O que são as luzes?* **In: FOUCAULT**, M. **(2000)** *Dito & Escritos II, Arqueologia das ciências e história dos sistemas de pensamento.* Rio de Janeiro: Forense Universitária, p. 335-35.

_____ **(1985)** *A vida: a experiência e a ciência.* **In: FOUCAULT**, M. **(2000)** *Dito & Escritos II, Arqueologia das ciências e história dos sistemas de pensamento.* Rio de Janeiro: Forense Universitária, p. 352-366.

_____ **(1986)** *A arqueologia do saber.* Rio de Janeiro: Forense Universitária.

_____ **(1987)** *Vigiar e punir: nascimento da prisão.* Petrópolis, Vozes.

_____ **(1988)** *História da sexualidade v. 1, a vontade de saber.* Rio de Janeiro: Graal.

_____ **(1991)** *História da loucura na idade clássica.* São Paulo: Perspectiva.

_____ **(1994)** *História da sexualidade v. 2, o uso dos prazeres*: Rio de Janeiro: Graal.

_____ **(1997)** *Resumo dos cursos do Collège de France: 1970-1982.* Rio de Janeiro: Zahar.

_____ **(1999a)** *As palavras e as coisas: uma arqueologia das ciências humanas.* São Paulo: Martins Fontes.

_____ **(1999b)** *Em defesa da sociedade.* São Paulo: Martins Fontes.

_____ **(1999c)** *Ditos e escritos I. Problematização do sujeito: Psicologia, Psiquiatria e Psicanálise.* Rio de Janeiro: Forense Universitária.

_____ **(2000)** *Dito & Escritos II, Arqueologia das ciências e história dos sistemas de pensamento.* Rio de Janeiro: Forense Universitária.

_____ **(2001)** *Ditos e escritos III. Estética: literatura e pintura, música e cinema.* Rio de Janeiro: Forense Universitária.

_____ **(2003)** *Dito & Escritos IV, Estratégia, Poder-Saber.* Rio de Janeiro: Forense Universitária.

_____ **(2004)** *A hermenêutica do sujeito.* São Paulo: Martins Fontes.

_____ **(2006)** *O poder psiquiátrico.* São Paulo: Martins Fontes.

_____ **(2010)** *A ordem do discurso.* São Paulo: Ed Loyola.

_____ **(2014)** *Dito & Escritos X, Filosofia, diagnóstico do presente e verdade.* Rio de Janeiro: Forense Universitária.

_____ **(2020)** *História da sexualidade v. 4: As confissões da carne..* Editora Paz e Terra.

FREITAS, Ana Paula de (org.) **(2015)** *Nas trilhas do acompanhamento terapêutico.* Uberlândia: Composer.

FREUD, Sigmund **(1914)** *Sobre o narcisismo: uma introdução.* **In: FREUD**, Sigmund **(1987)** *Obras completas v. XVII.* Rio de Janeiro: Imago, p. 77-108.

_____ **(1917)** *Uma dificuldade no caminho da psicanálise.* **In: FREUD,** Sigmund **(1987)** *Obras completas v. XVII.* Rio de Janeiro: Imago p. 145-146.

____ **(1938a)** *Moisés e o monoteísmo, três ensaios.* **In: FREUD,** Sigmund **(1987)** *Obras completas* v. XXIII. Rio de Janeiro: Imago, p. 13-161.

____ **(1938b)** *Esboços de psicanálise.* **In: FREUD,** Sigmund **(1987)** *Obras completas* v. XXIII. Rio de Janeiro: Imago, p. 165-237.

____ **(1938c)** *Achados, ideias, problemas.* **In: FREUD,** Sigmund **(1987)** *Obras completas* v. XXIII. Rio de Janeiro: Imago, p. 335-336.

____ **(1938d)** *Antissemitismo na Inglaterra.* **In: FREUD,** Sigmund **(1987)** *Obras completas* v. XXIII. Rio de Janeiro: Imago, p. 337-338.

____ **(1987)** *Obras completas.* Rio de Janeiro: Imago.

FUÃO, Fernando Freitas (org.) **(2016)** *Arquitetura e filosofia de desconstrução; querências de Derrida: moradas da arquitetura e filosofia 5.* Porto Alegre: UFRGS

FUÃO, Fernando Freitas & **VIECELI,** Ana Paula (org.) **(2016)** *A porta, a ponte, o buraco, um orelhão; querências de Derrida: moradas da arquitetura e filosofia 1.* Porto Alegre: UFRGS.

FUKS, Betty Bernardo **(2000)** *Freud e a judeidade, a vocação do exílio.* Rio de Janeiro: Zahar.

GIACÓIA, Oswaldo (org.) **(2002)** *A mentira e as luzes: aspectos da querela a respeito de um presumível direito de mentir.* **In: PUENTE,** Fernando Rey (org.) **(2002)** *Os filósofos e a mentira.* Belo Horizonte: Editora UFMG, p. 9-31.

GIL, José **(1987)** *Fernando Pessoa ou a metafísica das sensações.* Lisboa: Relógio d'Água.

____ **(2000)** *Diferença e negação na poesia de Fernando Pessoa.* Rio de Janeiro: Relume Dumará.

GOFFMAN, Erving. **(1974)**. *Manicômios, prisões e conventos.* São Paulo: Perspectiva.

GUATTARI, Félix **(1973)** *Mary Barnes ou o Édipo antipsiquiátrico.* **In: GUATTARI,** Félix **(2024)** *A revolução molecular.* São Paulo: Ubu, p. 198-210.

____ **(1976a)** *Antipsiquiatria e antipsicanálise.* **In: GUATTARI,** Félix **(1981)** *Revolução molecular: pulsações políticas do desejo.* São Paulo: Brasiliense, p. 128-137.

____ **(1976b)** *Devir criança, malandro, bicha.* **In: GUATTARI,** Félix **(1981)** *Revolução molecular: pulsações políticas do desejo.* São Paulo: Brasiliense, p. 64-69.

____ **(1981)** *Revolução molecular: pulsações políticas do desejo.* São Paulo: Brasiliense

_____ **(1982)** *Félix Guattari entrevista Lula.* São Paulo: Brasiliense.

_____ **(1990)** *Práticas analíticas e práticas sociais.* **In: GUATTARI**, Félix **(1992)** *Caosmose: um novo paradigma estético.* São Paulo: Ed 34, p. 181-203.

_____ **(1992)** *Caosmose: um novo paradigma estético.* São Paulo: Ed 34.

_____ **(1998)** *As três ecologias.* Campinas: Papirus.

_____ **(2000)** *Cartografías esquizoanalíticas.* Buenos Aires: Manantial.

_____ **(2004)** *Psicanálise e Transversalidade: ensaios de análise institucional.* Aparecida: Ideias e Letras.

_____ **(2013)** *Líneas de fuga, por otro mundo de posibles.* Buenos Aires: Cactus.

_____ **(2013b)** *El inconsciente no está estructurado como un lenguaje.* **In**: GUATTARI, **(2013)** *Líneas de fuga, por otro mundo de posibles.* Buenos Aires: Cactus, p. 19-28.

_____ **(2024)** *A revolução molecular.* São Paulo: Ubu.

GUATTARI, Félix & **ROLNIK**, Suely **(2005)** *Micropolítica: cartografias do desejo.* Petrópolis: Vozes.

GREEN, André **(1965)** *Metapsicologia da neurose obsessiva.* **In: BERLINCK**, Manoel Tosta (org.) **(2005)** *Obsessiva neurose.* São Paulo: Escuta, p. 215-236.

GREINER, Christine & **AMORIM**, Claudia **(org.) (2007)** *Leituras da morte.* São Paulo: Annablume.

HALL, Kingsley. **(2012)** *Kingsley Hall: RD Laing's experiment in anti-psychiatry* (Reportagem). The Guardian. Disponível em: https://www.theguardian.com/books/2012/sep/02/rd-laing-mental-health-sanity

_____ **(2023)** *Kingsley Hall* (Wikipédia). Disponível em: https://translate.google.com/translate?hl=pt-BR&sl=en&u=https://en.wikipedia.org/wiki/Kingsley_Hall&prev=search&pto=aue

_____ **(2023b)** *Kingsley Hall, Bromley-by-Bow, London, UK.* Disponível em: https://compassionatementalhealth.co.uk/venue-kingsley-hall

HARRIS, Dominic **(2012)** *The residents, stories of Kingsley Hall.* London: sem editora.

HERMANN, Maurício **(2012)** *Acompanhamento Terapêutico e Psicose: articulador do real, simbólico e imaginário.* São Bernardo do Campo: Universidade Metodista de São Paulo.

HIGHLANDER R. e **VINICIOS** M. *Entrevista com o vampiro real; nós sempre existimos escondidos, agora o sobrenatural revela-se*. Niterói: sem editora.

HOSTIS (2023) *Hostis, hospes* (Dicionário). Disponível em: https://portuguesaletra.com/latim/hospes-hostis-latim/

HUME, David **(2001)** *Tratado da natureza humana*. São Paulo: UNESP.

HUSSERL, Edmund **(1931)** *Méditations cartésiennes*. Paris: Vri.

INSTITUTO FAZENDO HISTÓRIA (2018) *As modalidades de acolhimento no Brasil, suas especificidades e diferenças*. Disponível em: https://www.fazendohistoria.org.br/blog-geral/2018/5/9/as-modalidades-de-acolhimento-no-brasil-suas-especificidades-e-diferenas

JACQUES, Paola Berenstein **(org.) (2003)** *Apologia da deriva: escritos sobre a cidade / Internacional Situacionista*. Rio de Janeiro: Casa da Palavra.

JONES, Maxwell **(1972)** *A comunidade terapêutica*. Petrópolis: Vozes.

KANT, Immanuel **(1797a)** *Sobre um pretenso direito de mentir por amor aos homens*. **In**: **PUENTE**, Fernando Rey (org.) **(2002)** *Os filósofos e a mentira*. Belo Horizonte: Editora UFMG, p. 73-83.

_____ **(1797b)** *Metafísica dos costumes*. Petrópolis: Vozes.

_____ **(1996)** *Crítica da razão pura*. São Paulo: Nova cultural.

_____ **(1795)** *À paz perpétua, um projeto filosófico*. Petrópolis: Vozes.

KASTRUP, Virginia **(1995)** *Autopoiese e subjetividade – Sobre o uso da noção de autopoiese por G. Deleuze e F. Guattari*. **In**: Revista do departamento de psicologia – UFF. V. 1, N. 1. Niterói: Departamento de psicologia da UFF.

KIEFER, Marcelo & **PEACE**, Celma (org.) **(2016)** *Poéticas do lugar; querências de Derrida: moradas da arquitetura e filosofia 3*. Porto Alegre: UFRGS.

KILOMBA, Grada **(2019)** *Memórias da plantação – episódios de racismo cotidiano*. Rio de Janeiro: Cobogó.

KLOSSOWSKI, Pierre **(1965)** *Les Lois de l'hospitalité*. Paris: Gallimard.

_____ **(1985)** *Sade, meu próximo*. São Paulo: Brasiliense.

KONVERGENCIAS (2007) *Filosofía y Culturas en Diálogo*, Año IV No 15 Segundo Cuatrimestre.

LACAN, Jacques **(2003)** *A identificação: seminário 9 (1961-1962)*. Recife: Centro de Estudos Freudiano de Recife.

LAING, Ronald Donald **(1974a)** *A política da experiência e a ave-do-paraíso*. Petrópolis: Vozes.

_____ **(1974b)** *Laços*. Petrópolis: Vozes.

LANCETTI, Antônio. **(1989)** *Saúde e loucura 1*. São Paulo: Hucitec.

LANCETTI, Antonio & **CAMPOS**, Florinda Braga **(2010)** *Saúde e loucura, experiências da reforma psiquiátrica, v. 9*. São Paulo: Hucitec.

LAPLANCHE, Jean **(1983)** *Prefácio*. **In: PANKOW,** Gisela **(1989)** *O homem e sua psicose*. Campinas: Papirus.

LAPLANCHE, Jean e **PONTALIS**, Jean-Bertrand **(2001)** *Vocabulário da psicanálise*. São Paulo: Martins Fontes.

LAPOUJADE, David **(1995)** *Le Flux intensif de la conscience chez William James*. Revista Philosophie, n. 46.

_____ **(2015)** *Deleuze, os movimentos aberrantes*. São Paulo: n-1 edições.

_____ **(2017)** *William James, a construção da experiência*. São Paulo: n-1 edições.

LEIBNIZ, W. **(1979a)** *Monadologia*. **In:** *Pensadores*. São Paulo: Abril Cultural, p. 103-115.

_____ **(1979b)** *Pensadores: Newton/Leibniz*. São Paulo: Abril Cultural.

LEVI, Primo **(1988)** *É isso um homem?* Rio de Janeiro: Rocco.

LÉVINAS, Emmanuel **(1986)** *Entrevistas*. **In: POIRIÉ**, François **(2007)** *Emmanuel Lévinas: ensaios e entrevistas*. São Paulo: Perspectiva.

_____ **(1993)** *Humanismo do outro homem*. Petrópolis: Vozes.

_____ **(1998)** *Da existência ao existente*. Campinas: Papirus.

_____ **(2014a)** *Totalidade e infinito*. Lisboa: Edições 70.

_____ **(2014b)** *Violência do rosto*. São Paulo: Edições Loyola.

LEVISKY, Ruth Blay; **GOMES**, Isabel Cristina; **FERNANDES**, Maria Inês Assunção **(Org.) (2014)** *Diálogos psicanalíticos sobre família e casal. As vicissitudes da família atual, v. 2*. São Paulo: Zagodoni Editora.

LEVY, Tatiana Salem **(2003)** *A experiência do Fora, Blanchot, Foucault e Deleuze.* Rio de Janeiro: Relume Dumará.

MATTA, Roberto da **(1979)** *Carnavais, malandros e heróis: para uma sociologia do dilema brasileiro.* Rio de Janeiro: Zahar.

_____ **(1987)** *A casa e a rua.* Rio de Janeiro: Guanabara.

METZGER, Clarissa **(2017)** *Clínica do acompanhamento terapêutico e psicanálise.* São Paulo: 2017.

MBEMBE, Achille **(2018a)** *Crítica da razão negra.* São Paulo: n-1 edições.

_____ **(2018b)** *Necropolítica.* São Paulo: n-1 edições.

_____ **(2020)** *Políticas da amizade.* São Paulo: n-1 edições.

MIGLIANI, Audrey **(2014)** *Figuras, portas e passagens / Robin Evans.* Disponível em: https://www.archdaily.com.br/br/627404/figuras-portas-e-passagens-robin-evans

MIZOGUCHI, Danichi Hausen **(2016)** *Amizades contemporâneas: inconclusas modulações de nós.* Porto Alegre: Sulina; Editora da UFRGS.

MORAES, Vinícius & **BARDOTTI,** Sérgio **(1980)** *A Casa* (Música). *A arca de Noé* (Álbum). Gravadora Ariola Records.

MORRISON, Toni. **(1982)** *Playing in the Dark. Whitennes and the Literary Imagination.* New York: Vintage Books.

MOTTA, Manoel de Barros da **(1999)** *Apresentação* **In: FOUCAULT,** Michel **(1999c)** *Ditos e escritos I. Problematização do sujeito: Psicologia, Psiquiatria e Psicanálise.* Rio de Janeiro: Forense Universitária.

NAÇÕES UNIDAS (1951) *Convenção relativa ao estatuto dos refugiados.* Disponível em: https://www.acnur.org/portugues/convencao-de-1951/

NASCIMENTO, Stellamaris Pinheiro **(2010)** *Indagações sobre a afirmação do direito de habitar.* **In: LANCETTI,** Antonio & **CAMPOS,** Florinda Braga **(2010)** *Saúde e loucura, experiências da reforma psiquiátrica, v. 9.* São Paulo: Hucitec, p.233-242.

NICACIO, Fernanda **(1989)** *Da instituição negada à instituição inventada.* **In: LANCETTI,** Antônio **(1989)** *Saúde e loucura 1.* São Paulo: Hucitec, p. 91-108

_____ (org.) **(2001)** *Desinstitucionalização.* São Paulo: Hucitec.

NIETZSCHE, Friedrich **(1998)** *Genealogia da moral: uma polêmica*. São Paulo: Companhia das Letras.

____ **(2001)** *A gaia ciência*. São Paulo: Companhia das Letras.

____ **(2011)** *Assim falou Zaratustra, um livro para todos e para ninguém*. São Paulo: Companhia das Letras.

OURY, Jean **(2009a)** *O coletivo*. São Paulo: Hucitec.

____ **(2009b)** *Entrevista: Quando a neutralidade é uma doença*. Disponível em: https://www.passeidireto.com/arquivo/93842695/entrevista-jean-oury?q=oury&tipo=

PACHECO, Fernando Tôrres **(2013)** *Personagens conceituais: filosofia e arte em Deleuze*. Belo Horizonte: 2013.

PALOMBINI, Analice de Lima **(org.) (2004)** *Acompanhamento terapêutico na rede pública: a clínica em movimento*. Porto Alegre: Editora da UFRGS.

PANKOW, Gisela **(1988)** *O homem e seu espaço vivido*. Campinas: Papirus.

____ **(1989)** *O homem e sua psicose*. Campinas: Papirus.

PASSOS, Eduardo & **MIZOGUCHI,** Danichi Hausen **(2018)** *Antifascismo tropical*. São Paulo: n-1 edições.

PELBART, Peter Pál **(1989)** *Da clausura do Fora ao fora da clausura, loucura e desrazão*. São Paulo: Editora Brasiliense.

____ **(1993)** *A nau do tempo-rei: sete ensaios sobre o tempo da loucura*. Rio de Janeiro: Imago.

____ **(2003)** *Vida capital: ensaios de biopolítica*. São Paulo: Iluminuras.

____ **(2013)** *O avesso do niilismo: cartografias do esgotamento*. São Paulo: n-1 edições.

PELBART, Peter Pál & **FERNANDES**, Ricardo Muniz (org.) **(2021)** *Pandemia crítica Outono 2020*. São Paulo: edições SESC; n-1 edições.

PEREZ, Daniel Osmar **(2007)** *Os significados dos conceitos de hospitalidade em Kant e a problemática do estrangeiro*. **In: KONVERGENCIAS (2007)** *Filosofía y Culturas en Diálogo*, Año IV No 15 Segundo Cuatrimestre.

PLATÃO (2011) *Timeu-Crítias*. Coimbra: Universidade de Coimbra.

POIRIÉ, François **(2007)** *Emmanuel Lévinas: ensaios e entrevistas*. São Paulo: Perspectiva.

POLACK, Jean-Claude & **SIVADON**, Danielle. **(2013)** *A íntima utopia: trabalho analítico e processos psicóticos.* São Paulo: n-1 edições.

PORTO, Maurício **(2015)** *Acompanhamento terapêutico.* São Paulo: Casa do Psicólogo

PRECIADO, Paul Beatriz **(2014)** *Manifesto contrassexual, práticas subversivas de identidade sexual.* São Paulo: n-1 edições.

_____ **(2018)** *Testo Junkie, sexo, drogas e biopolítica na era farmacopornográfica.* São Paulo: n-1 edições.

PUENTE, Fernando Rey **(2002)** *Os filósofos e a mentira.* Belo Horizonte: Editora UFMG.

PULICE, Gabriel Omar **(2012)** *Fundamentos clínicos do acompanhamento terapêutico.* São Paulo: Zagodoni.

_____ **(2018)** *Acompañamiento Terapéutico, transferencia y dirección de la cura Fundamentos éticos de su clínica.* Buenos Aires: Letra Viva.

REIK, Theodor **(1963)** *Masoquismo en el hombre moderno.* Buenos Aires: Sur.

RESENDE, Noelle Coelho **(2016)** *Do Asilo ao Asilo, as existências de Fernand Deligny: trajetos de esquiva à Instituição, à Lei e ao Sujeito* (Tese). PUC-Rio – Certificação Digital n. 1221598/CA.

RIBEIRO, Fabrício Junio Rocha Ribeiro **(2011)** *Da razão ao delírio, por uma abordagem interdisciplinar do conceito de loucura.* Curitiba: Juruá.

ROCHA, Eduardo & **NORONHA**, Marcio (org.) **(2016)** *Mover, acolher, cativar; querências de Derrida: moradas da arquitetura e filosofia 2.* Porto Alegre: UFRGS.

RODRIGUES, Sandro **(2016)** *Modulações de sentidos na experiência psicodélica, saúde mental e gestão autônoma de psicotrópicos prescritos e proscritos.* Curitiba: CRV.

ROLNIK, Suely **(1997)** *Clínica nômade.* **In: EQUIPE DE AT DO HOSPITAL DIA CASA (org.) (1997)** *Crise e cidade: acompanhamento terapêutico.* São Paulo: Educ. p. 83-97.

ROTELLI, Franco **(1986)** *Desinstitucionalização, uma outra via. A reforma psiquiátrica italiana no contexto da Europa ocidental e dos "países avançados".* **In: NICÁCIO**, Fernanda (org.) **(2001)** *Desinstitucionalização.* São Paulo: Hucitec p. 17-60.

_____ **(1988)** *A instituição inventada.* **In: NICÁCIO**, Fernanda (org.) **(2001)** *Desinstitucionalização.* São Paulo: Hucitec, p. 89-99.

ROUDINESCO, Elisabeth **(1998)** *A história da psicanálise na França. A batalha de cem anos. V. 2 (1925-1985).* Rio de Janeiro: Zahar.

_____ **(2008)** *A parte obscura de nós mesmos: uma história dos perversos.* Rio de Janeiro: Zahar.

ROUDINESCO, Elisabeth & **PLON**, Michel **(1998)** *Dicionário de psicanálise.* Rio de Janeiro: Jorge Zahar Ed.

SADE, Marquês de **(1999)** *A filosofia na alcova.* São Paulo: Iluminuras.

SARTRE, Jean-Paul **(1937)** *La Transcendance de l'ego.* Paris: Vrin.

_____ **(1977)** *Entre quatro paredes.* São Paulo: Abril Cultural.

_____ **(1985)** *Crítica da razão dialética.* Rio de Janeiro: DP&A.

SCAGLIARINI, Ana Paula Cordeiro **(2006)** *Um Acompanhante Terapêutico à Deriva.* Manuscrito da comunicação oral realizada no pré congresso de AT, em 2006, em Uberlândia. Não publicado.

_____ **(2015)** *A pele da cidade.* **In: FREITAS**, Ana Paula de (org.) **(2015)** *Nas trilhas do acompanhamento terapêutico.* Uberlândia: Composer.

SCIENCE, Chico & **ZUMBI**, Nação **(1994a)** *Da lama ao caos* (Álbum). Gravadora Chaos.

_____ **(1994b)** *A praieira* (Música). *Da lama ao caos* (Álbum). Gravadora Chaos.

SECHEHAYE, Marguerite **(s/d)** *Memórias de uma esquizofrênica.* Rio de Janeiro: Nova Fronteira.

SEDLMAYER, Sabrina **(2020)** *Saco plásticos na cabeça: a gambiarra na pandemia* **In: PELBART**, Peter Pál & **FERNANDES**, Ricardo Muniz (org.) **(2021)** *Pandemia crítica Outono 2020.* São Paulo: edições SESC; n-1 edições, p. 255-259.

SERRES, Michel **(1962)** *De Erehwon ao antro do Ciclope.* **In: SERRES**, Michel **(s/d)** *A comunicação.* Porto: rés.

_____ **(s/d)** *A comunicação.* Porto: rés.

SEVERO, Ariane **(2023)** *Casa: estudo psicanalítico, filosófico e literário do habitar.* Porto Alegre: BesouroBox.

SILVEIRA, Ricardo Wagner de Machado **(2024)** *Tão perto... tão longe... acompanhamento terapêutico (AT)*. Curitiba: Appris.

SIMONDON, Gilbert. **(2020)**. *A individuação à luz das noções de forma e de informação*. São Paulo: Editora, 34.

SOBREIRA, Carolina Bragança & **D'ALMEIDA**, Dayse Machado & **BELCHIOR**, Erínia Maria & **SOUTO**, Janaína Santos & **CURY**, Joana Vieira & **MEDEIROS**, Luciana Soares de & **DIAS**, Marcela & **LOBATO**, Patrícia & **JACINTO**, Regina Cibele Serra dos Santos & **ABRUNHOSA**, Renata Alves & **ESTRELLA**, Renata & **SILVÉRIO**, Rita de Cássia Ferreira & **GOMES**, Rosemary **(2014)** *As residências terapêuticas no município do Rio de Janeiro: habitando a casa, a cidade e a vida*. Rio de Janeiro: Secretaria Municipal de Saúde.

SOLIS, Dirce Eleonora **(2014)** *Jacques Derrida e a arquitetura*. **In: SOLIS**, Dirce Eleonora & **FUÃO**, Fernando Freitas (org.) **(2014)** *Derrida e a arquitetura*. Rio de janeiro: EdUERJ.

SOLIS, Dirce Eleonora & **FUÃO**, Fernando Freitas (org.) **(2014)** *Derrida e a arquitetura*. Rio de janeiro: EdUERJ.

SOLIS, Dirce Eleonora & **MORAES**, Marcelo (org.) **(2016)** *Políticas do lugar; querências de Derrida: moradas da arquitetura e filosofia 4*. Porto Alegre: UFRGS.

TEXEIRA, Carlos Moreira **(2012)** *História do corredor*. Disponível em:

https://vitruvius.com.br/revistas/read/drops/12.054/4227

TOSQUELLES, François **(1989)** *Uma política da loucura* (Documentário). Disponível em: https://www.youtube.com/watch?v=kT9REbBckRI

TOURNIER, Michel **(1985)** *Sexta-feira ou os limbos do pacífico*. São Paulo: DIFEL.

UNO, Kuniichi **(2016)** *Confrontações/conversas com Kuniichi Uno e Laymert Garcia dos Santos*. São Paulo: n-1 edições.

_____ **(2007)** *As pantufas de Artaud segundo Hijikata*. **In: GREINER**, Christine & **AMORIM**, Claudia **(org.) (2007)** *Leituras da morte*. São Paulo: Annablume.

VIECELI, Ana Paula **(2014)** *Lugares da loucura, arquitetura e cidade no encontro com a diferença*. Dissertação de mestrado pelo programa de Pós-Graduação em Arquitetura (PROPAR) da (UFRGS).

VILARÓ, Carlos Páez **(2006)** *Casapueblo*. Punta Ballena: Casapueblo Ediciones.

_____ **(s/d)** *Entrevista.* Disponível em: https://youtu.be/y-zhLna9Q9M.

WATZLAWICK, Paul & **BEAVIN**, Janet Helmick e **JACKSON**, Don D **(1967)** *Pragmática da comunicação humana.* São Paulo: Cultrix.

WINNICOTT, Clare **(1983)** *Introdução por Clare Winnicott.* **In: WINNICOTT**, Donald Woods **(2014)** *Privação e delinquência.* São Paulo: Martins Fontes. p. XI-XVI.

WINNICOTT, Donald Woods **(1941)** *Resenha sobre The Cambridge Evacuation Survey: a Wartime Study in Social Welfare and Education.* **In: WINNICOTT**, Donald Woods **(2014)** *Privação e delinquência.* São Paulo: Martins Fontes. p. 19-22.

_____ **(1947)** *O ódio na contratransferência.* **In: WINNICOTT**, Donald Woods **(1978)** *Textos selecionados: da pediatria à psicanálise.* Rio de Janeiro: F. Alves. p. 341-344.

_____ **(1948)** *Alojamento para crianças em tempo de guerra e em tempo de paz.* **In: WINNICOTT**, Donald Woods **(2014)** *Privação e delinquência.* São Paulo: Martins Fontes. p. 81-86.

_____ **(1951)** *Objetos e fenômenos transicionais* **in: WINNICOTT**, Donald Woods **(1978)** *Textos selecionados. Da pediatria à psicanálise.* Rio de Janeiro: Francisco Alves, p. 389-408.

_____ **(1956)** *A tendência anti-social* **In: WINNICOTT**, Donald Woods **(2014)** *Privação e delinquência.* São Paulo. Martins Fontes. p. 135-147

_____ **(1971)** *Assistência residencial como terapia.* **In: WINNICOTT**, Donald Woods **(2014)** *Privação e delinquência.* São Paulo: Martins Fontes. p. 249-258.

_____ **(1978)** *Textos selecionados. Da pediatria à psicanálise.* Rio de Janeiro: Francisco Alves.

_____ **(2014)** *Privação e delinquência.* São Paulo: Martins Fontes..

ZANOTELLI, Cláudio Luiz **(2014)** *Geofilosofia e geopolítica em Mil Platôs.* Vitória: EDUFES.